I0823246

El gran libro de Lucía, mi pediatra

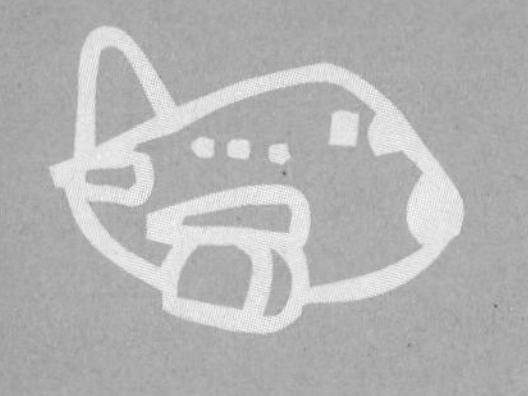
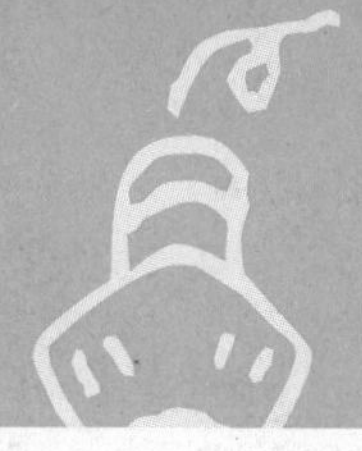
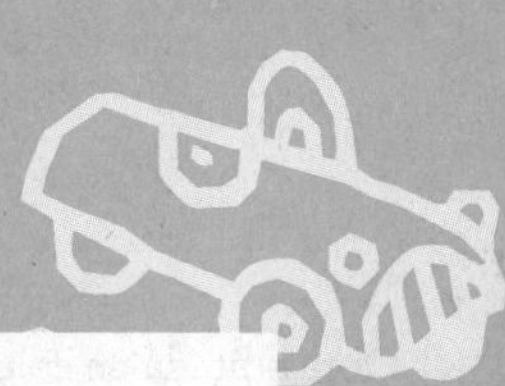

DRA. LUCÍA GALÁN BERTRAND

El gran libro de Lucía, mi pediatra

La guía más completa sobre
la salud de tu hijo
desde el nacimiento hasta la adolescencia

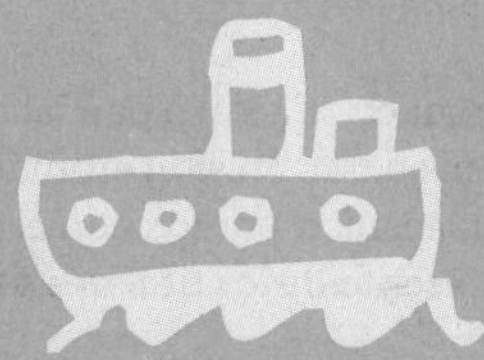
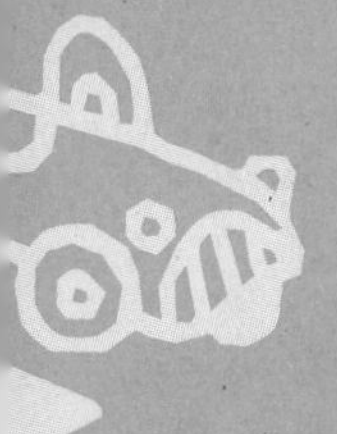
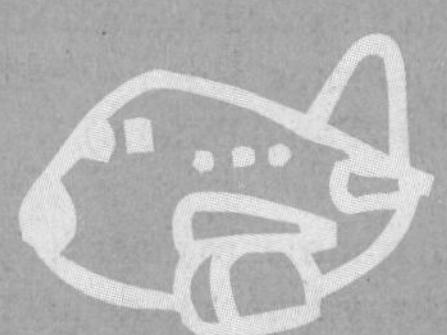
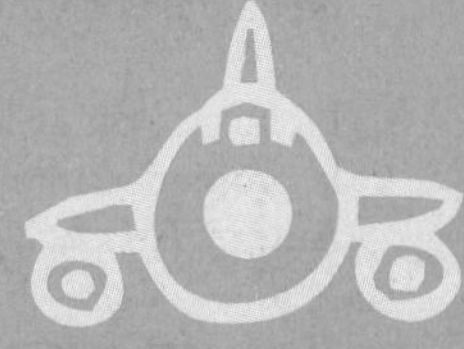
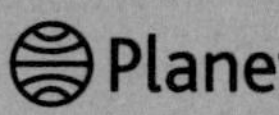

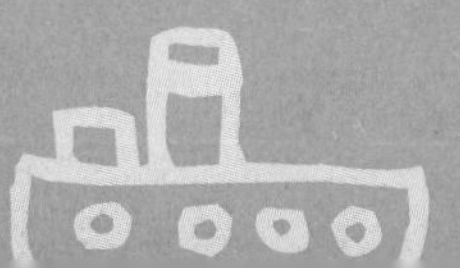
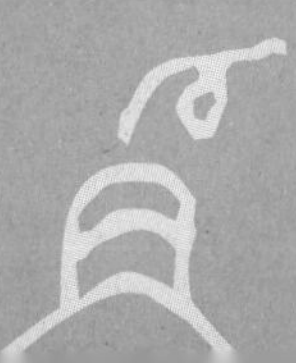

Obra editada en colaboración con Editorial Planeta – España

Diseño de interior: © Rudy de la Fuente
Ilustraciones del interior: © Jesús Sanz
Imagen de interior: © FAPE
Composición: Realización Planeta

Bajo el sello editorial PLANETA M.R.
Avenida Presidente Masaryk núm. 111,
Piso 2, Polanco V Sección, Miguel Hidalgo
C.P. 11560, Ciudad de México
www.planetadelibros.com.mx

Primera edición impresa en España: septiembre de 2025
ISBN: 978-84-08-30742-6

Primera edición impresa en México: febrero de 2026
ISBN: 978-607-39-3949-2

Impreso en los talleres de Litográfica Ingramex, S.A. de C.V.
Centeno núm. 162-1, colonia Granjas Esmeralda, Ciudad de México
Impreso en México - *Printed in Mexico*

Para Carlos y Covi,
ni en mis mejores sueños imaginé unos hijos como vosotros.
Gracias por la infancia tan maravillosa que me habéis regalado.
Gracias por darle sentido a todo mi universo.

Índice

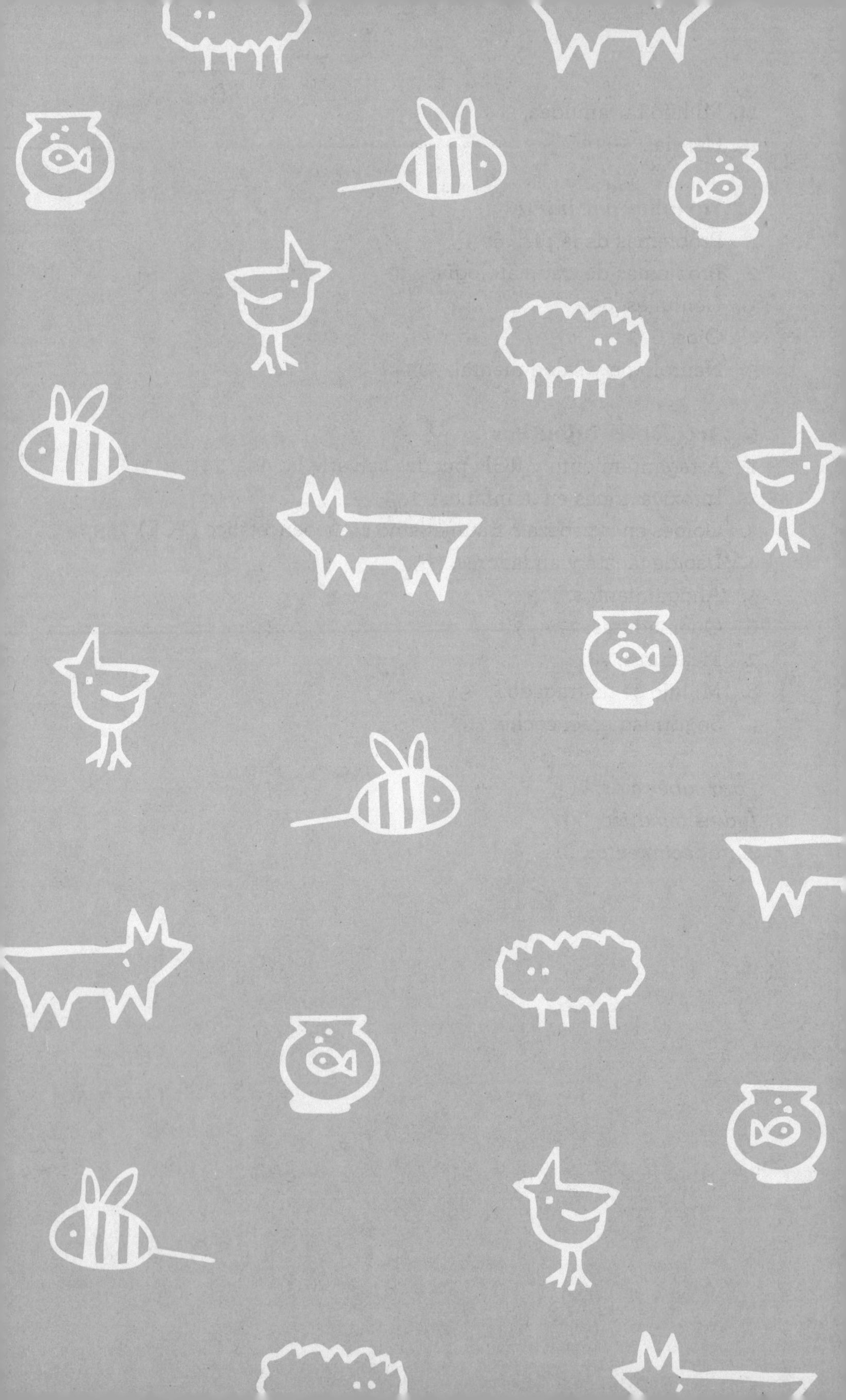

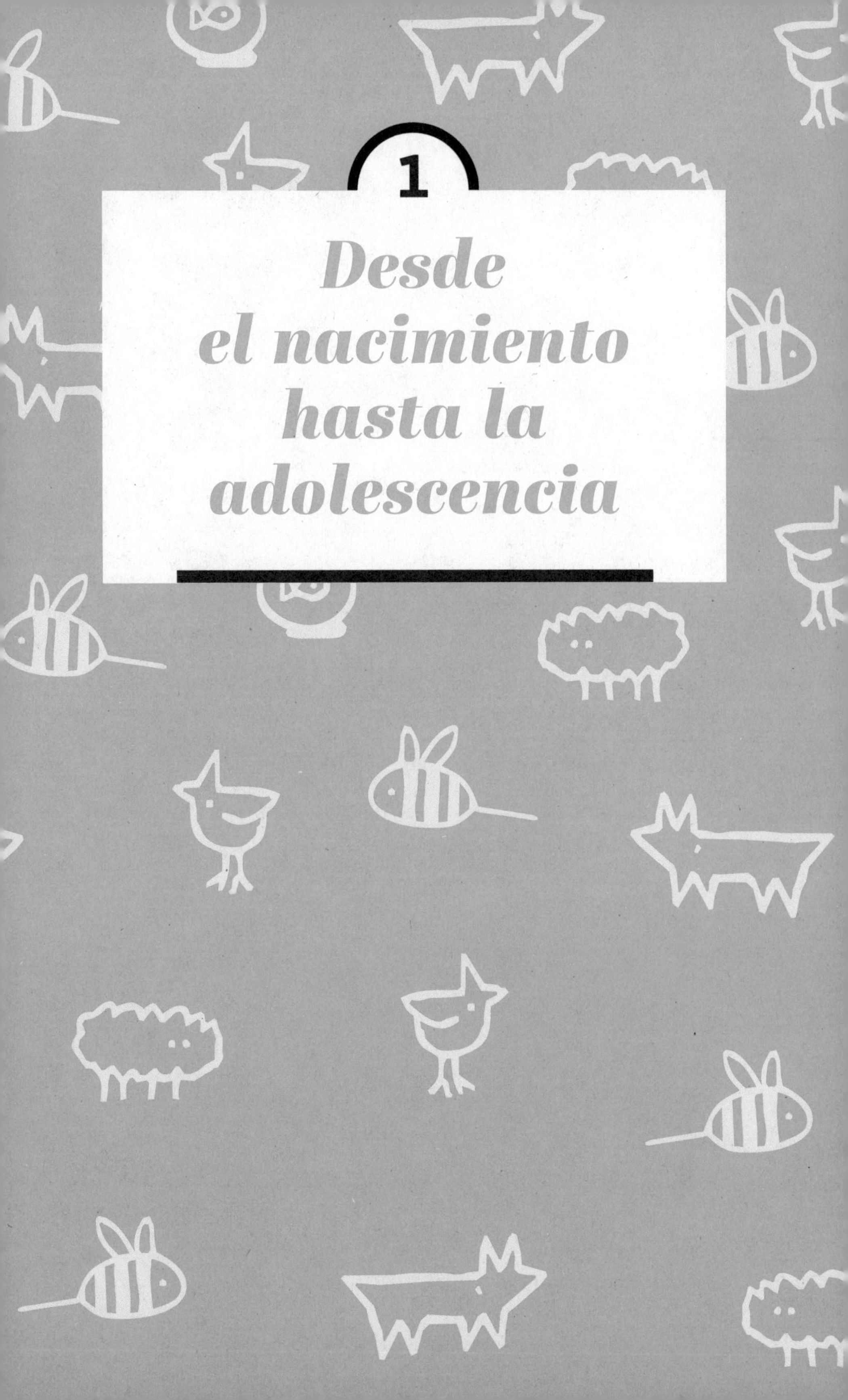

1

Desde el nacimiento hasta la adolescencia

1

¿Qué debo saber antes de llegar a casa con mi bebé?

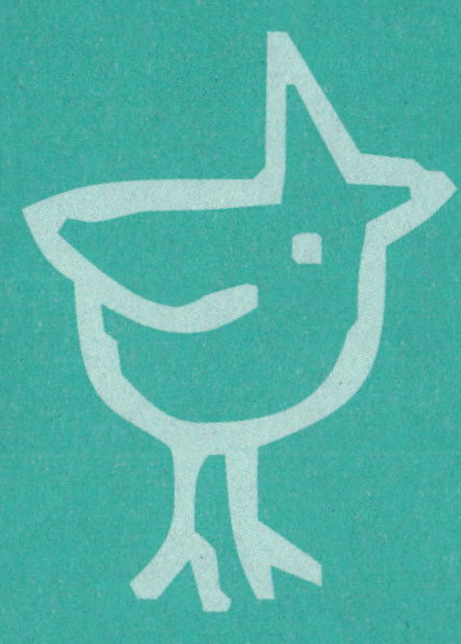

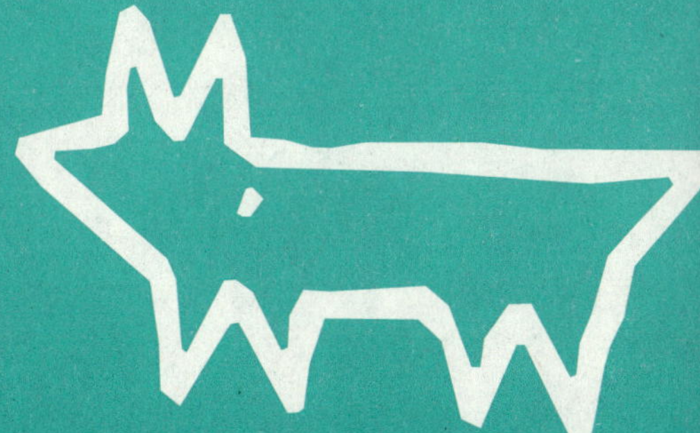

1. *¿Qué debo saber antes de llegar a casa con mi bebé?*

Querida mamá, y te digo «mamá» porque, aunque tu bebé no haya nacido aún, tú ya eres madre. Lo sientes, ¿cierto? ¿Verdad que te sientes madre desde el mismo instante en que supiste que estabas embarazada?

¿Estás preparada para querer a alguien más de lo que hayas querido jamás? ¿Más incluso que a tu propia vida?

Lo estás, sé que lo estás.

Pero, tranquila si este sentimiento no nace al mismo tiempo que nace tu hijo.[1] Tranquila si las primeras semanas no te reconoces. Tranquila si todo el mundo a tu alrededor celebra el feliz acontecimiento y tú no estás para celebraciones. No te sientas culpable: todo eso se llama posparto.

¿Nadie te ha hablado de él? ¡Cómo te comprendo! A mí tampoco, y ni siquiera yo misma, como pediatra, me había percatado de él. Me enfadé mucho cuando supe la verdad, ¿sabes? Me enfadé conmigo misma por no haberlo sabido ver en las pacientes que tuve frente a mis ojos en los años previos a que yo misma fuese madre. Me enfadé con mis amigas, con mi familia, con mis profesores incluso... Me enfadé con el mundo entero.

¿Por qué nadie me había hablado del posparto? Quería gritar.

---

1 A lo largo del libro, utilizo «niño», «hijo», «padres» y «médico» para abarcar ambos sexos, salvo que se indique otra cosa.

La mujer que veía en el espejo no era yo. Todos esperaban de mí unos sentimientos y unas sonrisas que se negaban a florecer aún... Sentí la oscuridad de la soledad rodeada de gente feliz, con un bebé sano y maravilloso en mis brazos. Sentí el dolor físico de unos puntos que nunca imaginé que dolieran así, una vez hecho ya todo el trabajo duro.

Hasta que un día, rota de la frustración y de la negación, con una criatura que lo único que quería era mamar y mamar y mamar, agotada por no dormir más de dos horas seguidas, entró mi madre en la habitación, secó cada una de mis lágrimas y me dijo:

—Mi amorín, tranquila. Esto es el posparto. Son unas semanas malas. Pasará, cariño, pasará. Te lo prometo.

Y no se equivocó. Pasó. Se fue y yo volví a ser la que era.

Así que, querida, cuando nazca tu hijo, si entras en el oscuro túnel del posparto, no sufras. No lo hagas, porque esto que te va a ocurrir es muy frecuente. Si no has leído mis libros previos y esto te pilla de nuevas, escúchame bien: no te hagas demasiadas preguntas. No cargues contra tu pareja, contra tu familia, contra tus amigos. En ellos no está el problema. No vayas más allá. No pienses siquiera. Preocúpate por recuperarte físicamente lo antes posible. Consulta si tienes dolor; nadie debe tenerlo, pues hoy en día hay analgesia para casi cualquier dolor. Sí, aunque estés dando pecho, puedes tomar paracetamol o ibuprofeno. Así que no quiero que padezcas un dolor físico que puedes aliviar.

El dolor emocional se irá y, si todo va bien, se irá solo, porque así es nuestra naturaleza femenina. En un mes, habrá desaparecido. Pero si pasado este tiempo sigue ahí, si empeora, si la angustia sigue oscureciendo tus días, si la tristeza, la falta de energía y el abatimiento son tan grandes que eres incapaz de cuidar incluso de ti misma, si empiezas a tener pensamientos extraños hacia ti o hacia tu bebé, si no tienes energía ni para levantarte de la cama, si sigues llorando cada día... consúltalo con tu pediatra, ginecóloga, matrona o psicóloga, pues podría tratarse de una depresión posparto para la que sí tendrás que buscar ayuda profesional. No lo dejes pasar.

Cuando superes este tiempo, porque realmente es un ejercicio de superación, descubrirás el maravilloso y apasionante mundo de la maternidad y te reconciliarás con esos primeros y oscuros días. Desearás estar con tu hijo a todas horas y volverás a ver a tu pareja como aquella persona de la que te enamoraste en su día y con la que decidiste formar una familia.

¿Qué le diría yo, Lucía, a esa madre preocupada, agobiada y estresada para la cual la maternidad es una montaña que cuesta subir? Que quizá ahora pueda parecerle escarpada, a veces oscura y fría, pero que, una vez vaya avanzando, se encontrará con una ladera hermosa, llena de flores, que disfrutará con sus olores, con sus colores, que habrá nuevos picos que escalar y probablemente nuevas tormentas con las que lidiar, pero que los años siempre jugarán a su favor. Su paso será cada vez más firme, su fuerza aumentará tras cada travesía, su capacidad de decisión será cada vez más fina y su curtida sabiduría logrará que finalmente disfrute de este camino y lo viva como lo que es: lo mejor de nuestras vidas. No tengo la menor duda.

¡Así que a por ello! Estás a punto de emprender el viaje más apasionante de tu vida.

¡Disfrútalo! ¡Vívelo! ¡Siéntelo!

Cuidados del recién nacido

Cuando los nuevos padres llegan a casa con su bebé, todo son preguntas, dudas y decisiones. La inmensa mayoría lo que buscáis y necesitáis es estar tranquilos, tener pocas pautas pero claras (con este libro os ayudaré a encontrarlas) y comprobar que sois capaces de cuidar de vuestro recién nacido. Pero hay que recordar que quien de verdad necesita que la cuiden en esos primeros días es «la recién mamá», pues al bebé le van a sobrar brazos en los que cobijarse, besos y atenciones.

Estás aprendiendo a ser madre,
te estás esforzando.
¡Lo estás haciendo bien!

¿CÓMO SE CURA EL CORDÓN UMBILICAL?

A lo largo de los últimos años, son muchas las recomendaciones que hemos escuchado acerca de la cura del cordón umbilical, desde alcohol de 70° y clorhexidina hasta antibióticos tópicos. Pues bien, según el último documento de consenso de la Asociación Española de Pediatría (AEP), solo es necesario utilizar **agua y jabón,** salvo que no se pueda garantizar una adecuada higiene en el entorno del niño.

En los países desarrollados, donde existe la atención neonatal y los cuidados posteriores son buenos, no se ha demostrado que otros productos sean mejores y, además, podrían retrasar su caída por alterar el proceso normal de la cicatrización.

El cordón umbilical se suele caer entre **cinco y quince días** después del parto. Hasta que ocurra, sigue estos sencillos consejos para curarlo:

1. Antes de nada, lávate las manos.
2. Limpia la zona con agua templada y un jabón neutro.
3. A continuación, sécala bien.
4. Pon una gasa limpia y seca alrededor del cordón para que no le roce la piel.
5. Sustituye la gasa cuando cambies el pañal. Si la zona del cordón se mancha de heces, lávala de forma concienzuda. La orina es estéril, no tiene gérmenes, pero las heces sí.

Los principales signos de alarma por los que tenéis que consultar a vuestro pediatra son los siguientes:

- Enrojecimiento de la zona alrededor del ombligo.
- Aparición de una secreción amarillenta, verdosa o maloliente.
- Sangrado persistente del cordón.
- Retraso de la caída del cordón más allá de las tres semanas.

¿QUÉ ROPA HAY QUE PONERLE?

Os parecerá una tontería de pregunta, pero nos la hacen a diario. Una de las recomendaciones para evitar el síndrome de muerte súbita del lactante (que explico más adelante) es evitar el exceso de abrigo. Salvo en las primeras 24 horas, en las que efectivamente pierden calor y están más expuestos a enfriarse, motivo por el cual se les pone un gorrito en la cabeza, los recién nacidos regulan su temperatura de forma adecuada y no está justificado envolverlos en varias capas de ropa si no hace frío.

Os solemos recomendar que el bebé lleve una capa más que vosotros, con eso es suficiente. Y si tenéis dudas de si tiene frío o calor, podéis introducir vuestra mano en el pecho del bebé. Si notáis su piel pegajosa y caliente, está pasando calor. Si por el contrario su cuerpo está más frío que vuestras manos, probablemente necesita más abrigo.

Evitad los tejidos sintéticos.
Siempre son preferibles las prendas de algodón.

¿HAY QUE LIMPIARLE LOS OJOS, LAS OREJAS Y LA NARIZ?

Los ojos de vuestro bebé lagrimean, la nariz empieza a fabricar una secreción que ayuda a filtrar el aire y las orejas producen cera (cerumen) que protege el conducto auditivo. Así que, salvo que tu pediatra así lo considere, no los toquéis.

¡No utilicéis bastoncillos para los oídos!
Podéis dañar el tímpano al impactar la cera en él.

Como mucho, si tiene legañas, podéis utilizar suero fisiológico y una gasita estéril para limpiarle suavemente los ojos. Nada de manzanilla, lavados nasales a diario ni bastoncillos para los oídos. Lo que necesita vuestro hijo en sus primeros días es simplemente vuestro calor, escuchar vuestra voz, sentir vuestras caricias y adaptarse a su nueva vida en vuestros brazos. ¿Habrá un lugar mejor?

Lactancia materna: ¿qué debo saber?

La lactancia materna es el mejor alimento que podemos dar a nuestros hijos de forma exclusiva desde el nacimiento hasta los 6 meses de vida y, junto con una alimentación complementaria, hasta los 2 años o más. Así de claro lo dice la Organización Mundial de la Salud (OMS).

Si logras una adecuada lactancia materna, esta será una vivencia única, especial y que recordarás toda la vida. Eso sí, recuerda que la lactancia no ha de ser dolorosa. Si lo es, busca ayuda profesional con tu pediatra, tu matrona o tu asesora de lactancia. Con la lactancia materna inicialmente hay un mayor apego entre la madre y el bebé, con lo que se establece una mejor comunicación entre ambos. Además, la satisfacción íntima que sentirás hará que tengas menos riesgo de sufrir una depresión posparto.

Beneficios de la lactancia materna para los hijos

- Se establece un estrecho y maravilloso vínculo afectivo que ya nunca desaparecerá.
- La leche materna es más digestiva, no retrasa la eliminación de meconio y favorece la maduración intestinal.
- Los niños amamantados tienen menos incidencia de reflujo gastroesofágico.
- Menor riesgo de caries, maloclusión y caída dental.
- Disminuye la incidencia y/o gravedad de las infecciones del lactante.
- Mejor desarrollo intelectual.
- Menor riesgo de padecer enfermedades crónicas: alergias, diabetes, enfermedad inflamatoria intestinal, celiaquía, esclerosis múltiple, artritis crónica juvenil, leucemia infantil, linfoma, hipertensión arterial e hipercolesterolemia.
- Menor riesgo de muerte súbita del lactante.
- El efecto beneficioso de la lactancia materna aumenta cuanto más prolongada es su duración.

Beneficios de la lactancia materna para las madres

- A corto plazo, mejor recuperación uterina y disminución del sangrado, con lo que mejora la anemia y aumentan los depósitos de hierro.

- A medio plazo, favorece la pérdida de peso en la madre y la recuperación de la silueta a partir de los tres meses de lactancia, aunque esto no debería obsesionarnos nunca. Una mayor sensación de bienestar y la mejora de la autoestima.
- A largo plazo, disminuye el riesgo de cáncer de mama premenopáusico, de cáncer de ovario y de fracturas de la columna y de la cadera posmenopáusicas.
- Ventajas económicas: menos gasto en leches infantiles, biberones, fármacos, consultas y hospitalizaciones del bebé.

Vaya por delante que estos beneficios se encuentran en lactancias bien establecidas y que **la madre es libre de decidir el tipo de alimentación que quiere darle a su hijo**. Lo ideal es que esta decisión la tome antes de dar a luz y con toda la información disponible. Los profesionales no estamos aquí para juzgar a ninguna madre, ni debemos convencer a las madres que ya han decidido otra opción. Exijo respeto tanto para las madres que optan por la lactancia materna como para las que, por las razones que sean, han optado por fórmulas adaptadas.

Por tanto, si decides darle pecho a tu bebé, pide toda la información que necesites a los profesionales sanitarios, no solamente sobre los conceptos teóricos que aquí se exponen, sino también sobre las distintas técnicas de amamantamiento, las pequeñas dificultades que tendrás al inicio y las formas de superarlas para conseguir una lactancia feliz y satisfactoria.

Y si finalmente no llevas una lactancia materna, no permitas que nadie te juzgue. No te lo mereces. Y no es justo.

MITOS MÁS FRECUENTES SOBRE LA LACTANCIA MATERNA

A pesar de los indiscutibles beneficios que aporta la lactancia y de la recomendación universal de la comunidad científica, este es uno de los temas que más mitos han generado a lo largo de la historia. Así que os hablaré con la **evidencia científica** en la mano y con **mi propia experiencia como pediatra y madre** que amamantó a sus dos hijos durante un año.

«¿Mi leche será buena?», me preguntan las madres. La leche materna siempre es buena. No hay leche mala, ni de baja calidad, ni aguada, ni amarga. Toda leche materna en una madre sana es buena por definición.

«Me parece que mi leche no le alimenta». Todas las leches maternas alimentan por igual porque sus nutrientes son los mismos, siempre y cuando la madre esté en perfecto estado de salud. Si no hay una adecuada ganancia de peso, no se debe a la calidad de la leche y, en ese caso, conviene averiguar dónde está el problema (mal agarre, mala técnica, frenillo lingual, hipogalactia, infección neonatal...).

«¿Cómo sé si se alimenta lo suficiente si no puedo controlar cuánto come?». Os suena, ¿verdad? El mejor parámetro para saber si come lo suficiente o no es el peso del bebé. Si gana adecuadamente según los consejos de tu pediatra, no te preocupes. Si además el bebé hace 6-7 pipís al día, está tranquilo tras mamar, duerme entre toma y toma (sobre todo al principio) y tiene un adecuado desarrollo, puedes estar aún más tranquila. Olvídate de los mililitros e intenta disfrutar.

«Le daré biberón hasta que me suba la leche». Error. La leche no «sube» sola. Si no hay estímulo (la succión del pezón por parte del bebé o del sacaleches), no hay leche. La succión del pezón es el estímulo más poderoso para producirla. Si el bebé se engancha frecuentemente y succiona con una adecuada posición, la mamá producirá leche, casi sin excepción. Solamente en muy pocos casos, algunas mujeres producen una escasa cantidad de leche (hipogalactia). Si te ocurre, tu pediatra o tu asesora de lactancia valorará la necesidad de incorporar unos aportes extra. Recuerda: cuanto más estímulo, más leche; cuanto menos estímulo, menos leche.

«Acaba de nacer y ya está enganchado al pecho, pero no saca nada», me dicen algunas madres desanimadas. Sí saca. Saca el calostro, esa leche inmadura pero rica en defensas que tenemos todas las mujeres cuando damos a luz. Aprovecha mientras estés en la maternidad para ponerte al bebé con mucha frecuencia. Solo has de preocuparte de eso, de que el bebé mame; de lo demás, nos encargamos nosotros.

¿QUÉ PROBLEMAS SON MÁS FRECUENTES EN LOS PRIMEROS DÍAS?

Si tienes dudas, si tu bebé no se engancha, si la situación te supera, si te encuentras con problemas, pide ayuda. Estamos aquí para hacerte el camino más fácil.

Mala posición del bebé o mal agarre. Debe abarcar la areola y el pezón con su boca lo más abierta posible. Su barriga debe estar en contacto con la tuya. Ponte cómoda, con la espalda apoyada y, a ser posible y si eso te hace sentirte mejor, con un cojín o una almohada bajo tu brazo. Si no se hace correctamente, aunque haya leche, el niño no la extrae completamente, de modo que la mama no se vacía por completo, dejamos de producir leche y, además, existe riesgo de mastitis.

Frenillo lingual corto. El bebé hará succiones poco eficaces, así que estará mucho tiempo succionando con escasos resultados. La lactancia será dolorosa y aparecerán las tan dolorosas grietas. Además, podemos encontrar otros indicios: chasqueo de la lengua, llanto e irritabilidad en el bebé, pobre ganancia de peso, etc.

Mal asesoramiento. Cuando estás tumbada en el hospital, hecha polvo y dolorida, sobran muchos de los consejos que nos dan nuestros amigos y familiares. Aunque se tenga la mejor de las intenciones, a veces perjudican más que ayudan. «Dale un biberón», «mira cómo llora el pobrecito», «seguro que está pasando hambre», «se va a deshidratar»... Todo esto os suena, ¿verdad? Ante la duda, preguntad a los profesionales.

Unos consejos adecuados los primeros días son vitales para conseguir una buena lactancia.

UNA VEZ EN CASA...

Cuando estés de regreso en casa con tu bebé, con el paso de los días pueden surgirte nuevas preguntas.

«¿Hay más factores que favorezcan la producción de la leche?». Sí, los hay: llevar una dieta equilibrada y adecuada, beber agua de forma regular y el vaciado completo de la mama. El bebé ha de mamar de un pecho hasta el final, es decir, hasta que notes el pecho blandito y vacío, antes de ofrecerle el otro. Intenta no cambiar constantemente de mama mientras lo alimentas: dale primero de uno y, cuando esté vacío, del otro. El vaciado favorece el rápido llenado.

«Antes se tiraba mamando 20 o 25 minutos y ahora termina en 5 minutos». A medida que crece, el niño tarda menos en hacer las tomas y extrae la leche más eficazmente. Como el cambio se produce de manera brusca, muchas madres creen que no se alimenta adecuadamente o que deja el pecho pronto porque tiene menos leche. Si el niño está tranquilo y feliz, gana peso y moja 5-6 pañales diarios, está tomando la leche que necesita... aunque sea tan rápido como Speedy González.

«Me dijeron que amamantar sería pan comido, pero no es así». No siempre resulta fácil. Hay lactancias que vienen rodadas, lo sé. He visto madres que han conseguido lactancias fabulosas sin apenas asesoramiento, mientras que otras han sudado gotas de sangre (y han llorado mucho) para conseguirlo. ¡Ánimo para todas ellas! Si necesitáis ayuda, buscadla en vuestra familia, vuestros amigos, vuestra pediatra, matrona o enfermera, y en los grupos de lactancia que hacen una labor inmensa rescatando lactancias que se daban por perdidas. ¡Apoyaos en nosotros!

Mis consejos

★ Mientras estéis en el hospital, ponte el bebé al pecho, al pecho, al pecho. Sin mirar relojes, sin contar minutos. En esos primeros dos o tres días, aunque tu bebé no lo pida, póntelo. Necesitamos estimular la mama para que suba la leche. Cuanto más estímulo, antes subirá la leche. Cuanto más tiempo se acerque al pecho, más tranquilo estará el bebé. Y si tenéis dudas, no se engancha u os desesperáis, pedid ayuda, que para eso estamos.

- ★ Si durante esos días hay que darle un poco de ayuda porque así os lo ha recomendado vuestra pediatra, ofrecédsela con jeringuilla, es decir, sin tetina, para que no se acostumbre al biberón.
- ★ Una vez que te suba la leche, la lactancia será a demanda. Cuando te haya subido, el bebé tiene que mamar siempre que quiera, no esperes a que llore desesperadamente. Durante los primeros días, ponlo todo el tiempo que puedas. Una vez que tengas una correcta subida, ya lo pondrás cuando el bebé pida.
- ★ Dales la vuelta a todos los relojes de tu casa. Olvídate de los minutos que está enganchado. ¿Crees que a tu bebé le importa el tiempo?
- ★ Es importante que mame todo el tiempo que quiera del mismo pecho, porque la leche del final de la toma tiene más grasa (más calorías) y, por tanto, es más saciante. Si quiere más, le puedes ofrecer el otro pecho después.
- ★ Ten en cuenta que, en climas muy calurosos, pueden pedir por sed y harán algunas tomas más cortas que otras (una de sed, una de hambre...).
- ★ Evita el uso del chupete durante las primeras dos o tres semanas. La forma de succionar el chupete nada tiene que ver con la del pezón y esto les puede generar confusión y hacer fracasar la lactancia.

¿CUÁNDO ME PREOCUPO?

Es conveniente que consultes con tu pediatra si detectas algunas de las siguientes situaciones, pues quizá tu bebé esté tomando poca leche:

- Si moja menos de 4-5 pañales al día. Ten en cuenta que con los pañales superabsorbentes es más difícil de valorar.
- Si la orina es muy concentrada.
- Si el bebé está muy irritable y llorón o, por el contrario, demasiado adormilado.

Los bebés maman para alimentarse, pero también para consolarse, para sentirse protegidos y queridos. Para oler a su madre, para saborearla. Si le ofreces el pecho siempre que quiera, aunque no sea por hambre, no te equivocarás.

Ante la duda: póntelo al pecho. Si hay algo en la crianza de mis hijos que más añoro es justamente esto. Repetiría una y mil veces esa experiencia. Es maravillosa e irrepetible.

Dale lo mejor de ti en el mejor de los envases.

¿Le doy biberón?

Si, por decisión propia, eliges no dar el pecho, algunos te señalarán con el dedo mientras piensan: «Eres una mala madre». Si desde el principio, ya en el paritorio, comunicas tu deseo de no amamantar, sentirás que el mundo se paraliza y todas las miradas se concentran sobre ti... Si das el pecho a tu bebé y tu pediatra te aconseja darle una ayuda pero no lo haces, nuevamente sobrarán los dedos que te acusen. Si intentas la lactancia, pero finalmente no lo consigues o no cumple tus expectativas y tienes que abandonar, una vez más te sentirás criticada y atacada.

Cualquier decisión tomada por una madre desde el conocimiento y la madurez merece el más absoluto respeto.

Si, por el contrario, decides dar una lactancia materna exclusiva hasta los 6 meses, como propone la OMS, sin introducir un solo alimento, te mirarán como a un bicho raro. E imagínate qué cara pondrán si optas por mantener una lactancia prolongada hasta los 2 años o más.

Por nuestra parte, los profesionales no estamos para criticar o juzgar las decisiones ajenas, sino para ayudar y dar información cuando las familias lo necesitan. En el caso de los profesionales, no debemos olvidar que nuestra obligación es apoyar a todas «nuestras mamás», sea cual sea su decisión, y velar por su bienestar tanto físico como emocional para que puedan criar a sus bebés en las mejores condiciones.

No juzguemos a nadie, y menos a una madre que, desde el conocimiento y la madurez, toma una decisión que merece el más absoluto respeto.

Cada madre es libre de elegir el tipo de alimentación que quiere dar a su hijo.

El bienestar de tu bebé y de tu familia pasa porque todo funcione. Si mamá está bien, todo irá bien. Para que sea así, tú debes sentirte libre, como madre y como persona, para tomar tus propias decisiones. Y como el camino se puede hacer cuesta arriba en ocasiones, especialmente en esas primeras semanas, es muy importante que las personas que te rodean te apoyen casi de manera incondicional en todo momento.

¿CÓMO SE PREPARA UN BIBERÓN?

Parece una pregunta sencilla, ¿verdad? Sin embargo, cada semana los pediatras respondemos a todo tipo de dudas sobre este tema. Así que vamos a ello y arrojemos un poco de luz.

¡Lávate las manos! Aunque consideres que las tienes limpias, las manos son el vehículo de transmisión de la mayoría de las enfermedades contagiosas (infecciones respiratorias, gripe, gastroenteritis...). Por tanto, lávatelas con agua y jabón antes de manipular biberones, tetinas o leche en polvo.

¿Qué agua conviene utilizar? En nuestro medio, donde las condiciones sociosanitarias son buenas, se podría utilizar el agua del grifo sin riesgo de que esté contaminada. Sin embargo, dependiendo de las zonas, hay aguas del grifo con concentraciones elevadas de minerales. Es por ello que, durante los primeros meses, es recomendable utilizar **agua embotellada de mineralización débil** para preparar los biberones.

¿Hace falta hervir el agua? Esta recomendación varía según las fuentes que se revisen y, evidentemente, según el medio en el que vivas. La OMS recomienda, de modo general, hervir el agua para eliminar posibles bacterias presentes en el polvo. Aunque también he de decir que esta circunstancia de botes de leche artificial contaminados por patógenos sería algo extraordinariamente infrecuente. La Asociación Española de Pediatría añade que, si se hierve el agua, la ebullición no supere el minuto. En cualquier caso, nunca debe superar los cinco minutos, pues podría aumentar la cantidad de nitratos y ser perjudicial para el bebé.

¿Cómo caliento el agua si no la hiervo? Al baño maría, bajo el grifo de agua caliente o en el microondas. Si eliges esto último, recuerda que unas partes del contenido podrían estar muy calientes y otras frías. Elige el método que te resulte más cómodo, pero, sea cual sea, **remueve el agua y pruébala siempre antes de ofrecérsela al bebé.** Las quemaduras en paladar por biberones o purés muy calientes son relativamente frecuentes. **Importante: su temperatura debe rondar los 36 °C.** Para comprobar que el agua esté tibia, echa unas gotitas sobre tu muñeca; apenas tendrías que notar el contraste de temperatura.

¿Cuánta leche se pone? Deben seguirse siempre las recomendaciones exactas. Primero se añade el agua al biberón (30, 60, 90, 120 ml). A continuación, se añade **un cacito raso por cada 30 ml de agua,** sin apretar ni prensar el polvo. Tras llenar el cacito, se retira el polvo sobrante con un cuchillo (de ahí que diga «raso»). Nunca hay que diluir la leche (añadiendo más agua) ni concentrarla (eliminando agua o poniendo más polvo de lo indicado). Las cantidades son exactas: un cacito raso por cada 30 ml de agua, dos cacitos rasos por cada 60 ml de agua, y así sucesivamente.

¿Puedo guardar la leche sobrante? No se debe guardar, ya que aumentan las probabilidades de que se contamine. Lo ideal es preparar la leche justo antes de cada toma y tirar la que sobre.

¿Cuánta leche tiene que tomar? Cada niño es diferente, así que él mismo os dará pistas sobre las cantidades de leche que necesita. Si gana peso de manera adecuada, es una señal de que come lo suficiente, aunque a ti te parezca poco porque en la etiqueta del envase pone otra cosa u otro niño de la misma edad come mucho más. No compares o te volverás loco/a. **Si tu bebé acorta las tomas o parece quedarse con hambre, succionando del biberón aunque ya esté vacío, aumenta la toma en 30 ml de agua y un cacito de polvo más.** No dudéis en comentar todas vuestras dudas con el pediatra o la enfermera pediátrica, quienes os irán asesorando. De todos modos, cada niño es un mundo y el secreto está en ir aprendiendo a identificar las señales que ellos nos van dando.

¿Qué tetina utilizo? Las tetinas se diferencian por su graduación, que depende del diámetro de los agujeritos o del número de ellos. Empezad por las tetinas de recién nacido. A medida que el bebé gane peso, notaréis que hace más esfuerzo para succionar o que las tomas empiezan a ser más largas de lo habitual: es el momento de cambiar de tetina para que salga más cantidad de leche. Si la leche se le acumula en la boca, o incluso rebosa continuamente, la tetina es demasiado grande para él. Si optáis por darle cereales en el biberón (no son imprescindibles y, de hecho, los intentaremos evitar), necesitaréis una tetina especial, con los agujeros más anchos o en forma de cruz para que no se obstruyan.

¿Cómo se limpian los biberones? Es muy fácil: con agua y jabón. Y para secarlos, basta con ponerlos sobre un papel de cocina secante.

¿Es obligatorio esterilizar los biberones, tetinas y chupetes? En un medio con unas buenas medidas higiénico-sanitarias **no es necesario.** Cuando el bebé ya ha empezado con la alimentación complementaria o agarra objetos con sus manos y se los lleva a la boca, los gérmenes que puedan quedar en un biberón o en un chupete tras lavarlos resultan inofensivos. Eso sí, si queréis esterilizarlos para quedaros más tranquilos (o para comprobar que el esterilizador que os han regalado funciona), basta con hacerlo una vez al día o cada 2-3 días. Más que en esterilizar, conviene insistir en que **debemos lavarnos las manos antes de manipular cualquier alimento,** incluida la leche, y en que nuestros propios hijos también lo hagan a medida que se hagan mayores.

Síndrome de muerte súbita del lactante

Rachel Y. Moon, principal autora de las valiosas recomendaciones para lograr un entorno seguro para el sueño de los bebés publicadas en la prestigiosa revista científica *Pediatrics,* decía: «Sabemos que los padres pueden verse superados por la llegada al mundo de un niño y queremos proporcionarles una guía clara y sencilla sobre la forma y el lugar para dormirlos». Tenía toda la razón, pues garantizar un sueño seguro para el bebé es uno de los temas que más preocupan a los padres.

No olvidemos que, **solo en Estados Unidos, cada año fallecen 3.500 niños menores de 12 meses** debido a problemas relacionados con el sueño, incluidos el síndrome de la muerte súbita del lactante (SMSL), muertes por causas no conocidas y muertes accidentales por asfixia y estrangulamiento. Su frecuencia varía en función de la zona geográfica. Así, en Australia, Nueva Zelanda e Irlanda del Norte, la tasa es de 3-7 fallecidos por cada 1.000 nacidos vivos. Los países occidentales tienen una tasa intermedia (1-3 por 1.000), mientras que Hong Kong, Japón y Suecia presentan una tasa baja (0,05-1 por 1.000).

En España, la incidencia del SMSL ha disminuido notablemente en las últimas décadas. Según un estudio realizado en Bizkaia entre 1991 y 2020, la incidencia del SMSL pasó de 0,74 por cada 1.000 nacidos vivos en el quinquenio 1991–1995, a 0,07 en el periodo 2011–2020. A nivel nacional, datos del Instituto Nacional de Estadística indican que en los últimos años se han producido alrededor de 50 casos anuales de SMSL en España.

Estas cifras reflejan una tasa aproximada de 0,1 casos por cada 1.000 nacidos vivos, lo que sitúa a España entre los países con tasas más bajas de SMSL en comparación con otros países europeos.

La notable reducción en la incidencia de este síndrome en España se atribuye a las campañas de concienciación y a la implementación de medidas preventivas, como colocar a los lactantes a dormir en decúbito supino (boca arriba), evitar el tabaquismo durante y después del embarazo, y promover un entorno de sueño seguro.

Es fundamental continuar con estas prácticas y mantener la educación de los padres y los cuidadores para seguir reduciendo la incidencia del SMSL en el país.

Desde el comienzo de las campañas preventivas que animaban a los padres a poner a dormir a sus hijos boca arriba, el número de bebés fallecidos durante el sueño descendió a la mitad en todos los países.

A continuación, encontrarás las **recomendaciones para garantizar un sueño seguro a tu bebé lactante durante sus primeros 12 meses de vida,** según la última evidencia científica disponible tras el análisis cuidadoso de 63 estudios diferentes:

1. **Pon a dormir boca arriba al bebé.** Ni de lado, ni boca abajo. La anatomía de las vías respiratorias y su reflejo nauseoso evitan que los bebés se puedan asfixiar o atragantar mientras duermen boca arriba. De hecho, incluso los bebés con reflujo gastroesofágico deben dormir boca arriba, salvo que vuestro pediatra os haya dicho otra cosa, en cuyo caso primarán siempre sus recomendaciones, puesto que es quien conoce las particularidades de vuestro hijo. Si vuestro hijo se da la vuelta durante la noche por sí solo, algo que muchas madres me comentáis, no es necesario volver a colocarlo boca arriba, siempre y cuando él ya sepa voltearse.
2. **Acuesta al bebé en su propia cuna, moisés o cama.** Durante los primeros 6 meses de vida debe hacerlo obligatoriamente en la habitación de sus padres, mientras que es aconsejable que sea así hasta los 12 meses.
3. **Acuesta al bebé sobre una superficie firme,** huyendo de colchones blandos, sofás, sillones o sillas.
4. **Retira de la cama cualquier objeto blando,** como peluches, chichoneras y almohadas.
5. **Evita abrigar al bebé en exceso y ponerle gorro al dormir.** Basta con que el bebé lleve una capa de ropa más que los padres.
6. **Evita el uso de dispositivos para prevenir el SMSL,** como cuñas, posicionadores, cojines antivuelco, etcétera. No existe ningún producto que pueda prevenir la muerte súbita del lactante.
7. **Dale el pecho, si es posible.** La lactancia materna reduce el riesgo de SMSL en un 50 %.
8. **Dale el chupete para la siesta y al dormir por la noche,** una vez que la lactancia esté establecida.
9. **Evita exponerte al humo del tabaco** en el embarazo y tras el nacimiento.

10. **Evita consumir alcohol y drogas** durante el embarazo y tras el nacimiento.
11. **Recibe atención prenatal** durante el embarazo.
12. **Sigue el calendario de vacunaciones del lactante.** Los niños correctamente vacunados están, al parecer, más protegidos.
13. **Desconfía de los monitores domésticos que controlan el corazón o la respiración** para reducir el riesgo de SMSL. Si tienes dudas, lo ideal es que consultes con tu pediatra.
14. **Pon a jugar al bebé boca abajo todos los días,** siempre vigilado, para favorecer su desarrollo psicomotor y evitar la plagiocefalia postural, es decir, el aplanamiento del cráneo por apoyo.
15. **Mantén el contacto piel con piel tras el nacimiento,** tan pronto como sea posible, al menos durante la primera hora, independientemente de si ha sido un parto vaginal o cesárea.
16. **Sigue las recomendaciones** de tu pediatra, neonatólogo o profesional de la salud, así como de las unidades de cuidados intensivos neonatales, para reducir el riesgo de muerte prematura del lactante.
17. **Promueve las recomendaciones para un sueño seguro** para reducir aún más el riesgo, compartiendo esta información con todos aquellos que convivan con bebés.
18. **Las informaciones y la publicidad deben seguir las recomendaciones para un sueño seguro,** y tanto los medios de comunicación como los fabricantes deben velar por que sea así.
19. **Se debe continuar la investigación y la vigilancia sobre los factores de riesgo.**

Comprendo que esto pueda resultar abrumador y que incluso genera cierta angustia, pero es responsabilidad de todos hacer caso de los organismos oficiales que emiten los documentos de consenso tras años de estudio e investigación.

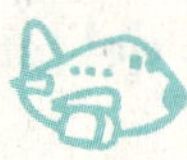

Cuidados de la «recién mamá»

Cuando un bebé llega a casa, todo el mundo se centra en el recién nacido y, empezando por las visitas, se olvida de la «recién mamá».

¿Quieres un consejo? Programa antes de que llegue ese momento cómo te gustaría pasar esos dos o tres días en el hospital. Si no te apetece recibir visitas, no temas decirlo. No te sientas un bicho raro, es lo normal. Ponle freno. Informa a tu entorno de que te gustaría vivir ese momento en la intimidad. Es tan natural que todo el mundo que haya pasado por ello lo entenderá. No le robéis esos momentos a vuestro bebé. Son y serán irrepetibles.

Cuando pienso en lo que me gustaría contar a esos papás que están a punto de llegar a casa con su bebé, no se me ocurre una mejor manera que leerles esta carta, que no pude resistirme a incluir también en mi segundo libro, *Eres una madre maravillosa*. La escribí para mi hija hace ya muchos años, esperando que la leyera cuando llegase el momento:

Te escribo esta carta en este libro porque es la única manera de garantizar que algún día la leerás. Y quiero que lo hagas cuando, si así lo has decidido, estés embarazada de tu primer hijo.

Querida hija, a tu alrededor te harán muchos regalos: canastillas, una cuna, un cambiador, una sillita para salir a pasear, una mochila para iniciarte en el porteo y que no pases un solo minuto sin tu bebé pegado a tu cuerpo, juguetes, cremas y mantitas... Yo no voy a ser menos y también te voy a hacer un regalo: esta carta.

¿Sabes, cariño? Aún tienes 7 años, pero ahora mismo te estoy visualizando dentro de otros veinte. Y te veo con tu larga melena, tus inmensos ojos verdes llenos de vida, tu piel fina y clara sin rastro aún de los avatares de la vida. Con tu mano izquierda sujetando este libro y con la derecha acariciándote la barriga en un ingenuo intento de acariciar también a tu bebé.

¡Ya eres mamá! ¿Verdad que te sientes mamá? Desde el mismo instante en que nos quedamos embarazadas, ya nos sentimos madres. Es un sentimiento maravilloso. No pasa un solo minuto sin que pensemos en el pequeño ser que está tomando forma dentro de nuestro cuerpo. Cielo, siente cada uno de sus movimientos, cada una de sus patadas. Párate y siéntelas, disfrútalas. Son un privilegio exclusivo de las mujeres, no las dejes pasar. Las recordarás siempre.

Estás deseando ver su carita, ¿verdad? ¿Habrá un deseo más poderoso que ese durante estos nueve meses? Cuando tú estabas dentro de mí, te imaginaba a todas horas: cómo serían tus ojos, tu pelo, tu cuerpo entero... Y me pasaba las horas del día en un estado de enamoramiento por una persona a la que aún no conocía, pero que ya sentía mía. Y se me iban los ojos detrás de los recién nacidos y de las recién mamás. Observaba tímidamente cómo los amamantaban, cómo los acunaban y contaba las horas para ser yo, pasados unos meses, la que calmaría tu llanto en mi regazo.

Cariño, cuando al fin llegue ese momento de verle la cara a tu hijo, cuando estés allí tumbada rodeada de gente, con muchos focos iluminándote y muchas voces opinando, sentirás miedo. Te sentirás vulnerable y frágil. Tranquila. Es normal. No dejes que el miedo te paralice. Estás a punto de vivir la experiencia más extraordinaria e impactante de tu vida. Te garantizo que no hay momento igual en la vida de una mujer. ¿Qué menos que sentir miedo?

Por supuesto que sí. Date permiso para sentirlo. No pasa nada, es natural.

Si finalmente es un parto vaginal, empujarás con todas tus fuerzas, mi amor, con todas las fuerzas que tenías y con las que nunca creíste tener. Notarás cómo te partes en dos, cómo te divides, escucharás a tu corazón latir más fuerte que nunca, sudarás, gritarás y, conociéndote, llorarás, llorarás mucho al ver al fin a tu bebé sobre tu pecho desnudo. No sabes lo que yo lloré al verte por vez primera, al besarte, al olerte. Lloré mucho, lloramos mucho. Papá y yo abrazados en aquella camilla, con tu cuerpo diminuto sobre nosotros. Tan frágil y tan fuerte al mismo tiempo. Tan nuestra.

En ese preciso instante, el mundo se detuvo. Y cuando llegue tu momento, se volverá a detener.

Sí, cariño, hay momentos en los que el mundo se detiene. Y se detiene para que tengamos unos minutos más. Son oportunidades que nos da la vida. Aprovéchalas.

Acariciarás con tus manos temblorosas su cuerpo empapado de ti y, como yo te dije a ti, le dirás:

—Shhhh, tranquilo, mi amor, tranquilo. Ya estás con mamá... Llora tranquilo.

Y tu bebé, al escuchar tu voz, esa voz que lleva escuchando nueve largos meses, se calmará e intentará abrir los ojos. Y ahí estarás tú: su madre. Te reconocerá en su primer aliento y lo sabrás.

Querida hija, a esta explosión de dolor, llanto y felicidad extrema la seguirán unos días grises. Unos días de nubes, incluso de tormentas en ocasiones. Es el posparto, del que espero que se hable más cuando leas esta carta. ¿Te puedes creer que cuando me convertí en madre no sabía ni lo que era? Probablemente te estés riendo ahora mismo. Me alegro, pues eso querrá decir que muchos millones de mujeres ya hemos hablado tanto de ello que al fin se ha normalizado y aceptado como una fase normal pero emocionalmente difícil para la mujer y su compañero de viaje.

No te hagas demasiadas preguntas, hija. No es momento de buscar respuestas.

No culpabilices a los que te rodean de tu aparente tristeza. No te sientas culpable si no celebras con la misma energía que los demás el feliz acontecimiento.

No sufras, mi amor, no lo hagas si el maravilloso sentimiento de la maternidad del que tanto oíste hablar no te llega en el preciso instante en el que coges a tu hijo por primera vez en brazos. Tranquila. Respira. Mantén la calma. Busca apoyo. Yo estaré a tu lado para secar cada una de tus lágrimas como estuvo la Minina, tu abuela, al mío cuando tú naciste.

No te frustres si crees que tu pareja ha dejado de comprenderte, si sientes que habéis perdido la complicidad que teníais antes. No lo hagas, porque no es más que un espejismo. Tus hormonas caerán en picado y ese es el motivo de tu desazón. No vayas más allá. No es momento de explorar.

No te sientas culpable por no desear a tu pareja como lo hacías hace unos meses. Te seré franca: no tendréis buen sexo hasta que no pase un tiempo prudencial en el que tú te encuentres físicamente bien. Y esto es lo normal. Ahora que ya lo sabes, no te culpabilices más. Todas las piezas del puzle que están guardadas en estos momentos encajarán a la perfección en un tiempo. Y entonces dirás, entonces gritarás:

—¡¡¡Sí!!! ¡Vuelvo a ser yo!

Durante estas semanas es momento de intentar recuperarte lo antes posible. De salir a pasear si esos dichosos puntos, a los que llegarás a odiar con todas tus fuerzas, te lo permiten. Date licencias, llama a tus amigas si así lo deseas o diles directamente que no quieres visitas si lo que necesitas es estar a solas con tu bebé y tu pareja.

Sé sincera con todos ellos, pero, sobre todo, sé sincera contigo misma.

Recuerda y ten presente que los primeros días tras el nacimiento de vuestro primer hijo son de tal intensidad y emoción que solo han de ser vividos y sentidos por vosotros.

No permitas que nadie enturbie esos momentos. No te dejes llevar por el qué dirán si no los invitas a venir a casa, ni te dejes arrastrar por las opiniones y los deseos de los demás. Es vuestra casa, es vuestro hijo y es vuestro momento. Vividlo como vosotros queráis y sintáis. Nadie ha de opinar, ni siquiera yo, con todo lo que dicen por ahí que sé de niños...

Los que de verdad os queremos os apoyaremos desde la barrera o en el mismo ruedo, si vosotros así lo deseáis.

Así que, mi cielo, mi niña, para mí siempre seguirás siendo mi niña, coge aire, respira profundo, oxigena tu cuerpo y el de tu bebé, cárgate de fuerza, de amor y de energía. Ama mucho, sonríele a la vida y piensa en positivo. «Todo va a salir bien, todo va a salir bien», repítetelo siempre, y cada vez que el miedo ose eclipsar el momento que estás a punto de vivir.

Apóyate en tu pareja, estará a tu lado; la mitad de su ser está en tus entrañas y, en unos meses, estará en tus brazos también.

Papá y mamá estaremos junto a ti, incondicionalmente. Una palabra que cobra todo el significado del mundo cuando te conviertes en madre: incondicionalmente.

¿Estás preparada? ¿Preparada para querer a alguien más de lo que nunca te has imaginado que podrías querer? ¿Más que a nada, más que a nadie, más que a tu propia vida incluso?

Pues ahora ya sabes lo que te he querido, lo que te quiero y lo que te querré.

Siempre tuya,

Mamá

2

Por fin en casa

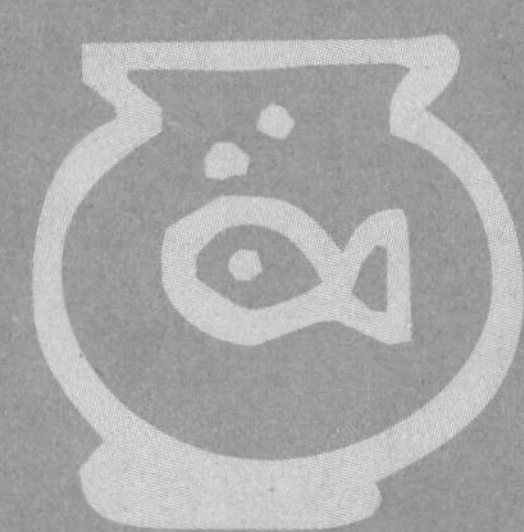

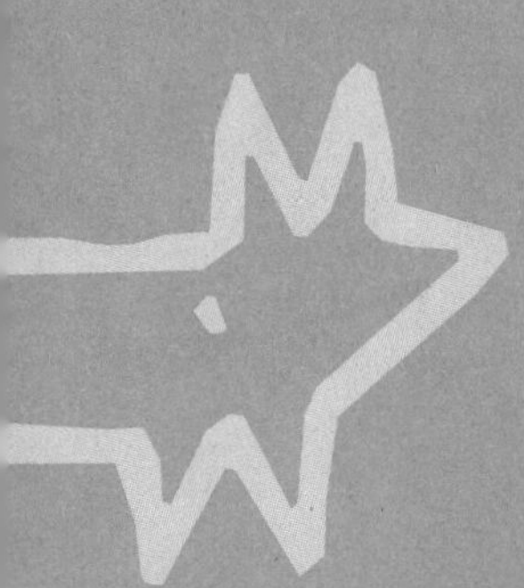

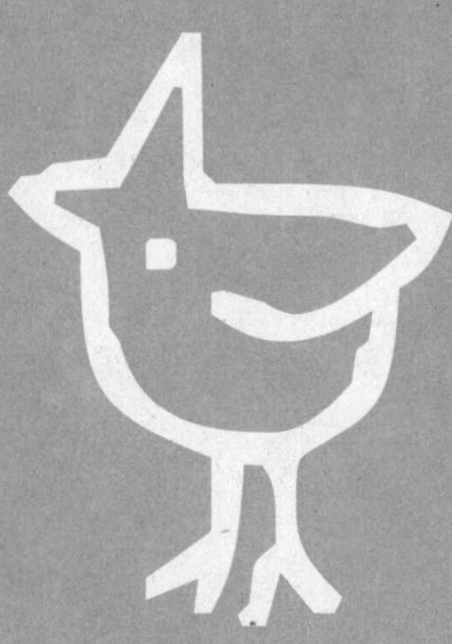

2 *Por fin en casa*

Papá y mamá llevan ritmos diferentes

La llegada de un hijo transforma la vida, sin duda. Las mujeres somos conscientes de ello desde el mismo momento en que el test de embarazo nos comunica su resultado positivo. Además, nuestro cuerpo cambia y nunca volverá ser exactamente igual al que teníamos antes de ser madres.

Los hombres, por su parte, suelen darse cuenta de esa transformación cuando sujetan al bebé en sus brazos por primera vez. Mientras lo sostienen con manos temblorosas, como pidiendo permiso para hacerlo, se dan cuenta de que, al convertirse en padres, asumen una responsabilidad para siempre. Me encanta ver cómo, en contraste, las mujeres abrazan a sus criaturas sin pedir permiso, con decisión, con una energía que sigue sorprendiéndome. Siempre me da la sensación de que reclaman con orgullo un derecho que llevan impreso en su mismo ser, mostrando una clara decisión a iniciar el camino de ser madre. Un camino que empieza en el mismo momento en que, en la consulta de ginecología, escuchamos el latido del nuevo ser que crece en nuestro interior.

Los hombres experimentan las maravillas de la paternidad más despacio que las mujeres, aunque la intensidad va aumentando a medida que pasa el tiempo.

Esta diferencia se relaciona con la parte más animal de la naturaleza humana. Las hembras de los mamíferos estamos programadas genéticamente para cuidar de nuestras crías en cuanto nacen. No hay nada más prioritario que lograr que vivan, protegiéndolas y alimentándolas. Sin embargo, esto no quiere decir que las madres queramos más a nuestros hijos que los padres.

¿Qué ocurre entonces? Pues que hombres y mujeres tenemos ritmos diferentes. Si a un padre le preguntas si daría la vida por su hijo, contestaría que sí sin pensarlo. Pero nuestros ritmos son distintos y debemos aceptarlo. Del mismo modo que una madre se equivoca al preguntarle «¿a quién quieres más, a papá o a mamá?» a su hijo, se equivoca también al pensar que ella puede quererlo más que el padre.

Hablo de familias emocionalmente estables y sanas. Por supuesto, siempre hay excepciones o siempre encontraremos desgarradoras situaciones de maltrato y abandono por parte de los progenitores hacia niños indefensos. Pero, afortunadamente, eso no es habitual. En este capítulo hablaremos de los desencuentros que con frecuencia me encuentro yo como pediatra cuando una nueva pareja llega a la consulta con un bebé en brazos.

Y sí, muchas veces veo a mujeres enfadadas porque sus parejas, una vez que han sido padres, mantienen ciertos comportamientos o aficiones a los que ellas han renunciado. De hecho, suelen pensar (e incluso decir) que estos quieren menos a sus hijos que ellas mismas. Con el paso de los años he tomado mucha perspectiva hacia este tema y pienso que simplemente ellos, la mayor parte, insisto, en esos momentos tienen otras necesidades que no coinciden con las nuestras, y eso nos frustra muchísimo.

Mientras que el hombre quizá necesite hacer deporte, salir a pasear por la montaña o pasar un rato a solas, la mujer puede preferir invertir su tiempo disfrutando de su familia en casa. Todas las opciones son respetables. Y por supuesto toda pareja debería promover que las madres también encontraran esos espacios de desconexión fuera de la crianza para su autocuidado tanto físico como mental. También es verdad que, llevadas por nuestra naturaleza, a las mujeres nos cuesta mucho separarnos de nuestros hijos durante ese primer año, en el que nos centramos en garantizar la supervivencia de nuestras crías. Sin embargo, muchos hombres pueden preferir emplear sus cortos periodos de descanso de otra manera. Pero eso no quiere decir, en ningún momento, que los quieran menos.

Eso sí, puesto que la decisión de tener hijos es común, o así debería ser cuando tienes pareja, y actualmente las obligaciones y exigencias laborales de hombres y mujeres son similares, la responsabilidad de cuidar de los hijos, de la casa y de la familia debe ser compartida por igual.

Tanto hombres como mujeres tenemos derecho a disfrutar de nuestro tiempo libre, siempre que las tareas y las obligaciones familiares y del hogar estén repartidas por igual.

A medida que los niños crecen, la mujer puede sentir la necesidad de retomar aquellos hábitos o aficiones que había dejado de lado. Tras el paréntesis iniciado con la maternidad, quiere desconectar de su papel constante de madre para encontrarse de nuevo con sus amigas, salir por ahí o ir de fiesta. Y no por ello quieres menos a tus hijos. Hasta aquí podíamos llegar. Tú como madre tienes el mismo derecho que cualquier otra persona de disfrutar de tu tiempo como tú consideres en cada etapa de tu vida.

Hombres y mujeres llevamos ritmos diferentes y, por supuesto, sentimos diferente.

Pienso en mi propia maternidad, en la llegada de mi primer hijo a casa. Me habría gustado que alguien nos hubiese explicado que hombres y mujeres tenemos emociones y ritmos diferentes. Me habría encantado que me hubiesen hablado con esta franqueza y que hubiesen puesto en el centro de todo una sana comunicación entre dos personas asertivas.

- ¿Qué necesitas para estar bien?
- ¿En qué te puedo ayudar?
- ¿Cómo crees que podemos mejorar esta situación?

Creo que son tres poderosas preguntas que a todos nos gustaría escuchar y que todos debemos hacer a nuestras parejas.

Visitas a casa

Tras muchos años trabajando en hospitales, llegué al firme convencimiento de que en el hospital lo ideal es no recibir visitas, salvo que así lo deseéis. Los días siguientes a dar a luz una está agotada, por lo que debería ser un tiempo de descanso, de reencuentro y de máxima intimidad para vosotros. Y nadie os debería robar ese momento. Una vez en casa ocurre algo parecido. No digo que os encerréis y no abráis la puerta a nadie; pero entre vivir en la clandestinidad y montar un *Sálvame Deluxe* cada tarde en el salón creo que hay un término medio.

Mis consejos para las visitas

- Avisa con suficiente antelación. Y no me refiero a unos minutos antes, sino a varios días. Por favor, no te presentes sin avisar.
- Si no han pasado ni siquiera diez días desde el parto, no te presentes. Es raro el caso en que la mamá se encuentra perfectamente al cabo de tan pocos días.
- Si estás enfermo, estornudando, con fiebre o con tos, ni aparezcas. Un simple resfriado en un adulto puede causar una bronquiolitis en el bebé y acabar en un ingreso hospitalario.

- No vayas con tus hijos y tu media docena de sobrinos. La recién mamá se pondrá nerviosa y, además, los niños son un frecuente foco de contagio de infecciones. Si no puedes acudir en solitario, coméntalo antes de ir. Pónselo fácil.
- Nunca fumes en casa, tampoco en la ventana. Recuerda que la inhalación del humo del tabaco es uno de los factores de riesgo del síndrome de muerte súbita del lactante.
- Si eres tú la que recibe la visita inesperada, no te enfades con tu pareja, no merece la pena.
- Aprovechando la existencia de los grupos de WhatsApp, crea unos cuantos (familia, amigos, trabajo, etcétera) y envía mensajes comunes. Por ejemplo: «¡Hola a todos! Soy Martita, he pesado 3.200 gramos. Mamá y yo estamos muy bien y muy felices. Gracias a todos por preocuparos por nosotras. Cuando estemos las dos recuperadas, os avisaremos. Repito: os avisaremos. Gracias por la comprensión. Un beso fuerte, os queremos. Alicia, Raúl y Martita».
- Cuando pase todo el posparto, cuando al fin te recuperes y empieces a disfrutar de verdad de la maternidad, vuelve a enviar otro mensaje común: «Chicos, Marta y yo estamos estupendamente. Perdonadme, porque el posparto es lo más parecido a estar poseída y he necesitado de un exorcismo en toda regla para volver a ser la que era. ¡¡Pero ya estoy aquí!! ¡El sábado que viene, barra libre en el bar del barrio! Besos a todos». Quien dice barra libre, dice unas aceitunas, tampoco vamos a dejarnos el sueldo en esto.

Si lees estas recomendaciones sin ser padre o madre aún y te parecen algo extrañas, te aseguro que las entenderás cuando nazca tu primer hijo.

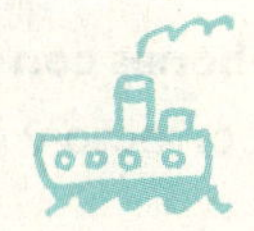

El cuidado de su piel y la hora del baño

La piel del recién nacido tiene unas diferencias importantes respecto a la nuestra, e incluso a la de los niños mayores. Aparte de ser más fina y tener menos pelo, produce menos sudor y menos secreción de las glándulas sebáceas. Además, su pH es neutro.

Todo esto hace que la piel del bebé sea más delicada y sensible. Ten en cuenta que el recién nacido pasa de estar dentro del útero materno en un entorno húmedo, flotando en un líquido estéril y cálido, a encontrarse de repente en un ambiente seco y con bacterias a su alrededor. Aun con todo, la piel de un recién nacido a término y sano está preparada para regular la temperatura y aislarse de los contaminantes externos, siempre y cuando tengamos unas normas básicas de higiene.

Mis consejos para la hora del baño

Los primeros baños con tu bebé son inolvidables, así que mi principal consejo es este: **disfruta de ese momento.**

- **No es necesario bañar a los bebés todos los días.** Si lo haces y compruebas que le relaja y su piel no se ve afectada, ¡adelante! Si, por el contrario, el bebé llora mucho y no disfruta, con que lo bañéis dos o tres veces por semana es suficiente.
- La **temperatura del agua** ha de estar **en torno a los 37 °C.** Compruébalo antes de meter al bebé. Al principio, utilizarás termómetros de agua, lo hemos hecho todos. Más adelante te harás perfectamente al baño y, con meter la mano en el agua, te bastará para hacerte una idea de a qué temperatura está. Ve probando poco a poco.
- Utiliza exclusivamente **jabones con un pH neutro** o *syndets* (jabones sin jabón) con un correcto y generoso aclarado. No hace

falta emplear gel y champú. Y, de hecho, tampoco es necesario utilizar jabón en todos los baños.

- Puedes prescindir de la esponja, con **tu mano es suficiente** para lavarlo.
- Al sacarlo, **no frotes su piel** vigorosamente con la toalla, recuerda que tiene una piel muy fina. Con darle pequeños toques es suficiente.
- **Seca muy bien los pliegues de la piel,** sobre todo en cuello, axilas e ingles. El exceso de humedad en estas zonas los hace propensos a tener hongos (candidiasis).
- **Baña al bebé aunque no se le haya caído el cordón.** Le vendrá estupendamente esa higiene. Al sacarlo de la bañera, no olvidéis secarlo muy bien.
- **NUNCA dejéis al niño solo en la bañera,** ni por un segundo. Incluso cuando crezca.

CREMAS Y LOCIONES

A medida que pasen los días, comprobaréis cómo la piel de vuestro bebé se va descamando. A veces empieza en las manos y el dorso de los pies, y luego ocurre en el resto del cuerpo. En ocasiones aparecen una especie de fisuras en los pies. No os alarméis. Es normal. Yo suelo decir a los padres: «Tranquilos, está mudando la piel, como las serpientes, solo debemos insistir un poco más en la hidratación».

Elegid productos específicos para bebés, sin perfumes. Las **cremas hidratantes (emolientes)** son las más recomendables. Huid de la cosmética femenina. Las cremas para mujeres están diseñadas para la piel de mamá, no para la de los bebés, y llevan unos compuestos que podrían ser perjudiciales para ellos.

Se ha demostrado que hidratar a los bebés con dermatitis atópica o niños con antecedentes de atopia puede prevenir la dermatitis en el futuro. El uso continuado de cremas emolientes refuerza la barrera cutánea y, al parecer, previene el desarrollo de futuras alergias.

Así que echaos una pequeña cantidad de crema en las manos y aprovechad para hacerle un buen masaje a vuestro hijo mientras le susurráis, le cantáis o simplemente le habláis con una sonrisa.

¿Habrá algo más placentero para un bebé que un masaje de mamá o de papá mientras le sonreímos?

CUIDADO DE LA PIEL DE LA ZONA DEL PAÑAL

El secreto para evitar los hongos (de los que hablo en «Problemas de la piel», en la cuarta parte) consiste en secar muy bien los pliegues tras el baño, hacer un cambio frecuente de pañal evitando la humedad en la medida de lo posible y, solo en niños con dermatitis del pañal repetitivas, utilizar cremas barrera o pasta al agua en cada cambio de pañal. Si la piel del culito de tu bebé está sana, nunca ha tenido dermatitis y tolera perfectamente sus pipís y cacas, no hace falta que le pongas pasta al agua.

Es preferible la utilización de esponjitas jabonosas o agua con jabón que de toallitas húmedas. Sin embargo, comprendo que lo más práctico cuando estás fuera de casa es usar toallitas, como hemos hecho todos.

EL SOL Y LOS RECIÉN NACIDOS

Evitad exponer directamente al sol durante largos periodos de tiempo a los niños con menos de 6 meses. Y también es preferible, por la misma razón, no llevarlos a la playa.

Cubre su cabecita con un gorro y su cuerpo con ropa ligera de algodón. Recuerda que no se debe aplicar filtros solares en los lactantes menores de 6 meses. Más adelante (en el apartado «Problemas de la piel», en la cuarta parte), hablaré de la protección solar.

¿Y si se acostumbra a estar en brazos?

Por mis manos pasan madres ejecutivas que vienen con el tiempo justo y las dudas apuntadas en el iPhone, padres cuidadosos que desvisten a sus bebés con una delicadeza maravillosa, mamás relajadas que acuden con su bebé envuelto en un fular pegadito a su cuerpo y que curiosamente preguntan poco y sonríen mucho.

Veo también a padres deportistas que con tan solo 2 meses me preguntan cuándo lo pueden llevar a la piscina o si son buenos los masajes. Madres solteras con mirada perdida acompañadas de las sabias abuelas. También tengo a «madres metralleta», lo digo desde el cariño, sabéis que os adoro: aquellas que en 60 segundos son capaces de hacerme quince preguntas sin parar a tomar aire. Veo a padres sonrientes y conformistas, a los que todo les parece bien. También a madres y padres negativos, a los que todo les preocupa. Y padres y madres la mar de felices, porque casi nada los altera.

La verdad es que veo de todo, me entretengo y a veces juego a las adivinanzas.

Con aquellos papás que vienen con una hoja Excel con los mililitros de leche de cada toma y las horas exactas en las que ha comido, no me puedo contener y les pregunto: «¿Eres ingeniero o trabajas en un banco?». Ellos sonríen y yo ¡casi siempre acierto!

Bueno, pues todos ellos, las ejecutivas, las amas de casa, las madres solteras, los banqueros, ingenieros, deportistas, maestros y por supuesto las «madres metralleta», me hacéis la misma pregunta:

«Si lo cojo cada vez que llora, ¿se acostumbrará a los brazos?».

Os voy a confesar que, dependiendo de la familia con la que esté tratando, les explico las cosas de una manera u otra, por ejemplo: al papá de la hoja Excel se lo escribo todo muy clarito, con horarios y cantidades. ¡Les encanta!

A la madre que es un mar de dudas y está en pleno posparto, le cuento las cosas de pie, junto a ella, mientras exploro a su bebé pidiéndole su ayuda. A la madre *hippy* da igual lo que le diga, porque ella hará lo que le plazca, lo cual me parece estupendo, para eso es la madre. Y, además, me lo confesará con la mejor de sus sonrisas. Con la mamá soltera abrumada y cansada, me apoyo en la abuela, y entre las tres llegamos a un consenso.

Pero volviendo a la pregunta de... ¿se acostumbrará a los brazos? Ahí soy implacable, mi respuesta siempre es la misma: **tu bebé no acaba de nacer.** Tu hijo lleva nueve meses viviendo dentro de tu barriga, flotando desnudo en unas aguas calentitas, siempre a la misma temperatura, sin sobresaltos, mientras escucha los latidos de tu corazón y el ruido de tus tripas y tu propia voz que tanto le relaja. **Y así ha estado toda su vida...** hasta que llegó a este mundo hace apenas dos semanas.

Imagina. Estás protegido y feliz en la tripita de tu madre y, de repente, todo cambia. La temperatura cambia; cubren su cuerpo, su cabeza e incluso sus manos y pies con prendas de ropa; siente sensaciones hasta entonces desconocidas, como el hambre, la sed y las molestias que le ocasionan los gases; empiezan sus primeras digestiones; a su alrededor, todo son ruidos extraños y luces cegadoras...

Todo es nuevo y, precisamente ahí, es cuando echa en falta la vida que conocía hasta ese momento: ¿por qué no oigo la voz de mamá ni el latido de su corazón como antes?

En ese momento, tu bebé solo puede hacer una cosa: llorar. ¿Y cómo puedes consolarlo? No hay mejor consuelo que cogerlo en brazos, achucharlo, besarlo, susurrarle, abrazarlo... Así que ni lo dudes. Para calmarlo, póntelo desnudo sobre tu pecho desnudo, te sorprenderás con lo rápido que se calma y lo placentero que te resultará a ti también.

Recuerda que durante sus primeras semanas de vida en este nuevo mundo, el bebé solo tiene dos necesidades vitales: la **comida** y el **afecto.** Disfruta de tu tiempo con él, aliméntalo siempre que te lo pida y tómalo en brazos, acarícialo, bésalo y háblale despacito. No necesita mucho más. ¡Lo harás muy bien!

El chupete, ¿cuándo y hasta cuándo?

No cabe ninguna duda de que el chupete tiene **grandes beneficios:** es una excelente herramienta de consuelo y de alivio durante su primer año de vida. Los relaja, los calma, los ayuda a conciliar el sueño y les resulta placentero tenerlo en la boca. Además, parece ser un factor protector del síndrome de la muerte súbita del lactante. Por tanto, no hay ningún inconveniente en utilizar el chupete si se tienen en cuenta tres aspectos importantes:

1. Si le das el pecho, no utilices el chupete hasta que la lactancia esté completamente establecida, ya que se puede producir la llamada **confusión del pezón.** El bebé succiona el chupete de una manera muy particular, que nada tiene que ver con la posición en la que pone la boca para succionar el pezón, por lo que, en algunas ocasiones, si utiliza mucho el chupete, puede comenzar a tener dificultades a la hora de engancharse al pecho. Así que, por regla general, no lo recomiendo antes de las dos o tres semanas de vida.
2. Retira el chupete antes de los 2 años, preferiblemente a los 18 meses, para evitar el riesgo de **deformidad dental y alteraciones en el paladar,** que podrían producir una mala oclusión dental que obligue a poner una ortodoncia años después.
3. Los niños se hacen especialmente **«chupeteros»**, es decir, muy dependientes del chupete, entre los 15 y los 24 meses. Tenlo presente y, si puedes, reserva en ese periodo el chupete únicamente para las horas de sueño. Es una buena práctica, a partir de esta edad, decirle a tu hijo que «el chupete se queda en casita» y así, cuando llegue a los 2 años, resultará más fácil quitárselo.

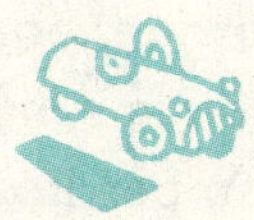

¿Cuándo ir a la primera visita al pediatra?

Cuanto antes mejor. ¿Por qué? Porque nadie nace aprendido. En los primeros días es cuando surgen más dudas, miedos y temores. El posparto es muy duro y toda ayuda es poca. Si estáis con lactancia materna, es vital garantizar un buen agarre y una buena subida de la leche para no fracasar días después. Si optáis por una fórmula, siempre tenéis muchas dudas en cuanto a cantidades y frecuencia de los biberones. Así que, sea como sea, consultad pronto, no olvidéis que estamos aquí para ayudar.

Por lo tanto, en cuanto nazca tu bebé, llama a la consulta del pediatra y pide cita, a ser posible en la primera semana de vida. ¡Ánimo!

¿Todo esto es normal?

Las primeras revisiones de vuestro bebé en la consulta son las que más tiempo nos llevan, porque la lista de preguntas es interminable. Hay madres que las traen apuntadas en el móvil, otras que las han esbozado en una servilleta improvisada, las hay que directamente sacan un folio impreso con todas las cuestiones adecuadamente enumeradas, y también las que sacan la libreta, empiezan por la página uno y, para mi sorpresa, terminan unas cuantas páginas más adelante. Sin embargo, todas acaban con la misma pregunta: «¿Es normal...?».

«A veces me asusto porque, por las noches, hace muchos ruiditos. ¿Es normal?». Sí, da la sensación de que lo que hemos parido no es un bebé, sino un perrito o incluso un cerdito. He de reconocer que, cuando yo pasé por ello, me preguntaba exactamente lo mismo. Sí, los bebés hacen ruiditos a todas horas; los oímos sobre todo por las noches, ya que, a esas horas, el silencio reina en nuestra habitación. A veces los hacen porque se les reseca la nariz, pero ellos también empiezan a hacerlos una y otra vez porque los descubren, se escuchan y les resulta curioso.

«Le han salido unos granitos. ¿Es normal?». Sí, se llama *exantema del recién nacido*. Son unos pequeños granitos blanquecinos rodeados de un halo rojo que parecen picaduras. Aparecen entre el tercer y el séptimo día de vida. No les pican ni les duelen, y desaparecen solos; así que tranquilos.

«Tiene las uñas tan frágiles que se le rompen. ¿Es normal?». Sí, las uñas son muy frágiles durante sus primeros meses. Puedes esperar unos días antes de cortárselas, porque algunos bebés nacen con ellas muy pegadas a la piel del dedo. Son muy útiles las limas, que yo usé mucho con mis hijos en su día. Existen unas limas especiales para bebés (limas de cristal). Cuando compres unas tijeras, intenta que sean de punta roma. Así evitarás accidentes, sobre todo si tiene hermanitos mayores que puedan coger las tijeras sin que nos demos cuenta para imitar a mamá. También os digo que, si vuestro bebé nace con unas uñas a lo Eduardo Manostijeras y sois habilidosos, no hay ningún inconveniente en cortárselas al nacer.

«Estornuda. ¿Es normal?». Esta pregunta me encanta. El bebé tiene 4 horas de vida, está plácidamente acopladito en el pecho de su mamá y al entrar en la habitación de pronto algún familiar te dice: «¡Ay, está estornudando! ¿No se habrá resfriado al nacer?». Sonrío, sonrío siempre... No, no se ha resfriado. Son reflejos del recién nacido.

«Cada vez que come, hace caca. ¿Es normal?» o «Mi hijo hace caca una vez cada cinco días, pero entretanto está tan feliz. ¿Es normal?». Ambas cosas son normales. Ni lo primero es diarrea ni lo segundo es estreñimiento. Cada niño tiene su ritmo, que debemos respetar, siempre y cuando coma con normalidad, gane peso y no se queje.

«Tras mamar o tomarse el biberón, no se tira el eructo. ¿Es normal?». El eructo no es obligatorio. Hay niños que no lo necesitan, otros que lo tiran antes de terminar de comer y en varias ocasiones (estos son los que yo llamo «ansias»), y los hay, como mi hijo mayor, que inmediatamente después de mamar nunca lo hacía por mucho que yo insistiera, pero en cuanto lo dejaba en la hamaquita o en el capazo empezaba a protestar y, con tan solo incorporarlo un poquito, rugía como un león. Así que, en cuanto lo descubrí, dejé de perder el tiempo dándole golpecitos como me decía mi madre: lo tumbaba y era automático. Con mi segunda hija no me funcionó. ¡Ja! Esto es lo mejor de la maternidad: lo que te funciona con uno, con el otro no te sirve para nada, y cuando te creías una experta, de pronto descubres que eres una novata.

«Parece estreñido: empuja, empuja y empuja, se pone como un tomate, pero luego hace una caca blandita y líquida. ¿Es normal?». Sí, también es normal. Se llama *disquecia del lactante*. Para que el bebé haga caca, tiene que empujar, pero al mismo tiempo ha de relajar el esfínter. Esto que nos parece tan sencillo no lo es tanto para un bebé recién nacido que está con sus primeras cacas. Él empuja con todas sus fuerzas (esto lo hace muy bien), pero además aprieta el culito (aquí ya la ha liado). Han de aprender. Tranquilos. Levántale las piernas cuando esté empujando, haz que flexione las rodillas y así hará caca más fácilmente.

«Hace las tomas cuando le apetece. ¿Es normal?». Sí, la lactancia, ya sea con biberón o materna, es a demanda. Debe comer cuando y cuanto quiera. Hay madres que me preguntan si tienen que marcarle un horario de tomas a su bebé para que se vaya acostumbrando. ¿Acostumbrando a qué?, pienso. Olvida los horarios y dales la vuelta a los relojes de tu casa.

«Se chupa los puños. ¿Es normal?». Sí, aunque no quiere decir necesariamente que tenga hambre. Se llama reflejo de succión y es un instinto de supervivencia de los mamíferos: en cuanto se les acerca algo templado a la boca, succionan por si eso los ayuda a alimentarse. Así que, cuando otra vecina te diga que tu bebé se chupa los puños porque pasa hambre, no entres al trapo, aunque lo estés deseando, pues nunca serás capaz de convencerla de lo contrario. Ignora esos «comentarios trampa», sonríe, dale las gracias por el consejo... y continúa felizmente con tu paseo.

Tengo un recién nacido, ¿cuándo puede salir a la calle?

Esta es una de las preguntas que con más frecuencia me soléis hacer en la primera visita a la consulta. Mi respuesta siempre es la misma:

—¿Cuándo? Desde ya.

—Pero... ¿puede salir a la calle?

—«Puede» no, «debe» salir —afirmo con una amplia sonrisa.

Dar un paseo por la mañana y otro por la tarde es bueno para el bebé, que se despeja y se relaja; para la mamá, a la que, al llegar la tarde, las paredes se le caen encima; y para el papá, que también necesita oxigenarse en esos primeros días tras el parto en los que siente que hace mucho aunque sepa a poco.

—¿Y le pongo algún protector solar? —me preguntáis en ocasiones.

—Tu bebé tiene 6 días de vida. Va dentro de su capazo, con el parasol y seguro que también lleváis sombrilla. Porque le dé un rayito de sol al dar la vuelta a la esquina no pasa nada de nada. Además, en menores de 6 meses no debemos utilizar filtros solares en crema.

—Bueno, de todos modos lo saco con su gorrito, bien tapadito, su manguita larga y las manoplas.

Miro la temperatura exterior que marca mi teléfono móvil: 28 °C. ¡Ay! Pienso en la criatura y también yo empiezo a sudar.

—A ver, a ver... Respecto al gorrito de la cabeza, una vez pasado el primer día de nacimiento y salvo que estemos con un frío polar, olvídate. Guárdalo en una cajita como recuerdo. En cuanto a la manga larga, tú llevas tirantes y aun así tienes calor. Pues tu bebé casi igual. Ponlo fresquito, con ropa de manga corta, de algodón y holgada, piensa en su comodidad. ¡Hace calor! Como mucho, vístelo con una manga más.

Y acerca de las manoplas, os diré que tu bebé necesita sus manos para tocar, para acariciar, para chuparse los dedos. Le gusta engancharse a tu pecho y tocarte, olerte... No lo prives de eso. Deja que te meta sus deditos en la boca, que te reconozca. Disfruta de esos momentos que pronto pasarán, quítale las manoplas y lo que haga falta.

¡Siente a tu bebé... y huélelo! Mis hijos ya son más mayores, pero me resisto a perder su olor. Cuando me abrazan, cuando duermen tranquilos, me acerco a su cabeza, a su piel y los huelo larga y profundamente. ¡Qué placer! Cada vez que lo hago, un recuerdo diferente reaparece como por arte de magia. Es como ir al cine, apagar las luces y no saber qué vas a ver. ¡Es magia!

Así que estimula tus sentidos, pasea con tu bebé, siente la brisa en tu piel, deja que él también la sienta. Bésalo, acarícialo y huélelo. Deja que te saboree... y ¡disfruta! Pasarán muchos años en los que esos instantes alimentarán tus recuerdos para siempre.

Mi bebé vomita mucho, ¿es normal?

Sois muchos los padres que acudís a la consulta preocupados porque vuestro hijo vomita tras cada toma. «Parece un grifo. Tengo que llevar siempre ropa de repuesto porque se pone perdido. ¿Será que mi leche no le sienta bien? ¿Tendrá alguna alergia o intolerancia? ¿Cambio de marca de leche?». Esto es solo un ejemplo.

A lo que la mayoría de las madres llamáis «vómitos», los pediatras lo llamamos «regurgitaciones» (el nombre se las trae, lo sé). No os preocupéis demasiado, **son normales.**

Cuando la comida llega al estómago, generalmente el esfínter esofágico inferior se cierra, como si de unas compuertas se tratase, y esto evita que la comida vuelva a subir de nuevo al esófago. Pues bien, en los lactantes, este esfínter que separa el esófago del estómago no funciona del todo bien. Digamos que esas compuertas están aún muy blanditas, lo que hace que la comida que llega al estómago pueda subir con facilidad hacia el esófago y de ahí a la boca. Este reflujo gastroesofágico es fisiológico, o sea, normal para su edad.

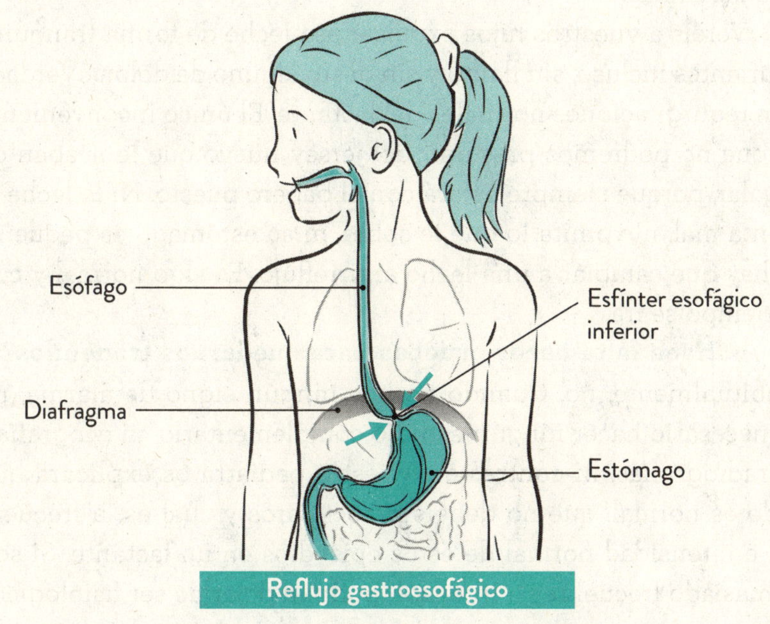

El reflujo gastroesofágico (RGE) es el retorno sin esfuerzo del contenido del estómago a la boca, de forma esporádica y especialmente tras las comidas.

Además, si tenemos en cuenta que durante los primeros 6 meses de vida los niños solo toman leche, entenderéis que es mucho más fácil que estos episodios de reflujo sean más frecuentes. Al estómago no le cuesta casi ningún trabajo «empujar» la leche hacia arriba; cuando empecemos con las papillas y la alimentación sólida, ese retorno no se producirá con tanta facilidad.

Con el paso de las semanas y los meses, el esfínter comenzará a adquirir tono muscular, y las «compuertas» serán capaces de cerrar de forma competente la comunicación entre el estómago y el esófago. Hasta que esto se produzca (entre los 6 y los 12 meses) es muy normal que los niños regurgiten un poco de leche tras las tomas.

Veréis a vuestros hijos expulsar esa leche de forma tranquila, sonrientes incluso, sin llanto y sin gesto alguno de dolor. ¿Verdad? Son regurgitaciones normales del lactante. El único inconveniente es que no podremos presumir del jersey nuevo que le acaban de regalar, porque siempre estará con el babero puesto. Ni la leche le sienta mal, ni vomita lo que le sobra, ni su estómago es pequeño, ni hay que cambiar a una leche antirreflujo. Es algo normal y con el tiempo se irá.

«¿Hace falta hacer pruebas para quedarnos tranquilos?». Habitualmente, no. Cuando no hay ningún signo de alarma, no es necesario hacer ningún estudio complementario, ni ecografías, ni radiografías, ni contrastes. Vuestro pediatra os explicará que todo es normal, que no debéis preocuparos y cuál es la frecuencia e intensidad normal de estos episodios en un lactante. Si son demasiado frecuentes o intensos, podrían dejar de ser fisiológicos y llegar a lesionar la mucosa del esófago, por lo que los niños comenzarían a tener síntomas de lo que llamamos enfermedad por reflujo gastroesofágico (ERGE).

Signos de alarma por los que pediréis cita con vuestro pediatra

Aunque las regurgitaciones sean normales, conviene prestar atención a estas señales de advertencia y pedir cita con el pediatra:

- Si el bebé llora con el vómito o tiene gesto de dolor.
- Si no gana peso adecuadamente o está perdiendo peso.
- Si está muy irritable y llora la mayor parte del tiempo.

- Si al mamar o al tomar los biberones se echa hacia atrás, se arquea y llora. También si se engancha al pecho y enseguida se suelta.
- Si tiene diarrea o estreñimiento importante.

Y acudiréis a urgencias en los siguientes casos:

- Si los vómitos se presentan de repente, muy abundantes y violentos, con mucha ansia por comer y empeoran de forma brusca en 2-3 días. Podríamos estar hablando de una **estenosis hipertrófica del píloro** que requeriría un tratamiento quirúrgico.
- Si, además de vomitar, presenta lesiones en la piel, eccemas, ronchas en la cara o alrededor de los labios, sobre todo inmediatamente después del biberón o del pecho. Podría tratarse de una **alergia a la proteína de leche de vaca (APLV).**
- Si está decaído, apático, febril y con poca actividad. Podría tratarse de una **infección.**
- Si los vómitos son biliosos (verdes). Podríamos estar hablando de una **enfermedad hepática o de un cuadro obstructivo**.

Así que la próxima vez que tu hijo vomite con una sonrisa de oreja a oreja, si el resto del tiempo está contento y feliz y gana peso adecuadamente, ya sabes a qué se debe. Cómprale unos cuantos baberos, porque serán su prenda más habitual en los próximos meses.

3

Desarrollo psicomotor en los primeros años de vida

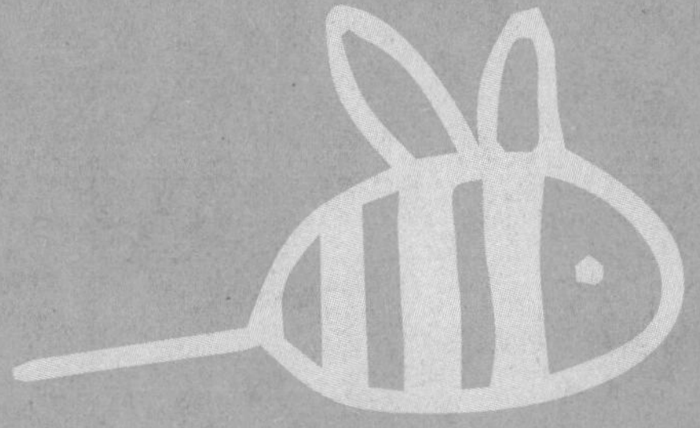

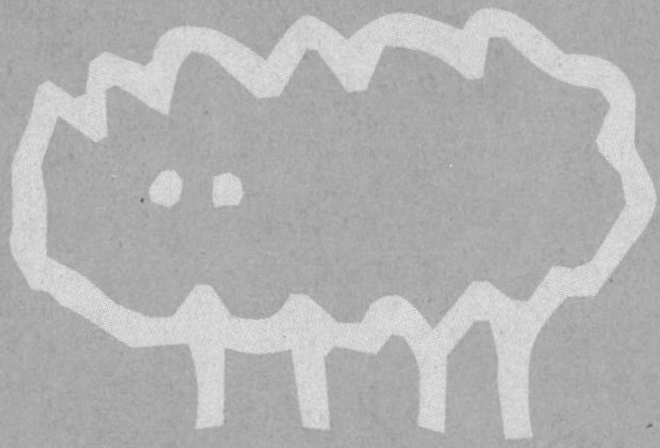

3 *Desarrollo psicomotor en los primeros años de vida*

Querida mamá, querido papá:

Una de las cosas que más asustan en este viaje es pensar que el desarrollo de nuestro hijo no sigue el ritmo habitual y puede existir algún problema. Os agobia tanto que a veces entráis en bucle con pensamientos obsesivos en torno a algo que habéis escuchado, habéis leído o habéis visto en las redes sociales y esto os roba el sueño:

—Aún no fija la mirada, no sonríe. ¿Pasará algo?

—¿Y este aleteo? ¿Esto es normal?

—No responde por su nombre. ¿Será normal?

—El hijo de mi amiga a su edad ya se sentaba y el mío aún no, a ver si va a tener algo.

—No llora con extraños, se iría con cualquier persona. ¿Será esto habitual?

—No tiene ninguna intención de gatear y esto me agobia.

—Tiene 14 meses y todavía no camina, estamos preocupados.

Todas estas frases las escucho cada semana en la consulta con la consiguiente preocupación en las familias:

—Es tanto lo que hemos leído, escuchado y visto que ya no sabemos qué pensar. Y encima desde que me preocupa lo del gateo, no hacen más que salirme vídeos en las redes sociales sobre los problemas que esto podría ocasionar en un futuro.

Ay, las redes sociales, el algoritmo y el sesgo de confirmación. Déjame que te explique algo: los algoritmos de las redes sociales están diseñados para que, consciente o inconscientemente, sepan en qué tipo de vídeos y contenidos te quedas unos segundos, a veces milisegundos, más de lo habitual. Están entrenados para ello. Cuando te preocupa un tema, o te interesa, sin darte cuenta consumes más contenido de ese asunto en particular, lo que hace que el algoritmo te ofrezca cada vez más vídeos de esa cuestión en concreto, sea o no sea cierta; esté contrastada la información o no sea más que un bulo alarmista y sin ninguna evidencia científica. Tu cerebro eso no lo sabe. Como a ti no hace más que llegarte ese tipo de contenido, te llegas a creer que lo que le ocurre a tu hijo es lo que justamente estás viendo, y «confirma» tus sospechas. Sea o no sea cierto. Esto es lo que llamamos «sesgo de confirmación». Y aquí es donde surgen la mayor parte de los miedos que vemos hoy en día en las consultas y que no veíamos hace quince años. Porque hace quince años comparábamos el desarrollo de nuestros hijos con nuestro entorno más cercano, cinco, diez, quince niños a lo sumo; no con millones de niños, como ocurre ahora a golpe de click.

Así que lo que vas a leer a continuación no es más que una guía general y aproximada de cómo suele discurrir el desarrollo de los bebés. Te avanzo que esto es orientativo, que aunque veas que hay alguno de estos ítems que no termina de adquirir, no te alarmes. La horquilla de normalidad es muy amplia y los procesos evolutivos también lo son.

Dicho esto, me encantaría que leyeras esta parte desde la calma y la curiosidad por lo que está por llegar y si ves que hay algo que no te termina de encajar con el desarrollo de tu bebé, se lo consultes a tu pediatra en la próxima revisión.

Y ahora sí, continuamos. Mucho ánimo. ¡Lo estás haciendo bien!

Con todo mi cariño,

Lucía

Todo por descubrir: su primer año

En su primer año de vida, tu bebé comenzará a descubrir el mundo que lo rodea, a comunicarse con su entorno y a conocer su propio cuerpo. En esta importante fase de su desarrollo, cada descubrimiento es una nueva aventura que merece la pena compartir con él.

1 MES

El bebé pasa la mayor parte de su primer mes de vida comiendo o durmiendo. Cuando llora, se tranquiliza escuchando tu voz o al ponerlo, piel con piel, sobre tu pecho desnudo. Abrázalo y no le dejes llorar, por mucho que te digan que se acostumbrará a estar siempre en brazos. Y recuerda: siempre debes acostarlo boca arriba, ni de lado ni boca abajo, boca arriba girando su cabecita cada día para un lado diferente para evitar la plagiocefalia. En este primer mes de vida, los bebés no tienen una visión perfecta. De hecho, es más inmadura que otros sentidos. Al principio, aunque comiencen a fijar la mirada, solo perciben bultos, luces y sombras. Así que tu hijo recién nacido no reconocerá a ningún pariente o vecino por mucho que estos insistan en ponerse delante de él. Más adelante, en el tercer mes, empezará ya a seguir algunos objetos con la vista.

2 MESES

En su segundo mes de vida, tu bebé estará más tiempo despierto. Háblale con suavidad, explícale cosas, cántale, acarícialo, poneos muy cerca de su cara y moveos despacio para que os siga con la mirada y llegue a reconocer la cara de mamá y papá. De esta manera, su cerebro se desarrolla y aprende. Y si le regalas una sonrisa, será capaz de devolvértela; es la llamada «sonrisa social», una buena señal.

Los bebés deben dormir boca arriba, como ya he comentado. Sin embargo, el apoyo excesivo del cráneo sobre uno de los lados puede producir **plagiocefalia,** es decir, una deformación que se produce por estar demasiado tiempo en la misma postura..

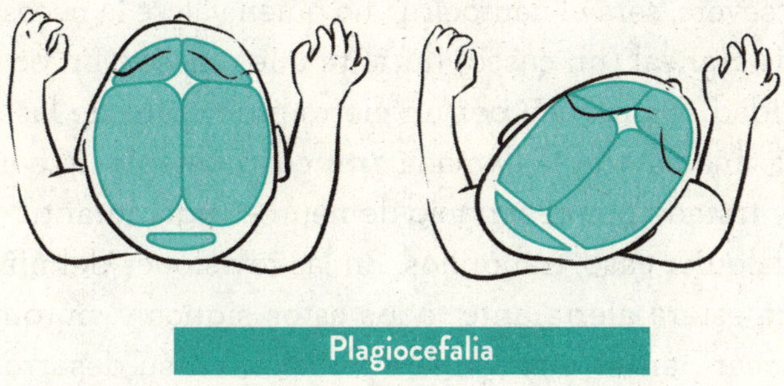

Plagiocefalia

Para prevenir la plagiocefalia, conviene seguir estos sencillos consejos:

- Cuando esté despierto, te recomiendo llevarlo en brazos o en una mochila homologada.
- ***Tummy time*** o tiempo de barriguita y esto hace referencia al espacio de tiempo que debemos poner a nuestro bebé boca abajo, siempre vigilado y despierto, para que empiece a levantar la cabeza y fortalecer su musculatura cervical, evitando además las deformidades craneales.
- Para dormir, acuéstalo siempre boca arriba, pero ladea su cabeza hacia un lado distinto cada noche.

Dormir boca arriba, jugar boca abajo y estar el resto del tiempo en brazos.

Presta atención a estos **motivos de alerta.** Si observas que tu bebé solo mira hacia un lado y ofrece mucha resistencia a mirar hacia el otro, consulta con tu pediatra; quizá tenga una contractura, una **tortícolis** que lo obliga a mirar siempre hacia ese lado, y esto empeorará la plagiocefalia. En estos casos, os derivaremos al fisioterapeuta infantil, que empezará a trabajar con el bebé y con vosotros, y evaluará junto a tu pediatra la evolución de la contractura muscular. Si la deformidad del cráneo no mejora y va en aumento, de nuevo habrá que volver al pediatra. En casos de plagiocefalia severa, será el neurocirujano quien valore la necesidad de una ortesis craneal (un casco) durante unos meses. En ocasiones, la deformidad se produce por un cierre prematuro de las suturas del cráneo, una patología llamada **craneosinostosis,** que debe ser valorada y tratada por el servicio de neurocirugía infantil.

En cualquier caso, tranquilos. En las revisiones del niño sano, tu pediatra estará alerta ante todos estos signos y síntomas que pueden hacer pensar en alguna alteración en su desarrollo. Por tanto, acude puntualmente a las citas programadas.

3 MESES

El bebé no dejará de contemplar su último descubrimiento: sus manos. Puede incluso que se lleve los puños a la boca, aunque no es una señal de que tenga hambre o de que comiencen a salirle los dientes. Además, si lo tumbas boca abajo, será capaz de apoyar los antebrazos y levantar la cabeza.

Ahora ya es capaz de seguir con la mirada todo aquello que se mueve cerca de su cara. Aprovecha para hablarle y sonreírle, te responderá haciendo gorgoritos e intentando tocarte o cogerte el pelo.

4 MESES

Comienza a explorar el mundo que lo rodea. Si le ofreces objetos grandes, los agarrará con la mano y se los llevará a la boca. Recuerda que siempre han de ser objetos aptos para él, ligeros y redondeados.

Ya reconoce la voz de mamá o papá, así que se girará para buscarlos cuando los oiga. También reconoce la suya propia y ha aprendido a gritar cuando se siente solo, por lo que lo hace a menudo. Tranquilos, es normal.

Sus sonrisas se han convertido en carcajadas.

5 MESES

En esta fase comienza a imitar lo que se le enseña, así que ha llegado el momento de que os comencéis a divertir haciendo pedorretas juntos.

Cada vez se mueve más, por lo que hay que vigilar siempre cuando esté en el cambiador o en la cama. Ten siempre los pañales, las toallitas y todo lo necesario al alcance de tu mano. No lo dejes nunca solo, aunque sea un segundo, ya que podría darse la vuelta por completo y caerse. Además, ha descubierto una nueva e interesante parte de su cuerpo, sus pies, y le gusta jugar con ellos.

Por seguridad, no le pongas nunca cadenitas o collares de ámbar al cuello, ni tampoco anillos o pulseras. Estos elementos son peligrosos y pueden causar asfixia, atragantamientos y estrangulamientos.

6 MESES

Su vista está ya bastante desarrollada, así que percibe la profundidad y distingue los colores y las caras. Sin embargo, su visión seguirá madurando hasta los 4-6 años de vida.

Su relación con quienes lo rodean se intensifica. Empieza a mantenerse sentado sin que lo ayuden, aunque muchos niños no lo consiguen hasta los 7 meses. Si tu bebé ha nacido a término, ha cumplido los 7 meses y al ponerlo sentado se cae hacia adelante o hacia los lados, consúltalo con tu pediatra. A esta edad ya suele responder con ruiditos cuando le hablan. Ya es capaz de pasarse un objeto de una mano a la otra, pero, como siempre ha hecho, se lo llevará a la boca. Y no, no es hambre. Solo está explorando y experimentando.

Aunque el primer diente quizá aparezca en este momento, el resto puede tardar más en salir, hasta los 16-18 meses. En cualquier caso, hay que tener paciencia.

7 MESES

Si le entregas un objeto que le gusta, lo agarra con la mano y lo observa con atención. Además, es capaz de repetir sílabas sencillas, como «pa», «da», «ta», así que podéis comenzar a tener vuestras primeras conversaciones.

Y aunque apoye las manos para mantenerse, sobre todo en los primeros intentos, ya es capaz de sentarse solo. Deja que lo intente, así aprenderá y se fortalecerá.

8 MESES

Todo lo que le rodea le interesa, así que intentará arrastrarse o moverse hacia cualquier objeto que atraiga su atención. Ponlo en el suelo, en un entorno seguro y siempre vigilado, y déjale que explore.

A esta edad es normal que sienta lo que llamamos **«ansiedad de separación».** Tirará objetos al suelo para llamar tu atención. Si mamá o papá salís de su campo visual, llora porque piensa que no vais a volver. Hasta que no pasen unos meses más, no se dará cuenta de que, aunque os alejéis de él, siempre regresáis.

9 MESES

Cuando le preguntes «¿Dónde está mamá/papá?», te buscará con la mirada y te sonreirá. Le encanta jugar, así que extiende sus brazos mientras abre y cierra las manos pidiendo que lo cojas. Si le enseñas a hacerlo, aprenderá a decir adiós con la mano o incluso a dar palmitas.

Ya sabe mantenerse muy derecho cuando está sentado. Aunque puede empezar a gatear, no te agobies si no lo hace. Muchos bebés no gatean y comienzan a andar sin el más mínimo problema. Si quieres animarlo a hacerlo, ponlo boca abajo con juguetes a su alcance para estimular el desplazamiento. ¡Tírate al suelo y a jugar!

10 MESES

Si se sujeta a los barrotes de la cuna, es capaz de ponerse de pie y comenzar a explorar, por lo que conviene mantenerlo vigilado.

Ya comienza a mostrar claramente su carácter. Empieza a señalar las cosas que quiere con el dedo índice y, si no se sale con la suya, se enfada y llora. Comienza a entender palabras cortas, como «sí», «no» o «aquí», y las repite.

11 MESES

En los casos más tempranos, algunos ya pueden dar sus primeros pasitos si se agarran a algo, como la pata de una mesa o tu pierna, por ejemplo. Si tu hijo no camina todavía, no te preocupes, aún es pronto.

Empieza a mostrar su temperamento. No sabe compartir y es muy posesivo, así que se enfada muchísimo si le quitas su juguete o el objeto que tiene en la mano. Le gusta coger la comida con las manos y llevársela a la boca. Si quiere comer solo, deja que lo haga (aunque eso suponga un mayor uso de la lavadora).

Empezará a decir «mamá, papá...» y aprenderá a dar pequeños besos y abrazos. Y si lo llamas por su nombre, te mirará rápidamente.

12 MESES

Mostrará su carácter y protestará enérgicamente si algo no le gusta o si se enfada. Al mismo tiempo, ya dice claramente «mamá» y/o «papá».

Puede empezar a dar sus primeros pasos solo, sin ayuda, pero no te preocupes si no lo hace hasta los 16-18 meses, sería normal. En su afán por explorar su entorno y satisfacer su curiosidad, disfruta abriendo los cajones, desordenando y ordenando las cosas (a esto último tendrás que enseñarle) y apilando cubos unos encima de otros para hacer una torre.

Un intenso segundo año

Tu hijo está descubriendo y conociendo el mundo que lo rodea. Aprende con todo y, probablemente, es un torbellino de energía. En este periodo tienen lugar algunos de los cambios más sorprendentes en su evolución.

DE 12 A 15 MESES

Tu bebé está creciendo, así que ya es capaz de reconocerse en un espejo y puedes empezar a enseñarle a señalar las partes de su cuerpo.

¿Dónde está la cabeza? ¿Y las manos? ¿Y los pies?

Además, llega la hora de enseñarle también a sujetar los cubiertos y a utilizar, con ambas manos, una jarrita para beber.

Le encanta jugar al escondite, empujar carritos y tirar todos sus juguetes por el suelo.

También puede dormir solo en su habitación si así lo deseáis. Por las noches, aprovecha para leerle cuentos y deja que pase las páginas y señale los dibujos. ¡Les encanta! Aunque a esta edad su capacidad de atención es muy limitada, no desistas, poco a poco comprobarás cómo empieza a tener sus preferencias con sus cuentos y lecturas.

DE 15 A 18 MESES

Comienza a decir muchas más palabras y hace saber lo que quiere, aunque no siempre se le entienda bien. A la vez que mejora su lenguaje, mira a los ojos cuando le hablan.

Puesto que ya camina sin ayuda, recorrerá cada rincón de la casa para explorarla en busca de cosas nuevas. Como comprobarás, puede ser agotador seguirlo, pero, a la vez, compartirás con él sus descubrimientos.

Los juegos como las cocinitas le encantan, al igual que las canciones acompañadas con gestos, como «Cinco lobitos», o bailes.

DE 18 A 24 MESES

A esta edad, tu hijo es un auténtico terremoto que salta, corre, baila, brinca, canta y habla sin parar, aunque no le entendamos. Es normal que, mientras desarrolla esa intensa actividad, se caiga una y otra vez, no te preocupes. Eso sí, extrema el cuidado con los enchufes y los objetos pequeños (como monedas, juguetes, botones...) y no lo dejes cerca de escaleras, piscinas, ascensores, etcétera. Comienza a construir alguna frase de dos palabras, como «ya está», y empieza a tener sus primeras rabietas (a las que dedico un capítulo entero más adelante). No te agobies, pues serán frecuentes hasta los 4-5 años.

Le gusta la música y, sobre todo, las canciones más divertidas.

Mientras escribía este libro pensé en añadir un capítulo sobre los signos de alarma en el desarrollo psicomotor del niño, sin embargo, dada la complejidad del tema y la falta de objetividad de los padres y las madres cuando hablamos de nuestros propios hijos, decidí explicar el progreso normal. Nosotros, los pediatras, somos los que nos encargaremos de evaluar periódicamente a vuestros hijos tras una exploración rigurosa de todas las áreas. Si algo se desvía de lo que os he explicado, valoraremos si bien es una variante de la normalidad, bien algo muy común según las circunstancias personales de cada niño, o seguiremos investigando si estamos ante una sospecha de patología concreta.

¿Tu hijo es prematuro?

Si tu hijo ha nacido antes de tiempo, debes tener en cuenta que, a todos los efectos, será valorado según su **edad corregida,** aquella a la que debería haber nacido, y no en función de su **edad cronológica,** es decir, la que marca su nacimiento. Por tanto, si tu hijo nació hace tres meses en la semana 32 de gestación en lugar de la 40 (se adelantó ocho semanas, o sea, dos meses), su edad cronológica es 3 meses y, al restarle ese adelanto, su edad corregida es un mes, que será con la que lo evaluaremos.

4

Trastorno del espectro autista (TEA)

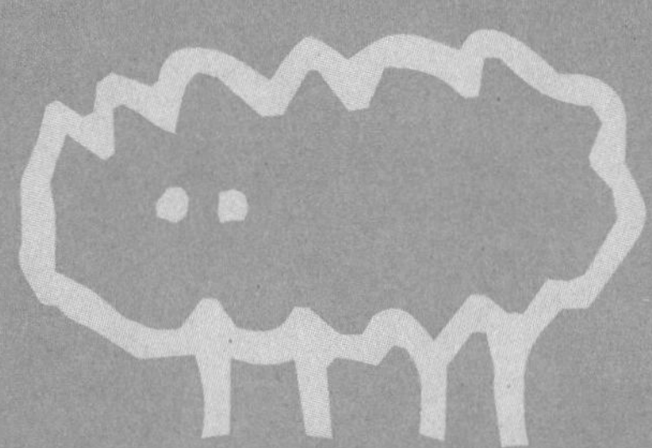

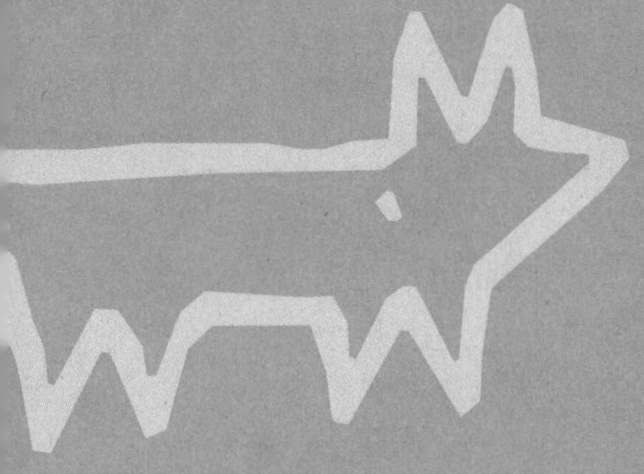

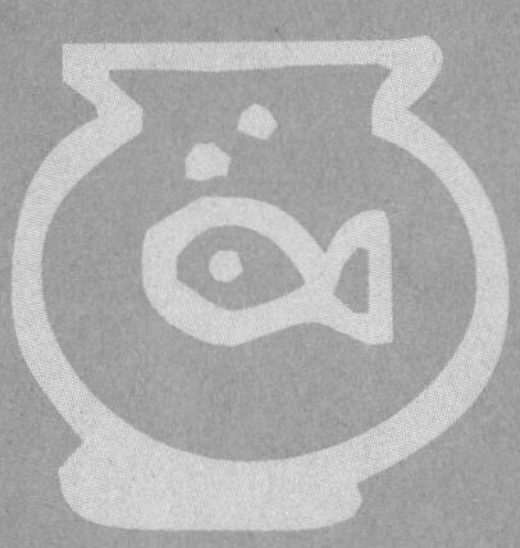

4 *Trastorno del espectro autista (TEA)*

La importancia del diagnóstico precoz

Todos conocemos a algún niño que empieza a tener ciertas dificultades o que incluso ya está diagnosticado de trastorno del espectro autista (TEA). Últimamente es mucha la información que nos llega sobre este tema, no solo desde el punto de vista médico, sino también en la calle, en los parques y los colegios, en los medios de comunicación. Mucha gente habla del TEA hoy en día, pero ¿sabemos realmente de qué se trata?

El TEA es un trastorno del neurodesarrollo de origen biológico. El cerebro de las personas que lo padecen funciona de una forma diferente, por lo que tienen dificultades en la comunicación, la sociabilidad y el comportamiento. La investigación sobre este campo no deja de avanzar, pero, a día de hoy, sabemos que el TEA se diagnostica en la infancia temprana y que siempre formará parte de la vida de las personas que nacen con él.

El diagnóstico precoz (a partir de los 18 meses de vida) y la atención temprana, mediante el trabajo continuo y coordinado de todos los especialistas en este campo (pediatras, neuropediatras, neuropsicólogos, logopedas, fisioterapeutas, terapeutas ocupacionales, educadores, etcétera) son importantísimos.

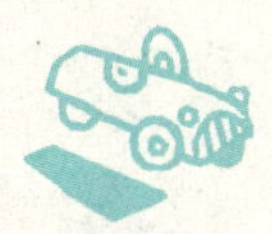

¿Por qué se detectan tantos casos últimamente?

Según un informe de los Centers for Disease Control and Prevention (CDC) estadounidenses, **1 de cada 68 niños sufre autismo.** Que la cifra de niños diagnosticados de TEA haya aumentado en los últimos años no indica necesariamente que este trastorno sea cada vez más frecuente, sino que se detectan más casos porque tanto la comunidad médica como la población general (maestros de escuela, educadores, familias...) estamos más sensibilizados y formados en este tema.

La revisión de los 18-24 meses es fundamental. Como pediatra, considero que es una de las más importantes para valorar el correcto desarrollo psicomotor del niño. Por eso, cuando vengáis a hacerla, comprobaréis que invertimos más tiempo en preguntaros cómo se comporta vuestro hijo que en explorarle la barriga, la boca, los oídos o los pies.

¿No se puede detectar el TEA antes de los 18-24 meses? Sí, antes de esa edad puede haber ya algunos signos. Sin embargo, el desarrollo de los niños menores de 12 meses es tan variable que no puede valorarse correctamente. Por eso los pediatras esperamos a la revisión de los 18-24 meses, para evitar alarmar a las familias con diagnósticos precoces, pues, en muchos casos, el tiempo nos acaba diciendo que el niño presenta un desarrollo absolutamente normal.

Unos niños adquieren las habilidades antes que otros, es algo habitual, por lo que no debes preocuparte antes de tiempo.

SIGNOS DE ALARMA EN NIÑOS MENORES DE 12 MESES

A continuación, voy a incluir una lista de signos de alarma para sospechar un posible TEA. Aunque muchos encontraréis que vuestro hijo muestra alguno o varios de ellos, quiero aclarar que un signo aislado no quiere decir nada. Insisto en que los pediatras exploramos siempre a los niños en su conjunto, especialmente en la revisión de los 18-24 meses. Hasta esta edad me mantengo muy cauta, observo al niño y lo exploro en diversas situaciones, a lo largo de varias visitas. De hecho, en los últimos años hemos visto claros casos de retraso en la adquisición de algunos hitos del neurodesarrollo debido a la exposición precoz a pantallas en los bebés y niños pequeños. Recordemos que **la Asociación Española de Pediatría desaconseja la exposición a pantallas a niños menores de 6 años.** Por tanto, cuando tenemos a un niño con cierto desfase en alguna de las etapas de su desarrollo, debemos preguntar si ven dibujos en el móvil, la *tablet* o la tele, porque es muy frecuente que esta sea la causa. Cuando les retiras los dispositivos y reevalúas a ese bebé tres meses después, la mejoría es tan evidente que se despejan las dudas de un posible TEA. Ojo con esto, que es importante.

Antes de los 12 meses

- No suele dirigir la mirada hacia otras personas.
- Falta de sonrisa social.
- No le interesan los juegos interactivos simples como el «cucú-tras».
- No muestra anticipación cuando va a ser cogido.
- Falta de ansiedad ante los extraños (sobre los 9 meses).

Después de los 12 meses

- ★ Escaso contacto ocular.
- ★ No mira hacia donde le señalan.
- ★ No responde a su nombre.
- ★ Ausencia de balbuceo social/comunicativo en su «conversación».
- ★ Responde de una manera inusual ante estímulos auditivos.
- ★ No señala.
- ★ No muestra objetos.
- ★ Ausencia de imitación espontánea.
- ★ Falta de interés en juegos interactivos simples como el «cucú-tras».

Mi hijo ha empezado a aletear. ¿Eso quiere decir que tiene autismo?

No hay semana que no llegue a consulta una madre o un padre preocupado porque su bebé o su hijo ya más mayor agita las manos rápidamente cuando está nervioso, contento o excitado. Ni todos los niños y niñas TEA aletean, ni todos los niños que aletean tienen TEA. De hecho, lo normal es que, si tu hijo aletea, no vaya asociado a ningún trastorno, simplemente está contento y es su manera de expresarlo. Si tus dudas persisten, porque además has visto otras cosas que te inquietan, no dudes en comentárselo a tu pediatra.

SIGNOS DE ALARMA EN NIÑOS DE ENTRE 18-24 MESES

Cuando llega la revisión de los 18-24 meses, pongo todos mis sentidos alerta para detectar un posible TEA, especialmente si ya hay algún signo de alarma previo. En esta revisión es cuando, como os adelanté, invierto bastante tiempo en preguntar a los progenitores, de una forma relajada, bastantes cuestiones sobre el comportamiento del niño.

- ★ Tiene dificultades para seguir la mirada del adulto.
- ★ No mira hacia donde otros señalan (se fija en el dedo, no en el objeto).
- ★ No señala con el dedo para pedir algo que quiere.
- ★ No suele mostrar objetos.
- ★ No responde cuando se le llama.
- ★ No imita gestos o acciones como hacer muecas o aplaudir.
- ★ Deja de utilizar palabras que ya usaba (regresión en el lenguaje).
- ★ No comprende o no utiliza frases, palabras o gestos sencillos.
- ★ No se interesa por otros niños o por sus hermanos.
- ★ Tiene poco o nulo interés por jugar con objetos.
- ★ No juega con juguetes simbólicos, como la cocinita

A partir de los 18-24 meses, todos estos signos de alarma son cada vez más evidentes porque, a medida que se hacen mayores, los niños de su entorno desarrollan las habilidades sociales y se interesan por el mundo que los rodea, mientras que **los niños con TEA se aíslan y muestran déficits en tres áreas:**

1. **Alteraciones en la comunicación.** El niño muestra un retraso del lenguaje: tiene una entonación extraña, repite las mismas palabras, no intenta hacerse entender, no imita, habla de sí mismo en segunda o tercera persona («tú», «él», «ella»). No pide lo que quiere, sino que intenta conseguirlo todo por sí solo. Si le sonríen, no devuelve la sonrisa.
2. **Alteraciones sociales.** No manifiesta interés por otras personas ni mira a otros niños. Le cuesta imitar. Tiene dificultades para interpretar la alegría o la tristeza. No muestra objetos a los demás y prefiere jugar solo.
3. **Alteraciones de la conducta.** No tolera bien los cambios en su rutina, lo que también hace que prefiera los juegos repetitivos

(encender y apagar luces, alinear los lápices una y otra vez, poner en fila todos los coches). Tiene dificultades con la comida. Es muy sensible a los sonidos, al tacto (protesta cuando lo tocan) y a ciertas texturas. Muestra una respuesta inusual al dolor. Hace movimientos repetitivos, por ejemplo, con las manos, los pies o la cabeza.

Vuelvo a insistir (y esto no va solo para los pediatras): **no hay que precipitarse en los diagnósticos.** Debemos estar seguros antes de plantear a las familias la posibilidad de derivar a su hijo a una atención especializada que haga los estudios necesarios para confirmar el posible TEA. Si la sospecha es alta, hablaremos a los padres con franqueza y serenidad, explicándoles que no hay curas milagrosas y ofreciéndoles todo el apoyo disponible para recorrer el nuevo camino juntos.

Cuando el diagnóstico se confirma, siempre le digo esto a la familia: empezamos una carrera de fondo. En ella habrá momentos difíciles, pero también momentos inolvidables y muy gratificantes. Lo importante es empezar precozmente, sobre los 18 meses, a **trabajar con el niño, con la familia y con los especialistas** para reconducir la crianza y aprender estrategias que ayuden a conseguir una feliz convivencia.

Todos y todas somos diferentes. Son las diferencias las que nos convierten en seres extraordinarios.

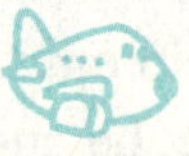

Las vacunas no provocan autismo

Fíjate bien en el título de este apartado, porque es importante que lo recuerdes. El bulo de que las vacunas provocan autismo nació a raíz del mayor escándalo médico de la historia del Reino Unido. De hecho, en el año 2010 el Colegio Médico General británico le retiró a Andrew Wakefield la licencia de médico por actuar de forma deshonesta e irresponsable al publicar en la revista médica *The Lancet* un artículo cuyos métodos y conclusiones eran falsos. En ese artículo, publicado doce años antes, Wakefield aseguraba que existía una relación entre la administración de la vacuna triple vírica y la aparición del TEA. Pues bien, los pacientes seleccionados en su estudio pertenecían a familias vinculadas al movimiento antivacunas y, además, la generosa financiación que recibió para su pobre y fraudulento estudio provenía de un bufete de abogados que pretendía demandar posteriormente a las farmacéuticas fabricantes de la vacuna, y para más inri, antes de la publicación de 1998, Wakefield solicitó la inscripción de la patente de una «vacuna propia» que, según él, carecería de los problemas de la vacuna real.

A pesar de que la publicación original se llevó a cabo en el año 1998, no fue hasta el 2010 cuando la revista *The Lancet* rectificó y pidió disculpas por el tremendo daño generado. Sin embargo, el daño ya estaba hecho: miles de familias decidieron no vacunar a sus hijos, lo que causó la muerte por sarampión de un gran número de niños en todo el mundo. Desgraciadamente hay decisiones, como la de rechazar las vacunas, que te pueden costar la vida y, lo que es peor, la de tus hijos.

Desde entonces se han publicado en todo el mundo cientos de estudios científicos, con más de un millón y medio de niños, y en ningún caso se observó tal asociación. Así, hoy en día, la respuesta de toda la comunidad científica internacional y de las propias asociaciones de pacientes con TEA es unánime: **las vacunas no provocan autismo.**

Todos somos diferentes

El **respeto** es uno de los valores más importantes que podemos y debemos enseñarles a nuestros hijos. Si ves a un niño que se comporta de forma diferente al tuyo, acéptalo, apoya a sus padres, intenta ayudarlos y, sobre todo, muestra respeto.

Soy pediatra desde hace más de quince años. Son muchísimas las familias que han acudido y acuden a mí porque necesitan ayuda para sus hijos. Da igual qué las lleve a mi consulta (TEA, síndromes, enfermedades raras, enfermedades crónicas, discapacidad, trastornos de comportamiento...), todas comparten un mismo sentimiento, todas piden lo mismo: respeto.

Hace tiempo, en la consulta, la madre de una niña con TEA me decía: «¡Qué difícil está siendo todo! Cuando vamos al parque, les grita a los demás niños y estos se asustan. Yo les explico a sus madres que a mi hija le cuesta relacionarse con los demás. Ellas, como siempre, me preguntan:

»—¿No va a la guardería?

»—Sí, sí va —les contesto con un hilo de voz mientras intento contener a mi hija.

»—Pues qué raro que se comporte así...

»Con una sonrisa amarga, cojo a mi hija y vuelvo a casa».

En esta situación, las miradas inquisidoras, los juicios de valor, los cuchicheos sobran. Esta madre no necesita consejos de parque ni que sientan pena por ella y su hija. Lo que realmente necesita es descanso, relevo, apoyo, escucha y, sobre todo, respeto.

La familia de un niño con TEA necesita que **la vida sea un poco más fácil,** que entre todos nosotros los ayudemos. Esa madre y ese padre necesitan que, mirándolos a los ojos, les repitamos: «Lo estás haciendo bien, lo estás haciendo bien».

Acompáñalos desde el amor y desde el respeto, nunca desde la pena.

Esa madre necesita que no la hagan sentir culpable, que nadie vuelva a decir jamás que ha sobreprotegido a su hija, que lo que le faltan son límites, que si la hubiese educado de otra manera no estaría así.

Esos padres necesitan que entre todos les digamos que son lo mejor que ha podido tener su hija. Porque madres como ellas jamás te contestarán a pie de tobogán. No te contarán sus días ni sus noches con una niña con TEA. No derramarán una sola lágrima frente a ti ni te darán más explicaciones que las imprescindibles.

Y no olvides que nadie está libre de que mañana o pasado o dentro de unos años seamos nosotros, o quizá nuestros hijos, los que estemos al pie del tobogán tragando saliva...

A todos vosotros, padres y madres que bajáis al parque todas las tardes con el único deseo de ver disfrutar a vuestros hijos, os mando un abrazo inmenso.

A todos los demás, os recuerdo lo que ya os conté en mi libro *El viaje de tu vida:*

Sin darnos cuenta, en el inicio de este viaje, dibujamos el mapa de lo que va a ser nuestra nueva vida deseando ser padres perfectos, con hijos perfectos, llevando vidas perfectas.

Sin embargo, nos olvidamos de lo más importante, que la vida no es perfecta, que ni nosotros ni nuestros hijos lo somos y que la vida, por mucho que queramos soñarla, improvisa. Y en esa improvisación, un día como cualquier otro para muchos, pero que será inolvidable para ti, a tu hijo pueden diagnosticarle una enfermedad, un síndrome o un trastorno. Y mientras al resto de tus familiares y amigos les preocupa qué marca de sillita comprarán para sus hijos o a qué colegio los llevarán, tú únicamente quieres saber si tu hijo va a tener alguna secuela, si será autónomo, si se sentirá diferente con el paso de los años, si sufrirá...

Cuando llega ese momento, empiezas a vivir, a sentir y a respirar en un mundo paralelo. Un mundo que tiene otra velocidad, otros valores y otro sentido.

Un mundo del que ya no podrás salir porque en él habita lo más grande de tu vida, lo mejor de ella: tu hijo.

5

Rabietas y límites

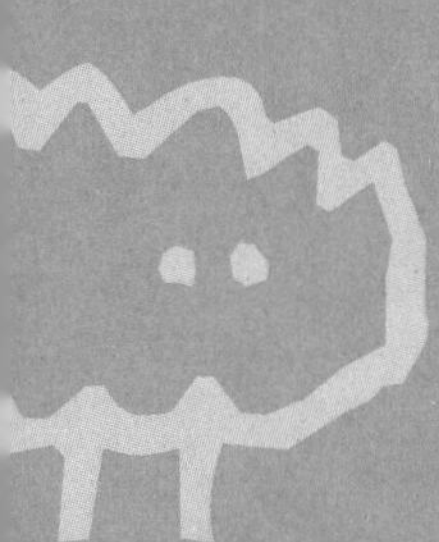

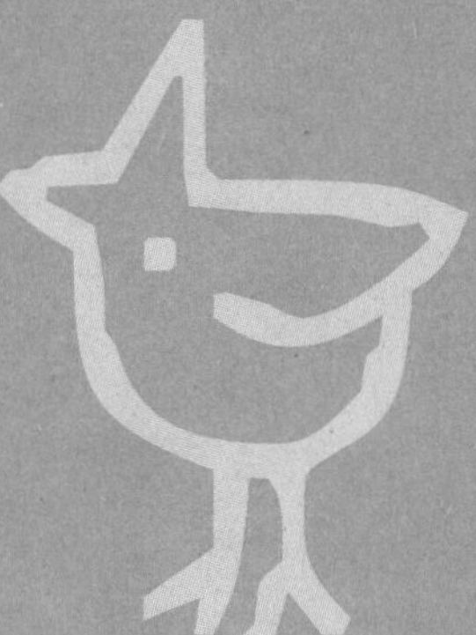

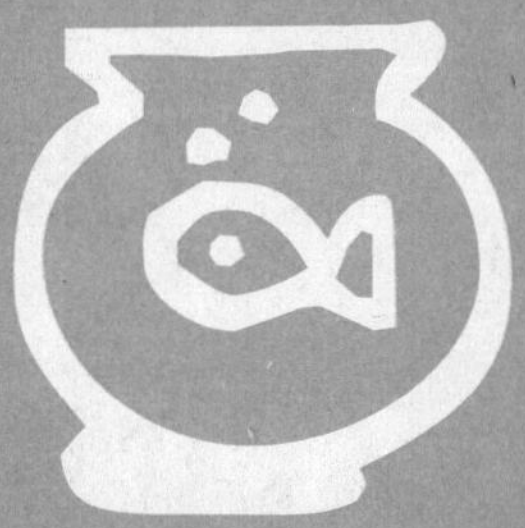

5 *Rabietas y límites*

Querida mamá, querido papá:

Sé que a veces la crianza, la educación, la propia maternidad o paternidad la sentimos como una auténtica montaña rusa de emociones. Pasamos de la ternura más absoluta, con la lagrimita asomando y embargados por la emoción ante algo que solo nosotros comprendemos, al agotamiento más devastador en un abrir y cerrar de ojos. Y en todo ese abanico de emociones, en ocasiones nos invade esa sensación de no estar haciéndolo «lo suficientemente bien» o incluso no estar haciéndolo bien. Pero quiero empezar esta carta diciéndoos algo muy importante: lo estáis haciendo bien. Sí, lo estáis haciendo bien. ¿Y sabéis qué? Que lo vais a ir haciendo mejor cada día. Os lo aseguro.

En este próximo capítulo, os acompañaré en el fascinante, y a veces complicado, viaje de entender a nuestros hijos. Las rabietas, esas explosiones emocionales que pueden dejarnos con el corazón saliendo por la boca y la paciencia al límite. Esos instantes en los que reconoces haber perdido los papeles. Esos días en los que te miras al espejo y te dices: «¿Pero cómo he sido capaz de decir o hacer esto?». Y así es, todos en algún momento de este viaje hemos perdido el control de nuestras emociones ante una rabieta de nuestro hijo o hija. Tranquilo, tranquila, no eres un bicho raro.

Antes de adentrarnos en teorías y consejos, quiero que respiréis hondo y os deis permiso para no ser perfectos. Daos permiso para equivocaros, porque os vais a equivocar, como me he equivocado yo y como me sigo equivocando. Y es que la perfección no existe, y mucho menos en la crianza. Nuestros hijos no necesitan padres perfectos, necesitan padres reales: amorosos, sensibles, bien informados y, sobre todo, pacientes consigo mismos. Recuerda que cada crisis es una oportunidad de aprendizaje, por eso estamos aquí.

El conocimiento es un regalo maravilloso. Cuando comprendemos cómo funciona el cerebro de nuestros pequeños, cuándo predomina la emoción sobre la razón o por qué una simple negativa puede desencadenar un «secuestro emocional», ganamos en tranquilidad. Porque la información nos da la perspectiva que necesitamos para no tomarnos las rabietas como algo personal y, en cambio, verlas como una etapa natural de su desarrollo.

Os animo a leer cada palabra con la mente abierta y el corazón sereno. No tenéis que hacerlo todo bien desde el primer momento. No tenéis que saber siempre cómo responder o cómo actuar. No se espera que tengáis todas las respuestas. Lo que sí podéis hacer es seguir aprendiendo, equivocándoos sin miedo y retomando el camino con una sonrisa y una dosis extra de paciencia.

Al final del día, lo más valioso que podemos ofrecer a nuestros hijos no es una reacción perfecta ante cada rabieta, sino un abrazo sincero, un «te quiero» incondicional, un «la próxima vez lo voy a hacer mejor» y un sentimiento certero de que, pase lo que pase, vamos a estar a su lado.

Gracias por permitirme acompañaros en esta aventura. Estoy segura de que juntos encontraremos la manera de navegar estas aguas con más serenidad y confianza. ¡Mucho ánimo!

¡Empezamos!

Lucía

¿Por qué tiene rabietas?

Tengo claro que, con su inocencia, su ingenuidad y su entrega, nuestros hijos nos ayudan a ser mejores personas y nos animan a luchar por un mundo mejor. Pero también tengo claro que nos hacen perder la paciencia habitualmente y repetir, una y otra vez, frases como estas: «¿Por qué no haces caso?», «¿Cuántas veces tengo que decirte las cosas?», «¿No comprendes que mamá/papá necesita descansar?», «¡Date más prisa, es para hoy!», «¿Siempre tienes que discutir?». Pues bien, antes de volver a enfadarte con tu hijo, recuerda lo que estás a punto de leer:

Los niños son niños y hacen cosas de niños.

Los niños no son adultos en miniatura. No esperes que tu hijo actúe como un adulto ni lo trates como si lo fuera. Para los niños, las prisas no existen y las ganas de jugar son siempre lo primero. Evitarán hacer todo lo que les cueste un esfuerzo adicional (en especial ordenar sus cosas), por lo que tendrás que pedírselo varias veces, y preferirán dedicarse a actividades divertidas como curiosear en los cajones, toquetearlo todo, saltar en el sofá o corretear por la casa. Quizá deberíamos saltar sobre la cama con nuestros hijos de vez en cuando, así olvidaríamos por un rato nuestros problemas. Ahora, bromas aparte, sigamos.

Los niños reclaman atención constante. Para conseguirla, recurrirán a lo que haga falta. Os aviso: a los niños no les importa demasiado que estemos enfadados con tal de que estemos encima de ellos. Si mamá o papá están ocupados, la manera más sencilla de llamar su atención es portarse mal para atraer su atención de manera instantánea. «Así solo me harán caso a mí», piensan algunos niños.

Cuando estés con tu hijo, jugando o simplemente escuchando con atención lo que quiera decirte, préstale toda tu atención. Lo merece. Mírale a los ojos, ponte a su altura, asiente con cada una de las cosas que comparte contigo. Haz que el tiempo del que dispongas con ellos sea de calidad. De poco sirve pasar media tarde a su lado sin hacerles caso mientras estamos inmersos en nuestro mundo adulto, lleno de problemas y preocupaciones. **Sé que esto es difícil, pero piensa cómo te gustaría que te trataran a ti cuando estás hablando con una amiga de algo que para ti es importante.**

Y es que yo, cuando estoy frente a una persona, quiero que esté presente, presente de verdad. No conectado al teléfono, escribiendo en el ordenador o pendiente de la conversación de la mesa de al lado. De hecho, me irrita mucho que me hagan eso. Y si a nosotros nos molestan esos comportamientos, ¿qué te hace pensar que nuestros hijos se van a conformar con menos? ¿Es que al ser más pequeños sus necesidades son también más pequeñas? Evidentemente, no.

Los niños hacen las cosas a su ritmo y a su manera. Los niños hacen las cosas sin prisa y como consideran que hay que hacerlas. Quizá nos parezca un desastre, pero es así. No tienen prisa, su sentido del orden es distinto al tuyo y no hacen varias cosas a la vez. Ellos prefieren hacer una cosa, luego otra y luego otra. Es su manera, la manera de un niño. Para enseñarles a ser ordenados y coherentes, los padres tenemos que educarlos, mostrándoles cómo deben actuar y estableciendo unos límites firmes y proporcionados a su edad («Hay que recoger lo que se tira», «Ordena tus juguetes después de jugar», «No pintes en las paredes»...).

Nuestros hijos nos necesitan. Los niños necesitan a sus padres o a sus madres cerca. Necesitan nuestros besos, nuestros abrazos, nuestros mimos tanto como respirar. Necesitan sentirse protegidos y cuidados, necesitan establecer un apego seguro con nosotros que formará parte de su fortaleza emocional cuando sea más mayor. Yo aún recuerdo cuando tenía 5 años y, los sábados por la mañana, me metía en la cama de mis padres mientras se hacían los dormidos. Cuando pillaba a mi padre abriendo un ojo, gritaba: «¡Ahhhh, papi, estás despierto!». ¡Y empezaba la fiesta! Los niños no se preocupan del mundo de los adultos, no les importan nuestros problemas ni nuestro cansancio. Lo que buscan son los mimos y los momentos de juego con nosotros.

Si recordáramos más a menudo al niño que fuimos, comprenderíamos mucho mejor a nuestros hijos.

Pero nuestros hijos no son los únicos que necesitan nuestro amor incondicional, nuestro tiempo y nuestra paciencia: nosotros también los necesitamos. Los niños nos ayudan a ser más tolerantes y comprensivos, a tener empatía hacia los demás, a ser generosos y desinteresados. Con sus risas, con sus progresos, con sus trastadas y con sus juegos, iluminan nuestros días oscuros.

Los niños nos recuerdan que las cosas importantes en la vida, las de verdad, son muy pocas.

Los niños son impulsivos y se mueven por emociones. En ellos predomina lo que Daniel J. Siegel llamó **«cerebro inferior»,** la parte más emocional e instintiva. Hasta que no se desarrolle su **«cerebro superior»,** donde se encuentra la corteza prefrontal, encargada del juicio, del raciocinio y del autocontrol, no tendrán un razonamiento elaborado y complejo como los adultos.

El cerebro superior hace que la razón se imponga a los instintos, así que nos ayuda a tomar decisiones sensatas, a comportarnos, a inhibirnos cuando es necesario. No obstante, cuando somos adultos, el cerebro inferior vuelve a imponerse cuando nos enfadamos mucho y perdemos el control. Esto es lo que Daniel Goleman, padre de la inteligencia emocional, denominó «secuestro emocional».

En nuestros hijos, las rabietas son un ejemplo de esos «secuestros emocionales». Sus emociones predominan sobre la razón y, cuando ocurre, ¡sálvese quien pueda! Si tu hijo se tira al suelo en el supermercado y comienza a gritar y patalear porque no consigue lo que quiere, no lograrás hacerle cambiar de opinión. ¿Por qué? La respuesta es sencilla: porque su corteza prefrontal aún no está desarrollada, no te escuchará, no entenderá todas las explicaciones que le estás dando desde tu propia corteza prefrontal, la zona de tu cerebro más racional y ejecutiva. En esos momentos tu hijo está siendo preso de su cerebro inferior, el sistema amigdalar en el que se encuentran las emociones más primarias: deseo, llanto, risa. El aquí y el ahora.

Esta corteza prefrontal se va desarrollando poco a poco a lo largo de toda la infancia y la adolescencia, en la que los «secuestros emocionales» volverán a intensificarse. Según los expertos, hasta que no cumpla los 20 años de edad, o incluso más, esa parte del cerebro no terminará su desarrollo, de ahí que en toda la infancia y en la adolescencia veamos reacciones emocionales muy intensas y en ocasiones desajustadas.

No esperes que un niño reaccione como un adulto.

¿Qué hago ante sus primeras rabietas?

Es cierto que las rabietas forman parte del desarrollo normal de los niños, pero muchos me preguntáis qué hacer ante ellas. Seguro que os han aconsejado que lo mejor es no hacerles caso, pero esto tiene muchos matices.

Lunes por la mañana. Suena el despertador. Me doy una ducha rápida, me pongo mi vestido blanco, despierto suavemente a los niños y los ayudo a vestirse. Miro el reloj, ya voy con el tiempo más que justo. Comenzamos a desayunar y, de repente, el niño tiene una rabieta y da un manotazo sobre la mesa. Resultado: la taza cae al suelo, todo manchado... ¡y mi vestido hecho un asco!

Pues sí. En el momento más inoportuno e inesperado, nuestros niños tienen una rabieta.

¿Por qué tienen rabietas? Es una fase del desarrollo normal entre los 2-4 años, a veces hasta más tarde. A estas edades empiezan a definir ya su carácter (algo que es maravilloso), a tomar sus propias decisiones (también es fantástico), a tener sus preferencias. En definitiva, comienzan a mostrar su individualidad, su personalidad.

Me preocupo más cuando algunos padres que acuden a mi consulta me dicen: «Es buenísimo. Nunca protesta. Todo le parece bien» que cuando se quejan de que su hijo es muy cabezota y protestón. Que un niño de 2 años vaya mostrando su carácter es fantástico y así se lo digo a sus padres:

—Tiene su propia personalidad y seguridad en sí mismo, así que defiende su posición. Si lo hace ahora, imaginadlo cuando sea mayor. Llegará lejos.

Cuando oyen esto y reflexionan desde este punto de vista, esas rabietas ya no les parecen tan negativas. Pero sigue siendo necesario rectificar determinados comportamientos, porque un niño temperamental y decidido puede tener comportamientos de tirano si no ponemos unos límites adecuados.

Cuando hablamos de rabietas, y a nivel práctico, yo distinguiría dos tipos: las **rabietas anunciadas,** en las que te anuncian que puede que tengan una rabieta, y las **rabietas por sorpresa,** que aparecen de repente y son desproporcionadas respecto al presunto motivo que las desencadena.

RABIETAS ANUNCIADAS

Tu hijo anuncia que «la va a montar». El niño te provoca, te reta, te echa un pulso e incluso te amenaza. Parece que ese pequeño ser te está desafiando. Pongamos un ejemplo: acabas de comprar unos helados para todos porque es un día especial y tu hijo los ve. Su cerebro inferior, que recordemos que es el «deseo puro y duro», se olvida de que antes hay que comer la sopa y un poco de ensalada y te dice:

—Quiero un helado. —Y amenaza con tirar la sopa con las manitas si no cedemos a sus deseos.

Aquí no hay negociación posible. Sin perder la compostura, porque gritar no ayuda nunca, le responderemos estableciendo unos límites y dándole una alternativa:

—Cariño, si tiras la sopa, tendrás que ayudarme a limpiar lo que ensucies y no podrás tomar postre porque no nos dará tiempo, porque a las cinco hemos quedado con los primos. Pero si nos comemos la sopa y la ensalada, nos podremos tomar el helado tranquilamente. Y además llegaremos a tiempo al parque para jugar con los primos. ¿Qué te parece?

Con un tono tranquilo (para eso los padres somos adultos y podemos manejar situaciones como esta), le estamos dando dos opciones. Por un lado, puede tirar el plato al suelo, recogerlo y, como no queremos llegar tarde al parque, no habrá tiempo para tomar el heladito, ya que lo que se tira hay que recogerlo. Por otro lado, puede comer tranquilamente con el resto de la familia y disfrutar del helado y del parque con los primos.

Si toma la decisión equivocada, se quedará sin helado (se lo negarás tranquilamente, sin alterarte, sin rencor) y, cuando se le pase la rabieta, tendrá que limpiar lo que haya ensuciado con tu ayuda (será la consecuencia de sus propios actos). Así, sin perder la calma, lo haces responsable de sus actos y le pones unos límites que puede entender. La consecuencia no será no ir al parque, eso sería un castigo. Y yo no soy partidaria de los castigos, pero sí de las consecuencias de nuestros actos. Realmente el plan que habíamos hecho con los primos no tiene nada que ver con esto que está ocurriendo. Esta es la diferencia entre una consecuencia y un castigo. La consecuencia de tirar el plato al suelo es recogerlo. La consecuencia de pintar en la pared es limpiar la pared. La consecuencia de tirar todos los juguetes por la habitación porque está muy enfadado es sencillamente recogerlos.

RABIETAS POR SORPRESA

Cuando la rabieta aparece de repente, como una reacción exagerada, desproporcionada e incluso violenta, no hay razonamiento posible, porque no nos ha dado tiempo a reaccionar. Recuerda que, en esos momentos, tu hijo tiene un «secuestro emocional»: su cerebro inferior está al mando, así que sus emociones dominan sobre su razón.

Pongamos otro ejemplo:

Lunes por la mañana. Cuando vas a ponerle su camiseta preferida, tu hijo empieza a gritar como un energúmeno. Se la quita a manotazos, la tira y comienza a gritar.

—¡Noooooo, nooo quiero! —Mientras se revuelca por el suelo como si estuviese poseído.

«Pero ¿por qué? Si es su camiseta preferida. ¿Qué ha pasado? ¿Qué hago ahora?», te preguntarás sin entender nada.

Esto mismo puede ocurrir (y te ocurrirá) en cualquier lugar y cuando menos te lo esperes. No intentes razonar con él ni pierdas los nervios. No lo amenaces ni le grites. Cuando su cerebro inferior lo domina, el niño solo es capaz de gritar y patalear. Asegúrate de que no se haga daño, agáchate a su altura y acarícialo para que se tranquilice.

La mayoría de los niños y niñas responden rápidamente al contacto físico tranquilo y amoroso con sus padres.

¿A quién no le gusta que lo acaricien y lo abracen? Notarás cómo conecta contigo inmediatamente y comienza a relajarse.

Cuando esté más tranquilo, puedes hablar con él en un tono sereno y explicarle:

—No sabía que no querías ponerte tu camiseta. Tranquilo, no pasa nada. La próxima vez, dime: «Mamá, hoy no quiero ponérmela» y ya está. Ahora, ayúdame a guardar esa camiseta en el cajón y a elegir otra.

Vale, ya sé que no siempre se calman tan rápido. Si sigue con la misma rabieta explosiva, toma un poco de distancia. Hay niños a los que el contacto físico les altera todavía más y cuando vas a acariciarlos, te sueltan un manotazo. Si ocurre esto, tranquilidad. No te lo tomes como algo personal. No sabe aún cómo gestionar tanto enfado. Sepárate unos pasos de él o de ella y mírale con ternura y comprensión.

—Tranquilo, mi amor, ahora, cuando te calmes, hablamos. Estoy aquí —le puedes decir con ternura.

Probablemente, enseguida vendrá a buscarte reclamando una caricia. No se la niegues y aprovecha ese momento para explicarle lo que ha hecho mal. Incluso puedes preguntarle qué ha pasado. Escucha con atención sus respuestas, porque pueden darte pistas sobre cómo se siente o sobre sus «problemas».

Mientras hablas con él, mírale a los ojos y sonríe. Pregúntale qué podéis hacer para solucionar esa situación. Al hacerlo pensar, su raciocinio (cerebro superior) recuperará el control y sus emociones (cerebro inferior) volverán a un nivel normal.

Seguro que, ante una rabieta repentina, alguien te ha dado este pésimo consejo: «Lo que se merece es un cachete bien dado». Evita siempre cualquier castigo físico, por leve que te parezca. Si pegas a tu hijo, acabas con cualquier otro recurso de educación, negociación y aprendizaje.

El castigo físico no sirve para nada, lo único que conseguirás es perjudicar su desarrollo personal y su vida futura. Si le pegas, solo lograrás que el niño tenga miedo o que abuse de su fuerza («Como mi mamá/papá me pega, yo pego para solucionar mis conflictos»).

Mis consejos ante las rabietas

- ★ Reconozco que las rabietas pueden ser dramáticas y agotadoras en algunos momentos. Ten paciencia, son una parte más de la crianza de tus hijos.
- ★ Aprovéchalas como una oportunidad para seguir aprendiendo y como parte de la educación de tu hijo o hija.
- ★ Háblale con tranquilidad y en un tono más bajo de lo habitual. Las neuronas espejo harán que, de forma totalmente involuntaria, él baje la voz.
- ★ Anímalo para que pueda elegir, para que exprese sus deseos. Si desde pequeño le preguntas si algo le gusta o no, o qué camiseta prefiere en ese momento, le estarás ofreciendo alternativas para evitar el conflicto.
- ★ Sé tajante en las cosas innegociables, por mucho que se enfade. Sin gritar, pero sin ceder, explícale que las tijeras cortan, las sartenes queman, los dedos no se meten en los enchufes...
- ★ Pocas normas, pero claras. Tu hijo es un niño, necesita explorar el mundo, así que ofrécele alternativas adaptadas a su edad y evita decirle «eso no se hace» y «deja eso» constantemente. No le pongas tantos límites y normas, **elige bien tus batallas y vive cada conflicto como una oportunidad grandiosa para aprender juntos.**

Ahí va una confidencia: hay una situación relativamente frecuente en consulta que me pone un poco nerviosa. Padres o madres que entran y se sientan con su hijo en brazos; el niño intenta coger los lápices de colores que tengo encima de la mesa y de inmediato su padre o su madre le agarra las manos y le dice con un tono un tanto autoritario: «¡No toques eso!».

Si en ese momento no les digo nada, el niño, que, como todos los niños del mundo, lo que quiere es jugar, irá a por los cochecitos que también están sobre mi mesa. Antes de que los haya tocado siquiera, sus padres ya lo habrán censurado nuevamente:

«¡Que te he dicho que no toques nada!». En ese momento intervengo:

—No te preocupes. Están para eso. Coge los lápices, Pablete, y píntame un sol.

Al ratito a Pablo se le caerá el lápiz al suelo y con un poco de mala suerte se le caerá también la libreta. Es un niño, recordad. Pero sus padres le reprimirán duramente:

—Pero, Pablo, ¿cómo tiras eso al suelo? Ya te dije que no tocaras nada.

De nuevo intervengo con serenidad:

—No pasa nada, no tiene ninguna importancia. No te enfades con él. Se le ha caído, es normal. **Es un niño.** Mira, ponlo en el suelo a jugar con el avión y así hablamos tranquilamente.

Algunos padres pensarán: «¿En el suelo? A ver si toca un enchufe o abre algún cajón... ¡A saber lo que se le ocurre! ¡Es que este niño no inventa nada bueno!».

Moraleja: pocas normas, pero claras. No pintes sus días con un «no». Deja que explore y ofrécele alternativas seguras adaptadas a su edad.

Ponte en su lugar: es un niño, no le exijas que se comporte como un adulto. Ve paso a paso.

Los niños son niños, hacen cosas de niños y necesitan comportarse como niños. Es cierto que hay que poner límites y normas, pero seamos flexibles con ellos. Como cualquier otra persona, como tú y yo, como todos, tienen momentos buenos y momentos malos, días mejores y días peores. Después de un largo y agotador día de compras o una aburrida y eterna cola en el banco, no puedes esperar que tu hijo mantenga siempre la compostura o que llegue a casa y no proteste. Seamos comprensivos con ellos y, si se avecina una rabieta, mantengamos la calma.

Los niños necesitan límites

Cuando estás aprendiendo a moverte por el mundo, no siempre es fácil saber qué camino tomar o hasta dónde puedes llegar. Por eso nosotros, los adultos, debemos ayudar a marcarles el camino a nuestros niños, manteniendo siempre la serenidad, la tranquilidad y el autocontrol. Les pondremos límites que les guiarán al comenzar su viaje por la vida. Los niños necesitan límites. Porque les dan confianza, seguridad y autocontrol, porque los ayudan a forjar su personalidad y fortalecer su autoestima, porque les hacen sentirse seguros.

Cuando nos encontramos con un campo extenso e infinito ante nuestros ojos, encontrar un sendero firme por el que otros ya han caminado nos hace sentir seguros. A nuestros hijos también; quizá no sepan a dónde van, pero ver ese camino mientras pasean de la mano con nosotros les hace sentir que están en el lugar adecuado.

Los adultos debemos enseñarles cómo desenvolverse por la vida. Seremos nosotros los que iremos poco a poco poniendo esas señales en la carretera que les ayuden a avanzar y a crecer con libertad, pero con seguridad y autocontrol. Si no somos nosotros los que ponemos esas señales, serán ellos y entenderéis que, con 2, 3, 5 o 12 años, no tiene la madurez necesaria para saber cómo hacerlo.

¿Cómo le pongo límites? Todos sabemos que es muy importante establecer límites a nuestros hijos, pero nos cuesta mucho porque no sabemos cómo hacerlo o no nos sentimos capaces. Si sobreproteges a tu hijo y no le pones límites, podrías contribuir a que sea un niño (hoy, mañana será un adulto) dependiente, inseguro, con baja tolerancia a la frustración, egoísta, irresponsable y autoritario.

Vamos a intentar establecer unos límites firmes, pero adaptados a su edad y basados en el cariño y el respeto profundo hacia ellos:

1. **Juzga su comportamiento, no al niño.** Si entras en su habitación y te encuentras con todo desordenado, no le grites:

—¡¿Qué has hecho?! ¡Eres un desastre!

Le estás juzgando. «Eres un desastre». Tu hijo se sentirá juzgado, atacado, y es probable que responda con gritos y lágrimas.

Dale la oportunidad de explicarse. En lugar de hablar de él, céntrate en el acto, en lo que ha ocurrido. Pregúntale con curiosidad y con calma:

—¿Qué ha pasado? Tu habitación está muy desordenada...

«La habitación está desordenada». No es él el desordenado; son cosas diferentes. ¿Ves la diferencia? No ataques su ser.

Así, sin juzgarlo a él directamente, conseguirás una respuesta y, de paso, quizá acabe ordenando su habitación. Nuestros hijos no son unos vagos, unos perezosos, unos lentos, unos gritones. Más bien, hay veces en las que no les apetece hacer determinadas cosas, hay ocasiones en las que van más despacio, otras en las que gritan, pero intentaremos hablar más de la acción y no de su forma de ser con esa connotación tan negativa.

2 **Dile lo que sientes.** Hazle comprender que sus actos tienen un efecto sobre los demás, que también te afectan a ti.

—No me gusta ver que lo has tirado todo por el suelo. Con el tiempo que me llevó ordenarlo ayer por la tarde. Me entristece tener que ponerme a recogerlo todo de nuevo, porque no podremos jugar hasta que no esté todo en su sitio.

Al hablar desde tus sentimientos, despertarás su empatía.

3 **No lo amenaces ni lo ridiculices.** Jamás negocies con tu cariño. Nunca le digas: «Si haces eso, no te querré». Tampoco lo ridiculices comparándolo con otro niño: «Tu hermano no hace eso». Y, sobre todo, no destruyas su autoestima diciéndole: «Eres un inútil, eres torpe, eres malo...». Recuerda: su ser no se juzga, su ser es sagrado.

4 **No lo acorrales, deja que piense.** Ayúdalo a que razone, a que piense cómo solucionar lo que ha hecho:

—¿Cómo podemos arreglar esto? —pregúntale sin gritar, en un tono cordial y calmado, con preguntas abiertas que no se respondan con un «sí» o con un «no».

Ten paciencia y dale la oportunidad de razonar y responder.

5. **Hazle propuestas positivas.** Enséñale a solucionar lo que ha hecho, así se sentirá útil. Sustituye el castigo por una oportunidad positiva. En lugar de responderle con un castigo:

—No vas a salir de tu habitación hasta que lo recojas todo y limpies lo que has pintado en la pared.

Dale la oportunidad de que reaccione de una manera positiva:

—¿Me ayudas a recogerlo todo y limpiamos la pared juntos?

Ese «juntos» le parecerá una promesa a la que no se negará.

¿Y si nada de eso funciona? Si tu hijo se niega a recoger, se cierra en banda y, para desafiarte, incluso tira más cosas al suelo en tus narices, habrá sobrepasado el límite. Es el momento de dejar de negociar y enseñarle que cada acción tiene sus consecuencias.

El límite ha de ser claro. El mensaje, corto y conciso.

En lugar de intentar seguir razonando con él, míralo a los ojos y, sin gritar, transmítele un mensaje rotundo pero pausado:

—Recoge la habitación.

Muéstrale la consecuencia de su acción. No vale dejarlo sin cenar o cancelar la excursión al zoo de la semana próxima, la cena o los planes futuros no tienen nada que ver con lo que está pasando. Eso sería un castigo, y ya hemos visto que lo que deben entender es que cada una de nuestras acciones trae consigo una consecuencia, no un castigo. El castigo no educa. La consecuencia en ese sentido tiene que ser algo concreto y que lo obligue a reaccionar en ese mismo momento para que entienda la relación con su acción. Y para ello te animo a **intercambiar su necesidad por la tuya.**

¿Cuál es su necesidad? Probablemente salir de la habitación a jugar fuera como si nada hubiese pasado. ¿Cuál es tu necesidad? Que recoja lo que ha tirado. Pues bien, intercambiemos necesidades:

—Cariño, comprendo que quieras salir de la habitación a jugar, pero antes, recoge lo que has tirado.

Díselo sin alterarte, con un tono calmado pero serio y firme. Al cambiar tu necesidad por la suya, es probable que consigas que se mueva.

Recuerda esta estrategia. Tú necesitas que la habitación esté ordenada, pero tu hijo no lo necesita porque le da igual cómo esté, él quiere salir. Cuando le dices que se quedará en ella hasta que la ordene, haces que ordenarla pase a ser necesario para él si quiere salir. Y como quiere salir, la ordenará para conseguirlo. Y si tienes que ayudarlo, lo haces; tranquilamente y feliz.

Cuando se haya tranquilizado y haya recogido su habitación, entonces sí puedes dialogar con él y, en función de su edad, explicarle qué ha ocurrido y en qué se ha equivocado. Y, puesto que finalmente ha resuelto la situación y ha razonado, felicítalo por su esfuerzo:

—Estás mejor, ¿verdad? Me alegro de que hayas recogido tu habitación, lo has hecho muy bien. Estoy muy orgullosa de ti. Te quiero, cariño.

Transmítele tu confianza en él y en sus capacidades. ¡Confío en ti! ¡Juntos somos más fuertes!

6

¡Adiós, chupete!

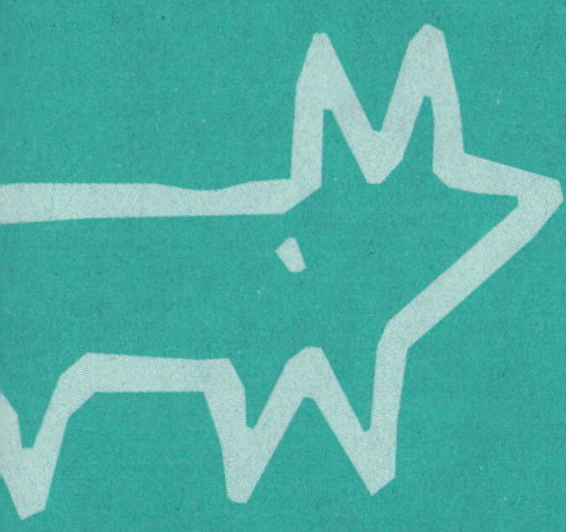

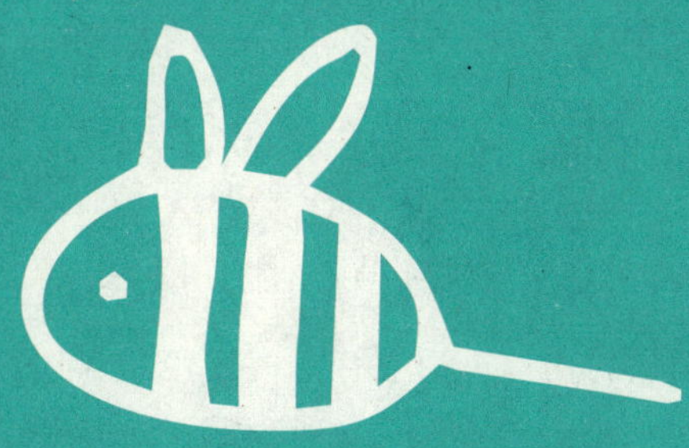

Querida madre o querido padre que me estás leyendo:

Ha llegado el momento de decir adiós al chupete. Sé que para muchos de vosotros no es solo una transición más, sino una despedida cargada de emociones, ¿verdad? Es normal. Durante meses, quizá años, el chupete ha sido un aliado, un amigo, un refugio para vuestro pequeño en momentos de sueño, calma o consuelo. Y ahora toca soltarlo.

Y aquí está la clave: soltarlo. Porque muchas veces sois vosotros, los padres o las madres, quienes más os aferráis a él. No por el objeto en sí, sino por lo que representa: el bebé que crece, el tiempo que avanza, la certeza de que, poco a poco, vuestros hijos necesitan otras cosas... y necesitan menos de otras, la despedida del bebé, quizá del último bebé que haya en casa... Os entiendo tan bien.

Pero quiero que os quedéis con esto: dejar el chupete no es un castigo ni una pérdida, es un regalo. Es un paso más en su desarrollo, en su salud, en su bienestar. Es cuidar su boca, su dentadura, su lenguaje. Es ayudarles a encontrar otras formas de calmarse, sin depender de algo externo. Es confiar en su capacidad de adaptación.

Puede que haya alguna noche difícil, alguna rabieta, alguna mirada de súplica que os haga dudar. No tengáis miedo. Vuestro hijo puede con esto. Y vosotros también. Con amor, con paciencia, con firmeza y sin culpa. Porque quitar el chupete no es arrebatarles nada, es acompañarlos en su crecimiento de una forma sana y respetuosa.

Así que respira, confía y sigue adelante. Porque esto no es el final de nada. Es el principio de otra etapa maravillosa. ¡Y lo vas a hacer muy bien!

Con todo mi cariño,

Lucía

El chupete es de bebés...

Como si nada, ya han pasado casi dos años y, de repente, llega el momento de decirle adiós al chupete. ¡Que no cunda el pánico! Aunque nos pueda parecer un reto casi imposible, puede ser mucho más fácil de lo que pensamos si preparamos a nuestro hijo para ese cambio.

El chupete es una excelente herramienta de consuelo y alivio durante el primer año de vida. Pero llegados a este momento, y por su propia salud, hay que retirarlo.

Por muy útil que sea, prolongar el uso del chupete más allá de los 2 años puede ocasionar un riesgo de deformación del paladar y de la dentición que termine en una ortodoncia durante varios años.

Así que os propongo un par de ideas. Por mucho que le expliquemos que hay que decirle adiós, nuestro hijo no entenderá por qué le vamos a quitar el chupete para siempre, solo entenderá que siente rabia, enfado y frustración cuando no se le da cuando lo reclama.

Dibuja con él un **calendario** bonito y señala una fecha con un círculo rojo (dentro de una semana, por ejemplo). Explícale que, ese día, dejará de usar chupete porque **ya es mayor.** Habla con él y dile que los niños mayores hacen cosas como dormir en la cama y no en la cuna, y que no usan chupete porque «es para bebés».

Para prepararlo, comienza a retirarle las tetinas de los biberones para que utilice jarritas o vasitos. Quizá eso suponga más trabajo para papá y mamá, sobre todo en el desayuno, cuando el tiempo suele escasear, pero hay que intentarlo.

Ve mostrándole en el calendario que la fecha en que el chupete se irá se va acercando. Deja que él tache los días que van pasando.

Para que pueda comprenderlo, tendremos que mostrarle de forma muy visual que, cuando se vaya, el chupete ya no volverá.

¡Chupete fuera!

Por fin ha llegado el día señalado. Para que todo salga bien y el chupete se vaya, os propongo **dos alternativas.** Cada una de ellas ofrece **diversas variantes,** que podéis adaptar como prefiráis. Lo importante es poner entusiasmo en la historia, para que los niños se sientan mayores y vean con alegría qué ocurre con su chupete, de manera que eso les ayude a acostumbrarse a su marcha. ¡Ánimo!

PLAN A: LA CAJA DE LOS CHUPETES

Comprad una caja bonita con vuestro hijo y haced que introduzca todos (insisto, todos) sus chupetes en ella. Id a casa de alguien que tenga un recién nacido o un bebé de semanas para que el niño le regale la caja llena de chupetes. Para que se sienta protagonista, decidle: «¡Muy bien! Como ya eres mayor, le has dado todos tus chupetes al bebé». Estará encantado y realmente se sentirá mayor por haberse desprendido de ellos. Otra opción es enterrar la caja en el bosque o en el jardín. Cuando por la noche os pida el chupete (que os lo pedirá), recordadle lo mayor que es y cómo de alegres se pusieron todos cuando le regaló la cajita de sus chupetes al bebé. Recordarlo lo ayudará a entender lo que ocurre. Para pasar esas tres o cuatro noches malas (os prometo que no serán más), a la hora de dormir le podéis contar un cuento o darle un peluche. Y si tiene una rabieta, tened paciencia, mantened la calma y, sobre todo, no le deis otro chupete.

PLAN B: TE OFREZCO MI CHUPETE

Las Navidades son una buena fecha para que los chupetes desaparezcan. Lo importante es que el niño comprenda qué ocurre con ellos, así que podéis colgarlos en el árbol y contarle que los Reyes Magos o Papá Noel llegarán a casa y, al ver que ha crecido y ya no es un bebé, se los cambiarán por regalos de mayores. Y que esos chupetes se los llevarán, por ejemplo, a los bebés del mundo que no tienen.

Ideas para dejar el chupete hay muchas, algunas muy divertidas. Intenta armarte con una de ellas, porque cuando las cosas tienen cierto sentido, los niños aceptan y asumen mucho mejor lo que ocurre. Lo que realmente llevan mal los niños es que se haga desaparecer sus chupetes sin una sola palabra ni explicación. Pero si tienen una historia a la que aferrarse, os aseguro que el camino es mucho más llevadero. También tenéis como recurso el cuento que escribí, *Adiós, chupete,* ilustrado por Nuria Aparicio, que seguro os ayuda.

Mucho ánimo.

7

¡Adiós, pañal!

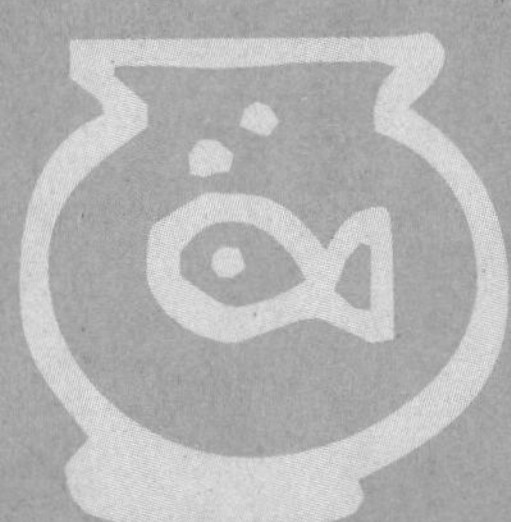

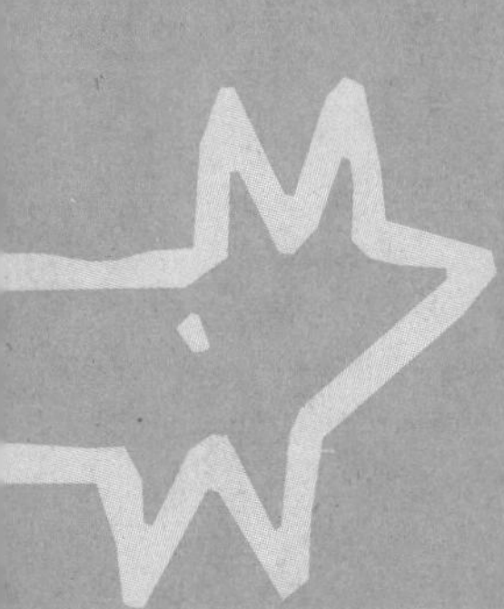

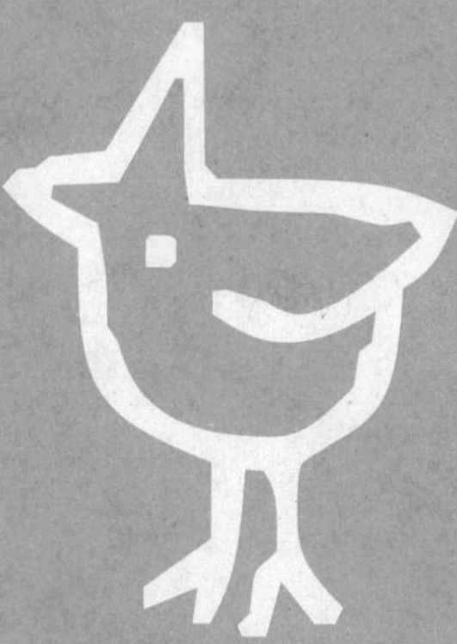

7 *¡Adiós, pañal!*

Querida, querido:

El momento ha llegado. Quizá os está rondando en la cabeza la idea de decirle adiós al pañal. ¿Verdad? En este momento no hay familia que no me diga en consulta: «¿Cuándo es el mejor momento?», «¿Cómo lo hacemos?», «¿Y si no lo consigue?», «¿Y si volvemos atrás?»...

Lo primero que quiero deciros es: tranquilidad. Esto no es una prueba de fuego ni un hito que deba cumplirse en una fecha exacta. Cada niño tiene su propio ritmo y su propio proceso. No se trata de obligarlo ni de presionarlo, sino de acompañarlo con paciencia y confianza.

Quitar el pañal no es solo dejar de comprarlos, dejar de usarlos y ojos que no ven, corazón que no siente. Quitar el pañal es aprender a reconocer las señales del cuerpo, a desarrollar autonomía y a ganar seguridad en uno mismo. Y esto, como cualquier aprendizaje importante en la infancia, requiere tiempo, ensayo y error. Habrá días de avances, habrá días de pequeños accidentes, habrá momentos de celebración y habrá otros de frustración. Y todo esto es completamente normal.

No hay que avergonzarlo si tiene un accidente, ni agobiarse si parece que un día lo tiene controlado y al siguiente no. No lo hace a propósito, está aprendiendo. Y aprender lleva su tiempo. Cada logro, por pequeño que parezca, es un gran paso.

Lo más importante es que vuestro hijo sienta que estáis a su lado, sin exigencias ni castigos, sin amenazas. Porque esto no es una carrera ni una competición, sino una etapa más en su crecimiento, como cuando retirasteis el chupete, ¿os acordáis? ¿Fue tan duro? Como en todas las etapas, vosotros sois su referencia, su apoyo y su refugio.

En las siguientes páginas encontraréis consejos para acompañarlo en este proceso de la mejor manera posible. No hay fórmulas mágicas, pero sí claves que os ayudarán a que esta transición sea más fácil, tanto para él como para vosotros.

Así que confiad. Porque vuestro hijo, antes de lo que imagináis, lo habrá conseguido. No os pongáis nerviosos. No os comparéis con otras familias. No os fijéis fechas imposibles. Todo llegará. Y cuando llegue, vuestro hijo no solo habrá aprendido a ir al baño, sino que habrá ganado algo mucho más importante: autonomía, confianza en sí mismo y la seguridad de que sus papás están a su lado, pase lo que pase.

Mucho ánimo,

Lucía

¿Cuándo se lo quito?

El momento exacto de quitar los pañales llega cuando el niño está preparado. No solo depende de la edad, sino también de su desarrollo psicomotor. Aunque la mayoría lo consigue alrededor de los 2 años y medio, hay niños que tardan más y eso no significa que tengan algún problema. **No te agobies fijándote una fecha exacta,** es un proceso importante que requiere paciencia.

En primer lugar, tenemos que enseñar al niño a reconocer las partes de su cuerpo y qué ocurre con ellas, por dónde salen el pipí y la caca. Además, hay que familiarizarlo con términos como «orinal» o «váter». Y cuando veamos señales claras de que tiene ganas de ir al baño, debemos ayudarlo a identificar su necesidad preguntándole: «¿Quieres hacer pipí?», «¿Te estás haciendo caca?».

No hay que reñirles nunca si se hacen pipí o caca encima sin avisar o porque no les ha dado tiempo. Es importante enseñarles la diferencia entre estar mojado o sucio y estar seco y limpio. Con el paso de los días (por lo general, muy pocos), ellos ya son capaces de entender las señales con las que su cuerpo los avisa. Y es que, pensémoslo, no es fácil comprender qué significa «hacerse pipí» hasta que no sientes la humedad y ves el charco a tus pies.

En esos días, el niño consigue atar cabos y acaba comprendiendo qué ocurre realmente si no avisa a tiempo. Viene a ser algo así: «Huy, me parece que tengo ganas de hacer pipí; si no aviso, me lo hago encima; si me mojo la ropa, mamá o papá pondrán esa cara rara de que ha pasado algo; mejor pido ya el orinal (o ir al váter)...».

Operación Pañal

Lo más importante en todo este proceso es tener paciencia, celebrar todos y cada uno de los pequeños avances y nunca reñirlos, castigarlos o avergonzarlos por los pequeños accidentes que, sin duda, tendrán.

- **Dejad que el niño elija el orinal.** Id a comprarlo con él: «Como ya eres mayor, podrás elegir el que te guste». Dejad que lo curiosee, que se siente en él (aunque sea vestido) y que se acostumbre. Si vuestro hijo quiere utilizar directamente el váter, como papá y mamá o los hermanos, comprad un adaptador y no insistáis en que use un orinal. En este caso, es importante que le pongáis un taburete debajo de los pies para que no le cuelguen las piernas. Necesitará esa fuerza para hacer sus primeras deposiciones.
- **No impidáis que el niño os vea en el baño.** Aprovechad las ocasiones en que papá, mamá o los hermanos estéis en el baño para que vean que hacer pipí o caca es algo natural. Mostradles cómo se utiliza la cisterna y despedíos de la caca: «¡Adiós, caca, adiós!». A esta edad, los niños sienten la caca como algo suyo, como una parte de ellos, y les cuesta dejarla marchar.
- **Enseñadle a «escuchar» las señales de su cuerpo.** Pregunta al niño durante el día «¿tienes ganas de hacer caca?», para llamar su atención. Si vemos que tiene ganas, lo llevaremos al baño, lo ayudaremos a quitarse la ropa y esperaremos un rato allí sentados. Lo haremos sin forzar y durante el tiempo que el niño considere. Alabaremos el éxito, pero nunca debemos criticar si no lo ha conseguido. «Bueno, tranquilo; esta vez no ha salido. ¡La próxima vez seguro que lo conseguiremos!».
- **Probad a sentarlo sin pañal en el orinal.** Es la mejor manera de que se vaya acostumbrado. Eso sí, tened paciencia, porque

quizá no haya resultados inmediatos (no es fácil concentrarte en algo que no controlas cuando, además, todo el mundo te mira). Pero si hay éxito, decidle: «¡Muy bien, qué caca taaaaaan grande!», así se sentirá alegre por sus avances.

- **Llevadlo al baño siempre a las mismas horas.** Sobre todo, al principio, conviene hacerlo con regularidad y preferiblemente después de las comidas. No le metáis prisa, pero no lo dejéis más de diez minutos si no desea continuar.
- **Celebrad sus pequeños (grandes) logros.** Es muy importante para ellos sentirse reforzados en sus progresos: «Ya eres un niño grande», «¡Lo has hecho tú solito!», «Lo haces tan bien como papá». Una buena idea es el «mural de las cacas», donde se añade una pegatina cada vez que consiga hacer pipí o caca en el baño, pues les permite visualizar sus logros.
- **Explicadle cómo evitar otro accidente.** Si no llega a tiempo o se despista, hay que hacerle entender, con tono serio, pero sin gritar ni reñirle, cómo debe actuar: «Avisa cuando tengas ganas», «¿Dónde se hace el pipí?», «¿Qué pasa si te aguantas?», etcétera. Además, para enseñarle a ser responsable, pedidle que colabore para limpiarse y cambiarse de ropa.

Enseñar al niño a ser responsable de sus actos es importante, pero hacerlo con un tono cariñoso, comprensivo y amoroso aún lo es más.

8

Dientes: mitos, realidades e higiene

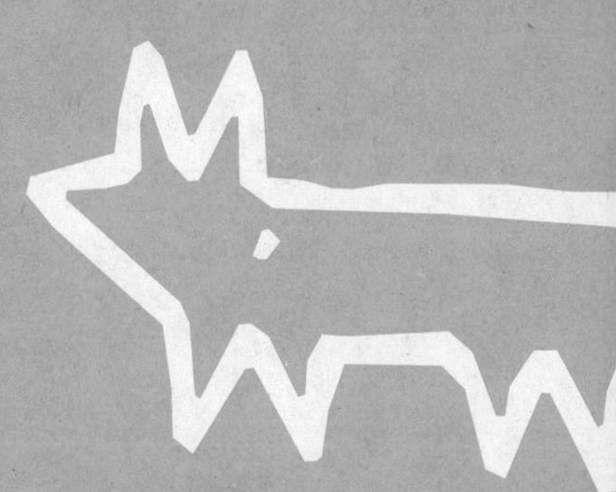

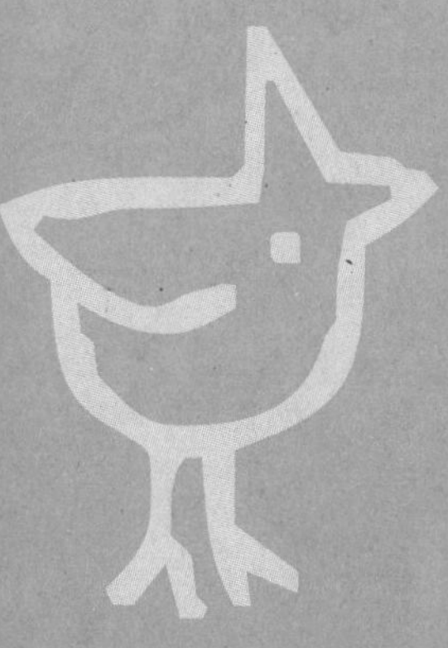

8 *Dientes: mitos, realidades e higiene*

¿Cuántos dientes tienen los niños?

Así como los adultos tenemos 32 piezas dentales, la primera dentición de los niños (los dientes de leche) la formarán 20 piezas. El primer diente suele salir en torno a los 6 meses, pero ten en cuenta que podría ser normal que no salgan hasta los 18 meses. **Si tu hijo tiene 15 meses y aún no tiene ningún diente, que no cunda el pánico.** Desde el momento en que sale su primer diente, y hasta los 3 años, saldrán todos los demás. Ten presente que, si le salen más tarde, muy probablemente también se le caerán más tarde.

Inicialmente salen los incisivos centrales inferiores y después los superiores; a continuación, aparecen los incisivos laterales, abajo y arriba. Así, en tan solo unas semanas desde la salida del primer diente, verás que tu bebé ya tiene cuatro arriba y otros cuatro abajo. Ya en torno a los 13-19 meses saldrán los primeros molares, abajo y arriba, y luego los caninos.

Aquí es cuando muchos padres se preocupan al observar espantados que a su hijo le han salido los colmillos antes que ningún otro y que, más que un bebé, parece el hijo de Drácula. Tranquilos, es cierto que los colmillos suelen salir los últimos, pero, si son los primeros, no pasa nada.

El orden de la dentición es bastante variable, no sufras.

Dudas frecuentes

La higiene dental es muy importante, porque una boca sin caries en la infancia hará que tu hijo tenga una boca sana cuando sea adulto. Y, además, ¿a quién no le gusta tener una sonrisa bonita? Son muchas las dudas sobre los dientes y la higiene dental que me consultáis, así que aquí respondo a las más habituales.

«ESTÁ CON FIEBRE, ¿SERÁN LOS DIENTES?»

Dejemos claro que, en la época de la dentición, de los 6 meses en adelante, es bastante frecuente que los niños cojan algún tipo de infección, por lo general, vírica. Uno de los primeros síntomas de las infecciones, como sabéis, es la fiebre. Si vuestro hijo tiene temperaturas persistentemente superiores a 38 °C, no os escudéis en los dientes: buscad otro origen

La salida de los dientes no produce fiebre.

«CUÁNTA BABA... ¡ESO ES QUE LE ESTÁN SALIENDO LOS DIENTES!»

La saliva da mucho juego, sin duda. El babeo es un proceso independiente de la dentición, pero con un desarrollo paralelo. La saliva aparece en el recién nacido como consecuencia de la actividad de la glándula sublingual, pero en poca cantidad.

Al cuarto mes, empieza a funcionar la **glándula parótida,** situada a ambos lados de la cara. Al ser de mayor tamaño, produce una gran cantidad de saliva. Puesto que a esa edad el reflejo de la deglución aún es bastante inmaduro y no se realiza de una manera eficaz, el exceso de saliva en la boca no es tragado con tanta frecuencia y es por eso que algunos niños **babean.** No dan abasto con la cantidad de saliva que les llega a la boca y, hasta que no se acostumbran a tragarla, la echan fuera.

Sin embargo, puede ocurrir que en esta época aparezca precozmente algún diente, aunque no es lo habitual ni guarda relación con la salivación. En ese caso, sintiéndolo mucho, tendréis que escuchar el típico comentario de la abuela: «Si ya lo decía yo, que era la boca».

Por todo ello, deja que tu hijo se chupe los puños y los pies, y ponle un babero si babea mucho. Utiliza el chupete, los relaja. Ten un poco de paciencia en esas noches en vela que atribuyes a los dientes, porque es muy probable que no sean ellos la causa, sino cólicos, hambre, calor o, simplemente, ganas de que lo abraces y lo achuches. Eso sí, si te preocupa mucho, consulta con tu pediatra.

«SI NO TIENE DIENTES AÚN, ¿PUEDE MASTICAR? ¿LE PODEMOS DAR PAN?»

Al alcanzar los 7-9 meses, la mayoría de los bebés nacidos a término ya estarán preparados para masticar aunque no tengan dientes. Mastican con las encías, saborean con la lengua y, en el caso de mis hijos, hasta ponían los ojos en blanco del gustito que les daba probar el pan con un chorrito de aceite de oliva. Dales pan de barra, y si es integral, mejor. ¡Así que pierde el miedo! No pretendas darle triturados hasta que sea capaz de pedirte un bocata en tres idiomas. Siéntate a su lado, ofrécele trocitos blandos y obsérvalo.

Con dientes o sin ellos,
si les enseñamos, ¡aprenderán!

«¿ES CIERTO QUE HAY COLLARES, PULSERAS Y ANILLOS QUE CALMAN EL DOLOR DE LOS DIENTES?»

¡Falso! Los dientes no duelen tanto como se dice, en la mayoría de los casos se siente una ligera molestia. Olvídate de collares de ámbar y demás «inventos». No hay ninguna evidencia científica de que estos collares alivien nada y sí la hay de su peligrosidad: asfixia, atragantamientos y estrangulamientos.

Nada de collares, pulseras ni anillos en los bebés. Nada de falsas creencias ni remedios milagrosos. Fuera bulos y productos milagrosos. Y si tienes dudas, consulta con tu pediatra, que te mostrará siempre la evidencia científica de la que disponemos.

«¿CUÁNDO EMPEZAMOS A LIMPIARLE LOS DIENTES?»

Desde que le salga el primer diente y con pasta con flúor. Podéis empezar a limpiárselo con una gasita o un cepillo de cerdas blandas dos veces al día. Sin agobiarse y sin que ello suponga una batalla campal. Lo verdaderamente importante es empezar a crear el hábito. Debéis comprar un cepillito infantil, de cerdas suaves y cabezal pequeño, para empezar a cepillarle los dientes después de las comidas en cuanto se pueda. Por un lado, así retiramos los restos de comida; por otro, empezamos a generar el hábito en el niño; y lo más importante: prevenimos la aparición de caries.

Aprovecha esta edad en la que los niños son grandes imitadores. Entra con él en el baño y tómatelo como un juego: «Primero, papá; y luego, tú» e intenta hacerle el «repasito final», como les solía decir yo a mis hijos. Deja que el primer minuto lo hagan ellos y encárgate tú del minuto final.

«¿CUÁNDO EMPEZAMOS CON LA PASTA DE DIENTES?»

Las recomendaciones científicas más actualizadas nos dicen que debemos empezar con la pasta de dientes con flúor desde la salida del primer diente. Conviene cepillar dos veces al día, por la mañana y antes de acostarse.

Hay que utilizar una **pasta de dientes infantil,** pues las concentraciones de flúor deben estar adaptadas a la edad del niño, y en la cantidad recomendada:

1. **En menores de 6 años,** con una pasta de dientes con **1.000 ppm** (partes por millón) de flúor «raspada» sobre el cepillo (grano de arroz).
2. **Por encima de 6 años,** dos veces al día con una pasta de dientes con **1.450 ppm** de flúor y la cantidad de **1 centímetro** sobre el cepillo.

¿Sabías que la última evidencia científica disponible nos dice que lo ideal, tanto en niños como en adultos, sería no enjuagar la boca con agua tras el cepillado? Simplemente hay que escupir sin más y aunque quede una pequeña cantidad de pasta sobre las piezas dentales no pasaría nada.

Así que empecemos por cambiar nuestros hábitos: cepillo seco, pequeña cantidad de pasta con flúor, cepillado durante al menos dos minutos y un escupitajo (o los que sean necesarios).

¿Y si se traga la pasta? No pasa nada. Incluso cuando tienen menos de 2 años, el nivel de flúor en la cantidad de pasta recomendada (un grano de arroz) es tan pequeño que el riesgo de que dañe el esmalte (fluorosis) es prácticamente inexistente.

«¿ES CIERTO QUE LAS CARIES EN LOS DIENTES DE LECHE NO TIENEN IMPORTANCIA?»

¡Falso! Aunque esos dientes no son definitivos y se caerán, toda caries ha de ser tratada y valorada por un odontopediatra. De lo contrario, la lesión puede avanzar y afectar a la dentición definitiva y al tejido circundante que rodea al diente. El 60-90 % de los niños en edad escolar presentan caries.

¿Cómo evitar las caries?

Junto con el cepillado con una pasta con flúor, es fundamental insistir en evitar todos los zumos, aunque sean naturales, en niños menores de 2 años. Los zumos industriales, los refrescos y las bebidas azucaradas representan una de las primeras causas de caries en los países desarrollados y multiplican por tres el riesgo de estas, además de favorecer la obesidad infantil, el sobrepeso y el aumento de factores de riesgo para desarrollar diabetes *mellitus* tipo 2 o hipertensión arterial (HTA) en la vida adulta.

El cepillado de dientes con flúor es la medida preventiva más eficaz para evitar las caries.

Mis recomendaciones

Para evitar las caries, la herramienta más eficaz es una correcta higiene bucal. Así que... ¡a cepillarse los dientes!

- Cepillado de dientes, al menos 2-3 veces al día. El más importante es el de la noche.
- Uso de cabezales suaves y pequeños para llegar hasta las últimas piezas.

- ★ Duración del cepillado, al menos 2 minutos. ¡Juguemos a contar hasta 60 segundos! Hay cepillos infantiles en los que se ilumina una luz en el mango durante 2 minutos para que sepan cuándo han de parar.
- ★ Enseñadle a utilizar seda dental y a cepillarse la lengua.
- ★ No endulcéis nunca el chupete (ni con mermeladas, ni con miel, ni con ningún líquido dulce).
- ★ No chupéis los chupetes de vuestro hijo, podríais traspasarle bacterias que en nada benefician al bebé.
- ★ ¡Los niños han de beber agua! Olvidaos de los zumos.
- ★ Evitad los productos azucarados como galletas, chuches e incluso el pan de molde, que también lleva azúcar en muchos casos.
- ★ Acudid al odontopediatra de forma rutinaria desde el primer año de vida.

9

Escuela infantil, ¿sí o no?

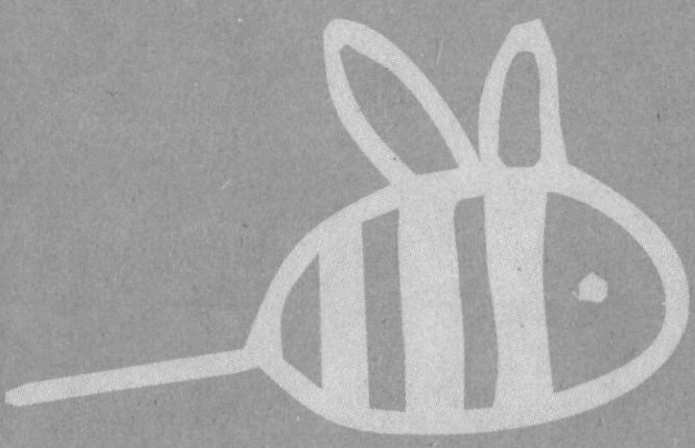

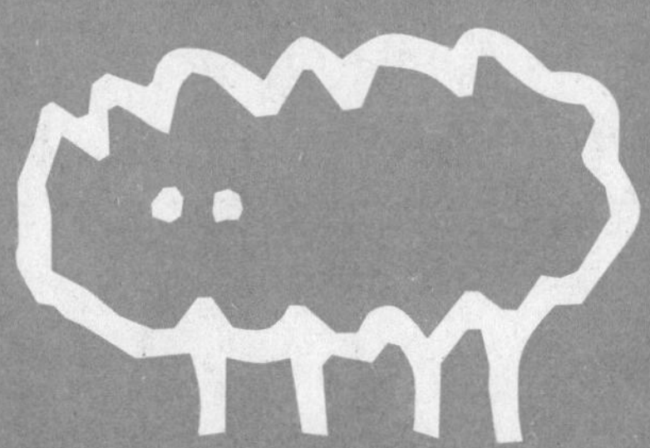

9 *Escuela infantil, ¿sí o no?*

Una función maravillosa

Muchos padres sienten gran preocupación o desasosiego a la hora de decidir si llevan a su hijo a la escuela infantil. Reconozco que este es un tema controvertido, pero, con el fin de ayudaros y acompañaros, voy a resumir la evidencia científica de la que disponemos hasta el momento.

Antes de empezar, quiero resaltar lo siguiente:

Las escuelas infantiles realizan una maravillosa función cuidando de nuestros hijos, son profesionales de la materia y saben cómo hacerlo.

Nada más lejos de mi intención que ocultar la gran labor que realizan.

Cuando muchos padres me comentan sus dudas, siempre pienso lo mismo. «Estamos pensando en llevar al niño a la guardería», me dicen. Aunque comprendo sus motivos (lo confieso, me cuesta el de «es que en casa se aburre»), siempre pienso: «¿Qué diría el niño si pudiera hablar?». A los más pequeños, aburrirse no les preocupa demasiado. Y los más mayores creo que preferirían quedarse en casita con sus cosas que ir a la escuela infantil cada mañana.

¿Y si se queda en casa?

El implacable mundo laboral en el que estamos inmersas las mujeres nos exige reincorporarnos al puesto de trabajo tan solo cuatro meses después del nacimiento de nuestros hijos. Esa exigencia, junto con las escasas facilidades para conciliar nuestra vida profesional con la familiar, nos obliga a dejar a nuestros niños en manos de otras personas. Pero la pregunta es: ¿cuál es la mejor opción?

La Asociación Española de Pediatría (AEP) recomienda no escolarizar a los niños antes de los 2 años.

Los niños hasta los 2 años, incluso más, quieren ver todos los días a su familia. Ellos quieren besos y abrazos, moverse en el entorno que conocen, seguir sus rutinas. Socializar con otros niños o salir fuera de su «minimundo» no es una prioridad ni una necesidad. Cuando un niño de 12 meses se encuentra de repente en una habitación con otros diez niños de esa edad, lo único que desea es que papá o mamá vuelvan a por él. Y, mientras espera su regreso, irá a su aire y no les prestará apenas atención a sus compañeros.

No pasa nada porque el niño esté en casa y no vaya a la guardería o a la escuela infantil. Si papá o mamá tenéis la suerte de poder cuidar de él en casa, aprovechad para disfrutar de ese tiempo juntos. Y en el caso de que tengáis que dejar el cuidado de vuestro hijo en manos de alguien de confianza, pensad que el niño recibirá toda su atención en exclusiva.

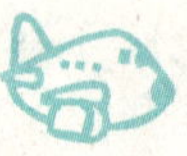

Vuestra decisión es sagrada

Se discute mucho sobre las ventajas de las escuelas infantiles. Voy a demostraros, con la evidencia de que disponemos, que algunas de ellas no son ciertas, sino que son mitos sin base científica.

«Aunque enfermará más a menudo, en la escuela infantil sus defensas se fortalecerán y, cuando empiece el colegio, estará inmunizado». ¿Verdad que os suena? En realidad, los niños que van a guarderías padecen entre 8 y 10 procesos febriles al año. Como suelen concentrarse en los meses de invierno, eso quiere decir que están enfermos cada 2 o 3 semanas.

Los estudios muestran que tienen más del doble, incluso el triple, de posibilidades de padecer otitis medias, resfriados, conjuntivitis, gastroenteritis, bronquitis y neumonías que los niños que están en casa. Y el riesgo aumenta si se tiene en cuenta que un virus puede atacar a un niño de 5 meses y «tumbarlo» una semana y, en cambio, apenas provocarle algún síntoma leve a otro de 4 años. La inmunidad de los niños no se desarrolla por completo hasta los 2-3 años de edad. Hasta entonces, se defienden mal ante las infecciones. Sin olvidar que se conocen más de 200 virus causantes de infecciones respiratorias, de modo que sería imposible inmunizarse frente a todos ellos.

También sabemos que a los niños escolarizados se les administrarán antibióticos antes y en mayor número que al resto.

«Los niños que van a la escuela infantil se espabilan más rápido», oigo decir a muchos padres. Todos los niños sanos aprenden a hacer pipí sin pañal, a comer con cubiertos, a diferenciar los colores, a reconocer las formas. ¿Acaso porque estén en casa no aprenderán a hacer todas esas cosas?

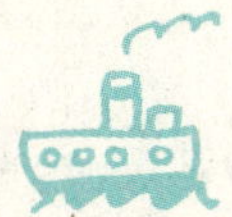

Los niños que han acudido a la escuela infantil no tendrán más habilidades sociales o éxito profesional en el futuro que los que están en casas, según la evidencia existente.

Nadie puede criticar la decisión de unos padres de llevar a su hijo a una escuela infantil, como tampoco la de criarlo en casa. Como he dicho en alguna ocasión, cualquier decisión tomada por unos padres desde el conocimiento y la madurez merece el más absoluto respeto.

Ante la obligación de la madre de reincorporarse al trabajo, las escuelas infantiles son una excelente solución (en ocasiones, la única) cuando no se tiene con quién dejar al niño. En ese caso, hay que buscar la mejor de las opciones disponibles. Para ello, hay que visitar las instalaciones, valorarlas (zonas de recreo, jardines, cocina, lugares de descanso, etcétera), informarse sobre las condiciones (número de niños por cuidador, actividades, horarios...) y todo lo que se considere importante. Y, una vez que os hayáis decidido, intentad que el niño esté allí las menos horas que sea posible.

Si tenéis la posibilidad de criar a vuestro hijo en casa, sin exposición a infecciones, sin horarios tan estrictos, con comida casera y disfrutando de paseos matutinos al parque de vuestra mano, de la de un familiar o de alguien de confianza, os lo recomiendo. Ya tendrá tiempo de madrugar y asumir responsabilidades cuando empiece el colegio. Y si, por el contrario, no tenéis otra opción de escolarizarlo, adelante; tu hijo estará perfectamente cuidado en manos de profesionales.

10

Alimentación

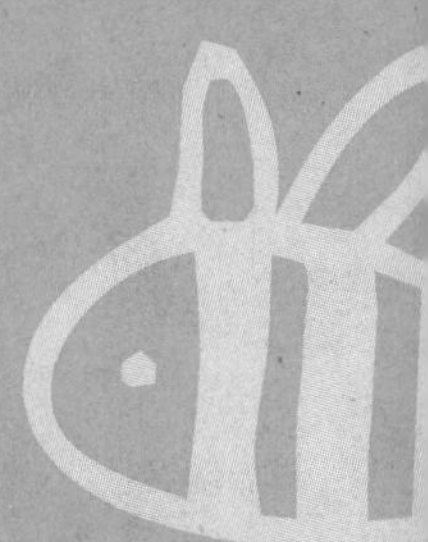

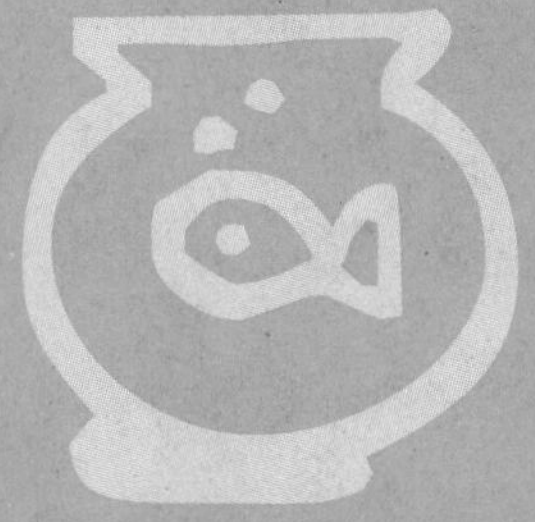

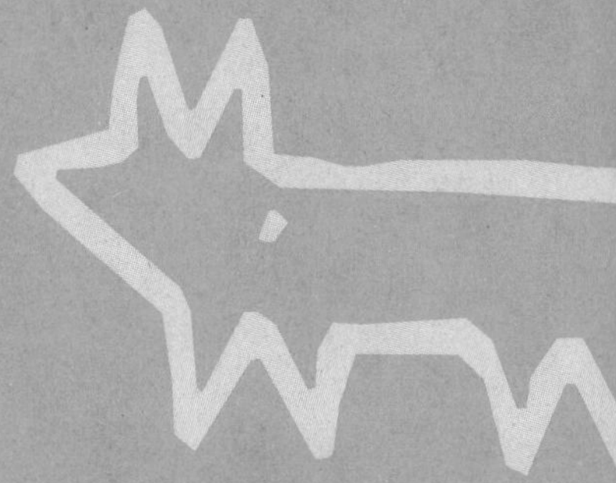

De la leche materna al plato

La alimentación de los más pequeños es uno de los temas sobre los que más preguntas me hacéis los padres. Y es lógico, todos queremos lo mejor para nuestros hijos, así que conviene tener información clara y exacta para evitar dudas y errores. Hay hábitos que nos parecen saludables, quizá porque nosotros mismos los hemos seguido desde nuestra infancia, y que resultan estar equivocados. Los pediatras estamos para responder a todas esas dudas y ayudaros a darles a vuestros hijos la mejor alimentación.

La Organización Mundial de la Salud (OMS) recomienda la lactancia materna como único alimento desde el nacimiento hasta los 6 meses. Hasta entonces, el bebé no necesita más que mamar, a la hora que quiera y cuanto quiera. Olvidaos en esta fase de darle cereales o fruta; de hecho, ni siquiera necesitaría agua. Es verdad que, en algunas ocasiones puntuales, vuestro pediatra quizá os recomiende empezar un poco antes con la alimentación complementaria, pero, en realidad, los bebés lo único que necesitan hasta los 6 meses es leche, ya sea materna o, en su defecto, fórmulas adaptadas.

A partir de los 6 meses, y hasta los 2 años o más, su cuerpo necesita más nutrientes, sobre todo hierro, y llega el momento de sumarle a la lactancia materna una **alimentación complementaria.** Esa alimentación no sustituye a la leche materna, sino que se añade a ella. El alimento fundamental hasta los 12 meses de vida es la leche (ya sea materna o adaptada), aunque habrá que complementarla con otro tipo de alimentos, que ahora veremos, a partir de los 6 meses.

Pero, como siempre, **la decisión respecto al tipo de alimentación y la forma de administrársela es vuestra,** de la madre y el padre. Los profesionales os informaremos y apoyaremos en todo momento, no estamos aquí para juzgar. De hecho, nadie debe juzgar cómo alimentáis a vuestro hijo.

Muchos os encontraréis con esta situación (si es que no la habéis vivido ya):

—¡Que bebé más mono! ¿Cuántos meses tiene? —te pregunta otra mamá en el parque mientras das de mamar a tu hijo.

—Tiene 5 meses.

—¿Y le das fruta? Porque el mío ya tomaba fruta con esa edad... —replica arrugando el ceño y lanzándote una mirada acusadora.

Como eres una persona educada, sonríes y contestas:

—Gracias, pero mi bebé toma lactancia materna exclusiva.

¿Para qué vas a explicarle que esa es tu decisión y que, además, los niños solo deben tomar leche hasta los 6 meses? Incluso con fórmulas adaptadas en biberón tampoco necesitarían otra cosa que no sea leche.

La introducción precoz de los alimentos, antes de los 4 meses, aumenta el riesgo de desarrollar enfermedades autoinmunes (diabetes *mellitus*) y alergias alimentarias.

Muy bien, estarás pensando, solo leche hasta los 6 meses, pero... ¿y si le doy biberón? He observado que las familias que dan biberón se inclinan por comenzar antes con las papillas, aunque no sea necesario hacerlo antes de los 6 meses si el crecimiento y el desarrollo del niño son adecuados. Si le dais biberón y os parece oportuno, podéis adelantar unas 2-4 semanas la alimentación complementaria, pero no es necesario. Tanto los bebés alimentados con pecho como los alimentados con fórmula adaptada no necesitan otra cosa que no sea leche hasta los 6 meses.

Ten en cuenta además que los niños prematuros o con alteraciones en su desarrollo psicomotor tienen ritmos que no son los que encontramos habitualmente en otros niños. Déjate aconsejar por tu pediatra, que es quien mejor os conoce.

Durante el primer año, el niño debe tomar en torno a 500 ml de leche al día.

¿HAY QUE EMPEZAR CON CEREALES? ¿CÓMO SE LOS INTRODUZCO?

A la pregunta de si hay que empezar con cereales a partir de los 6 meses, os diré que sí, que son una magnífica fuente de hidratos de carbono, pero esto no quiere decir que vayamos corriendo a comprar cereales de caja y le llenemos los biberones a cucharadas. No. Hay opciones mucho más saludables que esta.

Tenemos claro que nuestro organismo necesita una fuente de hidratos de carbono para funcionar, pero también tenemos claro que no todos los cereales son iguales, ¿verdad? Pues bien, lo más sencillo y práctico si no te quieres liar con el etiquetado de los envases es que, al empezar con la alimentación complementaria, le añadas a su comida un trozo de pan integral, una cucharadita de arroz en la comida, un puñadito de pasta integral, un poco de avena con su fruta, una sopita de sémola bien espesita con sus verduras y pollo, un poco de quinoa... Lo que desees como fuente de cereal, sabiendo que salvo el arroz, que debe ser blanco (ya que el integral contiene más arsénico), el resto de las fuentes de cereal es preferible que sean siempre integrales (pasta, pan, etc.).

Si por alguna razón tienes una caja de cereales en polvo para bebés en casa, la clave está en que sean 0 % azúcares añadidos (y 0 % azúcares producidos por hidrólisis). Esto es lo importante. Ya que si los cereales contienen un 10-20 % de azúcares, es preferible evitarlos. Y que conste que, en los niños alimentados con leche adaptada, añadir cereal a los biberones no es en ningún caso obligatorio; de hecho, es algo complemente prescindible.

En los últimos años escuchamos asiduamente aquello de: «Prefiero no darle cereales envasados, llevan azúcares añadidos».

Lo cierto es que la industria del cereal se ha puesto las pilas con los azúcares añadidos y azúcares libres, y han rebajado considerablemente sus concentraciones en los últimos años. Incluso hay empresas que comercializan cereales integrales sin azúcares ni añadidos ni producidos por hidrólisis. Si optas por este tipo de fuente de cereal, revisa siempre el etiquetado.

Yo lo que suelo recomendar es añadir la fuente de cereal en sus comidas habituales: puedes darle todos los días un trocito de pan integral o probar con un puñadito de sémola de trigo en los purés o de avena en el yogur y en la fruta, o bien añadir un poquito de pasta a los purés (fideos integrales o macarrones integrales, por ejemplo).

¿Y LA FRUTA?

Como con los cereales, **las alternativas a la hora de introducir la fruta** son muy variadas y, además, muy sencillas:

- A partir de los 6 meses, los niños pueden comer cualquier tipo de fruta sin excepción. El orden de introducción de los alimentos no es importante, aunque sí solemos hacerlo de una forma escalonada o gradual para identificar posibles reacciones alérgicas.
- Si optas por papillas, podemos empezar con una papilla hecha con media manzana, media pera, medio plátano y unos trocitos de naranja durante tres días y, posteriormente, ir introduciendo el resto de las frutas. Por ejemplo, sobre esa base, podemos añadir dos uvas trituradas durante un par de días, luego añadir un trozo de melón durante otro par de días, después una fresa y así sucesivamente, respetando los gustos del bebé y aprovechando las frutas de temporada. El orden, insisto, no es importante.
- Si el bebé se toma esa papilla a gusto, pasad a darle piezas enteras (pequeñas y maduras) trituradas o bien chafadas con el tenedor.
- Dadle la naranja en trozos o chafada mejor que en zumo: al hacer zumo, los azúcares naturales de la fruta se convierten a todos los efectos en azúcares libres. Al tirar la pulpa, se pierde la matriz, que es la que retiene los azúcares. En condiciones normales (fruta entera), la matriz hace que se liberen los azúcares

en nuestro organismo de una forma más lenta. Al exprimir la fruta, el azúcar se comporta como azúcar libre, que se libera directamente en nuestro torrente circulatorio y provoca unos picos de insulina nada recomendados, y menos en los niños.

★ No endulcéis la papilla de frutas; olvidaos del azúcar, la miel o las galletas. «Pues mi madre le añade un par de galletas María y queda riquísima». Sí, es cierto, las galletas están ricas, pero también contienen azúcares y grasas poco saludables que perjudicarán la salud de vuestro bebé.

En principio, no hay ninguna fruta que un niño no pueda comer, pero conviene estar alerta si detectáis algún síntoma extraño (he dicho «estar alerta», así que no os temáis lo peor cada vez que introduzcáis un nuevo alimento). **Las reacciones alérgicas alimentarias son, en su inmensa mayoría, inmediatas.** A los pocos segundos o minutos de haberla ingerido (a veces, basta con que el alimento haya rozado los labios o la piel), comienzan a aparecer ronchas (habones) o enrojecimiento (eritema) alrededor de la boca, la lengua empieza a picar, los párpados o los labios se pueden inflamar (angioedema) e incluso el niño llega a vomitar. En los casos más extremos (no son los más comunes), puede haber tos y dificultad respiratoria (anafilaxia). Si os encontráis ante cualquiera de estos casos, acudid inmediatamente al Centro de Salud o Servicio de Urgencias más cercano.

Los alimentos que producen alergias con mayor frecuencia son la proteína de la leche de vaca, el huevo (sobre todo la clara), el melocotón, el kiwi y la fresa.

«Y si hemos decidido seguir una lactancia materna, ¿cómo iniciamos la alimentación complementaria?». Pues exactamente igual, esperando hasta los 6 meses de vida para introducirla. Como el alimento principal del lactante durante sus primeros 12 meses de vida sigue siendo la leche (materna o adaptada), puede pasar que, al principio, tu hijo tenga suficiente con unas pocas cucharadas. No te preocupes ni lo fuerces, poco a poco irá comiendo más.

Cada niño sigue su propio ritmo, unos comen más cantidad o más rápido que otros. Y mientras que algunos terminan el cuenco sin mancharse, los hay que acabarán cubiertos de papilla (y, de paso, «decorarán» todo lo que haya a su alrededor). Ponle un babero gigante y ten paciencia. Evita limpiarle la boca tras cada cucharada. ¿Te imaginas si, en un restaurante, el comensal de al lado te pasara la servilleta por la boca tras cada bocado? Relájate y disfruta.

«¿Cómo le doy el cereal si solo toma pecho?». Lo más práctico es añadir la fuente de cereal en sus comidas habituales y así no nos complicamos: un puñadito de pasta integral en la papilla de salado, por ejemplo, una cucharadita de avena en la fruta, un trozo de pan integral con su comida, etcétera.

«¿Qué cereales le doy: con gluten o sin gluten?». Las recomendaciones sobre los cereales con gluten (como el trigo, la cebada, el centeno y la avena) se actualizan cada cierto tiempo, por lo que os recomiendo preguntar a vuestro pediatra. Según los últimos estudios, **los 6 meses es una buena edad para empezar con los cereales con gluten.** En cuanto a la cantidad concreta, no existe ninguna recomendación científica. Eso sí, acostúmbrate a leer las etiquetas y huye de los que están endulzados con miel, azúcares, galletas, etcétera. Cuanto menos azúcar, mejor.

«¿Le puedo hacer un *porridge* de avena a partir de los 6 meses?». El *porridge* de avena, o las comúnmente llamadas gachas, es un plato estupendo y muy rico nutricionalmente que puedes preparar con agua, con leche materna o con fórmula adaptada. Y además es una manera maravillosa de introducir el cereal sin necesidad de recurrir a cereales envasados cuyas etiquetas no siempre son fáciles de leer.

Ahí va la receta:

Porridge de avena

Ingredientes

- 300 ml de agua mineral/leche materna/fórmula adaptada
- 180 g de copos de avena finos
- Canela en polvo

Elaboración

1. Calentamos en un recipiente el agua/leche y cuando esté a punto de hervir le vamos a añadir los 180 g de avena junto con la canela.
2. Lo dejamos a fuego medio para que se vaya cociendo despacito e iremos removiendo lentamente durante 5-7 minutos.
3. Cuando veas que la textura es cremosa, apagas el fuego y dejas que se enfríe.
4. Puedes añadirle unas rodajas de plátano maduro o unos trocitos de manzana asada y estará de muerte. ¡Te lo aseguro!

Las pautas de alimentación son una herramienta para facilitar la introducción gradual de los alimentos por grupos, y nos ayudan a detectar una posible alergia. Realmente, la edad exacta a la que introduzcamos las verduras, la carne, el pescado, las legumbres y los huevos no es lo más importante.

Aunque estas recomendaciones pueden ser muy diferentes en cada país y en cada cultura, yo me baso en la dieta mediterránea y, en mi consulta, propongo estas sencillas pautas de alimentación.

A partir de los 6 meses, si le vais a dar triturados, podéis empezar con el puré de verduras con patata y pollo. Se puede utilizar todo tipo de verduras (puerro, calabaza, calabacín, zanahoria, judías verdes...), pero la Agencia Española de Seguridad Alimentaria y Nutrición (Aesan) recomienda descartar las verduras de hoja verde (acelgas, espinacas, borraja, col...), porque contienen altas concentraciones de nitratos. Al digerirlos, los nitratos se transforman en nitritos, que en los niños menores de 12 meses llegan a provocar metahemoglobinemia, una enfermedad grave que puede hacer que el bebé se ponga azul pitufo (cianótico).

Puré de verduras, patatas y pollo

1. Limpia y lava bien las verduras escogidas (puerro, patata, calabaza, calabacín, zanahoria, judías verdes...).
2. Prepara unos 30 gramos de pechuga o muslo de pollo sin piel por ración, por lo que, si preparas el puré para tres días, añadirás una pechuga de unos 100 gramos en total. Un filete entero de pollo para un día sería demasiado, y ese exceso de proteínas, aparte de no beneficiar, favorecería el sobrepeso y la obesidad.
3. Cuécelo todo en una olla con agua o al vapor. Recuerda que no debes añadir sal.
4. Una vez hervido, retira la mayor parte del agua y añade un chorrito de aceite de oliva virgen extra.
5. Tritura el puré y repártelo en raciones de unos 200-250 gramos. Esta cantidad es orientativa, tendrás que adaptarla al apetito, preferencias y edad del bebé. Si tu hijo tiene suficiente con menos cantidad y tu pediatra te dice que su desarrollo progresa bien, sigue así.
6. Una vez que tolere ese puré, podéis alternar el pollo con el pavo, el conejo, el cordero, la ternera y los pescados.

—¿Y tiene que ser en ese orden siempre?

—No. Podéis hacerlo como vosotros prefiráis. Insisto, este orden no es fijo.

¿Y el pescado? También. Podéis empezar con el que prefiráis (pescadilla, merluza, lenguado, rape...) y será bastante con unos 50/70 gramos por ración. Podéis triturarlo junto con las verduras y la patata o la pasta o probar a dárselo por separado, en forma de «mollitas». A partir de los 7-8 meses mastican bien, aunque no tengan dientes, y pueden triturar el pescado con las encías, la lengua y el paladar.

«¿Hay algún pescado que no pueda comer?». Evita el emperador, el pez espada, el tiburón (cazón, tintorera), el lucio y el atún rojo, al menos hasta que el niño cumpla los 10 años (estas especies contienen una cantidad de mercurio que podría ser perjudicial en niños menores de esa edad).

Como el alimento fundamental durante los primeros 12 meses de vida debe ser la leche, el puré de verduras acompañado de pescado o carne será el plato fuerte de la comida. El «menú» diario cuando empecéis con la alimentación complementaria podría ser el siguiente, pero, insisto, esto es variable y ha de adaptarse a las costumbres de cada familia:

- **Desayuno:** leche materna o fórmula adaptada o *porridge* de avena +/- fruta.
- **Comida:** verduras con carne o pescado, legumbres, huevo, pasta, arroz... +/- fruta.
- **Merienda:** fruta fresca.
- **Cena:** de nuevo leche.

Si el bebé sigue tomando pecho, además podrá engancharse todas las veces que lo pida. Y por la noche la mayoría de los bebés seguirán pidiendo leche hasta los 12-15 meses.

A los 8-9 meses, o incluso antes si has optado por triturados, tu bebé ya suele estar apto para masticar. Para acostumbrarlo a nuevos sabores y texturas, dale trocitos de pan integral, queso fresco sin sal, tomate rallado, aguacate, hummus de garbanzos, «mollitas» de pescado... Aparte de descubrir otros alimentos, aprenderá a masticar y, aunque no tenga dientes, lo hará con las encías. ¿Y si tras probar el pollo ese día en casa hay merluza? Pues le ofreces la merluza durante tres o cuatro días y no pasa nada.

«¿Puede empezar con los purés a los 4 meses?». Lo siento, pero tendréis que esperar por una razón muy sencilla. Los recién nacidos están preparados para tragar líquido desde el mismo instante en el que nacen; sin embargo, el **reflejo de extrusión** les impide tragar o masticar alimentos sólidos hasta los 5 meses de vida o más. Es un mecanismo de supervivencia que hace que, al notar algo más o menos sólido en la boca, el bebé lo expulse con la lengua para no atragantarse. Eso sí, a los 7-9 meses la mayoría de ellos ya están preparados para masticar. Siéntate a su lado, ofrécele trocitos y, si los mastica y traga bien, ¡adelante! Si ves que le cuesta o no está por la labor, descansa un par de semanas y vuelve a intentarlo. Recuerda que la masticación se entrena; todos los días probaremos un poco.

«¿Qué pasa con el yogur?». Los niños ya toman leche, así que el yogur no es imprescindible. El yogur no sustituye a la ración de fruta que debe tomar como merienda. Y si después de comer aún tiene apetito, el mejor postre es la fruta. A partir de los 8-9 meses podrían tomar un yogur natural sin azúcar al día. Este yogur lo puedes mezclar con avena y fruta, por ejemplo. ¡Buenísimo!

«¿Ya puede comer huevos y legumbres?». A partir de los 6 meses, el niño puede comer de todo. Eso sí, hay que utilizar el sentido común y no introducirle varios alimentos nuevos el mismo día. La mejor manera de comenzar a darle huevo es hacerlo de manera gradual:

- ★ Hierve un huevo y retira la cáscara y la clara. Corta la yema en cuartos. Ofrécele un cuarto de yema cada día, por ejemplo, desmenuzado en la papilla de verduras durante dos o tres días.
- ★ Posteriormente, añade media yema al puré durante par de días, y así sucesivamente con cantidades mayores.

- ★ Presta atención a cualquier posible reacción alérgica o extraña. Añade una yema entera cocida a la papilla otros dos o tres días. Cuando le pongas la yema entera en el puré de verduras, no añadas más proteína en forma de carne o pescado.
- ★ Tras comprobar que tolera la yema, comienza con la clara. **Atención: la clara de huevo es el alimento que produce más alergias después de la leche, así que estad atentos los primeros días.** La mejor manera de introducir la clara es preparar una tortilla a la francesa muy hecha (cuanto más cruda está la clara, más riesgo de alergia).

Vamos ahora a por las legumbres, una fantástica fuente de proteína vegetal: lentejas, alubias, garbanzos o guisantes.

No intentes darle un puré solo de legumbres el primer día. Te recomiendo que añadas un puñadito de lentejas, alubias, garbanzos o guisantes en el puré de verduras varios días a la semana. Prueba cada vez con una legumbre diferente, así, además de comprobar si la tolera bien, podrás saber cuáles son sus preferidas. ¿Y desde qué edad puede tomar legumbres? Pues desde los 6 meses. En el puré que le hagas le puedes añadir verduras variadas, un trozo de patata, lentejas y aceite de oliva virgen extra. ¡Buenísimo! Otro día puedes cambiar por garbanzos, por alubias o por guisantes. Y la patata la puedes intercambiar por otra fuente de hidrato de carbono, como el arroz blanco o la pasta integral.

Mi receta de hummus

Cuando mis hijos eran pequeñitos, les encantaba el hummus de garbanzos. Les hervía unos palitos de zanahoria y les encantaba untarlos en el hummus. Qué manera más saludable de comer garbanzos, ¿no os parece?

Pues ahí va mi receta, que aún hoy en día preparo:

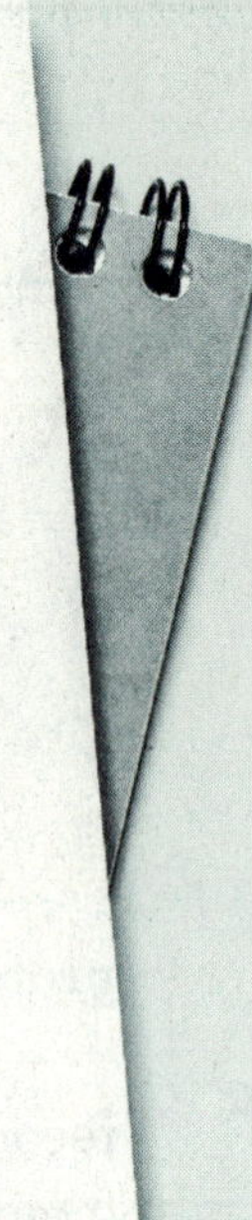

Hummus

Ingredientes

- 400 g de garbanzos de bote cocidos
- 1/2 limón
- 1 diente de ajo pequeño
- 1 cucharadita de comino
- 50 ml de agua
- 50 ml de aceite de oliva virgen extra (AOVE)

Elaboración

Lavamos bien los garbanzos, añadimos al vaso de la batidora todos los ingredientes y trituramos hasta que la textura quede suave. ¡Buenísimo!

Ahora que son mayores, le añado un poco de sal y un poquito de pimentón y les chifla.

«¿Puedo darle frutos secos?». Puede tomarlos desde los 6 meses, pero asegúrate de que estén bien molidos para que el niño no se atragante. **Los frutos secos, ni enteros ni en trocitos hasta los 5 años, solo molidos o en crema.**

¿Sabes lo que yo hacía cuando mis hijos eran pequeñitos? Molía un par de bolsas de cacahuetes tostados sin sal y los guardaba en un tarro de cristal. Hacía lo mismo con las avellanas, las nueces y las almendras. De tal forma que tenía cuatro botes de cristal con un tipo de fruto seco molido ya listo para usar. En la papilla de fruta añadía una cucharada de nueces, por ejemplo. ¡Buenísimo! O en el *porridge* añadía una cucharadita de cacahuete y removía bien. ¡Exquisito! Siempre los tenía a mano. Recuerda que los frutos secos son una excelente fuente de energía y de grasas saludables en la dieta de los niños, así como en la de los adultos.

Los bebés que toman triturados suelen comer una papilla de «salado» y otra papilla de fruta al día, y el resto de las tomas suelen ser leche, ya sea lactancia materna o leche adaptada (unos 500 ml al día). La fruta la puedes añadir y mezclar como desees, no hay ninguna que no pueda comer a partir de los 6 meses.

Las comidas que habitualmente se llaman «saladas», aunque no añadamos sal, deben contener los cuatro componentes del plato de Harvard, del que te hablaré un poco más adelante:

- **Una fuente de proteína:** carne, pescado, huevo o legumbres.
- **Una fuente de verduras:** todas las verduras menos las de hoja verde (acelgas, espinacas, borraja). Puedes añadir y mezclar varias como, por ejemplo, puerro, tomate, judías verdes, calabacín, calabaza, zanahoria...
- **Una fuente de hidrato de carbono:** puñadito de arroz blanco, puñadito de pasta integral, pan integral, avena...
- **Una fuente de grasas saludables:** aceite de oliva virgen extra, aguacate, frutos secos molidos o en crema.

¿Y a partir de los 12 meses? A comer como un chico mayor, sentado a la mesa si no lo hacía ya y compartiendo la cena (dentro de los límites razonables) con el resto de la familia. No tritures tanto los alimentos, ofrécele más, con más trocitos, hasta que ya pueda comer de todo. Es el momento de ofrecerle leche entera de vaca (no hace falta que tome más de 350 ml al día de leche), y de incorporar las verduras de hoja verde, como las acelgas y las espinacas a modo de guarnición (no más de 45 g al día hasta que cumpla 3 años), que hasta ahora tenía prohibidas. También a partir de esta edad ha de tomar un poco de sal yodada en las comidas.

El BLW, la alimentación complementaria a demanda

Hay familias que acuden a mi consulta y, al hablar de la alimentación de su hijo, me comentan que no quieren darle purés y papillas, sino que prefieren hacer BLW (*baby-led weaning*) o alimentación autorregulada por el bebé. Este método, que ya conocían muchas de nuestras madres y abuelas, ha resurgido en los últimos años.

¿QUÉ ES EL BLW?

Consiste en iniciar la alimentación complementaria a los 6 meses con alimentos enteros, en lugar de triturados. Para que el niño pueda agarrarlos con sus manos y llevárselos a la boca, se le presentan con el tamaño y la forma adecuados.

A esa edad los niños aún no hacen la pinza con el pulgar y el índice (no lo logran hasta los 9 meses, más o menos). Por tanto, utilizarán la mano entera (presión palmar) para sujetar los alimentos. Conviene hervir las verduras, la carne, el pescado y la fruta en porciones alargadas y proporcionadas, así podrán agarrarlas sin dificultad.

Tened en cuenta que el alimento principal entre los 6 y los 8 meses sigue siendo la leche. La energía que debe aportar la alimentación complementaria a esa edad debe ser 1/5 del total. Sin embargo, entre los 9 y los 11 meses la balanza estará más equilibrada y el 50 % del aporte calórico deberá venir de la alimentación complementaria y el otro 50 % de la leche.

REQUISITOS PARA EMPEZAR CON EL BLW

Son pocos, pero realmente importantes, primero, por razones de seguridad y, después, para asegurarnos de que el niño realmente come lo suficiente.

- ★ **Haber desaparecido ya el reflejo de extrusión.** Ya os he hablado de él: hace que los niños más pequeños expulsen con la lengua cualquier objeto sólido, como un trozo de alimento, con el que puedan atragantarse. Suele desaparecer hacia los 6 meses.
- ★ **Es imprescindible que se mantenga bien sentado.** Me refiero a estar en la trona sin caerse a los lados o hacia delante (sedestación estable), no a estar sentado como una estatua.
- ★ **Manejarse bien con sus manos.** Que tenga la autonomía manual suficiente le permitirá alimentarse por sí solo.
- ★ **Tener una adecuada coordinación ojos-mano-boca.** Eso le permitirá ver qué alimentos quiere, agarrarlos convenientemente y llevárselos a la boca sin problemas (lo que no impedirá que se manche o que la comida caiga al suelo, así que paciencia).

Antes de decidirte por el BLW, debes conocer sus ventajas e inconvenientes.

PRINCIPALES VENTAJAS DEL BLW

1. **Introduce hábitos de alimentación más saludables.** Los bebés prueban distintos sabores y texturas, lo que parece contribuir a que lleven una alimentación más saludable y variada cuando crezcan.
2. **Respeta las señales del cuerpo.** Al ser una alimentación a demanda, los niños aprenden a regularse según las señales de su cuerpo. Así, comerán cuando sientan hambre y dejarán de hacerlo cuando estén saciados. Eso ayuda a que toda la familia viva la alimentación de una forma más relajada, sin tener que forzar a sus hijos pequeños a comer.
3. **Promueve y estimula el desarrollo psicomotor del niño.** Favorece la masticación, la autonomía, la motricidad (pinza), la coordinación óculo-manual (la habilidad de agarrar con la mano lo que vemos), etcétera.

4. **Mejora la transición a la alimentación sólida.** Al masticar alimentos de distintos sabores y texturas desde los 6-7 meses, los niños que siguen el BLW se adaptan más rápido a los alimentos sólidos.

Y ALGUNOS RIESGOS O INCONVENIENTES

Al dejar el «control» en manos del niño (nunca mejor dicho), existe el riesgo de que su alimentación **no cubra todas sus necesidades energéticas o que haya desequilibrios nutricionales si los padres no están correctamente informados.** Por ejemplo, con el BLW puede ocurrir que el niño coma sobre todo verdura y/o fruta y que coma menos proteína de la que necesita. De ser así, podría sufrir una anemia ferropénica (por falta de hierro), no ganar el peso adecuado o que su desarrollo psicomotor se frene. Por eso es muy importante explicarles a las familias el plato de Harvard, del que hablaremos más adelante, de tal forma que en todas las comidas que se le ofrezcan al niño haya una buena ración de verduras y fruta, una porción de proteína (carne, pescado, huevo o legumbres) y otra porción de hidratos de carbono (pan integral, patata, pasta integral, arroz).

El **atragantamiento** es uno de los riesgos cuando los padres optan por el BLW sin haberse informado previamente de qué alimentos no se les debe dar. Si eliges el BLW, te recomiendo que aprendas unas **nociones básicas de primeros auxilios.** Para evitarlo, es importante que los padres que decidan practicar esta modalidad se informen bien sobre **qué alimentos conviene evitar hasta los 5 años de edad dependiendo de la madurez:**

- Verduras crudas (zanahoria, apio, ensalada).
- Salchichas tipo fráncfort cortadas en rodajas.
- Patatas fritas de bolsa, galletas de arroz o de maíz.
- Manzana cruda, cerezas enteras, uvas enteras...
- Frutos secos (cacahuetes) y desecados (pasas, arándanos) enteros o en trozos.

- Caramelos, palomitas, chocolatinas...
- Cualquier alimento duro que no puedan aplastar con la lengua y el paladar.

Las opciones para la alimentación complementaria de vuestro hijo son muy variadas. La decisión está en vuestras manos. Observad cómo actúa al comer, respetad sus gustos, estad atentos y, sobre todo, no tengáis prisa, disfrutad viendo cómo progresa y aprende. Y si tenéis cualquier duda u os encontráis con cualquier dificultad, vuestro pediatra os ayudará.

¿Y SI HAGO UN MÉTODO MIXTO?

Pues claro que sí. Tengo infinidad de familias que a la hora de comer en la escuela infantil o con los abuelos, se sienten más seguros si su hijo toma alimentos triturados. Sin embargo, en la cena o los fines de semana, optan por un BLW de una forma más relajada, tranquila y «disfrutona». ¡Adelante! No hay ningún problema. Los niños y las niñas se irán adaptando poco a poco a todo tipo de texturas siempre que respetemos sus gustos y su madurez. Hay bebés que al llegar a los 6 meses aún no permanecen sentados y empezamos con purés. Pero en el momento en el que se sienten y muestren interés por la comida, podemos pasar a un BLW a los 7-8 meses sin problemas.

Tranquilos, que todo es susceptible de cambio y de aprendizaje.

Comer sano: el plato de Harvard

La mejor manera para aprender a comer sano es el **plato de Harvard** (se llama así porque lo estudiaron y crearon en esa universidad de Estados Unidos). Es un método sencillo, válido tanto para bebés como para niños y adultos, y se puede utilizar en las comidas y en las cenas.

Veamos ahora, paso a paso, cómo funciona (para que sea más fácil, incluyo también un dibujo que te ayudará a comprenderlo).

Lo importante no es la cantidad, sino la calidad y la proporción de los grupos de alimentos.

Divide mentalmente el plato en dos mitades. Una debe estar formada por **verdura** o **fruta.** Ahora, divide la otra mitad en dos cuartos iguales: **hidratos de carbono** y **proteína**. ¿Veis qué fácil?

«Pero si cena solo una tortilla a la francesa, faltan cosas». En efecto, esa cena solo contiene proteína, así que no está equilibrada y, por tanto, no es tan sana como muchos creen. ¿Qué falta? Está claro: la verdura (o la fruta) y los hidratos de carbono.

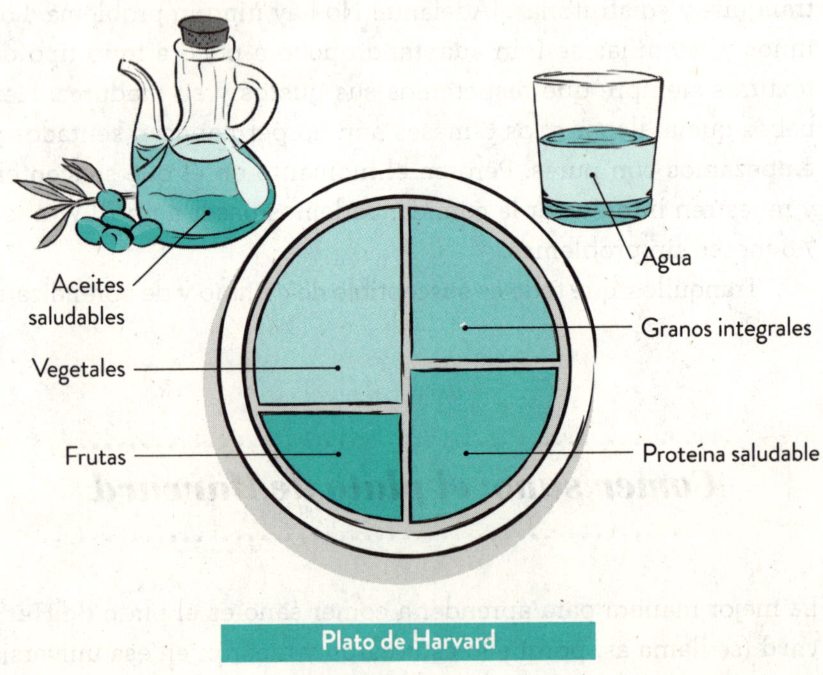

Plato de Harvard

- ★ **Verduras (media ración).** Te recomiendo que pongas una ensalada en el centro de la mesa. Si tu hijo la ve todos los días, tarde o temprano acabará probándola. Y si tú comes ensalada cada día, despertará su curiosidad. Una buena opción son las verduras asadas (por ejemplo, en escalivada), crudas si ya están lo suficientemente maduras para masticarlas, a la plancha, al ajillo, en puré, cocidas..., como prefiráis. Hay otras opciones igualmente sabrosas, como el gazpacho y el salmorejo, pero es mejor no abusar de ellas.
- ★ **Hidratos de carbono (un cuarto de la ración).** Es suficiente con un puñado de arroz o de sémola de trigo, una patata asada, un montoncito de espirales de pasta integral o un trozo de pan integral.
- ★ **Proteína (un cuarto de la ración).** La carne, el pescado, el huevo son muy ricos en proteínas. Eso sí, toma más pescado que carne, y más carne de ave que carne roja. Con tomar una vez a la semana carne roja, sería suficiente. Importante: evita las carnes procesadas (beicon, jamón york, embutidos, hamburguesas, salchichas procesadas). Ahora ya sabemos que su consumo cotidiano aumenta el riesgo de distintos tipos de cáncer. Respecto a las legumbres, que también son una fuente de proteína vegetal, no es necesario que sea un cuarto de la ración; podríamos añadir más cantidad.

Ejemplo de plato de Harvard y una de las cenas favoritas de mis hijos durante años:

- Mitad del plato (verduras): judías verdes con un chorrito de aceite de oliva.
- Un cuarto del plato (proteínas): un trozo de salmón al horno.
- Un cuarto del plato (hidratos de carbono): arroz blanco.
- Y de postre: ¡fruta! Recuerda: ante la duda, fruta.

¿Quieres otro ejemplo? Vamos...

- Mitad del plato (verduras): calabacines a la plancha en rodajitas y tomates cherry en trozos.
- Un cuarto del plato (proteínas): una tortilla francesa de un huevo pequeño.
- Un cuarto del plato (hidratos de carbono): una rodajita de pan integral.
- Y de postre: ¡fruta!

¿A que no es tan difícil? Solo has de localizar los tres macronutrientes: las grasas, las proteínas y los hidratos.

RECOMENDACIONES SOBRE EL CONSUMO DE PESCADO

Uno de los riesgos actuales del consumo de pescado es que los peces pueden contener **mercurio,** que puede resultar tóxico en cantidades elevadas. A medida que los peces más grandes engullen a los más pequeños, la cantidad de mercurio en aquellos aumenta y, cuando comemos peces de gran tamaño, el mercurio pasa a nuestro organismo.

Para minimizar el riesgo de exposición al mercurio, la Aesan (Agencia Española de Seguridad Alimentaria y Nutrición) actualiza periódicamente sus recomendaciones sobre el consumo de pescado. Las más recientes, publicadas en 2019, son estas:

- **Mujeres embarazadas, que planeen llegar a estarlo, en período de lactancia y niños de hasta 10 años.** Conviene evitar el consumo de pez espada, emperador, atún rojo, tiburón (cazón, marrajo, mielgas, pintarroja, tintorera) y lucio.
- **Niños de entre 10 y 14 años.** Debe limitarse el consumo de esas especies a 120 gramos al mes.

* **Población en general a partir de los 14 años.** Tomar 3-4 raciones de pescado por semana, procurando variar las especies entre pescados blancos y azules.

Si tiene mercurio, ¿por qué comemos pescado? La Aesan defiende los grandes beneficios nutritivos del pescado, una parte fundamental de la dieta mediterránea. Y puesto que las ventajas son mucho mayores que sus inconvenientes, por eso aconseja el consumo de todo tipo de pescado. O sea, comemos pescado porque es muy sano (y, además, está rico); solo hay que tener en cuenta las recomendaciones que os he explicado.

¡Convierte la comida en algo bonito y divertido! ¡Todos comemos por los ojos! Ponle a tu hijo pequeñas cantidades, utiliza platos bonitos y más pequeños para él, haz que la presentación sea atractiva.

Los cereales integrales son saludables

Y mucho. Por eso conviene consumir pan, pasta y cereales integrales. La razón es muy sencilla: al refinar el cereal para «blanquearlo», se pierden el salvado (la cáscara superficial del cereal, rica en fibra) y el germen (que contiene vitaminas B y E, ácido fólico, fósforo, zinc y magnesio). Por tanto, los cereales «blanqueados» y sus derivados (harinas, pan, pasta) contienen menos nutrientes.

Los cereales integrales **tienen más nutrientes** y, además, su consumo habitual mejora la salud cardiovascular e intestinal (puesto que contienen mucha fibra). Y tienen más ventajas importantes:

previenen contra ciertos tipos de cáncer, **son más saciantes** (hacen que se tarde más en volver a tener hambre) y contribuyen a mantener un peso equilibrado.

¡Atención! Que lleven una etiqueta donde ponga «alto contenido en fibra» no significa que sean integrales. Según la nueva normativa de 2019, el pan integral deberá ser elaborado exclusivamente con harina sin refinar y estar señalado claramente en el etiquetado. Añadir semillitas o salvado a un pan o una pasta elaborados con harinas blancas refinadas no es más que un truco para que parezcan integrales sin serlo.

Como todo, acostumbrarse al sabor y la textura de los cereales integrales requiere una introducción gradual, sobre todo si el niño ya es mayor (los bebés lactantes se acostumbran más rápido).

Dale a tu hijo cereales integrales, su salud te lo agradecerá. Y tómalos tú también, tu salud también te lo agradecerá.

Los diez alimentos prohibidos en la infancia

Las restricciones en la alimentación de nuestros hijos son pocas, pero conviene conocerlas bien (de algunas de ellas ya os he hablado). Vamos con ellas:

1. **Sal.** Los niños menores de 1 año no deben tomar sal en las comidas. A partir de 1 año, tomarán pequeñas cantidades de sal yodada.
2. **Leche de vaca.** Los menores de 1 año han de tomar lactancia materna o leches adaptadas. A partir de los 8-9 meses pueden

tomar pequeñas fuentes de leche de vaca, como 1 yogur natural al día (sin azúcar), aunque no es un alimento imprescindible en su dieta. A partir de 1 año, los niños ya podrían tomar leche de vaca entera.

3. **Leche cruda.** Nunca en menores de 1 año y se recomienda evitarla en la infancia en general. ¿La razón? El riesgo de que contenga bacterias patógenas, como *Listeria* o *Brucella*, que a estas edades, al igual que en las embarazadas y los ancianos, podrían causar enfermedades graves. Recuerda que los quesos han de ser pasteurizados.
4. **Miel.** Los menores de 1 año no deben tomar miel por riesgo de desarrollar botulismo, una enfermedad grave.
5. **Atún rojo, tiburón, emperador y lucio.** Los pescados grandes contienen dosis de mercurio excesivas para niños menores de 10 años y mujeres embarazadas o que estén dando pecho. Por tanto, no se deben consumir en estas etapas de la vida.
6. **Frutos secos.** A partir de los 6 meses pueden comerlos molidos o en crema en cualquier receta. Pero nunca hay que dárselos enteros ni en trocitos hasta los 5 años para evitar el riesgo de atragantamiento.
7. **Caramelos duros, palomitas, uvas enteras...** No hay que ofrecer este tipo de alimentos hasta los 5 años, también por el riesgo de atragantamiento.
8. **Verduras de hoja verde (espinacas, acelgas, borraja, col).** Pueden tomarlas los niños mayores de 1 año con cantidades no superiores a los 45 g al día hasta los 3 años. No debemos ofrecérselas a los niños menores, ya que estas verduras liberan nitritos que en algunos lactantes podrían causar una enfermedad grave llamada metahemoglobinemia.
9. **Bebidas energéticas y refrescos.** Además de las cantidades excesivas de azúcar que tienen, las bebidas energéticas tienen estimulantes que causan trastornos mentales, del sueño y del comportamiento, hipertensión y riesgo cardiovascular.
10. **Salchichas fráncfort.** Cortadas en rodajas, son una de las principales causas de muerte por atragantamiento en los niños. Mejor prescindir de ellas, pero, en todo caso, puedes cortar-

las en trozos muy pequeños y alargados. Además, como están hechas con carnes procesadas, recuerda que tienen un perfil nutricional muy bajo.

La leche y sus propiedades

Como todos sabemos y nos han repetido hasta la saciedad nuestros padres a la hora del desayuno, una de las principales fuentes de **calcio** en nuestra dieta es la leche. Es mucho lo que se ha dicho acerca de ella. Desde teorías «conspiranoicas», con las que casi te intentan hacer creer que la leche es un veneno («el veneno blanco» lo llaman), hasta puntos de vista en el otro extremo que te aseguran que, por no beber leche, tus huesos se irán rompiendo uno a uno hasta hacer que termines en el desguace a los 40 años.

Pues ni tanto ni tan calvo, que en el término medio está la virtud, como decía Aristóteles.

«¿Es tan importante el calcio como se cree?». Sí. Realmente este nutriente constituye el principal componente de los huesos. De hecho, el 99 % de este mineral presente en el cuerpo humano se encuentra en nuestros huesos y dientes.

Pero es que, además, el calcio no solamente interviene en la mineralización ósea de huesos y dientes, sino que es imprescindible para mantener cinco funciones de nuestro organismo sin las cuales no podríamos vivir:

1. La función cardíaca.
2. La coagulación de la sangre.
3. La contracción y relajación de los músculos.
4. La secreción de hormonas y compuestos químicos.
5. El envío y recepción de señales nerviosas.

«¿Cuánto calcio hay que tomar cada día?». La cantidad más adecuada varía según la edad. Para empezar, todos tenemos claro que:

La lactancia materna es el mejor alimento que les podemos dar a nuestros hijos de forma exclusiva hasta los 6 meses de vida y, junto con una alimentación complementaria, hasta los 2 años o más.

Lo dice la OMS y todas las instituciones y organizaciones científicas nacionales e internacionales. Aquí sí nos hemos puesto de acuerdo todos. ¡Por fin! Además, la biodisponibilidad del calcio de la leche humana es fantástica, siendo superior (58 %) a la de los preparados lácteos (38 %). Os lo traduzco: la leche humana aporta más calcio de manera natural (y este se aprovecha mejor) que cualquier preparado. La naturaleza, como veis, es muy sabia.

Ahora bien, a partir de los 12 meses, momento en el que los niños ya no toman tanta leche, hay que estar atentos. Para estar sanos y fuertes, entre los 1-3 años se recomienda una ingesta de 700 mg de calcio al día; entre los 4-8 años, 1.000 mg; y entre los 9-14 años, 1.300 mg.

Piensa que un vaso de leche aporta unos 300 mg de calcio y que 100 g de queso curado contienen 800-1.000 mg de calcio. Recuerda que el que la leche sea desnatada o semidesnatada no influye en los aportes de calcio. Eso sí, cuanto más curado esté el queso, más calcio tendrá, pero también más calorías.

«¿Es verdad que nuestras reservas de calcio se llenan cuando somos jóvenes?». Sí, es cierto. Durante los primeros 20-30 años de vida hacemos acopio de casi todo el calcio de nuestro cuerpo. La masa ósea aumenta a lo largo de la infancia y alcanzará su máxima mineralización a esa edad. A partir de ese momento, «tiramos» de reservas para seguir funcionando. Además, es importante que sepáis que la absorción del calcio es mayor durante la pubertad, justo en el momento del «estirón». Alcanzar un pico de masa ósea adecuado en este periodo disminuye de forma importante el riesgo de fracturas osteoporóticas en la edad adulta (un aumento del 10 % reduce el riesgo en un 50 %, es decir, a la mitad).

«Si la leche es tan buena para los niños, cuanta más tomen mejor, ¿no?». No necesariamente, pues no se ha demostrado que unos aportes superiores a los recomendados mejoren la mineralización ósea a largo plazo. Es más, en algunos niños lo que ocurre es que, por consumir un exceso de lácteos, desplazan otro tipo de alimentos fundamentales en su dieta (verduras, legumbres, frutas...). Una vez que cumplen los 12 meses, los niños han de sentarse a cenar a la mesa con el resto de la familia. Ya sé que es mucho más cómodo en un momento dado darle el biberón, pero, sintiéndolo mucho, tras su primer cumpleaños debemos ponernos el objetivo de sentarnos todos juntos a compartir una agradable cena cada noche y si es antes, pues mejor aún.

La leche de vaca aporta proteínas de alto valor biológico (después del huevo, la leche es la segunda fuente de esos nutrientes) e hidratos de carbono, fundamentalmente en forma de lactosa. Además, es rica en calcio, vitaminas (A, B y D), magnesio, fósforo y zinc. La lactosa de la leche facilita la absorción del calcio y del magnesio. La vitamina D también favorece la absorción de este mineral. Por todo ello, la leche es una estupenda fuente de calcio no solo por la cantidad de este que contiene, sino porque sus nutrientes favorecen su absorción. Y esas importantes ventajas hacen que no deba ser sustituida por una bebida vegetal carente de estos compuestos y propiedades.

Recuerda también que un vaso de leche equivale a un yogur y medio natural, a 80-100 g de queso fresco o a 30-40 g de queso curado.

Con los años, algunos adultos se quedan sin lactasa, una enzima fundamental para «romper» la lactosa, por lo que se convertirán en intolerantes a este nutriente y les costará más digerir la leche. Pero esto ocurre, en la inmensa mayoría de los casos, durante la vida adulta, cuando nuestros depósitos de calcio ya están repletos y el aporte extra que proporciona la leche deja de ser una necesidad tan primordial como lo es durante la infancia.

La leche y los derivados lácteos aportan más de la mitad del calcio presente en nuestra alimentación. Aunque a partir de los 12 meses de vida la leche no es indispensable, sigue siendo una excelente fuente de calcio.

«A mi hijo no le gusta la leche, ¿qué puedo hacer?». Antes de tirar la toalla, intenta otras opciones. ¿Has probado a darle yogur con fruta para desayunar? ¿O una tostada con una buena cuña de queso curado o queso fresco? Acostúmbrate a comprar distintas variedades de queso para que se habitúe a sus sabores y texturas. Sin embargo, la vida no se acaba en la leche. Las verduras como el brócoli, las acelgas o las espinacas también contienen calcio, aunque se necesita ingerir grandes cantidades para conseguir el mismo aporte que ofrecen la leche y los derivados lácteos. Eso ocurre porque unos compuestos presentes en las verduras, los oxalatos y fitatos, dificultan que el organismo pueda aprovechar todo el calcio que estas contienen. Así que no solo es importante que tengan calcio, sino también que sea fácil su absorción. Como veis, no es tan sencillo.

Otros alimentos ricos en calcio son los pescados que se comen con espinas (sardinas, boquerones), el besugo, el lenguado y el salmón, así como algunos frutos secos (almendras) y legumbres (garbanzos, soja). La madre que daba de desayunar a su hijo garbanzos hervidos no iba desencaminada, aunque, injusta y desproporcionadamente, le llovieron los ataques y las burlas a través de las redes sociales.

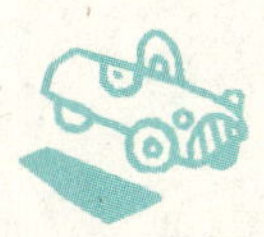

MIS RECOMENDACIONES

Hay alternativas a la leche que también aportan calcio. Lo importante es que la dieta nos aporte el calcio necesario para nuestra salud.

- ★ Bocata de pan integral con sardinas, ¿por qué no? Son una excelente fuente de calcio.
- ★ ¿Qué me dices del paté de sardinas o de anchoas? ¡Pruébalo con tus hijos!
- ★ ¿Y el hummus de garbanzos? Corta unos trocitos de zanahoria o unos picos de pan integral y tendrás un estupendo aperitivo rico en calcio. Si encima añadís unos berberechos y unos mejillones, seréis los reyes del calcio.
- ★ Con un puñado de almendras en el almuerzo, y otro en la cena o en la merienda, ya tenemos el equivalente a un vaso de leche en cuanto a calcio. A partir de los 5-6 años, ya sabes: un pequeño táper de almendras con un botellín de agua para el almuerzo del cole. Acostúmbrate a poner almendras o nueces en las ensaladas, son una excelente fuente de calcio y omegas 3 y 6 (estos ácidos grasos «buenos» fortalecen las neuronas y el corazón, además de proteger contra los accidentes cerebrovasculares).

Cuando mis hijos eran más pequeñitos les hacía un paté de sardinas casero que les encantaba. Lo untaba en tostadas de pan integral y aquel tentempié no podía ser más saludable, además de asegurarme una fuente generosa de calcio:

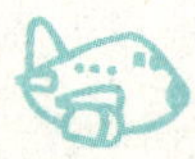

Receta de paté de sardinas

- 1 lata de sardinas (o sardinillas) en conserva
- 100 g de queso blanco cremoso para untar
- Un chorrito de zumo de limón
- Sal y pimienta al gusto (yo no echaba pimienta porque les resultaba muy fuerte)
- Perejil picado para adornar, que los niños también comen por los ojos.

Si las sardinas eran grandes, les retiraba la espina central y simplemente añadía todos los ingredientes en el vaso de la batidora y trituraba. Luego untaba el paté en una tostadita de pan integral y añadía perejil, ¡y almorzaban como reyes!

Existe una variante a esta receta que también está muy rica y es **paté de sardinas con manzana.** En lugar del queso crema, pelaremos una manzana, la cortaremos en trozos y la meteremos en el microondas un par de minutos hasta que quede muy blandita. La añadiremos al resto de ingredientes y trituraremos todo junto. ¡Buenísimo!

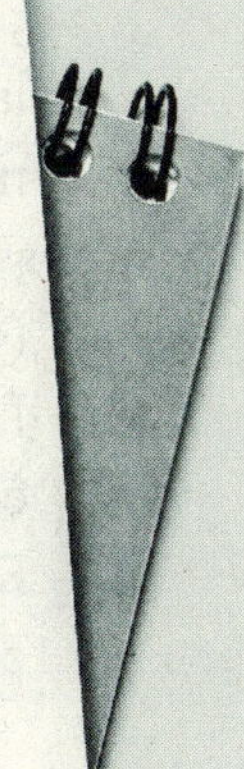

Para que **el calcio llegue a depositarse en nuestros huesos** es muy importante tener en cuenta estos tres aspectos:

1. **Cocción.** Si se trocean los alimentos y se hierven durante mucho tiempo, se puede perder una parte del calcio y otros nutrientes como, por ejemplo, la vitamina C.
2. **Vitamina D.** Es imprescindible para que el calcio se deposite en los huesos. La mayoría de la vitamina D que necesitamos se fabrica en nuestra propia piel, gracias a la exposición a la luz solar. Una persona de piel clara produce una cantidad suficiente exponiendo al sol una pequeña parte de su piel (cara

y brazos) durante unos 10-15 minutos diarios. Las personas con piel oscura o que viven en países del norte, próximos a los polos, necesitan más exposición solar. Los aportes a través de la dieta son escasos. Los alimentos que contienen más vitamina D son: salmón, sardina, atún, gambas, langostinos, almejas, yema de huevo y leche. Recuerda: al quitar la grasa de la leche («desnatada») no se pierde el calcio, pero sí las vitaminas A y D. Salvo que tu pediatra te la recomiende, a los niños no les conviene la leche desnatada.

3. **Ejercicio físico.** Realizar deporte de forma regular es una excelente medida para fijar el calcio a los huesos.

DOS MITOS Y UNA DUDA SOBRE LA LECHE

Seguro que, en algún momento, alguien os ha dicho que la leche provoca, sí o sí, enfermedades o alergias. Vamos a ver qué hay de cierto.

«¿Y si le doy leche de soja o de almendras?». No. Eso no es leche, es una bebida vegetal que nada tiene que ver desde el punto de vista nutricional con la leche de vaca. ¿Se la puedes dar a partir del año? Puedes. Pero no pensando que sustituye a la leche de vaca. Si optas por esta bebida, revisa bien las etiquetas, porque en ocasiones son bebidas cargadas de azúcares y con un porcentaje ínfimo de soja o de almendra.

«¿La leche produce mocos?». No existe evidencia científica ninguna de que la leche produzca mocos, mucosidad, bronquitis, asma ni que empeore los catarros. Acabemos con este mito de una vez por todas. Y no hay motivo que justifique la retirada de los lácteos en la dieta de un niño si no hay una causa médica que lo justifique.

«Mi hijo no quiere la leche. ¿Será alérgico?». La mayor parte de los niños que rechazan la leche no lo hacen porque sean alérgicos, sino porque no les gusta su sabor. Es muy habitual ver, a la hora de introducir el biberón o la leche de vaca, cómo lactantes con lactancias maternas exclusivas se niegan en rotundo a probarla.

Si es tu caso, ten paciencia y no desesperes. Suele ser un rechazo temporal y transitorio. No te frustres. Y en niños más mayores, simplemente con el paso del tiempo deja de gustarles y se niegan a desayunar leche.

Las causas médicas que justifican la retirada de la leche de la dieta son una intolerancia a la lactosa o una alergia a la proteína de leche de vaca.

INTOLERANCIA A LA LACTOSA

La lactosa es un hidrato de carbono presente en la leche que, en el caso de los bebés, representa el 40 % de la energía del niño que es alimentado al pecho. La lactosa está compuesta de glucosa (fuente principal de energía) y galactosa (necesaria para el desarrollo del sistema nervioso central). Está presente, como veis, en la leche materna y, por supuesto, en las leches comerciales.

Además, la lactosa favorece la absorción de calcio y de hierro, lo que evita la anemia y el raquitismo y, al mismo tiempo, contribuye al correcto crecimiento de nuestros hijos.

Pero no acaba ahí la cosa. La lactosa (pobrecita, qué mala fama tiene) también colabora al buen equilibrio de nuestra flora intestinal. La **lactasa** es una enzima que se encuentra en nuestro intestino y que digiere la lactosa para convertirla en glucosa y galactosa, de modo que nuestro organismo pueda aprovechar todas sus funciones. La lactasa se pierde de manera parcial y transitoria tras algunas gastroenteritis, recuperando su función a los pocos días o semanas. También se reduce de manera natural con el paso de los años, de ahí que casi la mitad de los adultos tengan, en mayor o menor medida, una intolerancia a la lactosa.

«¿Cómo sé si mi hijo es intolerante a la lactosa?». En los lactantes es algo excepcional. En los niños más mayores sigue siendo raro, pero se dan algunos casos. El caso típico es el niño mayor que, al desayunar un vaso de leche antes de ir al cole, inmediatamente tiene necesidad de ir al baño con heces explosivas, abundante gas, dolor abdominal y diarrea.

Alergia a la proteína de la leche de vaca (APLV)

Es la alergia alimentaria más frecuente en los niños pequeños, pues afecta a un 2,5 % de la población, aunque la mayoría de ellos la superarán antes de llegar a la adolescencia. Existen dos tipos:

- **Mediada por Ig E.** Cuando hay una alergia, el organismo produce inmunoglobulina E alérgeno-específica (Ig E), una especie de «tropa de asalto» formada por anticuerpos especializados en combatir contra un determinado tipo de alérgeno, es decir, contra aquella sustancia que nos hace enfermar. Cuando un bebé tiene este tipo de alergia a la proteína de la leche de vaca, los síntomas se presentan inmediatamente después de tomar su primer, segundo o tercer biberón, o tras beberse un sorbito. Presentan enrojecimiento de la cara y mejillas, edema (hinchazón) de labios, habones en orejas y/o tórax, edema de párpados y, en casos más graves, tos y dificultad respiratoria e, incluso, *shock* (anafilaxia). La **anafilaxia** es la manifestación más grave de una alergia. En ella hay fallo de más de un órgano, pudiendo llegar al *shock* y a la muerte en unos minutos. Afortunadamente, **estos casos son muy poco frecuentes.** Aun así, cuando existe una sospecha previa o se ha diagnosticado ya la alergia, siempre se instruye a los padres que, si observan tos, dificultad respiratoria, incapacidad para hablar, palidez, labios azulados o lengua hinchada, le administren de forma inmediata adrenalina intramuscular.

Si piensas que tu bebé es alérgico o ha mostrado algún síntoma, deja de darle leche y acude cuanto antes a tu pediatra. Ante la sospecha de una posible alergia, podremos hacer estudios complementarios que nos confirmarán el diagnóstico. Por lo tanto, diagnosticamos que un niño es alérgico a la proteína de la leche de vaca tras una historia clínica detallada y después de realizar una serie de pruebas o determinaciones en sangre de Ig E específica. Solo en algunos casos, el alergólogo tendrá que recurrir a pruebas de provocación, es decir, expondrá a tu hijo a la leche en un entorno hospitalario para observar si la tolera o no y, en caso de presentar una reacción alérgica, disponer de todos los medios para revertirla.

- **No mediada por Ig E.** Es más difícil de diagnosticar porque no deja «huella» en la sangre, así que las pruebas de laboratorio no nos dan pistas sobre ella. Por tanto, tendremos que hacer una exhaustiva historia clínica donde observaremos a un lactante que no gana peso, que está estancado, con diarrea o llanto excesivo, con rechazo de las tomas, que a veces presenta deposiciones con sangre o, incluso, con síntomas de desnutrición. En estos casos, al sustituir la leche habitual por una fórmula especial (hidrolizada) desaparecen todos los síntomas y el bebé recupera su estado nutricional inicial.

Estas dos alergias suelen ser transitorias, aunque la no mediada por Ig E suele resolverse antes. El tratamiento en ambas es la exclusión de las fórmulas de leche habituales (o retirar todos los lácteos y derivados a la madre si está dando el pecho) y ofrecer una leche **hidrolizada** a aquellos niños que no son alimentados al pecho.

«¿Qué alimentos debo evitar si mi hijo tiene alergia a la proteína de leche de vaca?». Salvo que tu especialista diga lo contrario, evita todos los alimentos y productos incluidos en esta lista:

- **Todo tipo de leche:** vaca, oveja, cabra, búfala...
- **Derivados de la leche:** yogur, cuajada, queso, requesón, mantequilla, algunas margarinas, nata, helados, crema agria...
- **Alimentos elaborados con leche:** dulces, flan, natillas, galletas, chocolate con leche, papillas de bebé lacteadas, potitos que contienen leche, sorbetes, fiambres, salchichas, embutidos...
- **Productos que contengan alguno de estos componentes extraídos de la leche:**
  - Albúminas, lactoalbúmina.
  - Globulina, lactoglobulina.
  - Caseína, caseinatos (H-4511, H-4512, H-4513).
  - Grasa de manteca.
  - Suero, suero en polvo.
  - Solidificante.
  - Saborizante artificial.
  - Colorante de caramelo.
  - Saborizante de caramelo.
  - Saborizante natural.
  - Suero sin lactosa.
  - Proteína de suero, hidrolizado proteico.

En teoría, la lactosa pura sería tolerada, ya que no es una proteína, sino un azúcar. Lo que ocurre es que, si no está perfectamente purificada, puede tener restos de proteínas, por lo que cuando se dan reacciones graves, lo habitual es que tu alergólogo o digestivo infantil te la retire. Hay que tener especial precaución en personas alérgicas que estén muy sensibilizadas, ya que pueden tener síntomas al utilizar cuchillos, recipientes o planchas contaminados con productos lácteos. Así que, si tú o alguien de tu familia sois alérgicos a la proteína de leche de vaca, mucho cuidado con cortar el queso y luego utilizar el mismo cuchillo para cortar el pan. En la actualidad, y según la normativa 1169/2911, es obligatorio que en el etiquetado figure la presencia de leche en su composición.

Si tu hijo es alérgico, te recomiendo que visites la página de la Asociación Española de Padres de Niños con Alergia Alimentaria (www.aepnaa.org), donde encontrarás información valiosísima sobre alimentos e ingredientes.

Alergia al huevo

Es la más frecuente tras la alergia a la proteína de la leche de vaca. Se produce cuando el niño toma huevo por primera vez y, en cuestión de segundos o minutos, se aprecian síntomas como un enrojecimiento alrededor de los labios; a veces, habones en cara, tronco y cuello; edema de labios y de párpados; picor de lengua y cavidad oral (en ocasiones); y en casos más graves, vómitos, tos, asma y dificultad respiratoria. En algunas ocasiones, puede producirse la anafilaxia (como he explicado al hablar de la alergia a la proteína de leche de vaca).

La clara de huevo es más alergénica que la yema. Esa es la razón de que haya niños que toleran bien la yema y, cuando toman la clara, sufren una reacción.

Cuanto más crudo esté el huevo, más alergénico es. Por tanto, te recomiendo que, cuando introduzcas el huevo por primera vez, no lo intentes con un huevo poco hecho o pasado por agua. Hay niños que toleran el huevo bien cocido, pero no poco cocido. Si esto fuera así, y siempre según indicaciones de tu alergólogo, deberías seguir ofreciéndole pequeñas cantidades de huevo bien cocido para generar tolerancia. Esto es bueno para tu hijo y favorece que, en el futuro, su alergia desaparezca.

¿Cómo se diagnostica? Ante la sospecha clínica, debes dejar de darle huevo hasta que sea valorado por el alergólogo infantil, que le hará una prueba cutánea con el alérgeno (*prick test*) y una analítica de sangre. En algunos casos, habrá que provocar la reacción con pequeñas dosis de huevo, siempre en un medio hospitalario.

Si es alérgico al huevo, ¿puede serlo a otros alimentos? Sí. Las alergias al huevo y a la proteína de la leche de vaca están relacionadas. Tu alergólogo te explicará qué hacer en cada situación.

¿Será alérgico toda la vida? Probablemente, no. Alrededor de un 50 % de los niños la superan a los 5 años, y el 75 % lo hace a los 7-9 años. Sin embargo, hay un pequeño porcentaje de niños que no terminan de superarlo nunca y, por ello, son los que tienen más riesgo de sufrir una reacción grave.

¿QUÉ ALIMENTOS SE DEBEN EVITAR?

Salvo que tu especialista diga lo contrario, evita todos los alimentos y productos incluidos en esta lista:

- **Huevos de todo tipo:** gallina, codorniz, perdiz, avestruz...
- **Huevo en cualquier preparación:** cocido, frito, en tortilla, pasado por agua, batido...
- **Alimentos que contengan huevo en su composición:** mayonesa, alioli, flan, natillas, magdalenas, merengues, leche merengada, repostería...
- **Productos que contengan alguno de estos componentes extraídos del huevo:**
    - Albúminas.
    - Emulgente.
    - Coagulante.
    - Clara.
    - Yema.
    - Homogeneizante.
    - Globulina.
    - Lecitina (E-322).
    - Lisozima (E-1105).

- Livetina.
- Vitelina.
- Ovoalbúmina.
- Ovomucina.
- Ovomucoide.
- Ovovitelina.
- Luteína (E-161b).

Algunos de estos componentes quizá no provengan del huevo (albúmina o globulina de la leche, lecitina de soja), pero, si en el etiquetado no está claramente expresado su origen, lo más prudente es no tomarlos. Algún componente se encuentra en ciertos medicamentos (lisozima). Os recomiendo, al igual que a los alérgicos a las proteínas de leche de vaca, que consultéis la página de la Asociación Española de Padres de Niños con Alergia Alimentaria (www.aepnaa.org), donde se actualizan productos y marcas que no llevan huevo.

La vacuna triple vírica (paperas, rubeola, sarampión) y la vacuna de la gripe pueden contener **trazas de huevo,** pero normalmente se pueden administrar a los niños con alergia a este alimento sin que tengan ninguna reacción. No obstante, se necesitan algunas precauciones, por lo que conviene consultarlo con el pediatra y administrar la vacuna siempre en el ámbito sanitario.

Desayunos, almuerzos y meriendas: ¿qué errores cometemos?

A medida que nuestros hijos crecen, las preguntas respecto a su alimentación no cesan. ¿Alguna vez te has preguntado si lo que le das de comer a tu hijo es saludable?

«No desayuna todo lo que tendría que desayunar», «¿Qué le pongo de almuerzo?», «Se me agotan las ideas en las cenas...». Son algunos de los comentarios que me hacéis con más frecuencia. Aquí toca ponerse serios, porque los datos de obesidad y sobrepeso en España son verdaderamente alarmantes.

Nuestro país avanza, las nuevas tecnologías están al alcance de todos y, con ellas, la información nos inunda. Los padres que acuden a nuestras consultas tienen más información de la que jamás hayan tenido nuestros progenitores.

Las madres, en su mayoría, están integradas en el mundo laboral más fiero; a los padres les ocurre lo mismo. Somos una generación de «jóvenes» cualificados y, sin embargo, la obesidad infantil en España no para de crecer. ¿Qué está pasando? Levantaos un poco antes y preparad un buen desayuno. **Sentaos y desayunad juntos.** Las madres y los padres tenemos que sentarnos con ellos a desayunar: debemos dar ejemplo. Nada de prisas, nada de desayunar de pie ni pasarse la mañana con el «venga, venga, venga» en la boca.

MIS RECOMENDACIONES

«¿Me das algún ejemplo de desayuno?», me preguntan frecuentemente en la consulta. Aquí tenéis varias alternativas.

- **Fuente proteica:** lácteo (leche, yogur natural sin azúcar, queso fresco), huevos revueltos o en tortilla, media latita de atún en aceite de oliva virgen extra.
- **Cereal:** tostada de pan integral, *porridge* de avena. Evita cereales de desayuno infantiles. Llevan mucho azúcar, hasta un 40 % algunos de ellos, además de grasas poco saludables.
- **Fruta:** preferiblemente de temporada, entera o en trozos, no en zumo. De este modo, tomarán mucha más fibra y menos calorías totales, menos azúcares. Ya sabéis que al exprimir el

zumo liberamos los azúcares de sus celdas vegetales y estos tienen menos beneficios para nuestro organismo que los azúcares incluidos en la fruta entera, masticada y digerida lentamente en el estómago y el intestino.

- **Grasas:** aceite de oliva virgen extra (como sabéis, rico en ácido oleico), una grasa monoinsaturada con múltiples efectos beneficiosos para nuestra salud. Así que, en las tostadas, ¿qué mejor que un chorrito de aceite de oliva? También son una buena opción, como grasas «buenas», las nueces (en los niños mayores de 5 años) o el aguacate.

«¿Qué es mejor: la fruta exprimida o la fruta entera?». La fruta ha de ser entera y masticada. ¿Te comerías tres naranjas enteras de una sola vez? ¿Verdad que no? Pues tampoco hay que bebérselas. Cuando nos bebemos un vaso del zumo obtenido tras exprimir tres naranjas, en apenas unos segundos triplicamos el aporte calórico e inyectamos en nuestro torrente circulatorio un pico de azúcares innecesarios y contraproducentes que elevarán la insulina y pondrán en jaque a nuestro metabolismo si se produce de forma continuada.

La Academia Americana de Pediatría (AAP) publicó recientemente sus recomendaciones respecto a la fruta y los zumos. En ellas recomiendan no dar zumos (ni naturales ni, por supuesto, envasados) a los niños menores de 1 año; a partir de esta edad y hasta los 6 años, conviene no superar la cantidad de medio vaso al día; y desde los 7 años, no más de un vaso entero. Todo ello por el exceso de azúcares, por no aportar ningún beneficio nutricional respecto a la fruta entera, por el exceso de aporte calórico y por el consiguiente riesgo de obesidad y de caries.

Desayunar, como casi todo en la crianza, es un hábito que se crea día a día. Esfuérzate en sentarte 15-20 minutos con tus hijos a la mesa para desayunar, compartiendo las tostadas recién hechas.

«¿Qué le pongo de almuerzo?». En los últimos años, parece estar de moda almorzar a media mañana en el colegio. Yo no recuerdo haber llevado nunca un tentempié a la escuela cuando era niña, es más, estaba prohibido llevar comida al colegio. Si los niños disfrutan de un buen desayuno, no sería necesario. Aun así, no va a ser nuestro hijo el único que no lo lleve, evidentemente.

No todos los niños tienen el mismo apetito al levantarse. Debemos respetarlo.

A nadie le gusta desayunar sometido a presión, gritos, enfados y prisas. Y menos a los niños. Tomaos vuestro tiempo para preparar el desayuno y dad ejemplo. Sentaos todos a la mesa y disfrutad. Si vuestro hijo solo toma un vaso de leche, no os preocupéis, aún tiene el almuerzo que llevará en la mochila para completar ese desayuno. Si por la mañana toma el lácteo, no le pongas un tetrabrik de leche para el almuerzo, prepárale un bocadillo o una pieza de fruta, por ejemplo. A la hora de preparar este tentempié que complementa el desayuno, recuerda estos sencillos consejos:

- **Una vez más, huye de los zumos envasados.** No le aportan ningún beneficio a su dieta, sino todo lo contrario. Nutricionalmente son calorías muertas (mucha caloría, pero poco nutritiva) que, además, aumentan de forma importante el riesgo de padecer caries, obesidad y síndrome metabólico. Estos zumos sacian tanto que los niños que son malos comedores ya no prueban bocado a la hora de la comida y, además, se acostumbran a combatir su sed con refrescos. Tu hijo debe beber agua: **ponle una botellita de agua fresca en la mochila.**
- **Evita la bollería, el chocolate, las galletas y, en general, la comida preparada y envasada.** Sé que es cómodo y te lleva dos segundos sacarlos de la despensa y metérselos en la mochila. Pero no lo hagas. No es bueno para ellos. Ponle un pequeño bocadillo de jamón, de queso, de atún con tomate o de cualquier otro alimento sano. Puedes alternarlo con fruta. De hecho, con los más pequeños es muy socorrida la pequeña fiambrera con fruta variada troceada.

Vamos con más datos. En el estudio médico enKid se observó que el 96,4 % de la población infantil y juvenil española consume algo más de siete raciones semanales de galletas, pastelitos y bollería industrial (es decir, una al día). El 88,2 % toma diariamente aperitivos salados, llegando la media a las 2,7 raciones diarias. En cuanto a los dulces y las golosinas, el 99,4 % de la población estudiada ingería diariamente cuatro raciones de dulces y golosinas.

¿No os parecen unos datos alarmantes? A mí sí, sin duda. Recordemos que el consumo habitual de ultraprocesados en nuestra dieta aumenta el riesgo de varios tipos de cáncer, pero no solo eso, ahora también sabemos que aumenta el riesgo de trastornos mentales como la depresión o la ansiedad.

Estos productos no deben estar en nuestra lista de la compra semanal, al menos, no como comida habitual. Otra cosa es que, si salís el fin de semana y os sentáis en una terracita, disfrutéis de unas patatas chips, ¿cómo no?, o que os toméis un helado paseando por la playa. De vez en cuando es aceptable, como rutina, no.

- ★ **No te olvides de los frutos secos.** Son una excelente fuente natural de energía y calcio. ¿Sabías que las almendras tienen el doble de calcio que la leche de vaca? La leche tiene 140 mg de calcio por cada 100 ml, mientras que las almendras aportan ¡240 mg! Para aquellos niños que toman poca leche, el puñadito de almendras como almuerzo es una excelente opción. Tenlo en cuenta siempre y cuando tu hijo tenga más de 5 años, para evitar posibles atragantamientos.
- ★ **Cuando lo recojas en el cole, llévale una botella de agua y un bocata o fruta.** Suelen salir con tanta hambre que en el trayecto del colegio a casa se comen lo que les lleves. ¡Aprovecha!

Así que ya lo tenemos todo. Es fácil, ¿no te parece? Comprendo vuestra desconfianza cuando las opiniones científicas no coinciden o varían con el paso de los años. Pero la ciencia avanza y las recomendaciones, a veces, cambian. Como decía Julio Verne:

«La ciencia se compone de errores, que, a su vez, son los pasos hacia la verdad».

Obesidad y sobrepeso infantil

Ahora voy a ponerme muy seria. Y lo hago porque España tiene una de las tasas más altas de sobrepeso y obesidad de Europa. Hasta un 26 % de los niños españoles tiene sobrepeso y, lo que es aún más grave, hasta un 18 % tiene obesidad; esto quiere decir que casi la mitad de nuestros niños están por encima de su peso saludable.

Algo estamos haciendo mal.

ATENCIÓN AL DESAYUNO

Es curioso cómo, a lo largo de mis años de profesión, me he dado cuenta de que los padres de hoy en día consideran como normales o saludables determinados hábitos que no lo son. Quizá porque ni siquiera ellos se han parado a pensarlo y también porque nosotros, los profesionales, no les hemos dedicado el tiempo necesario para explicarles en qué consiste **una alimentación saludable** y unos **buenos hábitos de vida** que garanticen la salud del niño cuando sea adulto. Vayamos por partes.

La caja de cereales infantiles del desayuno. Por muchos dibujitos que tengan, por muchas vitaminas y mucho calcio que diga que llevan, la mayoría de ellas contienen hasta un 30-40 % de azúcares y altas proporciones de grasas trans, desaconsejadas en cualquier dieta por aumentar el riesgo cardiovascular.

Galletas, magdalenas y demás bollería. Sí, las galletas están consideradas como bollería industrial. El motivo por el que no deben formar parte del desayuno diario de un niño es el mismo que el de los cereales infantiles: exceso de grasas no saludables y de azúcares innecesarios para su dieta y perjudiciales en su desarrollo.

Mermeladas, siropes e incluso miel. Ya sabéis la respuesta: el azúcar. La miel también, sí. La miel, que dicho sea de paso está tan bien vista en nuestros hogares, tiene un 82 % de azúcar. Además, es altamente cariógena (produce caries) porque su consistencia pegajosa hace que se adhiera a los dientes y las muelas, lo que complica el cepillado.

Cacao en polvo. El 80 % del cacao del desayuno es azúcar. Reconozco por experiencia propia con mis hijos y por los miles de pacientes que veo al año en la consulta que acostumbrar a los niños a beber la leche sola («blanca», como dicen ellos) o con cacaos puros no es tarea fácil. Si lo has conseguido, enhorabuena. De lo contrario, no pongas 3-4 cucharadas de cacao por taza, ni mucho menos añadas azúcar posteriormente (una costumbre que he visto en muchas familias). Con una cucharadita de cacao en polvo es más que suficiente (y aun así, si es pequeña, contendrá unos 3,5 gramos de azúcar).

Un niño pequeño no debería tomar más de 15 g de azúcar al día y un adulto, no más de 25 g. Ten en cuenta que cada cucharadita de azúcar equivale a 4-5 g.

Un buen vaso de zumo. ¿Quién diría que es malo, verdad? No lo es, pero recuerda las últimas recomendaciones de la Academia Americana de Pediatría que te he explicado en el apartado anterior. Siempre es preferible tomar la fruta entera que en zumo, por varios motivos:

1. **Fibra.** Al exprimir la fruta, perdemos toda la fibra, tan recomendada en nuestra dieta.

2. **Azúcar.** Los azúcares naturales de la fruta se convierten, a todos los efectos, en azúcares libres si la exprimimos. Al tirar la pulpa, se pierde la «matriz» que los retiene y estos azúcares entran en tromba en nuestro torrente circulatorio, provocando picos de insulina.
3. **La fruta en trozos es mucho más saciante** que en zumo. La masticación juega un papel clave.
4. **Los zumos son hipercalóricos** si los comparamos con la fruta entera. Un niño puede comerse como mucho una naranja o una manzana entera, pero en zumo o licuado sería capaz de tomarse tres o cuatro piezas. ¿O no es así?
5. Si tu hijo es un **«mal comedor»,** estarás hipotecando la siguiente comida si le ofreces un zumo a media mañana o a media tarde. Es probable que se le quite el apetito con ese «chute» calórico y tengas que pagar el precio de ver cómo ni prueba las lentejas.

Así que desterrad eso de «al menos que se tome un zumito», por favor. Es preferible que no tome nada, y luego haga una comida como corresponde, que regalarle esas calorías muertas.

¿QUÉ LE DOY PARA MERENDAR?

Desde que descubrí que se comerían cualquier cosa que les diera a la puerta del cole, ya no llevo otra cosa: fruta fresca. Cuando eran pequeños, fruta cortadita en un táper, con su tenedor y todo para que fueran pinchándola de camino a casa. Ahora, el plátano, las fresas o las uvas nunca fallan.

Salen del colegio con bastante hambre, así que lo que lleves es casi una apuesta segura. Además, ya sabemos que las rutinas son fundamentales para establecer unos buenos hábitos. Si tus hijos son más de bocata, ¿qué problema hay? Eso sí, si es de pan integral, mejor. Con queso, atún, tortilla francesa, aguacate, hasta hummus les he llegado a poner yo a mis hijos.

Respecto a la comida y a la cena, te lo pongo muy fácil: recurre al **plato de Harvard,** del que ya hemos hablado. La mitad de lo que pongas en el plato ha de ser fruta y/o verdura; un cuarto, proteína (carne, pescado, huevos, legumbres); y otro cuarto, una fuente de cereal, a ser posible integral (pan, pasta, arroz...).

Y como fuente de grasas saludables: aceite de oliva virgen extra, aguacates o nueces.

¡Recuerda! Tú eliges la calidad y él, la cantidad.

Y, por supuesto, da ejemplo. Si quieres que tus hijos coman de forma saludable, muéstrales tú cómo se hace. ¡Cuántos padres habrán pasado por mi consulta que me han confesado que han empezado a comer bien a raíz de tener a su hijo! ¡Estupendo! ¡Más vale tarde que nunca!

Si a estos consejos de alimentación les sumamos una **actividad física moderada,** estaremos combatiendo la obesidad infantil por todos los frentes. Planea actividades al aire libre, aparca el coche y ve caminando con tus hijos allá donde puedas, sal con la familia a la montaña, practica deporte con ellos y no permitas que pasen más de dos horas frente a las pantallas al día. ¡Evitemos el sedentarismo!

¿Cómo sospechar un trastorno de la conducta alimentaria (TCA)?

La adolescencia es una etapa de desafíos. A muchos padres nos resulta difícil porque buena parte de sus cambios se escapan a nuestro control; definitivamente empiezan a ser personas autónomas e independientes y esto, como padres, al principio nos genera cierto desasosiego. Ya no son niños. Algo está cambiando... y lo hace muy rápido.

¿Ves que tu hijo empieza a relacionarse con la comida de una forma extraña? ¿Empieza a preocuparse mucho por su peso, por su imagen corporal, por la nutrición en particular? ¡Cuidado! Podría ser el inicio de un trastorno de la conducta alimentaria (TCA), entre los que se encuentran la **anorexa nerviosa,** la **bulimia nerviosa** y el **trastorno por atracón.**

Los trastornos de la conducta alimentaria, que se caracterizan por alteraciones en la actitud y el hábito de comer y la distorsión de la imagen corporal, tendrán consecuencias en su salud a corto, medio y largo plazo.

En el 85 % de los casos, los TCA aparecen entre los 14 y los 18 años, aunque cada vez se presentan a edades más tempranas. De cada diez pacientes, nueve son chicas. El perfil del paciente con **anorexia nerviosa** es una adolescente delgada, con excesiva preocupación por la imagen corporal y la comida. Los rasgos de personalidad más frecuentes son:

1. Son muy perfeccionistas y con gran nivel de autoexigencia.
2. Negación del hambre.
3. Inmadurez afectiva y en las relaciones de pareja.
4. Fuerte dependencia de su entorno.
5. Aislamiento social.

Es frecuente la asociación con otros trastornos psiquiátricos. El perfil del paciente con **bulimia nerviosa,** sin embargo, es una adolescente con peso normal o sobrepeso y con baja autoestima. Tienen una preocupación excesiva por la alimentación, suelen hacer ciclos de dietas extremas y ayuno a lo largo de su vida, y suelen desarrollar una actividad física irregular.

En la última década hemos observado un incremento notable tanto en chicas como en chicos, aunque sigue siendo más frecuente en mujeres. Si hay alguna sospecha, debemos poner los cinco sentidos. Los signos de alarma son:

1. A vuestro hijo empieza a interesarle de forma desmedida todo lo relacionado con la nutrición: etiquetado, calorías...
2. Obsesión por la báscula, se pesa a diario.
3. Cambios en su forma de comer: deja de comer alimentos que antes comía, aparta alimentos del plato, disminuye cantidades.
4. Rechazo ante las comidas con la familia o con amigos.
5. Comentarios continuos acerca del peso, la talla...
6. Aumento de la actividad física y frustración llamativa e ira si no pueden llevarlo a cabo.
7. Pérdidas de peso injustificadas y prolongadas en el tiempo.
8. Acudir al baño tras las comidas.
9. La menstruación deja de ser regular y empieza a tener faltas.
10. Control excesivo de todo lo que entra en casa y malestar ante la presencia de alimentos que considera «prohibidos».

Y ahora que ya conoces los signos de alerta, no dudes en consultar con tu médico si tienes cualquier duda. Los padres somos los que más tiempo estamos con nuestros hijos alrededor de una mesa, así que pongamos los cinco sentidos para detectar cualquier trastorno a tiempo.

Una alimentación buena y equilibrada hará que tu hijo crezca sano y feliz. Pero no olvides que todo empieza con nuestro ejemplo.

11

Sueño

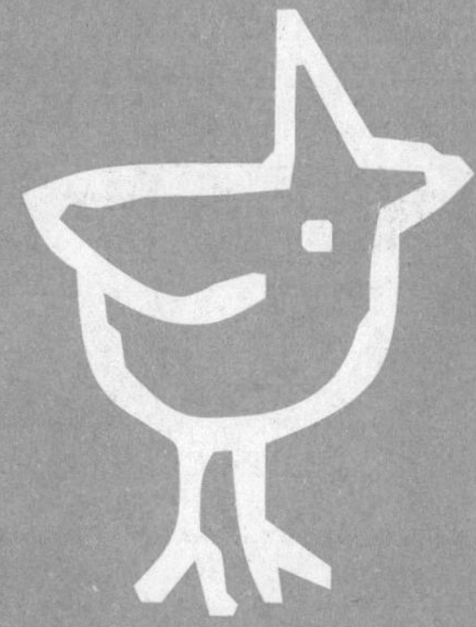

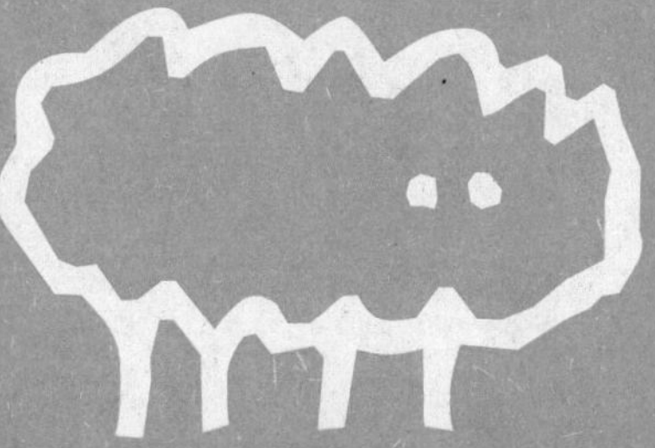

11 *Sueño*

¿Cuánto debe dormir mi hijo?

Casi a diario, son muchos los padres los que me hacen esta pregunta en la consulta. Y da igual la edad que tenga el niño, tanto si son recién nacidos, como si tienen ya 1-2 años, como si empiezan el cole por primera vez, o incluso si son ya adolescentes. Sí, sin duda, es una de las preguntas estrella. La respuesta, como os podéis imaginar, **depende de la edad y del niño.**

El **bebé recién nacido** duerme entre 16-17 horas a lo largo de todo el día. Habitualmente, después de cada toma, se quedan dormidos y lo que hacen básicamente es comer y dormir. A medida que va pasando el tiempo, habrá tomas en las que observarás que ya no hace la siesta de después y permanecerá despierto. A los 3 meses, dormirá unas 15 horas, aunque, insisto, esto varía mucho. Es muy curioso cómo hay veces que venís a la consulta con vuestros hijos y me decís:

—¡Este niño debe de ser hiperactivo! ¡No duerme nada!

—¿Nada? ¡Algo dormirá! —contesto, incrédula.

—Nada. Por el día, apenas dos o tres siestas cortas, como mucho —insisten.

—¿Y por la noche? —les pregunto, intrigada.

—¡Ah, por la noche, sí! Ahí sí. Toda la noche del tirón.

¡Bingo! Si lo sumamos todo, ya tenemos todas las horas que necesitan dormir.

Además, y dicho sea ya de paso, la hiperactividad, o más bien, el trastorno por déficit de atención e hiperactividad (TDAH) es un trastorno del neurodesarrollo que no se diagnostica hasta los 5 o 6 años. Por lo tanto, si tu bebé es de los que no paran de dar pataditas, de los que parecen un rabo de lagartija y que no para quieto, tranquilos. Esto nada tiene que ver con lo que podría ser un TDAH.

Tened en cuenta que la variabilidad entre unos niños y otros es muy amplia. A medida que crecen, hay niños que hacen un descanso prolongado durante la noche, por lo que dormirán siestas mucho más cortas por el día. Los habrá que por la noche aún tengan un sueño muy fragmentado y hagan varios despertares, por lo que durante el día harán siestas más largas; y los habrá también que duerman bastante por el día y por la noche.

Al cumplir **1 año** suelen dormir 13 o 14 horas (10-11 de noche y 2-3 por el día). **Entre 1 y 3 años,** cada niño debería dormir entre 10 y 13 horas diarias.

Lo que también es muy variable son los despertares: hasta el año de vida los bebés se van a despertar varias veces al día; sobre todo en los primeros 6 meses de vida, donde, en lugar de tener un ritmo circadiano como nosotros, en el que nos «reseteamos» cada día, ellos tienen un ritmo ultradiano donde se «resetean» y por tanto se despiertan cada 2-3 horas y esto mucho me temo que es normal. Se despiertan porque se tienen que despertar, porque necesitan comer, porque necesitan comprobar que estamos ahí. Entre los 6 y los 12 meses, suelen hacer aún un par de despertares. Y hasta los 2-3 años no es raro que haya noches con despertares. Sé que puede resultar desesperante, pero es importante rebajar las expectativas y ser conscientes de cómo es el sueño normal de un niño desde que nace hasta que adquiere el sueño maduro pasados los 3, 4 o 5 años.

¿Y QUÉ PASA CON LAS SIESTAS?

Los niños suelen necesitar siestas hasta los 3-4 años. Realmente es una necesidad fisiológica de su cuerpo. Pero también te digo:

Escucha las necesidades de tu hijo. Si, a los 3 o 4 años, la siesta se convierte en una auténtica batalla campal en la que finalmente quien necesita descansar eres tú y no tu hijo, no insistas en que la haga. Quizá sea el momento de abandonar esa costumbre.

A partir de los 3 años, muchos niños y niñas comienzan a dormir toda la noche sin despertarse. **A los 4 y 5 años** duermen de 10 a 12 horas por la noche. **Entre los 6 y los 8 años,** el niño necesita de 11 a 12 horas de sueño. Y **con 10-12 años,** unas 10 horas.

Si de verdad queréis conocer en profundidad todo lo que hasta ahora sabemos del sueño, os recomiendo el libro del doctor Gonzalo Pin, pediatra y uno de los mayores expertos en sueño de Europa, *El sueño es vida*.

Y es que no pudo elegir un mejor título. Una mala calidad del sueño puede repercutir negativamente no solo en el desarrollo de los niños, sino también en el comportamiento y en la salud física y emocional de adolescentes y adultos. A peor calidad de sueño, más riesgo de obesidad, de depresión, de trastorno de ansiedad...

En cuanto a los niños, las horas de sueño influyen directamente en el desarrollo del lenguaje, en la capacidad de aprendizaje y en la aparición de comportamientos hiperactivos. Está demostrado que los niños que no tienen unos buenos hábitos de sueño alcanzan un peor rendimiento escolar cuando comienzan primaria e, incluso, tienen un desarrollo del lenguaje más lento.

Según el doctor Gonzalo Pin, un 15 % de los niños y niñas de 6 a 15 años no tiene hora para acostarse entre semana, a pesar de que a la mañana siguiente tienen que madrugar para ir a la escuela. Son ellos los que deciden a qué hora se van a la cama. Y los maestros informan que **más del 4 % de los escolares se duerme en clase al menos cuatro veces a la semana** y **otro 23,2 % está a punto de dormirse en el pupitre,** mientras que el 24 % de los adolescentes afirma tener mucho sueño por las mañanas. ¿No os parece alarmante?

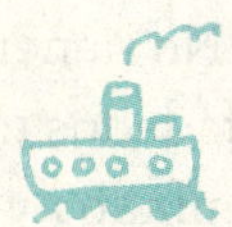

Rutinas, rutinas, rutinas

La ausencia de rutinas repercute en el comportamiento, el rendimiento y los resultados escolares, ya que disminuye la capacidad de mantener la concentración e influye, además, en el control del humor y la impulsividad, haciendo que los niños y las niñas se muestren más irritables y agresivos.

> ***Los niños necesitan rutinas.***
> ***Los padres las agradecemos y ellos también.***

PAUTAS DE HIGIENE DE SUEÑO

Un sueño de buena calidad favorece el desarrollo físico, emocional y social de los niños. **Ayudarles a dormir bien** es, por tanto, fundamental. Y la mejor manera de conseguirlo es con rutinas diarias, con paciencia, comprensión y amor.

1. **Los niños deben tener una hora establecida para acostarse.** El momento ideal es hacia las 20:00-21:00 horas para los más pequeños; algo más tarde en los más mayores. Además, una vez que empiezan a seguir esa rutina, su cuerpo se adapta rápidamente y son ellos los que, llegada esa hora, piden ir a la cama.
2. **Las últimas dos horas del día han de ser «amables», placenteras.** Por favor, mamá y papá, haced un esfuerzo y dejad los problemas fuera de casa cuando entréis por la puerta; sé que es difícil, pero intentadlo. Los niños viven ajenos a nuestras preocupaciones adultas. No tienen la culpa. Acostarse castigados, bajo amenazas o enfadados todos los días es un auténtico rollo. Esos gritos, esos enfados y esas discusiones elevan no

solamente nuestro cortisol (hormona del estrés), sino también el suyo, inhibiendo la síntesis de melatonina, la hormona del sueño.

3. **Nada de exposición a pantallas.** Ni tabletas, ni móvil, ni tele en las dos horas previas a irse a dormir. La estimulación lumínica también inhibe la producción de melatonina, porque el cerebro, al recibir la luz, interpreta que aún es de día, por lo que se retrasa el inicio del sueño. Por tanto, leerles el cuento con la tableta no es buena idea. Volvamos al papel o a los relatos orales.
4. **Luz tenue, a ser posible amarilla, en casa dos horas antes de acostarnos.** Eso mandará al cerebro el mensaje de que es hora de empezar a fabricar melatonina.
5. **Preparadle un baño si eso lo relaja.** Si compruebas que el baño o la ducha lo excita, cambia el horario.
6. Es interesante saber **qué tipo de persona en cuanto al sueño** es tu hijo. Las personas del tipo **alondra** se duermen pronto y se despiertan pronto. Son los que están muy activos por la mañana y cuya actividad disminuye a medida que pasa la tarde. Por el contrario, las personas del tipo **búho** se duermen más tarde y les cuesta más madrugar, porque cuando están verdaderamente activos no es a primera hora de la mañana, sino por la tarde.
7. **Cena a una hora temprana, en torno a las 20:00 h.** Cenar tarde interfiere con el sueño. Una cena, a poder ser en familia, hablando de lo que ha pasado en el día, relaja e invita al descanso. Yo les suelo hacer esta pregunta a mis hijos: «¿Cuál ha sido el momento más divertido del día?». Las respuestas son de lo más variopintas e interesantes. La cena es un momento de reencuentro. Cada uno cuenta cómo le ha ido el día. Yo intento recordar los momentos más divertidos que quizá haya vivido en la consulta o algo que me haya impactado. La cena no debería ser un interrogatorio; a veces, no nos damos cuenta y los bombardeamos a preguntas. Se trata de compartir. Sed generosos. Compartid vuestro día, incluso si ha sido malo. No siempre tenemos días para tirar cohetes, y eso también forma parte de la vida. «Hoy, mamá no ha tenido su mejor día... Os

cuento un poco lo que me ha pasado...» (si se lo explicáis de manera que lo puedan comprender, estaréis educando a vuestros hijos en la vida real, en la que a veces ocurren cosas que no son de nuestro agrado).

8 **Tras la cena, cepillado de dientes, un pis y a dormir.**

9 **Mete en su mochila de recuerdos ese ratito contigo antes de cerrar los ojos.** Una nana cuando son bebés, un cuento cuando son niños, una conversación íntima cuando son más mayores.

«¿De qué hablamos hoy?» era la pregunta favorita de mi hija cada noche cuando me sentaba al pie de su cama y la arropaba. Y cada día hablábamos de algo diferente. Os confieso que había muchas noches que yo estaba tan cansada que no quería alargar ese momento, solo quería que se durmiese, pero ¿cómo iba yo a robarle ese ratito a ella cuando sabía que era uno de sus momentos favoritos del día? Hacía el esfuerzo y hablaba un ratito con ella. ¡Qué dulce! Ahora lo echo de menos...

10 **Regálale a tu pareja y a ti un momento placentero** antes de cerrar los ojos. ¿Por qué no dejamos el móvil a un lado y hablamos, leemos o simplemente nos acurrucamos juntos hasta que nos entre el sueño?

Mis reglas de oro

- ★ **En la habitación se duerme.** No se come, no se ve la televisión, no se juega a la videoconsola ni se mira la tableta o el móvil. Desde pequeños han de aprender que la habitación y la cama son su lugar de descanso. Su refugio. Su lugar seguro.
- ★ **Evita que se duerma en otro sitio que no sea su cama.** Papá o mamá pueden echar una cabezadita en el sofá, pero el niño, si quiere dormir, mejor que lo haga en su cama. Debe iniciar el sueño en su habitación.
- ★ **Si tiene pesadillas, consuélalo.** Todos hemos tenido pesadillas, ¿verdad? Acude a su llamada, no lo dejes llorar solito, cálmalo, dale un beso y espera a que esté más tranquilo antes de volver a tu habitación.

- **No dejes llorar a tu hijo, tenga la edad que tenga.** Acude a su llanto siempre, pero intenta que la visita no se alargue demasiado. Bésalo, acarícialo, dile bajito que todo está bien y vuelve a tu habitación.
- **No lo canses en exceso.** «Vamos al parque de bolas a que salte con otros doscientos niños, seguro que así caerá rendido». Siento informaros que esto no funciona. Al contrario, los que caemos rendidos somos los padres. Pero para ellos esa actividad tan estimulante les eleva el cortisol y, una vez más, la melatonina brilla por su ausencia.

¿QUÉ HAGO SI NO PUEDE DORMIR?

Los más pequeños interpretan la hora de quedarse en su habitación como una separación, incluso dolorosa, de sus padres. Padres que, en ocasiones, han estado todo el día trabajando y a los que únicamente han visto una hora escasa. Es normal que busquen mil y una excusas antes de quedarse solos. ¿Vosotros no lo haríais? Que si tengo pipí otra vez, que si tengo sed, que si hay mosquitos... Y cuando ya crees que están dormidos, cuando al fin logras sentarte en el sofá y coger el mando de la tele, de pronto oyes el devastador «¡No puedo dormir!».

¿Y qué hago cuando pase eso?

Ponte en su lugar.

Los pequeños quieren alargar el tiempo contigo, tienen miedo de quedarse solos, empiezan a desarrollar la fantasía y los monstruos se apoderan de sus juguetes...

¡Cuéntales un cuento! Es un hábito saludable y placentero que debe formar parte de la rutina de todos los días. Ellos sabrán que, en cuanto se acabe el cuento, mamá o papá saldrá de la habitación y hasta el día siguiente. Siéntate a su lado, acarícialo y cuéntale historias. Lo recordarán toda la vida.

Aun con toda la información que tienen hoy en día las familias, hay padres de niños pequeños que acuden a la consulta preocupados porque sus hijos no duermen lo suficiente. El sueño es un tema complejo, en el que no solamente valoramos las horas totales de sueño durante la noche, sino también cuántas duerme durante el día; los patrones de sueño, los despertares; la hora de inicio del sueño y del despertar; la alimentación; los hábitos familiares; su situación personal, etcétera. Así que, de entrada, te diría que si consideras que tu hijo duerme menos de lo que crees normal, pero es un niño sano y feliz, que está activo y juguetón durante el día, come bien, crece y gana peso adecuadamente, no parece que haya nada por lo que debas preocuparte. Aun así, lo ideal es que consultes con tu pediatra.

Los trajes de talla única no existen: cada niño y cada familia tienen unas circunstancias diferentes.

Soy poco amiga de las «fórmulas magistrales» para el sueño. No es lo mismo un niño que colecha con sus padres (es decir, que comparte la misma cama) que otro que no lo hace. No es lo mismo un niño alimentado con lactancia materna exclusiva que el que toma leche adaptada. No es lo mismo una familia monoparental que cuando hay dos personas cuidando del niño. No es lo mismo el bebé de 8 meses que el niño de 8 años. Por lo que el sueño no es un tema tan sencillo en el que, con una varita mágica, hacemos que las familias duerman. En cualquier caso, si te preocupa, consulta con tu pediatra. Estamos aquí para intentar haceros la vida más fácil.

Los **terrores nocturnos,** las **pesadillas** y el **sonambulismo** forman parte de lo que los médicos llamamos **parasomnias.** Los presentan el 17 % de los niños y un 4 % de los adultos. Por tanto, **mi primer mensaje** para tranquilizar es este:

La inmensa mayoría de las parasomnias son normales y desaparecen con el tiempo.

Aun así, cuando los episodios son muy llamativos o violentos siempre es conveniente consultar con el pediatra para descartar una posible patología. En determinadas ocasiones habrá que derivarlo al especialista para realizar un estudio del sueño (polisomnografía con vídeo).

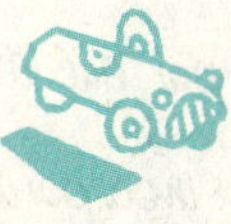

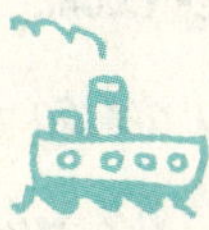

Querida mamá o querido papá:

Si ahora mismo estás en esta fase de no dormir, ¡ánimo! Sé que es durísima. Lo es. Muchísimo. Y es que uno no sabe hasta dónde nos afecta el no dormir noche tras noche si no lo has vivido en tu propia piel. Recuerdo con horror aquella época con mis dos hijos. Tres años tardaron en dormir la noche entera y se llevan 18 meses. ¿Os hacéis una idea? Todo el embarazo de mi segunda hija despertándome varias veces en la noche para atender a mi hijo, que acababa de cumplir un añito. Y todo el posparto de mi segunda hija, con los despertares propios de la lactancia materna exclusiva y los despertares de su hermanito, que con 20 meses no era capaz de comprender por qué ahora mamá no estaba siempre disponible para él. Recuerdo incorporarme al trabajo tras mis 4 meses de baja maternal, montar en el coche de camino al hospital y no poder contener las lágrimas a causa del agotamiento, de la frustración por no llegar a ver nunca la salida... Lo recuerdo con pavor. ¿Qué estaba haciendo mal? ¿Les pasaba algo a mis hijos? No, no les pasaba nada. Yo hacía lo que buenamente podía y sabía en aquella época. Y sinceramente os confieso que no supe hacerlo mejor. Pero también os digo que, afortunadamente, todo pasa. Sí, todo pasa y llegará el día en el que todo esto será un lejano recuerdo. Te lo aseguro. Así que hasta que llegue ese momento, busca apoyos, ayuda profesional si la necesitas, desahógate con alguna amiga, amigo o familiar. No estás sola. No estás solo. ¡Adelante! Te garantizo que... pasará.

Con todo mi cariño,

Lucía

Noche de pesadillas

¿Quién no ha tenido pesadillas? Son episodios desagradables y angustiosos que se producen durante la **fase REM del sueño,** en la que nuestro cerebro está muy activo. Se pueden presentar en cualquier momento de la noche, aunque es más frecuente en el último tercio.

El niño se despertará **asustado, sudoroso, taquicárdico y con ansiedad.** Además, recordará todo lo sucedido al detalle, incluso creerá que ha ocurrido en la vida real. Nos resultará fácil despertarlos, aunque lo complicado a veces es conseguir que se vuelvan a dormir, porque tienen miedo de que se repita.

El pico máximo de las pesadillas se produce entre los 4 y los 8 años, «la edad de los miedos».

¿QUÉ PODEMOS HACER ANTE UNA PESADILLA?

Si tu hijo está teniendo pesadillas, acude siempre en su ayuda y sigue estos sencillos consejos:

- **Intenta despertarlo suavemente.** Utiliza palabras de cariño y caricias.
- **No le preguntes qué ha soñado.** Guarda tu curiosidad en el cajón, eso no lo ayudará y reforzarás el miedo.
- **Usemos el sentido del humor.** Este truco siempre me ha resultado muy efectivo. Si te explica que ha soñado con un monstruo de tres cabezas que entraba por la ventana, le digo: «¡Mira, si está vestido de flamenco y está bailando una jota!», y nos empezamos a reír. «Ahora seguro que bajará a la cocina y nos preparará el desayuno mientras canta esa canción de Luis Fonsi: "Des-pa-ci-to, suave, suavecito..."», añado, y así nos reímos todavía más.

¿Qué son los terrores nocturnos?

Son episodios de terror, de auténtico pavor, que se producen en la **fase no REM** del sueño, generalmente en el **primer tercio** de la noche. Cuando aparecen, oiréis a vuestro hijo gritar de forma súbita. Probablemente son las parasomnias más angustiosas y «violentas» de todas. Cuando acudas a su habitación, lo verás con los **ojos abiertos** (aunque esté profundamente dormido), gritando, e incluso se mostrará agresivo. Las manifestaciones son mucho más llamativas que las de las pesadillas.

La prevalencia estimada es mucho menor que en las pesadillas; de hecho, solo se presenta en un 1-5 % de los niños en edad escolar. Es típico a los 3-4 años, aunque a veces se reproduce a los 5-6 años o incluso más.

El niño, a diferencia de lo que ocurre con las pesadillas, **no recordará absolutamente nada** de lo sucedido, lo cual te parecerá imposible, porque, cuando haya acabado todo, tú estarás al borde del infarto y no pegarás ojo pensando en la niña de *El exorcista*.

Los episodios son breves, no suelen durar más de 10 minutos, aunque a ti te parezca que ha sido media noche. **Es muy difícil despertarlos y, de hecho, está desaconsejado.**

Hay más probabilidad de terrores nocturnos en épocas de estrés, de malos hábitos de sueño, de enfermedad o si se tiene fiebre.

En mi caso, cuando alguno de mis hijos tiene fiebre, ya doy por hecho que me pasaré parte de la noche en un «ay» constante... Los gritos que dan cuando empieza el episodio me hacen saltar de la cama de un brinco. Además, en mi casa hay para todos los gustos: con mi hija, nos despertaban sus pesadillas; con mi hijo, cuando era pequeñito, empezamos con los terrores nocturnos y, ahora, nos adentramos en el «maravilloso» mundo del sonambulismo.

¿QUÉ PUEDO HACER ANTE LOS TERRORES NOCTURNOS?

Si lo habéis vivido, habréis comprobado que el niño está «poseído». De hecho, no es raro que te lleves un manotazo o una patada al acercarte a él. ¡Cuidado!

- **Acércate con suavidad.** No intentes razonar con él, simplemente vela por su seguridad y por que no se haga daño.
- **No lo despiertes.** Mantén la calma; ahora ya sabes qué le ocurre. No intervengas, no hagas nada. En ocasiones nuestra intervención puede empeorar las cosas.
- **Acuéstalo de nuevo.** Cuando haya terminado, dale un beso de buenas noches ¡y a dormir!
- **Consulta con tu pediatra si los episodios se alargan en el tiempo o son muy violentos y llamativos.** No dudéis en comentarlo con vuestro pediatra, quien en casos puntuales quizá tenga que derivarlo o realizar un estudio del sueño para descartar, fundamentalmente, crisis epilépticas (tranquilos, esto no es lo habitual ni mucho menos).

Mitos y realidades del sonambulismo

El sonambulismo es una parasomnia del **sueño no REM** (como los terrores nocturnos) con una prevalencia del 15 % entre los 3 y los 15 años.

El niño sonámbulo se levanta de la cama en la **primera parte** de la noche, al iniciar el sueño, con los ojos abiertos y la mirada fija. A veces simplemente realiza movimientos de brazos y piernas, pero en ocasiones se levanta y hace automatismos ya aprendidos como abrir y cerrar puertas o ventanas, vestirse y desvestirse, entrar en la cocina, encender la tele, bajar escaleras, etcétera.

¡Ojo! **La familia debe garantizar su seguridad ante todo** y prevenir posibles accidentes evitando que durante la noche tenga acceso a ventanas, escaleras, cubiertos, herramientas...

¿ES PELIGROSO DESPERTAR A UN SONÁMBULO?

No es recomendable hablarles ni despertarlos, efectivamente. De lo contrario, se corre el riesgo de que se agiten aún más y lesionen a los que están cerca o a él mismo. **Cualquier intento de despertarlo puede empeorar su agresividad.** Las mismas recomendaciones sobre los terrores nocturnos se aplican al sonámbulo. Lo ideal es vigilarlo, reconducirlo muy suavemente hasta su habitación y esperar a que él solo se relaje y vuelva a su cama.

Al día siguiente **no recordará nada de lo sucedido.** Tampoco tiene demasiado sentido recordárselo, porque les puede generar ansiedad al no tener el control de su cuerpo mientras duerme, especialmente cuando ya son más mayores. Y os lo digo con doble conocimiento de causa. Yo fui sonámbula y me daba miedo quedarme a dormir en casa de alguna amiga por si acaso me levantaba por la noche y armaba alguna de las mías. Treinta años después, me toca vivirlo desde el otro lado, como madre, ya que mi hijo mayor lo ha heredado. Y es que el 60 % de los niños sonámbulos tienen un antecedente materno o paterno. Mi madre también era sonámbula.

No os quiero ni contar el *yuyu* que da escuchar de repente ruidos en la planta de abajo, despertarte, llamar, no oír voces, bajar temblando y encontrarte a tu hijo descolgando los cuadros del salón. O estar plácidamente dormida y, de sopetón, notar la presencia de alguien y encontrarte la cara de tu hijo a dos centímetros de la tuya, serio como jamás lo hayas visto y con los ojos abiertos como platos.

¿PUEDO EVITAR QUE SUCEDAN CON TANTA FRECUENCIA?

Es muy importante mantener una **adecuada rutina del sueño,** acostarse temprano si al día siguiente hay que madrugar y explicarles a los niños cuál es la hora de irse a la cama todos los días.

La falta de sueño crónica es el mayor desencadenante de las parasomnias.

El consumo de grasas en la cena aumenta la probabilidad de parasomnias no REM, es decir, de episodios de sonambulismo y terrores nocturnos en niños que tengan predisposición. Así que ya lo sabéis, a disminuir el aporte de grasas en la cena si queremos descansar tranquilos. Además, en el resto de la población, las cenas ricas en grasas saturadas agravan el insomnio.

Evita el uso de televisión, videojuegos y pantallas antes de dormir. La estimulación lumínica no solamente inhibe la producción de la melatonina, retrasando así el sueño, sino que esa sobrexcitación puede empeorar las parasomnias. Es curioso cómo los padres les dan la tableta a los niños para que se relajen mientras cenan, cuando esta es una práctica totalmente desaconsejada en el sueño infantil. Debemos recuperar la costumbre del libro impreso en papel.

Acuéstalo de una forma relajada y tranquila. Léele un cuento, cuéntale historias, ráscale la espalda, cántale una nana o hazle un masaje en los pies... ¿A quién no le gusta terminar el día así? Regálale ese momento que, sin ninguna duda, con pesadillas o sin ellas, recordará toda la vida.

12

Vacunas

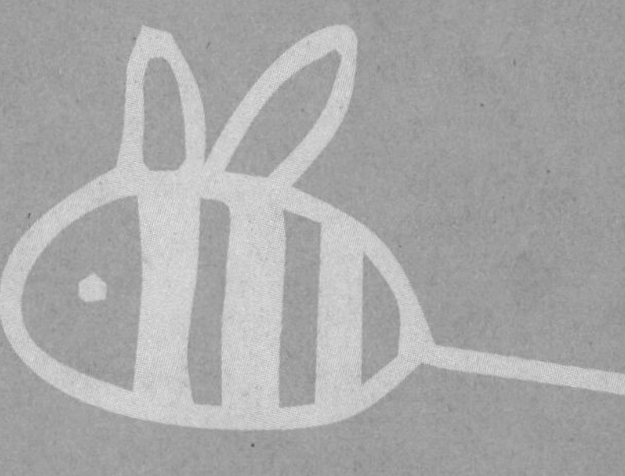

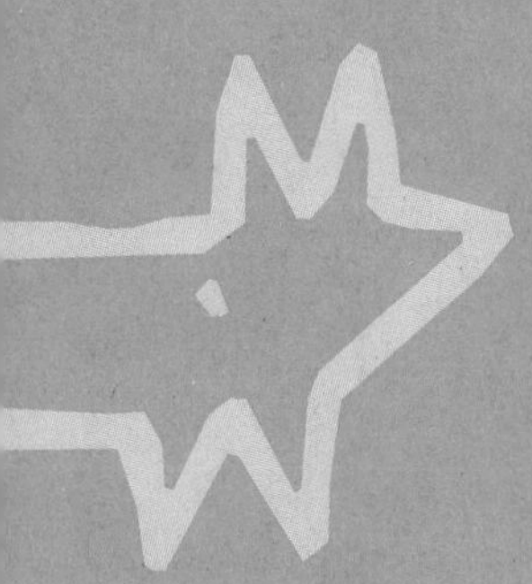

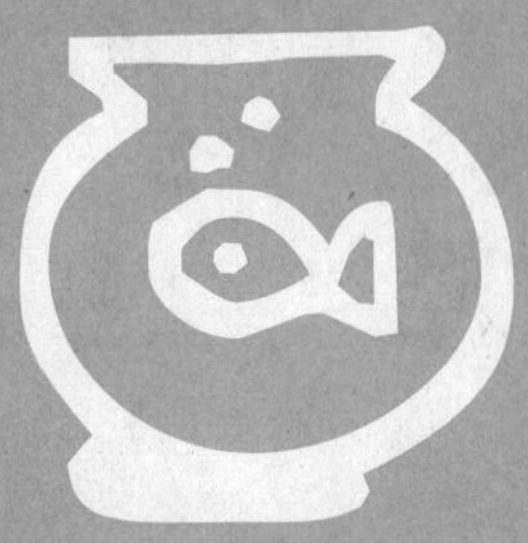

12 *Vacunas*

Las vacunas salvan millones de vidas

Este es uno de los temas del que los pediatras más hemos hablado, hablamos y hablaremos en cuanto a la salud de vuestros hijos. Y a pesar de que **en España contamos con las tasas de vacunación infantil más altas de Europa,** este asunto suele generar un debate que es objeto de noticia en los medios y que, en ocasiones, provoca dudas y temores.

Probablemente de todos los mitos que existen en pediatría, los relativos a las vacunas se llevan la palma. Por eso, este capítulo pretende dejar muy claro qué nos dice la evidencia científica al respecto, para que así, al menos, las familias tomen su decisión con información avalada por las asociaciones científicas y los organismos oficiales.

«Aquel que no conoce su historia está condenado a repetirla».

Esta célebre frase me recuerda la necesidad, hoy más que nunca, de repasar algunos datos históricos que no debemos olvidar jamás:

1. **Viruela.** Antes de la llegada de la vacuna, se estima que esta enfermedad acabó en Europa con 60 millones de personas solo en el siglo XVIII. En el siglo XX, 300 millones de personas en

todo el mundo perdieron la vida por la viruela. Tras la obligatoriedad de la vacuna, en 1929 se registraron solo dos muertes a causa de esta enfermedad. En **1980,** la OMS declaró oficialmente la **erradicación de la viruela** en todo el planeta.

2. **Poliomielitis.** En el año 1959 se notificaron 2.300 casos en España. En el año 2008, cero. Desgraciadamente sigue habiéndolos en Pakistán, Afganistán, Nigeria, Somalia, Camerún, Irak, Siria y Etiopía. Por lo que aún no podemos hablar de erradicación, como ocurrió con la viruela. Tampoco hace falta irse a estos países, ¿verdad? ¿Quién no conoce a algún familiar o amigo de nuestros padres que sufre o ha sufrido las terribles secuelas de esta enfermedad? Hoy en día, gracias a las campañas de vacunación, se ha producido una **reducción de la mortalidad** de un 98 %.
3. **Tétanos, tosferina, difteria.** Se estima que, gracias a las vacunas, se ha producido la **reducción de la mortalidad** por tétanos del 69 %; por tosferina, del 78 %; y por difteria, del 94 %.
4. **Sarampión.** Esta enfermedad, que aún vemos, produce **una muerte por cada 3.000 casos** y **una encefalitis por cada 1.000,** que puede ser grave y dejar secuelas neurológicas. Además, al cabo de unos años, en una de cada 100.000 casos puede desarrollarse una panencefalitis esclerosante subaguda, enfermedad muy grave y limitante.

En España la situación está controlada, al menos por el momento, aunque hemos tenido brotes preocupantes pero aislados en el 2024 y en el 2025. Sin embargo, el sarampión está causando estragos en Europa, con un aumento del 400 % en el número de casos, la mayoría en pacientes no vacunados o incorrectamente vacunados. Recientemente, a principios del 2025, en Estados Unidos también se han detectado brotes en comunidades de niños y adultos no vacunados y se han registrado las primeras muertes reportadas en los últimos veinte años en comunidades con una desconfianza manifiesta en las vacunas.

El Ministerio de Sanidad español recomienda la vacunación frente a sarampión, rubeola y parotiditis a todas las personas nacidas a partir de 1978 que no hayan recibido dos dosis de vacuna previamente.

- Si has nacido después de 1978 es muy probable que hayas recibido las dos dosis. Aun así, revisa tu estado vacunal en tu cartilla de vacunaciones. Si no, acude a tu médico de familia para que te informe. Y ante la duda, vacúnate.
- La pauta completa son dos dosis separadas al menos por cuatro semanas.
- **Las mujeres embarazadas no se pueden vacunar hasta que no den a luz.**
- El sarampión se pasa una vez en la vida. Si ya lo has pasado, no has de vacunarte.
- El Ministerio de Sanidad asume que todos los nacidos antes de 1978 ya han pasado el sarampión, por lo que estarían inmunizados de por vida.

¿Y QUÉ ESTÁ OCURRIENDO EN EL RESTO DEL MUNDO?

Según los datos de Unicef, en el año 2023 se han registrado 30.601 casos confirmados de sarampión en Europa y Asia central, frente a 909 a lo largo de 2022. Ello supone un aumento del 3.266 % en los casos de esta enfermedad prevenible mediante vacunación.

«Un incremento tan dramático requiere atención urgente y medidas de salud pública para proteger a los niños de esta enfermedad peligrosa y mortal», afirmó Regina De Dominicis, directora regional de Unicef para Europa y Asia central.

El sarampión es una enfermedad altamente contagiosa que puede ser mortal y que tiene un efecto devastador en la salud de los niños. El sarampión debilita de forma duradera el sistema inmunológico de los niños, haciéndolos más vulnerables a otras enfermedades infecciosas.

Se estima que solo en 2023 hubo 10,3 millones de casos en todo el mundo, lo que supuso una subida del 20 % con respecto a 2022. Se calcula que en 2023 murieron a causa de esta enfermedad más de 100.000 personas, en su mayoría niños menores de 5 años.

La disminución en la cobertura de vacunación ha sido un factor clave en el resurgimiento del sarampión.

No olvidemos que se estima que, entre el año 2000 y el 2017, la vacuna contra el sarampión evitó unos 21,1 millones de muertes, lo que la convierte en una de las mejores inversiones en salud pública.

En España, aunque las coberturas de vacunación rondan el 95 %, es crucial mantener y mejorar estas tasas para prevenir futuros brotes.

Recordemos que para lograr la inmunidad colectiva y prevenir brotes, se requiere una cobertura del 95 % con dos dosis de la vacuna.

Embarazo y vacunas

Las vacunas son imprescindibles para la población en general, aunque las mujeres embarazadas deben tener en cuenta estas recomendaciones.

¿DE QUÉ SE DEBEN VACUNAR LAS EMBARAZADAS?

La vacunación durante el embarazo es esencial para proteger tanto a la madre como al futuro recién nacido de diversas enfermedades. Según las últimas recomendaciones de la **Asociación Española de Pediatría (AEP)** y la **Asociación Española de Vacunología (AEV),** se aconseja la administración de las siguientes vacunas a las mujeres embarazadas:

Vacuna contra la tosferina (dTpa)

- **¿Qué es?** Vacuna combinada que protege contra la difteria, el tétanos y la tosferina.
- **Recomendación:** Administrar una dosis de **dTpa** en cada embarazo, preferiblemente entre las **semanas 27 y 28** de gestación. En casos de riesgo de parto prematuro, puede administrarse a partir de la semana 20, tras una ecografía detallada.

Vacuna contra la gripe

- **¿Qué es?** Vacuna inactivada que protege contra el virus de la influenza.
- **Recomendación:** Administrar una dosis durante la temporada gripal, en cualquier trimestre del embarazo. Las embarazadas tienen mayor riesgo de complicaciones por gripe, y la vacunación también protegerá al recién nacido en sus primeros meses de vida.

Vacuna contra el virus respiratorio sincitial (VRS)

- **¿Qué es?** Vacuna que protege contra el VRS, un virus causante de bronquiolitis y neumonía en lactantes.
- **Recomendación:** Administrar una dosis entre las semanas 24 y 36 de gestación, siendo preferente entre las semanas 32 y 36. Actualmente, esta vacuna no está financiada por el sistema público de salud, pero está disponible en las farmacias.

VACUNAS CONTRAINDICADAS DURANTE EL EMBARAZO

Vacunas de virus vivos atenuados, como:

1. **Triple vírica** (sarampión, rubeola y parotiditis).
2. **Varicela.**

3. **Fiebre amarilla y fiebre tifoidea oral** (en caso de viajes a zonas de riesgo, se evaluará individualmente).

Estas vacunas están contraindicadas por el riesgo teórico para el feto. Si una mujer en edad fértil recibe alguna de estas vacunas, se recomienda evitar el embarazo durante las cuatro semanas siguientes.

CONSIDERACIONES ADICIONALES

Se recomienda que los convivientes de una embarazada estén al día con sus vacunas, incluidas las de virus vivos atenuados, para reducir el riesgo de transmisión de enfermedades.

Es fundamental que las mujeres embarazadas consulten con su profesional sanitario para recibir asesoramiento personalizado y asegurar la protección óptima para ellas y para sus futuros hijos.

Lactancia y vacunas

Durante la lactancia sí pueden administrarse vacunas a la madre y a otros familiares, aunque hay que tener en cuenta las siguientes recomendaciones. No hagas caso cuando algún pariente o conocido te diga que la madre y el bebé no deben vacunarse durante la lactancia. Si tienes dudas, consulta siempre con tu pediatra.

La lactancia materna no contraindica ninguna vacuna, ni en la madre, ni en el bebé, ni en las personas que viven con ellos.

- **Fiebre amarilla.** La vacuna se administra a la madre. Si el bebé tiene menos de 9 meses, se debe suspender la lactancia materna durante 15 días. Para que la leche no se retire, la mamá puede extraerse la leche y desecharla; pasados 15 días, ya puede ponerlo al pecho de nuevo.
- **Varicela-zóster.** En caso de que, tras la vacuna, aparezca en la madre o en otro familiar que se haya vacunado una erupción cutánea, se debe evitar el contacto con el bebé, cubriendo la zona de las lesiones.

Mitos peligrosos

Leer y escuchar bulos sobre las vacunas en medios de comunicación y redes sociales es frustrante y agotador para todos los que, desde nuestro pequeño (pequeñísimo) mundo, luchamos cada día contra los mitos, creencias y pseudociencias. Y es especialmente doloroso para mí, que he viajado con Unicef a países como Senegal, Níger, Guatemala o la frontera de Ucrania en plena guerra, donde pude ver de primera mano el impacto tan dramático que tiene no vacunar a los niños y niñas. Cada vez que escucho estos bulos pienso que con que una sola familia haya dudado o decidido no vacunar a sus hijos, ya habremos fracasado todos. Hablamos de vidas y de muertes.

«No vacuno a mis hijos porque la propia vacuna le puede provocar enfermedades graves». De cada millón de dosis administradas, solo una puede provocar una anafilaxia, una reacción alérgica grave para la que, en la mayoría de los casos, tenemos un tratamiento efectivo. Ninguna vacuna es segura al 100 %, es cierto, pero recuerda que la seguridad absoluta no existe en la vida. Sin embargo, la posibilidad de enfermar si no se recibe la vacuna es muy superior a la de la anafilaxia, que también puede aparecer al comer cualquier tipo de alimento y tras la toma de cualquier fármaco, desde un paracetamol hasta un antibiótico. Nadie está exento de sufrir una reacción alérgica ante ningún compuesto, alimento o fármaco.

Voy a poneros un ejemplo de los riesgos de no vacunar. La vacuna frente a la **difteria, el tétanos y la tosferina** puede provocar encefalitis (en la mayoría de los casos, leve) en un niño de cada millón de niños vacunados. Pero **sufrir cualquiera de esas tres enfermedades por no estar vacunado puede ocasionar la muerte en uno de cada doscientos niños** y producir encefalitis (muchas veces grave e invalidante) en uno de cada veinte niños que la padezcan.

«No vacuno a mis hijos porque todo el mundo sabe que las vacunas provocan autismo». Comprendo a las familias que viven en primera persona este trastorno con uno de sus hijos, y comprendo los momentos de angustia y la necesidad de encontrar algo a que aferrarse que justifique por qué su hijo es así y no como el resto de sus compañeros. Pero la realidad es que la evidencia científica, tras más de un millón de pacientes estudiados, nos dice que no hay relación entre el autismo y las vacunas (como ya expliqué en el capítulo 4).

«No vacuno a mi hijo porque las vacunas contienen mercurio, que es tóxico para el desarrollo de su cerebro». Hoy en día, ninguna de las vacunas que se administran en España contiene mercurio. Ninguna. Pero, además, no se ha podido demostrar científicamente que este compuesto que llevaban antes las vacunas afecte el desarrollo neurológico de los bebés o de los niños, ni que esté relacionado, por tanto, con el autismo o con el retraso del desarrollo.

«No vacuno a mi hijo porque las vacunas contienen aluminio, que es tóxico». Las sales de aluminio se utilizan como adyuvantes desde hace más de siete décadas para garantizar que la vacuna sea efectiva. El aluminio presente en las vacunas es menor al 1 %. **Casi cualquier alimento que comemos contiene más aluminio que el que llevan las vacunas.** Y es así porque el aluminio es el tercer elemento más presente en la tierra. Jamás se ha encontrado ni notificado ningún efecto adverso de las vacunas provocado por el aluminio.

«Voy a esperar a que sea más mayor para vacunarlo, así su sistema inmune es más fuerte». Que el sistema inmune de los niños menores de 2 años sea más inmaduro es, precisamente, lo que los hace más vulnerables a sufrir infecciones graves que en ocasiones llegan a ser mortales. Por esta razón, **cuanto antes esté vacunado, antes estará protegido.** Las mayores tasas de mortalidad infantil se encuentran en edades tempranas, por lo que, si de verdad quieres proteger a tu bebé, vacúnalo.

Las vacunas salvan, cada año, entre uno y tres millones de vidas en el mundo.

«No lo vacuno porque esas enfermedades forman parte del pasado». Si algunas de estas enfermedades forman parte del pasado, es gracias a las vacunas. Antes de llegar a este punto, millones de niños enfermaron y fallecieron en todo el mundo. Y, desgraciadamente, muchos niños siguen muriendo en países donde no hay acceso a las vacunas. Pero en el mundo actual ya no hay fronteras. Las familias viajan de continente en continente y las enfermedades no entienden de aduanas ni de pasaportes. ¿Recordáis el caso de Olot, en Girona? Tras casi treinta años sin casos en España, en 2015 un niño de 5 años murió a causa de la difteria. No estaba vacunado. Algunas enfermedades del pasado han vuelto. Tenemos también el ejemplo del sarampión, con un incremento del 400 % en Europa o su incremento alarmante en Estados Unidos. No, estas enfermedades no son historia, ni mucho menos. Si no protegemos a nuestros niños, seguirán formando parte de nuestro presente y, lamentablemente, de su futuro.

«No vacuno a mi hijo porque todos los niños a su alrededor ya están vacunados y eso lo protege». De todos los argumentos que he escuchado de familias reacias a la vacunación en mis más de veinte años de profesión, este es, sin duda alguna, el más egoísta de todos. Puedo asumir, entender y empatizar con las familias que tienen dudas, por supuesto, aquí estamos para intentar resolverlas todas. Puedo entender, y entiendo, a aquellos que tienen miedo, el miedo es libre. Puedo comprender a los que se mueven por motivos religiosos o experiencias previas negativas. Pero alegar que no vacunas a tu hijo porque te beneficias de los demás es inadmisible. Y lo es por una sencilla razón: porque hay niños que no pueden ser vacunados, que han perdido la inmunidad de las vacunas por tratamientos con quimioterapia, que están inmunodeprimidos por enfermedades crónicas... Estos niños son los primeros en caer cuando una de estas enfermedades se cuela en su entorno. Y cuando tu hijo sano, no vacunado, coja una varicela, quizá no sufra complicaciones graves (aunque las puede padecer, desde una neumonía hasta una amputación de grandes miembros o, incluso, la muerte), pero si esa misma varicela se la contagia al niño en tratamiento por un cáncer o inmunodeprimido, a este le puede costar la vida. Y eso es terriblemente injusto.

Un acto de responsabilidad

Vacunar a los tuyos supone un acto de responsabilidad hacia tu hijo y hacia el resto de los niños y adultos que os rodean. **Las vacunas son el mayor avance de la medicina en los últimos años** y sembrar la duda con informaciones desfasadas, equivocadas o falsas es una temeridad.

Las vacunas son seguras, aunque no efectivas al 100 %. Es decir, aun vacunándose absolutamente toda la población, puede haber una pequeña ventana por la que entre algún virus o alguna bacteria y entonces, si hay varios niños sin vacunar, la inmunidad del grupo se rompa.

En mi experiencia con Unicef en Níger, el país más pobre del planeta, pude comprobar cómo las madres esperaban días y días y caminaban kilómetros con sus hijos a cuestas para llegar al punto de vacunación donde nos encontrábamos. En estos recónditos lugares a donde casi nada llega, no hay debate. Allí, donde las primeras causas de muerte son las diarreas y las neumonías, ambas prevenibles con vacunas, no hay opción a duda. Allí, es vivir o morir.

¿Qué ocurre en los países occidentalizados? Que hemos perdido el miedo a estas enfermedades. Algunos padres jóvenes de hoy en día no tienen miedo a la poliomielitis, cuyas terribles secuelas dejaron a millones de niños en el mundo con una discapacidad, ni al tétanos o la difteria, enfermedades con un final terrible lleno de dolor y sufrimiento. Pero los que convivimos con la salud y la enfermedad a diario, los que hemos consolado a padres ante la dolorosísima pérdida de un hijo, no hemos perdido el miedo, nunca lo perderemos.

Confía en los profesionales de la salud que buscamos el bien de nuestros pacientes, de nuestros propios hijos. Déjate asesorar por personas entendidas en la materia, guíate por los expertos.

Las vacunas han salvado y salvan cada año a millones de niños, y esta sí es una realidad.

Yo sí vacuno a mis hijos y lo hago porque, a lo largo de los años, las vacunas han evitado la muerte de más de 1.500 millones de niños en el mundo.

Los vacuno guiándome por todos los comités científicos nacionales e internacionales que trabajan a diario en la seguridad y eficacia de las vacunas.

Los vacuno porque es un grave acto de irresponsabilidad exponerlos a tener más de una decena de enfermedades con graves secuelas y que pueden resultar mortales. Porque, además, mis conocimientos no pueden superar a los de los expertos.

Los vacuno porque, de no hacerlo, si alguno de ellos sufriese las devastadoras consecuencias de alguna de las enfermedades prevenibles por vacunas, como madre no me lo perdonaría jamás.

Los vacuno porque las enfermedades todavía existen y sobrepasan las fronteras.

Los vacuno porque los beneficios de hacerlo superan con mucho a las infrecuentísimas reacciones adversas graves de las vacunas.

En este capítulo, como habéis visto, no he incluido ningún **calendario vacunal.** Como sabéis, podemos encontrar pequeñas diferencias según en qué comunidad autónoma o país se viva. Además, los cambios y mejoras en cuanto a las vacunas son constantes, así que cualquier calendario que pusiera aquí quedaría desfasado en poco tiempo.

Para informaros sobre las últimas novedades, os recomiendo que consultéis tanto las páginas del Ministerio de Sanidad como la del Comité Asesor de Vacunas (CAV) de la AEP y la de la Asociación Española de Vacunología, donde cuelgan información fiable y oficial de manera periódica. Además, el CAV tiene en su portal la posibilidad de preguntar al comité de expertos cualquier duda al respecto, que os contestará rápidamente. Encontrarás los enlaces en «Para saber más», al final del libro.

¡Nunca habíamos tenido tanta información fiable y tantas facilidades para obtenerla! ¡Aprovéchalo!

13

Mi hijo tiene un soplo en el corazón

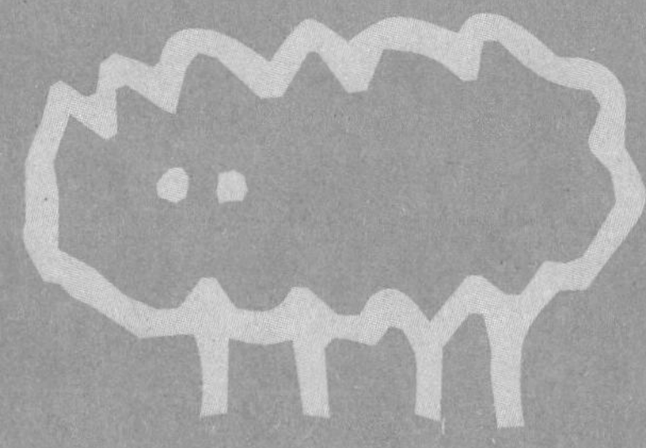

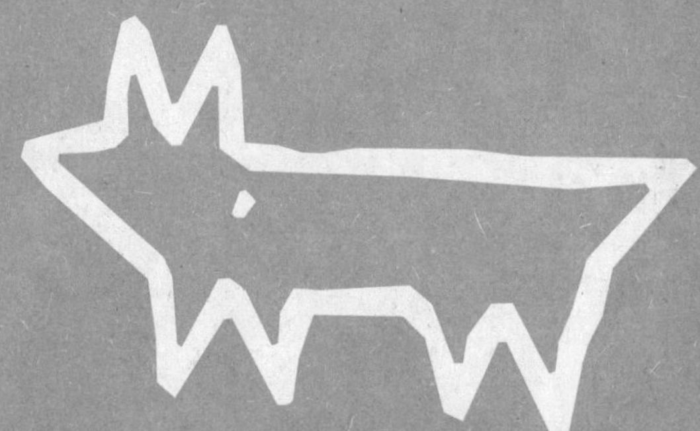

13 *Mi hijo tiene un soplo en el corazón*

¿Qué es un soplo?

Os habrá pasado en alguna ocasión que, en una visita rutinaria al pediatra o al servicio de urgencias porque vuestro hijo está con fiebre, de pronto el médico os dice:

—No se preocupe, pero su hijo tiene un soplo.

—¡¿Qué?! ¿¡Un soplo!? ¿En el corazón? ¿Que no me preocupe? Pero... ¿cómo no me ha dicho antes mi pediatra que tenía un soplo? ¿Y eso puede ser algo malo?

Lo he escuchado casi tantas veces como lo de «Mi hijo tiene los mocos verdes, a ver si va a necesitar un antibiótico».

El soplo no es más que un ruido que hace la sangre al pasar por el corazón o por los vasos que lo rodean.

Los **soplos inocentes o funcionales** son muy frecuentes. Más de la mitad de los niños a lo largo de su infancia los presentarán en algún momento. Estos soplos inocentes no revisten gravedad, por eso mismo, porque son inocentes.

—Es como escuchar el agua correr por las tuberías —explico a mis pacientes—. Aunque oigas el agua correr, no significa que la tubería esté estropeada, ¿verdad? Al menos, no necesariamente.

¿Qué hacemos ahora?

El pediatra de urgencias ya habrá explicado a los padres, o al menos eso esperamos el resto de los compañeros, que este tipo de soplos son muy frecuentes, sobre todo en estados de **fiebre** o de **aumento de actividad.** Que no deben preocuparse y que lo único que deben hacer es consultar con su pediatra de cabecera.

Al llegar, tu pediatra lo auscultará... y quizá el soplo ya no esté. Quizá haya desaparecido la fiebre, y con ella las turbulencias que provocaba la sangre al pasar más acelerada de lo habitual por el corazón. O quizá persista ahí y se escuche perfectamente. Explorará a tu hijo detenidamente palpándole también los pulsos.

Los soplos se diagnostican auscultando y auscultando a muchos niños. Con los años, los pediatras aprendemos a diferenciar los soplos inocentes de los que quizá no lo sean y enmascaren una cardiopatía. Porque, es cierto, en un porcentaje bajo de casos existe una patología cardíaca que debe ser diagnosticada y estudiada.

Si tu hijo es un **niño mayorcito,** os preguntaremos si tiene estos **síntomas:**

- Fatiga.
- Dolor en el pecho al correr.
- Síncopes, mareos, palpitaciones, sudoración...
- Si hay antecedentes de muertes súbitas en la familia, muertes antes de los 50 años, antecedentes de enfermedades del corazón en niños o en adultos.

Si es un **lactante pequeño,** además insistiremos en preguntaros:

- Incidencias durante el parto o el embarazo.
- Si come bien.

- Si se fatiga con las tomas, si se pone pálido o muy sudoroso mientras come.
- Si su curva de peso es adecuada a su edad, si está engordando y creciendo como corresponde.

En el 98-99 % de las ocasiones, no habrá ninguna enfermedad detrás que justifique alarma ninguna y se diagnosticará un soplo inocente. La frecuencia actual de cardiopatías congénitas, es decir, niños que nacen con un problema cardíaco, es de ocho casos por cada mil. Cuando esto ocurre, evidentemente, estamos ante un **soplo patológico.**

El soplo inocente tiene un pico máximo de incidencia en torno a los 5-6 años y suele desaparecer en la adolescencia.

Vivir con normalidad

Siempre que el pediatra lo considere o albergue dudas, se solicitará una **ecocardiografía** realizada por un cardiólogo infantil, un pediatra especializado en cardiología. Esta prueba indolora no emite radiación y nos da una información muy valiosa de la estructura y la anatomía del corazón, así como de su funcionamiento. Está recomendada especialmente en los neonatos o lactantes, en los que el riesgo de cardiopatía es más elevado que en los niños más mayores.

Si la eco es normal, no precisará de más estudios ni controles. Si el corazón es normal, el niño está sano y punto. No hay que ir al cardiólogo cada año ni debemos generar tal ansiedad en los padres. ¿La ecografía es normal? ¿Te ha dicho que es un soplo inocente y que no le des más vueltas? Pues despídete del cardiólogo.

Tu pediatra te explicará esto tantas veces como sean necesarias. Pero estoy segura, porque a mí me pasa cada vez, que antes de salir por la puerta dirás:

—Pero... una última pregunta: ¿puede hacer una vida normal?

¿Cuál creéis que es la respuesta?

—Sí. **Puede** hacer una vida normal. **Debe** hacer una vida normal.

¿Puede hacer deporte intenso?

Con soplo inocente o sin él, ¿debe realizarse algún estudio a los niños que hacen deporte para prevenir la **muerte súbita cardíaca**? Es una pregunta importante.

La incidencia de muerte súbita cardíaca en menores de 35 años varía entre 0,3 y 3,6 casos por cada 100.000 personas y año, con un predominio claro de hombres frente a mujeres. Además, el deporte de competición aumenta 2,5 veces el riesgo de muerte súbita en adolescentes y adultos jóvenes, al actuar como desencadenante de una parada cardíaca cuando existen anomalías cardiovasculares previas.

Es fundamental para nosotros construir una **buena historia clínica,** porque el 40 % de las muertes por esta causa tienen un **antecedente familiar** de muerte de origen cardíaco en menores de 50 años.

La Sociedad Española de Cardiología Pediátrica y Cardiopatías Congénitas (SECPCC) y el Consejo Superior de Deportes (CSD) han elaborado la *Guía clínica de evaluación cardiovascular previa a la práctica deportiva en pediatría* (encontrarás el enlace al final del libro). Este documento, avalado por las principales sociedades científicas, recomienda incluir una serie de **pruebas** entre las realizadas a niños de entre 6-18 años que practiquen deportes de competición:

1. Evaluación inicial con cuestionario.
2. Exploración física (peso, talla y tensión arterial).
3. Electrocardiograma.

El **cardiólogo infantil** será el encargado de decidir si precisa más estudios como, por ejemplo, una ecocardiografía o un test de esfuerzo en casos concretos, y de pautar las **reevaluaciones.**

Lo cierto es que, aun con todo, no se excluye al 100 % la posibilidad de tener alguna patología grave, aunque con la implantación de este tipo de programas se pretende disminuir el riesgo de muerte súbita cardíaca.

Si tu hijo practica deporte de competición, consulta con tu pediatra, resolverá todas tus dudas.

14

Signos de alerta del cáncer infantil

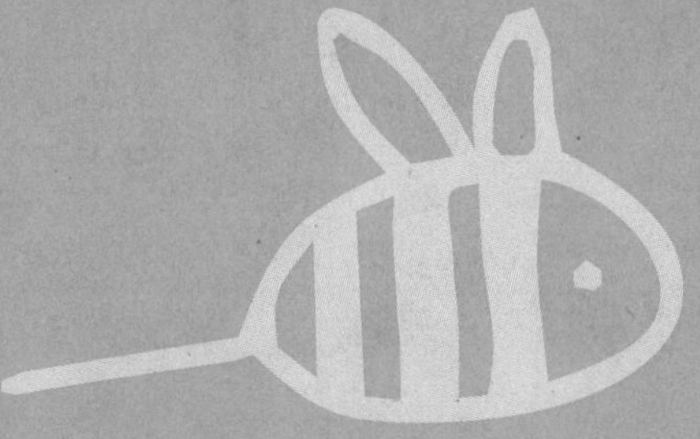

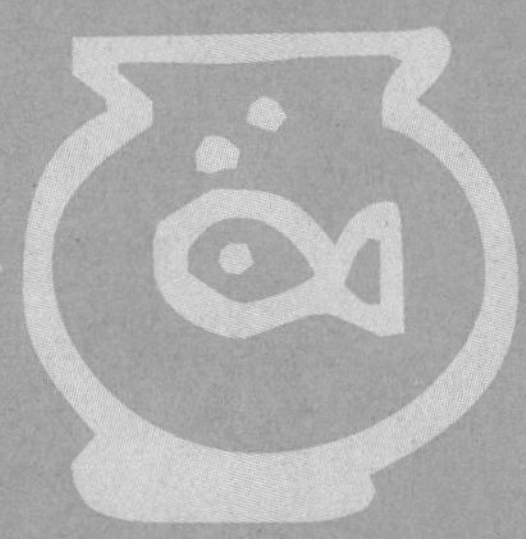

14 *Signos de alerta del cáncer infantil*

¿Qué es el cáncer infantil?

El cáncer infantil es una enfermedad poco frecuente que representa el 3 % de todos los cánceres. Aun así, cada año se diagnostican cerca de 1.500 casos de cáncer en niños y adolescentes.

Los avances médicos, tecnológicos y científicos han hecho que la supervivencia ascienda del 40 % a cerca de un 80 % en los países desarrollados. No ocurre igual en los países subdesarrollados, donde la supervivencia no alcanza el 20 % de los niños diagnosticados. Como sabéis, el cáncer infantil no corresponde a una sola enfermedad, sino que engloba muchos tipos de tumores. Los más comunes son la leucemia, los tumores del sistema nervioso central (cerebro), el linfoma y los tumores sólidos, como el neuroblastoma (tejido nervioso), el tumor de Wilms (riñón), el osteosarcoma (huesos) o el retinoblastoma (ocular).

Para su curación son determinantes **dos factores:**

1. Diagnóstico precoz.
2. Tratamiento médico en servicios hospitalarios especializados en oncohematología pediátrica. El tratamiento consiste en quimioterapia, radioterapia, cirugía y, en ocasiones, trasplante de médula ósea.

Huye de las pseudociencias, de las curas milagrosas y de los tratamientos no avalados ni integrados en complejos hospitalarios. Comprendo que la desesperación de muchos padres y madres les hace buscar otras posibles soluciones, pero en estos casos el tiempo es oro. No lo malgastéis. Confiad en los profesionales sanitarios de las unidades especializadas, llevan toda su vida tratando a niños como el vuestro y os ofrecerán todos los tratamientos y recursos disponibles.

¿Por qué se produce el cáncer infantil? A pesar de las numerosas investigaciones, a día de hoy se desconoce el origen de la inmensa mayoría. El componente hereditario es excepcional. No sabemos por qué unos niños lo padecen y otros no. Y en ningún caso los padres deben sentirse culpables por ello.

¿Cuáles son los síntomas?

Son muchos los padres y las madres que acuden preocupados, en ocasiones alarmados, ante casos cercanos o ante determinados síntomas que despiertan sus peores fantasmas. Así que vamos a resumir cuáles son los **signos de alerta del cáncer infantil,** sin perder de vista el hecho objetivo de que se trata de una enfermedad poco frecuente.

1. **Síndrome constitucional.** Pérdida de peso reciente, pérdida de apetito, el niño deja de jugar o está tristón, sudoración nocturna repentina y llamativa.
2. **Fiebre o febrícula mantenida.** Es preocupante cuando se prolonga muchos días o semanas sin una causa que lo justifique.
3. **Dolor de cabeza muy intenso.** Puede ser repentino, progresivo, nocturno (lo despierta) y/o matutino (se levanta con dolor), que lo hace vomitar y del que el niño explica que duele mucho.
4. **Hematomas llamativos.** También pueden aparecer petequias (puntos de color rojo intenso).
5. **Palidez llamativa.**

6. **Dolor intenso de huesos, piernas, brazos, caderas o articulaciones...** Es un dolor tan intenso que les impide caminar con normalidad o jugar. En ocasiones los despierta o ya se presenta al levantarse. Incluso se niegan a hacer sus actividades favoritas por culpa del dolor o nos avisan del colegio.
7. **Masas, nódulos o ganglios que aumentan rápidamente de tamaño.** Pueden tener dos centímetros o más. Aparecen especialmente sin dolor, sin fiebre y sin infección acompañante.
8. **Cambios repentinos en la visión.** Estrabismo, pupila blanca, pérdida de visión de un ojo...
9. **Abdomen distendido de forma reciente.** Se nota una hinchazón anormal de la tripa.
10. **Cambios en su carácter.** Tristeza, apatía, negativa a jugar, etcétera.

***Ahora no te obsesiones con estos síntomas.
Si algo te preocupa realmente,
consulta con tu pediatra.***

15

Hay vida después del divorcio

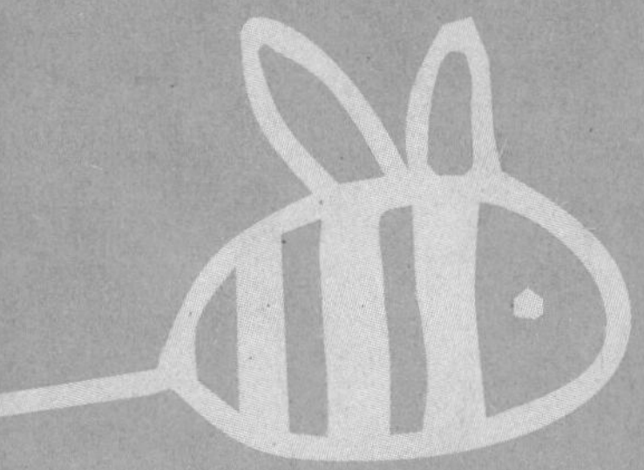

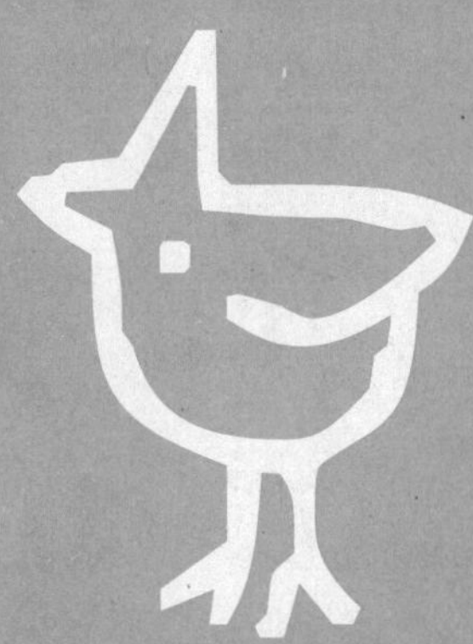

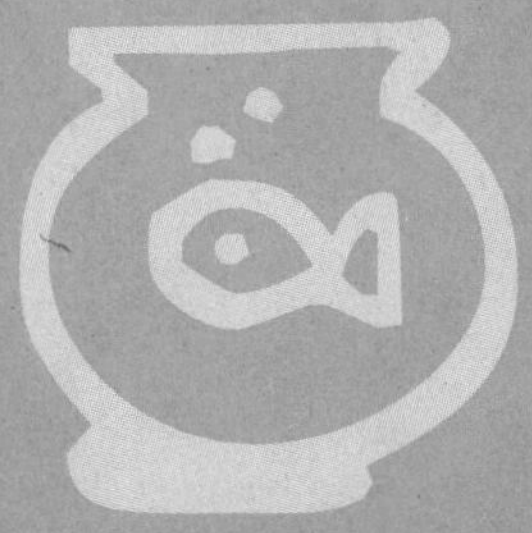

15 *Hay vida después del divorcio*

¡Vaya que si la hay!

¿Por qué cuando uno se separa seguimos diciéndolo con la boca pequeña? ¿Por qué tanto secreto? ¿A qué vienen esas miradas esquivas cargadas de pena y culpa? ¿Por qué esa sensación de fracaso cuando sale el tema? ¿Por qué la sombra del juicio y del «qué dirán» ronda a nuestro paso? ¿Por qué la gente pone el foco en los niños y te bombardean con comentarios innecesarios?

—Pobres niños. ¿Qué vas a hacer ahora? —te preguntan.

—¿Qué voy a hacer ahora? ¡Pues salir adelante! ¡Seguir viviendo!

—¿Estarán bien?

—¿Que si estarán bien mis hijos? Mira lo que te digo...

Los hijos necesitan recibir el amor de sus padres, de sus madres, aunque estos se hayan divorciado. Y si papá y mamá están bien, ellos están bien.

Tus hijos necesitan ver a sus padres contentos, seguros de sí mismos y felices, aunque vivan en casas diferentes.

Tus hijos necesitan sentir y ver que sus padres se respetan, aunque no vivan bajo el mismo techo.

Tus hijos necesitan estabilidad emocional, y que sus padres también la tengan.

Tus hijos necesitan que sus padres se levanten todas las mañanas sonrientes, cantarines y risueños, solos o acompañados, pero felices.

Tus hijos necesitan que se los trate con respeto, con cariño, con admiración también, ¿por qué no? «Cariño, cómo te admiro. ¡Eres increíble!», prueba a decírselo a tu hijo la próxima vez que tengas oportunidad.

Tus hijos necesitan que, cuando ellos lleguen a casa (la que sea), sus padres estén presentes, que estén de verdad, para ayudarlos en los deberes, para cenar acompañados y para leerles el cuento de buenas noches.

Tus hijos necesitan consuelo en sus días oscuros, besos y aplausos en todas y cada una de sus alegrías, que serán las tuyas también.

Tus hijos necesitan mimos en sus noches febriles, necesitan tu calor en los días fríos y tu seguridad y templanza en las dificultades. Tus hijos necesitan unos padres tranquilos, unas veces eufóricos y otras reflexivos, exigentes la mayor parte del tiempo y pasotas a ratos; unos padres que sin lugar a dudas cometerán errores, pero que sabrán pedir disculpas y rectificar a tiempo.

Nuestros hijos necesitan a una madre real, a un padre real, tan real como ellos, como la vida, con todo lo que esta nos da y nos quita.

¿Y si tenemos un mal día o una semana terrible? ¿Y si hay días en los que por mucho que lo intentamos la sonrisa se niega a salir? ¿Qué ocurre entonces? Nada. No ocurre nada, esto también forma parte de la vida.

En nuestra casa hay cabida para todas las emociones, sin excepción alguna. Todas son nuestras. Tristeza, añoranza, melancolía, pena, rabia, dolor..., todo tiene su espacio aquí. Pero una vez superado, una vez llorado, una vez sentido y aceptado, toca levantarse. Y uno se levanta con la cabeza alta y la mirada al frente. ¡Vamos! Toca salir ahí fuera a comerse la vida a bocados y a manos llenas.

Tus hijos, como los míos, necesitan calor, color y olor: calor de madre y de padre, color de infancia y olor a hogar.

Y para ofrecerles todo eso a tus hijos, necesariamente tú necesitas estar bien. Sí, tú. Ante un accidente aéreo, cuando caen las mascarillas de oxígeno, ¿qué nos repiten hasta la saciedad?

Primero los adultos, luego los niños.

Una vez que esté bien ajustada la mascarilla, se la pondré a ellos. Porque de lo contrario, si yo me quedo sin oxígeno, no podré protegerlos. Y no es egoísmo, no. Probablemente sea el mayor acto de **generosidad** que tengas hacia ellos.

Porque las decisiones que uno no toma por sí mismo, las toma por sus hijos sin dudar, sin mirar atrás. Un día, te levantas y lo ves claro:

—Hoy voy a saltar.

Y saltas. Saltas con paracaídas, con red o al vacío, pero saltas. ¡Saltas siempre! Y con todo lo complicado que parece, es mucho más sencillo de lo que imaginas: lo único que nuestros hijos necesitan para seguir volando es **amor.**

El amor no entiende de calendarios, ni de contratos, ni de techos. El amor se entrega, se da desinteresadamente y se siente.

Pero no se acaba aquí. Además de todo lo que ellos necesitan, y que indudablemente les daremos, nosotros como adultos también tenemos nuestras necesidades.

Yo también necesito sonreír cada mañana, sentir orgullo de mis logros, pelear con fuerza mis batallas, levantarme en cada una de mis derrotas para volver a pelear con más fuerza aún, con más garra, y salir ahí fuera con la cabeza muy muy alta.

Yo también necesito rodearme de personas que sumen en mi vida, «facilitadores» que me hagan la vida más sencilla, que quiten los palos que otros ponen en mis ruedas. Y, por supuesto, necesito alejarme de todos aquellos que hagan temblar mis cimientos. Porque, si mis principios son sagrados, mis cimientos también. Ni se tocan ni se negocian.

Yo también necesito sentirme una persona realizada, no solo como madre, sino también como profesional y como ser humano en todas mis facetas. ¿Por qué no?

¿Enamorarme de nuevo? Por supuesto. Y ser y sentirme una persona más segura, más plena, más bella incluso. Con cicatrices, sí, ¿y qué? ¿Quién no las tiene? Es la vida...

¡Y tanto que hay vida después del divorcio!

Mis aprendizajes

Cuando, tras el divorcio, llegas a ese punto del viaje en el que has vivido, amado, sufrido, compartido y querido tanto, en el que sigues viviendo, compartiendo y amando como nunca creías que serías capaz de hacer, y miras a tus hijos fijamente a los ojos, es cuando te das cuenta de que lo único que ellos necesitan es tan sencillo como... **verte feliz.**

- Tus hijos se pasarán años haciéndote preguntas. Años. Sé honesto con ellos. Contesta todas y cada una de sus dudas, preguntas y miedos. Y hazlo con valentía.
- Tus hijos son muy importantes en tu vida, es lo más grande que tienes, pero tu felicidad y tu estabilidad también lo son. Jamás

podrás darles lo mejor de ti desde la tristeza, la apatía, la pena o el dolor.

- ★ No utilices a tus hijos como arma arrojadiza. ¿Qué te gustaría que recordaran de esta etapa? ¿Cuál es el ejemplo que les quieres dar? ¿Qué consecuencias tendrán vuestros actos cuando ellos sean adultos, abran su mochila de recuerdos y vean a unos padres que se insultaban y se gritaban, que generaban tanto dolor a su paso? ¿Cómo será su forma de relacionarse con sus futuras parejas?
- ★ Jamás hables mal de tu expareja a tus hijos. Tampoco en público. Muestra respeto hacia la persona que te ha dado lo que más quieres.

Sé que decirlo parece fácil, pero que hacerlo es muy difícil. Lo sé. Pero **nosotros somos adultos y ellos son niños,** no lo olvides. Nosotros tenemos los recursos y las herramientas para controlar y gestionar ese tipo de situaciones. Nosotros somos los únicos responsables de nuestros actos. Así que, antes de entrar en estériles discusiones y ataques, para. Frena en seco. Eres capaz de hacerlo. No olvides que una retirada a tiempo es una victoria. Lucha lo que tengas que luchar, las circunstancias de cada uno solo las conoce uno mismo, pero no metas en el ring a tus hijos, ni siquiera como espectadores. Mantén su inocencia y su infancia intactas. Por favor. Cuando ellos nos recuerden, que lo hagan con el convencimiento de que lo nuestro fue una separación cordial y nada ruidosa, preservando en todo momento su bienestar y su armonía. No hay mayor gesto de **generosidad** que este. Hazlo por ellos.

Mis consejos

Esta vez estos consejos no están destinados únicamente al cuidado infantil, sino que también te los dedico a ti, madre o padre, que te preocupas por el bienestar y la salud del mayor tesoro que te ha regalado la vida.

- ★ Date permiso para sentir, para volver a enamorarte. Habla con tus hijos con sinceridad de la amistad, del amor y de sus diferencias a la hora de relacionarte con las personas. Sin miedo ni ambigüedades.
- ★ **Lo importante de una familia no es vivir bajo un mismo techo, lo importante es vivir unidos.** Pase lo que pase, padres e hijos siempre seguirán siendo familia.
- ★ Los hijos son de su madre y de su padre, de nadie más. Tu nueva pareja es eso, una persona que te acompaña en el viaje, alguien a quien eliges para disfrutar del camino juntos y para apoyarte en los momentos de dificultad. Pero no es la madre o el padre de tus hijos. Tus hijos ya tienen un padre y una madre, aunque estos ya no vivan contigo.
- ★ No permitas bajo ningún concepto que tus hijos se sientan culpables. Ellos nunca son el motivo de que dos personas dejen de estar enamoradas. No han de sentirlo así. Si se daña su autoestima, el sentimiento de culpa los devorará. Y si has de repetirles una infinidad de veces que ellos no tienen nada que ver con vuestra separación, hazlo.
- ★ No te sientas culpable por haber tomado una decisión pensando en ti. Si tú no piensas en ti, si tú no te cuidas, si tú no te mimas, si tú no te escuchas para descubrir cuáles son tus necesidades verdaderas, ¿quién lo va a hacer?
- ★ Tienes derecho a ser feliz, así que vive. Sin más. Vive. Date permiso. Siente y comparte. Y una vez que hayas vuelto a vivir, descubrirás que el resto es lo de menos.

16

Adolescencia

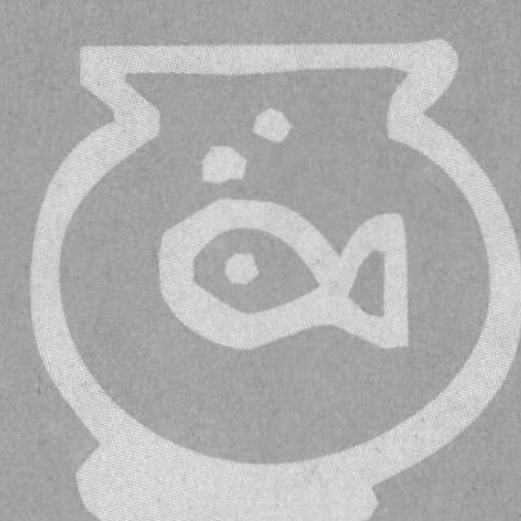

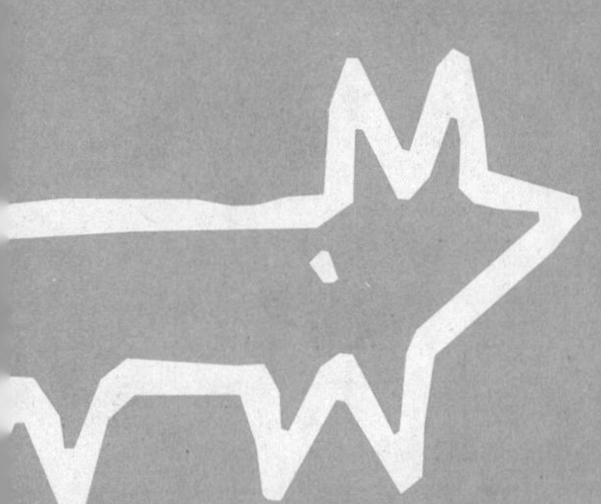

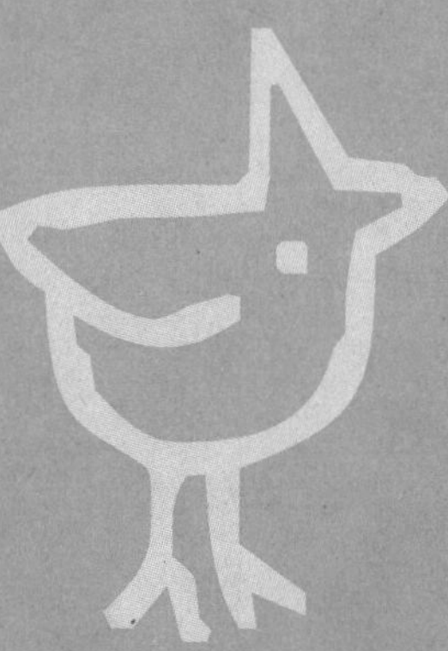

16 *Adolescencia*

¿Qué está pasando?

La adolescencia es una intensa y vibrante etapa del ser humano necesaria para el desarrollo de su personalidad como adulto.

—¡Qué miedo, la adolescencia! —dicen algunos.

—No te quejes tanto ahora, ya verás cuando llegue la adolescencia... —te dirán otros.

¿Cuántas veces habrás oído estos comentarios? Pues hoy quiero romper una lanza en favor de los adolescentes.

¿Miedo? No. ¿Curiosidad, excitación, expectación, asombro, aprendizaje? Mucho.

No sé exactamente en qué instante cambia todo y pasas de ser la madre a la que quiere hasta el infinito y más allá, «anda, mami, ven un ratito conmigo», a la madre pesada que se mete en todo, «¡mamá, tía, qué pesada!».

La adolescencia es la pista de despegue del aeropuerto; representa los momentos previos a ese vuelo libre que es la vida adulta. Por eso es tan importante que, mientras esté en la pista, tú sigas acompañando, apoyando, animando, porque cualquier tropezón en ese despegue puede tener consecuencias importantes cuando alce el vuelo. Sí, en la adolescencia nos siguen necesitando. Es por eso que debemos hacer de ella un recorrido firme y seguro, pero a la vez constructivo y emocionante.

¡Algo grande está a punto de suceder!

—Es que se pasa horas mirándose en el espejo... —me comentan algunos padres.

—Es normal. ¿Tú no lo hacías? —les pregunto con curiosidad.

Durante esta turbulenta pero apasionante etapa de la vida, su cuerpo sufre de forma muy rápida muchos cambios físicos. Crecerán entre 8 y 12 centímetros al año. A los chicos les saldrá pelo en cada centímetro de su cuerpo, les cambiará la voz, les crecerán de una forma llamativa sus genitales (primero los testículos y luego el pene) y su masa muscular aumentará el doble. En las chicas, su cuerpo se redondeará, aparecerán la tan deseada cintura y también las caderas, les crecerán los pechos, les saldrá vello y acné, y aumentará su masa grasa. Todos estos cambios se producirán en apenas unos meses y necesitarán un tiempo para reconocer y aceptar su nuevo cuerpo.

¿Qué mejor forma de hacerlo que frente al espejo? ¿Quién no se pasaba horas en el baño a su edad?

El adolescente necesita ese tiempo para verse, analizarse, observarse, explorarse... Cada día encuentra algo diferente, siente algo nuevo. Tienen que procesar toda esa información. Su cerebro debe registrarla. No te preocupes, no le impidas hacerlo. Tiene que pasar por ello, es bueno para él y para la creación de su nueva imagen.

¿Y SI ESTE DESARROLLO VIENE ANTES DE TIEMPO?

Se considera **pubertad precoz** cuando aparece, **en las niñas, crecimiento mamario antes de los 8 años y, en los niños, crecimiento testicular antes de los 9 años.** Pero, atención, es relativamente frecuente encontrarnos con niñas pequeñas menores de 8 años con vello púbico sin ningún otro síntoma (ni crecimiento mamario, ni acné, ni olor corporal). En estos casos se habla de **pubarquia precoz,** que no tendría por qué llevar consigo el inicio de la pubertad.

Aun así, **la aparición precoz de vello púbico, antes de los 8 años en niñas y de los 9 años en niños, debe ser siempre motivo de consulta.** Recordad que la señal que marca el inicio de la pubertad en las niñas es el aumento de las mamas, mientras que en los niños es el aumento del tamaño testicular. Posteriormente vendrá todo lo demás, estirón incluido.

¿Y si el desarrollo se retrasa?

La llamamos **pubertad retrasada,** y siempre será motivo de consulta, si las niñas no presentan desarrollo mamario a los 13 años, o no les ha bajado la regla a los 15 años. En el caso de los niños, si no ha habido aumento del volumen testicular a los 14 años.

Una etapa intensa y vibrante

La adolescencia no es algo por lo «que hay que pasar». No debemos verlo como un acontecimiento negativo. Es cierto que, en ocasiones, se parece más a una montaña rusa que a una pista de despegue, pero el destino final está claro: es la búsqueda insaciable e intensa de su propia **identidad personal, ideológica y sexual.** Es nuestra gran oportunidad de asentar las bases, los cimientos, de algo grande, verdaderamente grande.

En los primeros años de la adolescencia, los chicos se mueven mucho por sus impulsos, por sus emociones, por sus sensaciones. Esto se explica porque su sistema límbico, la parte más emocional y menos racional de nuestro cerebro, asume el mando. Lo mismo que ocurría a los 2-3 años, cuando nuestros hijos tenían rabietas y no eran capaces de razonar. En la adolescencia ocurre algo similar. Ellos se mueven por experiencias vitales, por emociones intensas, son viscerales. Se ven recompensados por la aprobación de sus amigos, de sus iguales. **Quieren vivir en el aquí y en el ahora.**

No hay espacio para el pasado y mucho menos para el futuro. Necesitan separarse de sus padres, diferenciarse, es por eso que buscan el aislamiento en su habitación; en ella piensan, reflexionan, leen, hablan con sus amigos y crean.

Es el *carpe diem*, exprimir el presente, en su máxima expresión. A estas edades, sus altos niveles de dopamina y su aún no desarrollada corteza prefrontal (parte del cerebro donde se encuentran la razón, el autocontrol, la moralidad...) hacen que se comporten de este modo.

A pesar de lo que se escucha por ahí, la adolescencia es un momento de máxima creación, de ideas brillantes, de búsqueda de lo desconocido, de replantearse el mundo en el que viven y darles la vuelta a las ideas a las que hasta ese momento estaban acostumbrados. No es que se enfrenten al mundo desde un punto de ataque, ni que lo cuestionen todo. Es que necesitan cuestionarse aquello que no termina de encajar en lo que empieza a ser un proyecto de vida y de ideología. Y es fantástico que esto ocurra.

Las ideas más brillantes, la fuerza más intensa, las experiencias más innovadoras surgen a estas edades. «O lo haces ahora, o nunca» se escucha habitualmente.

¿Crees que es casualidad que los mochileros tengan entre 17 y 23 años? Ya en *Lo mejor de nuestras vidas*, mi primer libro, os contaba cómo yo misma cogí una mochila y un billete de ida a Londres cuando tenía 21 años para vivir una experiencia que resultó vital para mi crecimiento personal, trabajando de sol a sol como camarera y maldurmiendo en albergues y casas compartidas.

¿Y qué necesidad tenía de hacerlo si estaba estudiando Medicina, no tenía problemas económicos y ya hablaba inglés perfectamente? Pues lo necesitaba. Necesitaba invertir dos meses y medio de mi verano en vivir algo diferente, en encontrar lo que no encontraba en la universidad, en enfrentarme a lo desconocido alejada del ambiente amoroso de mi hogar. Lo necesitaba. Era un reto.

Esa energía que nos sobra en la adolescencia, esa fuerza y esa pasión, hicieron que me fuese a Inglaterra ante unos padres aterrados, pero que comprendieron desde el primer instante que iba a ser una experiencia positiva para mi desarrollo. Por ello siempre estaré agradecida de haber tenido unos padres que respetaron mis deseos y que, sobre todo, siempre han confiado en mí.

¿Cómo cambia su cerebro?

Al principio de la adolescencia, las amígdalas (parte del cerebro responsable de la impulsividad y de las emociones más primarias del ser humano) tienen mucho protagonismo. De ahí las explosiones propias de esta edad, de ahí el verlos pasar de cero a cien en unos minutos, de comprobar cómo pasan de la risa al llanto en segundos, de permanecer perplejos cuando observamos cómo comienzan a cargar contra ti para luego venirse abajo y disculparse en un mar de lágrimas. Su personalidad se está forjando, sus emociones se reajustan, están buscando ese equilibrio que ni siquiera ellos mismos saben dónde se encuentra.

Además, en esta época se produce un acontecimiento vital en su desarrollo: la **poda neuronal o sináptica.** El cerebro desecha y elimina todas aquellas conexiones neuronales que interpreta que no va a utilizar. En ese momento dejamos de ver determinados comportamientos o elementos que caracterizaban a nuestros hijos pequeños y nos sentimos desorientados.

—Pero ¿dónde está mi bebé...?

Nos decimos angustiados ante ese chaval que ya casi es más alto que nosotros. No lo terminamos de reconocer. No lo reconocemos nosotros, pero tampoco él se reconoce a sí mismo.

Parecen desorientados porque realmente lo están. Y eso es porque muchas de esas conexiones neuronales han desaparecido.

¿Qué ocurre entonces? Se establecerán nuevas conexiones entre la función ejecutiva de su corteza prefrontal y la parte más emocional de su amígdala. Todo ello lo harán en función de los estímulos y emociones que reciban justo en esa edad y a base del ensayo-error: su relación con sus padres, con sus amigos, con sus maestros.

Esta etapa es una ventana única de aprendizaje y ejemplo. Por eso es tan importante. Por eso, si cuando eran pequeños éramos sus modelos, ahora tenemos que serlo más aún.

Su cerebro se reestructura en función de lo que ven, viven y, sobre todo, sienten.

Es el momento de echar el resto, de terminar de forjar su autoestima, de poner en valor todas sus cualidades y hacérselo saber, de reconocerles con ejemplos concretos todo aquello que los convierte en personas extraordinarias. No vale decir: «Me encanta cómo eres. Eres genial». Ve al foco:

—Es increíble la capacidad que tienes de contar historias. Cuando hablas, todos los que te escuchan se quedan como alucinados.

—Me encanta la empatía que tienes. No la pierdas nunca, porque eso es lo que te hará verdaderamente grande.

—Imagino que te sentirás superorgulloso de ese sobresaliente que has sacado. Puedes sentirte orgulloso. Todo el esfuerzo que has invertido en el examen ha merecido la pena. ¡Enhorabuena!

Es momento de continuar educándolos en **la cultura del esfuerzo, de la disciplina y del compromiso.**

—No me apetece ir hoy al entrenamiento, por una vez que falte no pasa nada —te dirá algún día.

—No sé, creo que en tu situación yo sí iría. Te has comprometido con el equipo y te están esperando. ¿Hacemos el esfuerzo? —le contestarás.

No podemos tirar la toalla justo ahora, cuando su cerebro se está «rehaciendo» en base a lo que recibe. Si cuando eran pequeños los límites eran importantes, ahora lo son aún más, porque ya empiezan a navegar solos. Porque ya no podemos estar detrás de ellos a todas horas. Porque es un error actuar como policías controlando cada uno de sus movimientos. Porque ya están casi listos para poner un pie ahí fuera. Porque ahora es el momento de recoger lo sembrado.

Todas nuestras acciones tienen unas consecuencias y obviar esto es un terrible error que veo a diario en la consulta. No queremos ver sufrir a nuestros hijos y, en un intento de protegerlos, asumimos nosotros sus consecuencias o les solucionamos la papeleta. ¿Creéis que eso es protegerlos? No. Es justamente lo contrario: el exceso de protección los desarma, los desprotege, los deja sin recursos para cuando salgan a la vida real.

—Mamá, me han puesto una amonestación hoy en natación. Se me olvidaron las chanclas y, como no me las trajiste, en el recreo tuve que hacer piscina descalzo y me han reñido. ¡Lo pasé fatal, jolines! —me dijo muy disgustado mi hijo hace un tiempo.

Siento en el alma que le hayan reñido y que haya pasado por ese trago, pero, como madre, tenía claro que sufrir esa consecuencia en su propia piel le traería un aprendizaje valiosísimo: yo soy responsable de mis cosas.

Nunca más se le olvidaron las chanclas.

Y os podría poner mil ejemplos más a lo largo de toda la crianza de mis hijos: el almuerzo que no metieron en su mochila, el abrigo que se negaron a llevar a pesar del frío y la lluvia, los deberes que se quedaron sin hacer porque se les echó el tiempo encima a pesar de mis advertencias... ¿Creéis que les llevé el bocata al colegio, les puse el abrigo al ver que llovía o les hice las tareas cuando comprobé que era materialmente imposible terminarlas? No.

Todos nuestros actos tienen unas consecuencias. Si no se lo enseñamos desde niños, pagarán un coste muy alto. Y lo pagarán ellos, no nosotros.

«Confío en ti y creo en ti» y, sobre todo, «confía en ti mismo y cree en ti mismo» son las frases que más les repito a mis hijos adolescentes.

Con el paso del tiempo, la amígdala comenzará a tener menos protagonismo y será la corteza prefrontal, responsable de la función ejecutiva, la que empiece a desarrollarse de una forma más compleja haciéndose cargo de la situación: aparecerán el juicio, la empatía, el autocontrol y la inhibición; y desde ahí arriba, desde la región frontal, empezará a surgir cierto control sobre la amígdala y sus emociones primarias.

Comenzamos a percibir cómo, por primera vez, nuestros adolescentes empiezan a controlarse y a autorregularse sin perder el control.

Parece que, por fin, ambos «cerebros», el más emocional y explosivo (amígdalas) y el más racional y ejecutivo (corteza prefrontal), se comunican. ¡Esto es grandioso! Al fin hemos superado las rabietas de los 3 años, cuando esta comunicación era inexistente.

Y este es, justamente, el momento previo a la edad adulta, que no llegará hasta los veinte años o incluso más.

Por tanto, eso que has oído de que el cerebro, pasados los primeros cinco años de vida, no se modifica es un mito. ¡Claro que se modifica! ¡Y mucho! Es precisamente en la adolescencia cuando observamos este reajuste final. Si te gusta aquello de derribar mitos y argumentar con solidez y criterio en las comidas familiares, no te pierdas *Los virus no entran por los pies*. En este libro entro en detalle para derribar uno a uno los mitos sobre la salud física y mental de niños y adolescentes, cansada de cargar con tanta falsa creencia que no hace más que ponernos más difíciles las cosas.

Los adultos nos volvemos juiciosos, en ocasiones demasiado. Nos inhibimos, nos autocontrolamos. No tenemos las descargas emocionales que tienen los adolescentes, salvo en contadas ocasiones, y esto es porque ya hemos despegado y el piloto, la corteza prefrontal, ha tomado el control de nuestro viaje.

¿Por qué los adolescentes no quieren pasar tiempo con sus padres? Porque necesitan diferenciarse. Llevan toda su vida bajo el alá de papá y mamá, es el momento de volar. Los adolescentes se sienten identificados con sus iguales y se buscan. Se necesitan.

El doctor Haim G. Ginot, psicólogo y psicoterapeuta infantil y educador de padres, decía:

«Como padres, nuestra necesidad es ser necesitados; como adolescentes, su necesidad es no necesitarnos».

Y así es.

Ellos necesitan sentirse aprobados por sus amigos, es la recompensa más grande que pueden recibir. Los padres pasamos a un segundo plano. Durante la infancia, somos nosotros el modelo a seguir; nuestros niños buscan nuestra atención y nuestra aprobación a toda costa, y son capaces de lo que sea con tal de que estemos a su lado. En la adolescencia ocurre esto mismo, pero la figura de los padres es sustituida por la de los amigos.

—Pero, hija, si te acabas de despedir ahora mismo de tu amiga, con la que llevas toda la tarde por ahí, ¿qué haces llamándola ahora por teléfono? ¿Todavía tienes algo que decirle? —me decía mi padre cuando yo tenía 15 años.

—Pues sí, papá. Aún tengo cosas que contarle. Ahora déjame un ratito. Y cierra la puerta, anda.

Pero ¿qué ocurre en esta montaña rusa de emociones y experiencias; de enfrentamientos y enamoramientos; de subidas y bajadas; de sentirlo todo y nada?

Que nuestros hijos adolescentes son muy fuertes para unas cosas, pero especialmente vulnerables para otras. En el fondo, nos siguen necesitando.

Piensa en el avión. Aún no ha despegado, está en la pista rodando, cogiendo velocidad. Una pequeña piedra en el camino lo puede desestabilizar. Por eso los jóvenes explotan, gritan, dan portazos, ríen a carcajadas y lloran casi al mismo tiempo. Pasan por todos los estados de ánimo posibles en un tiempo fugaz. Si lo piensas, es muy parecido a las rabietas de cuando eran pequeños.

Existe una diferencia importante con la primera infancia y es que los adolescentes están expuestos a muchos riesgos.

Es indudable. La unión con sus amigos es tan intensa, la necesidad de aprobación tan fuerte, que esto, en ocasiones, los puede llevar a hacer cosas que en condiciones normales y en solitario no harían, subestimando el riesgo.

Los adolescentes asumen el riesgo al que el niño pequeño no se enfrenta por miedo y que el adulto evita porque es plenamente consciente del peligro de ese acto en concreto gracias a su corteza prefrontal, su cerebro racional. Ahora son impulsivos y tienen poca capacidad de autocontrol, sobre todo en la primera fase de la adolescencia.

Es difícil contener a un adolescente, ¿verdad? Especialmente a los varones, que parece demostrado que llevan más al límite los riesgos. Se sienten muy atraídos por la velocidad, por ejemplo. Es imposible detener una tormenta, pero sí es posible vivirla sin peligros e incluso disfrutar de ella en un lugar seguro.

Os pondré un ejemplo.

COMO PADRES TENEMOS VARIAS OPCIONES

A Jorge le encanta la velocidad. Siempre le han gustado las cosas que llevaban motor (coches, motos...), los circuitos, el ruido de los motores... Lleva pidiendo a sus padres una moto desde que tenía uso de razón. En este caso, y atendiendo a su responsabilidad, se plantean tres alternativas:

- Nos horroriza la velocidad. Vamos a apuntarlo a teatro y ajedrez a ver si se tranquiliza. Error. Probablemente se aburra, no encuentre motivación, no se sienta estimulado.
- Le compramos la moto cuando cumpla los 14 años, entonces ya podrá conducir. «A esa edad ya es responsable de sus actos». ¡Cuidado! No todos los chavales de 14 años son lo suficientemente maduros para llevar una moto, máxime si les gusta y les estimula enormemente la velocidad. Recuerda que el adoles-

cente infravalora el riesgo. Sus niveles altos de dopamina los hacen subestimar el peligro.

★ ¿Y si probamos con el esquí? Sentirá el aire en su cara y en su cuerpo entero al mismo tiempo que estará practicando un deporte seguro, pero a la vez emocionante y lleno de descargas de adrenalina que alimentarán su apetito por la velocidad.

Encuentro la adolescencia como esa pista de despegue hacia una vida adulta. Un apasionante e intenso recorrido con algún riesgo, cierto, pero también lleno de posibilidades y oportunidades. No debemos verlo como un estado de «locura transitoria», porque no lo es.

«¡Bendita locura!», he llegado a pensar yo misma en ocasiones en las que me ha faltado ese impulso para realizar algo en mi vida adulta. De hecho, la adolescencia es esa ventanita que nos muestran nuestros hijos para recordarnos lo que éramos capaces de hacer y de sentir, para mostrarnos de nuevo la forma loca que teníamos de enamorarnos. Mirando tras ella, descubrimos nuevamente todo lo que creamos en su día, lo grandes que nos sentíamos y las ideas brillantes que tuvimos.

Recorre ese camino junto a tus hijos, aún te necesitan, recuerda que no han despegado todavía.

Mejora la comunicación

Muchos padres se quejan de que las conversaciones con su hijo adolescente no salen del «sí», «no», «yo qué sé, mamá, tío», «jo, papá, no seas pesado». Detente un minuto y analiza cómo fue la última conversación con tu hijo o con tu hija: ¿establecisteis una conversación fluida o aquello fue más bien un interrogatorio?

—¿Qué hiciste? ¿A dónde fuiste? ¿Y con quién? ¿Qué comiste? ¿Qué tienes de deberes?

Os suena, ¿verdad?

MIS REGLAS DE ORO

Aunque bien podrían resumirse en dos, «ama a tu hijo» y «escucha a tu hijo», os pongo aquí unos sencillos consejos para ayudaros a mantener una comunicación más fluida.

- **Comparte.** Si quieres que te cuente, empieza tú por contar. Cuéntales tu día, lo que has hecho, lo que has sentido al ver una noticia, al reencontrarte con un amigo o simplemente el día tan difícil que has tenido hoy. Es probable que, si tú compartes, tu hijo también comparta.
- **No lo juzgues.** Escucha sus necesidades desde la curiosidad, sin juzgar.

  —Papá, hoy han expulsado a Tomás del colegio.

  —¿Qué dices? A saber lo que habrá hecho. Vamos, vienes tú con una expulsión a casa y... se te cae el pelo.

  Automáticamente habremos dinamitado cualquier vía de comunicación futura. Ya puedes ir dando la cena por terminada. En lugar de eso, ¿qué os parece esta respuesta?:

  —¡No me digas, cariño! ¿Qué ha pasado?
- **Pregúntale por sus intereses, no por los tuyos.** Cuando hables con tu hijo, demuéstrale que te interesan él y su vida.

  —Mamá, estoy viendo una nueva serie que es una pasada.

  —Bueno, sí, vale, pero dime a qué hora te vas a poner con los deberes.

  De nuevo, tu hijo adolescente se encontrará con un muro. Cada vez que hagas esto, estarás perdiendo nuevas ocasiones de hablar con él. Si lo que obtiene de su entusiasmo es nulo interés por tu parte, y además una exigencia, ¿de verdad pretendes que comparta contigo sus cosas? ¿Tú lo harías?

—¿Ah, sí, cariño? ¿Y de qué va? ¿Crees que a mí me gustaría? No sé, quizá este fin de semana podríamos ver algún capítulo juntos...

★ **Escucha activamente, mirándole a los ojos y prestándole toda tu atención.** Si a ti no te gusta que esté con el móvil a todas horas, no hagas tú lo mismo. Y menos aún si te está hablando.

—Mamá, hoy tengo que contarte algo...

No desperdicies nunca esa oportunidad. Como os contaba en *La vida va de esto,* donde trato más en profundidad la adolescencia, estos momentos son las **ventanas de oportunidad.** Y es un regalo que no se presenta todos los días. Deja de hacer lo que estés haciendo y dedícale tu atención plena.

★ **Anímale a que encuentre sus propias soluciones a los problemas.** El reto no es saber cómo tú, madre o padre, puedes arreglar sus conflictos, sino cómo puedes enseñarle a resolverlos por sí mismo. Esa es la clave. Aunque a ti te resulte más fácil y rápido resolverle el problema directamente, eso no es educar.

Permite que sufra él mismo las consecuencias de sus actos. Ya no estás aquí para impedir que se caiga. Estás aquí para ayudarlo a levantarse. No le resuelvas sus conflictos o harás de él un ser inmaduro. Los adolescentes, y los niños en general, necesitan resolverlos por ellos mismos, necesitan sentirse útiles y capaces. Dales la oportunidad. Cuando un adolescente o un niño es capaz de resolver un problema por sí mismo, su autoestima crece. Ese «soy capaz» queda grabado a fuego en su cerebro y la próxima vez que se le plantee una dificultad similar, ya no dudará tanto en hacerlo, irá a por su objetivo. Lo tendrá claro.

★ **Permite que maneje sus emociones, todas.** Recuerda que han de aprender a gestionar la ansiedad, el miedo, la decepción, la frustración, la incertidumbre, la indecisión... Son emociones que forman y formarán parte de su vida. Actúa con generosidad y comparte las tuyas también. Eduquemos a nuestros hijos en la realidad y la honestidad de ser padres imperfectos. Si te equivocas, pídele disculpas.

—Cariño, perdóname. No tenía que haberte gritado. Discúlpame, por favor. He perdido el control.

- **Respeta sus silencios.** A veces solo necesitan aislarse un poco. No los atosigues.
- **Su intimidad es sagrada.** Se llama antes de entrar, y hasta que no te dice «pasa» no se abre la puerta.
- **Ofrécele tu apoyo en lugar de decirle lo que debe hacer.** Deja que tome sus propias decisiones y dale apoyo cuando te lo pida.

  —Cariño, ¿en qué puedo ayudarte? Dime, ¿qué puedo hacer por ti?
- **«Te quiero».** Repítele todas las veces que sea necesario que lo quieres. Que lo quieres incondicionalmente y que pase lo que pase siempre podrá contar contigo.

Y si, en algún momento, como padre o madre te sientes desanimado, desilusionado, aterrado, decepcionado, perdido, agobiado, indeciso, inseguro o confuso, echa la vista atrás, retrocede unos años y sitúate ahí, en su mismo lugar, con su misma edad y siente.

Querido hijo:

Dicen que tienes mis ojos. En ellos están también mis miedos, mis sueños, mi risa... Mi vida entera está en tu mirada.

Ahora, ya has entrado en la adolescencia. Que si tengo miedo, me preguntan. Miedo, no. Curiosidad, mucha; confianza, toda la del mundo. Sí, confío en ti, hijo.

El adolescente es valiente, crítico, inconformista, luchador y resistente, persistente, idealista, creativo, alegre. Es pura vida.

Tú eres pura vida, Carlos.

Fuiste un bebé sensible, un niño sensible. Ahora, eres un adolescente que ya no quiere ser sensible, que busca incansablemente su identidad, su autenticidad, su esencia. Pero... ¿sabes qué? Lo eres, cariño. Eres un chico sensible, y así lo serás siempre.

Y serán ese corazón valiente y esa alma noble y sensible los que llenen de luz y felicidad tu vida y la de los que tengan la suerte de compartirla a tu lado.

Lucha, pelea, busca, no te conformes. Jamás te conformes. Mira alto a tus sueños, no los pierdas de vista; mira atrás a tus raíces, siempre estaremos contigo; mira abajo a esos pies ágiles y ahora jóvenes que te llevarán lejos.

A veces llegarás, cariño, y otras no. En esto consiste la vida.

En soñar y emprender el vuelo, en lograr metas y en dejar marchar, sobre todo en dejar marchar.

En reír, en llorar, en caerse, en caerse mucho... para levantarse, aprender y seguir el camino.

En rodearte de personas bonitas que te hagan sentir bonito y en huir de abusadores, mentirosos y seres deleznables que, aunque habrá pocos, intentarán destruirte.

La vida es hermosa, tú ya lo sabes. La vida se olvida a veces de nosotros, también lo sabes, pero vida no hay más que una, amor, y por eso ¡hay que vivirla!

Así que adelante, Carlos, corazón, siempre adelante.

Siempre tuya,

Mamá

Alimentación en la adolescencia

Los adolescentes se convierten en una «máquina de comer». Es normal y, por ello, hay que prestar una especial atención a su alimentación.

—¿Esto es normal? No para de comer. Se pasa el día abriendo la puerta de la nevera, buscando no sé exactamente qué, mientras se enfada y grita: «¡Es que aquí nunca hay nada para comer!» —me decía una madre mientras yo asentía y sonreía al comprobar que los adolescentes que tengo en casa hacen exactamente lo mismo.

Sí, así ocurre en la adolescencia. Su cuerpo está cambiando mucho. Su masa muscular ha aumentado el doble, por tanto, también su peso habrá subido de forma importante. Además, tu hijo practica mucho deporte. En consecuencia, consume mucha energía y, además, a estas edades, los requerimientos energéticos son mucho más altos que hace dos años. Sin las calorías de los hidratos de carbono y de las proteínas, todos estos cambios no se podrían llevar a cabo.

CONSEJOS PARA UNA BUENA ALIMENTACIÓN EN LA ADOLESCENCIA

En los adolescentes, debido a los cambios físicos y psicológicos que experimentan, la buena alimentación y las pautas nutricionales correctas son muy importantes.

- ★ **Nada de bebidas energéticas.** Cada vez encontramos más efectos nocivos a nivel cardiovascular (arritmias, adicciones, depresión y ansiedad) debido a los altos niveles de azúcar, de cafeína y de estimulantes que contienen.
- ★ **Evita el consumo de refrescos.** En la lista de la compra no han de entrar ni refrescos ni otras bebidas azucaradas. El exceso de

azúcares aumenta el riesgo de caries, obesidad y enfermedades cardiovasculares.

- **Haz que te acompañe a hacer la compra,** como cuando era pequeño. Así podréis «negociar» lo que más le guste dentro de unos límites saludables.
- **Evita las salsas «de bote».** Por mucho que le gusten, contienen un exceso de grasas trans, sal y azúcares.
- **Hazlo partícipe de los buenos hábitos.** Por ejemplo, explícale que la fuente de cereal siempre es mejor integral: pasta integral, pan integral... Si lo has hecho desde pequeño, esto no te costará nada.
- **Haz que coma fruta todos los días.** Como hacía cuando era pequeño, tanto entre horas si le apetece picar algo como de postre en las comidas.
- **Compra frutos secos.** Las nueces, almendras, avellanas son una excelente fuente de grasas saludables y de energía, además de calcio.
- **Motívalo para que cocine contigo.** Lo que uno cocina siempre sabe mejor.
- **Muéstrale, en las redes sociales, perfiles de profesionales implicados en la alimentación saludable.** Ya que no podemos evitar que estén en las redes sociales, acompáñalos en ese proceso también y que sigan a personas jóvenes que les aporten información veraz y les influyan positivamente.
- **Da ejemplo.** Sentaos todos a la mesa y comed en familia. Nada de móviles. Que haya siempre fruta fresca en el frutero y ensalada en el centro de la mesa. La fruta, a bocados y no en zumo. Las verduras, como quieran (con pasta, con arroz, con legumbres...), pero no se negocian. El menú es el mismo para todos: ni papá y mamá tienen un restaurante, ni en casa se come a la carta. Y para beber en la mesa, siempre agua.

«No me digáis que no pasa nada, a mí sí me pasa»

Es probable que una parte de esta carta os suene de mi libro *Lo mejor de nuestras vidas*, pero he decidido ponerla de nuevo, ya que me parece fundamental en este capítulo.

Mamá, no me digas que no pasa nada, no me lo digas más. Sí pasa, a mí sí me pasa. Quizá no me pasan tus cosas, ni tengo tus problemas, los cuales ni me imagino y ni siquiera me interesan demasiado; quizá para ti esto sea una tontería, pero ¿sabes qué, mamá? Para mí sí es importante.

¿Qué te hace pensar que lo que yo siento no es nada? ¿Acaso porque soy más pequeño he de sentir menos? Pues no, mamá, siento igual o incluso más intensamente que tú.

¿O es que acaso, cuando vacunan a un bebé, a este le duele menos el pinchazo que a su madre por ser mayor? No, es probable que le duela más. Porque no sabe lo que es, porque no ha pasado por ello las veces necesarias para dejar de tener miedo, porque no está acostumbrado al dolor ni sabe gestionarlo, porque lo vive como una agresión... Por todas esas razones y seguro que por muchas más.

—Eso es una tontería —me dijiste anoche, mamá.

—Mañana se te habrá olvidado —sentenció papá.

Pues escuchad lo que os digo a los dos: es probable que para vosotros esto sea una tontería, pero para mí no lo es. Y no sé si mañana se me habrá olvidado o no, pero esto es lo que siento ahora.

No me encuentro bien. Me duele la barriga. No puedo comer.

Que sí, que ya sé que me vas a decir que eso son nervios, mamá. ¿Y qué? Me duele. ¿Me oyes? ¡Me duele!

¿Me puedes ayudar en lugar de menospreciar mis sentimientos?

¿Puedes aceptar lo que yo siento, lo que vivo y cómo lo vivo?

Mis sentimientos son tan válidos como los tuyos, ¿sabes? Aunque tengas 20, 30 o no sé cuántos años más que yo.

Si no he cumplido los 20, ni los 30, ni los 40, ni mucho menos los 50, ¿cómo pretendes que sienta como tú lo haces? No he pasado por todo lo que tú has vivido, ni me he pasado años y años estudiando. No he tenido tus amores ni he sufrido tus desamores; tampoco disfruté de tus triunfos ni lloré tus fracasos...

¿De verdad me estás pidiendo que lo vea como tú lo ves? ¿Y eso cómo se hace?

El niño de 3 años que empieza el colegio por primera vez lo pasa mal, claro que lo pasa mal, aunque vosotros digáis «no pasa nada». Él, eso, no lo sabe. Tiene miedo.

A mi vecino de 11 años que se enfrenta a un examen de una asignatura difícil y que esa noche no ha podido cenar, ni siquiera ha podido desayunar porque le duele la barriga..., no le digas que es una tontería, que va a hacer muchos exámenes así a lo largo de su vida. Él, eso, tampoco lo sabe. Él está aquí y ahora pasándolo mal.

A mi prima que acaba de cumplir los 16 y que ayer la visteis llorar en su habitación porque había roto con su novio, no le digas que hay muchos chicos en el mundo, que hay muchos peces en el mar. No es eso lo que necesita. Está sufriendo, está triste. No le digas lo que tú harías. No le soluciones la vida. ¿Recuerdas tú, papá, la primera vez que te rompieron el corazón? ¿Y tú, mamá, recuerdas tu primer amor? Ahora quizá la entendáis mejor.

Papá, no le quites importancia a las palabras de tu amigo cuando te dice, minutos antes de que nazca su hijo, que está asustado. No le digas: «Venga, hombre, que por ahí hemos pasado todos». Eso, a él, no lo ayuda...

Mamá, no te rías cuando tu amiga se queje una y otra vez de lo poco que duerme con su recién nacido y de lo dura que es la lactancia materna al principio. Sí, sé que tú ya has pasado por ello varias veces, por eso precisamente deberías entenderla mejor que nadie y apoyarla en todo lo que esté en tu mano, en lugar de decirle: «Bueno, chica, esto ya pasará, lo peor viene después, ya verás la adolescencia...». ¿Crees de verdad que eso la ayuda?

Papá, tú eres médico, escucha a tus pacientes cuando te confiesan entre líneas que sienten miedo. Sé que tú lo tienes todo bajo control, y que son muchos los que te lo dicen al cabo del día, pero el que tienes ahí delante, en ese momento, es una persona única que muy probablemente esté pasando por esto por primera vez en su vida. Que quizá lleve esperando semanas esta cita, imaginando lo que te va a decir, lo que tú le vas a decir... Escúchalo y acompáñalo en el proceso.

Mamá, papá, os quiero y porque os quiero os digo esto:

Primero: antes de decirme «no pasa nada», callad. No digáis nada. Callad. Solo escuchadme. Escuchad atentamente todo lo que os tengo que contar.

Segundo: a continuación, no me digáis lo que va a suceder. ¿Tenéis una bola de cristal o qué? No quiero saber lo que va a suceder, quiero que estéis. Que estéis a mi lado. Que estéis presentes.

Y tercero: sentid. Sentid lo que yo siento, o al menos intentadlo.

Consuélame, cálmame, acaríciame. Quizá solo necesite eso, mamá.

Quizá con tu abrazo y tu «te comprendo, yo también pasé por algo parecido» es suficiente, papá.

¿Qué me decís? ¿Lo intentamos?

Vuestro hijo

17

Pantallas, nuevas tecnologías y redes sociales

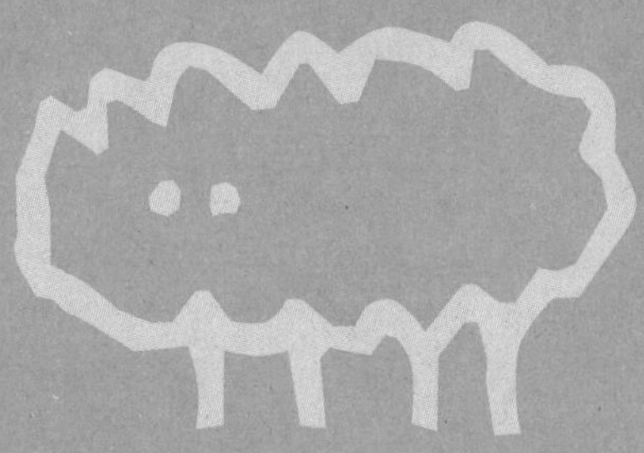

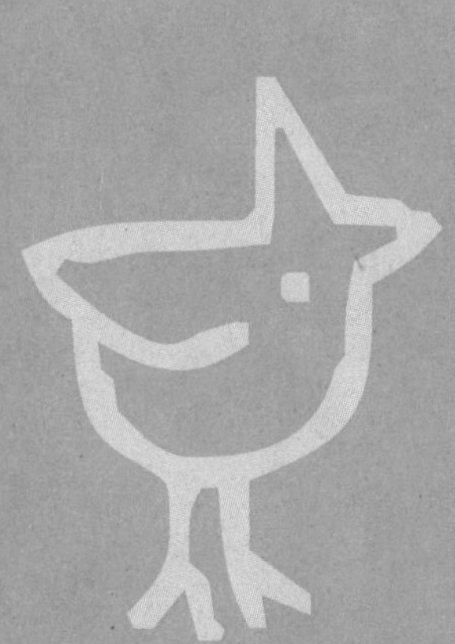

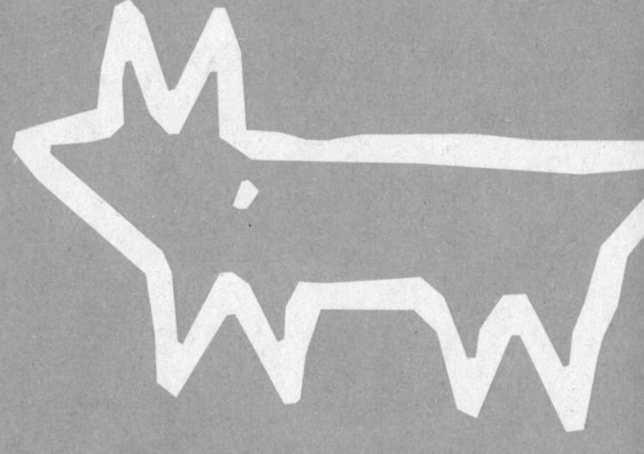

17 *Pantallas, nuevas tecnologías y redes sociales*

¿Uso o abuso de pantallas?

La tecnología forma parte de nuestras vidas. Es innegable. Y no tiene sentido que vivamos de espaldas a ella ni que eduquemos a nuestros hijos con una venda en los ojos, porque es irreal e inútil. Miremos hacia donde miremos estamos rodeados de tecnología; es más, esta nos facilita la vida. Pero es cierto que, en los últimos veinte años, nuestra realidad ha cambiado tanto que, en ocasiones, los padres y las madres acuden a consulta desbordados porque no saben cómo manejar el uso de las pantallas con sus hijos.

¿Cuál debe ser nuestro objetivo? La Asociación Española de Pediatría (AEP) ha publicado recientemente sus recomendaciones sobre el tiempo que los niños pequeños pueden pasar viendo la televisión o jugando con un móvil. Desgraciadamente, nuestros niños y jóvenes están muy lejos de conseguir tales objetivos.

Desde la AEP se enfatiza en la necesidad de retrasar la exposición a pantallas y limitar el tiempo de uso según la edad.

RECOMENDACIONES POR EDADES

De 0 a 6 años

- Se **desaconseja** el uso de pantallas.
- Excepcionalmente, se permite su uso para fines específicos como videollamadas, cuentos o canciones, siempre bajo la supervisión de un adulto.

De 7 a 12 años

- Se recomienda un **máximo de una hora diaria,** incluyendo el tiempo de uso en el ámbito escolar.
- Es esencial establecer límites claros en cuanto a contenido, tiempo y lugar de uso.
- Se aconseja la supervisión por parte de un adulto y el fomento de hábitos saludables como la actividad física y la interacción social lejos de las pantallas.

De 13 a 16 años

- Se sugiere limitar el uso de pantallas a **dos horas diarias,** incluyendo también el tiempo dedicado en el entorno escolar. Y aquí es donde surge el mayor de los problemas.
- Se recomienda la supervisión mediante herramientas de control parental y establecer límites en el acceso a internet.
- Es preferible **retrasar** la adquisición del primer teléfono móvil inteligente.

LA IMPORTANCIA DEL EJEMPLO

Nunca está de más recordar el impacto tan grande que nuestro comportamiento tiene sobre el comportamiento de nuestros hijos e hijas. Sí, el ejemplo educa (o maleduca) también en el uso de pantallas. Es fundamental que los adultos sean modelos a seguir, especialmente durante momentos clave, como las comidas familiares, y en espacios determinados, como el dormitorio. Fomentar un uso responsable y equilibrado de las pantallas en el hogar contribuye a un desarrollo más saludable de los menores.

1. **Zonas y momentos libres de pantallas.** Establecer áreas y momentos en el hogar donde el uso de dispositivos esté restringido, como durante las comidas, a la hora de merendar mientras comentamos el día, en el parque mientras juegan,

en un restaurante cuando vamos a comer, o justo antes de irnos a dormir.

2. **Supervisión y contenido adecuado.** Asegurarse de que el contenido al que acceden los menores sea apropiado para su edad y desarrollo, evitando la exposición a material inapropiado.
3. **Fomento de otras actividades libres de tecnología.** Puzles, juegos de mesa, dibujar, cocinar, jugar con sus juguetes, salir al aire libre, la lectura, la música... Hay tantas cosas si levantamos la mirada de la pantalla, ¿verdad?

Estas recomendaciones, que tienen mucho que ver con el sentido común pero están avaladas por expertos, buscan equilibrar el uso de la tecnología en la vida de los niños y niñas, asegurando su bienestar físico y mental. Para más información y recursos, se puede consultar el **Plan Digital Familiar de la AEP,** una guía diseñada para ayudar a las familias a gestionar de manera saludable el uso de las tecnologías en el hogar.

¿Y cuál es nuestra realidad? Que en todos los estudios realizados hasta la fecha superamos con creces las recomendaciones oficiales. Y esto tenemos que cambiarlo.

¿Qué consecuencias estamos ya sufriendo? Y lo digo así porque son ya una realidad.

1. **Mayor sedentarismo.** La menor actividad física aumenta el riesgo de enfermedades cardiovasculares, sobrepeso y obesidad.
2. **Menor estimulación cognitiva.** No hay pantalla que pueda competir con hacer deporte al aire libre, leer un libro o jugar una partida de parchís con tu familia.
3. **Disminución de las horas de sueño.** Con el consiguiente aumento del riesgo de sobrepeso y obesidad. A menos horas de sueño y peor calidad del mismo, más riesgo de obesidad, más riesgo de problemas de atención y concentración y más riesgo de ansiedad y depresión.
4. **Empobrecimiento de las relaciones sociales y personales.** Queramos o no, la vida real se vive, se siente y se comparte fuera de las pantallas.

¿Estamos dispuestos a cambiar estas cifras? ¿De quién depende? ¿Quiénes son las primeras personas que muestran las pantallas a los niños?

Nosotros, ¿verdad? Padres y madres.

¿Somos capaces de cambiar estos hábitos? ¿Estamos dispuestos a ello? ¡Por supuesto que lo estamos! Educar a nuestros hijos en el uso de pantallas para evitar problemas de salud física y salud emocional también es nuestra responsabilidad.

Hacer un pacto de uso responsable de pantallas es más fácil de lo que pensamos.

- ★ Explícale a tu hijo por qué vas a limitar el uso.
- ★ Deja que elija el momento en el que va a jugar, previo acuerdo con los padres.
- ★ Primero van las tareas y las obligaciones; luego, el juego.
- ★ Da ejemplo. Si en momentos de descanso familiar te dice: «Deja ya el móvil», hazle caso. Aparta el móvil de la vista, saca un juego de mesa, abre el cajón de los juguetes, elige el cuento que más le guste o coge la pelota de fútbol, pero juega con él.

¿Qué me decís? ¿Lo intentamos?

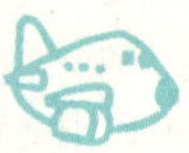

De la primera infancia a la adolescencia

Son muchas las dudas sobre el uso de las pantallas que se plantean los padres de niños pequeños y, por supuesto, de adolescentes. ¿Por qué? Porque, sencillamente, cuando nosotros éramos jóvenes esos aparatos no existían.

Cada vez existen más estudios acerca del impacto negativo de este bombardeo sensorial sobre el cerebro en formación de los más pequeños. En sus primeros años de vida, los niños no necesitan ese tipo de estímulos sensoriales, auditivos o visuales en los que el ritmo acelerado de las imágenes y los sonidos nunca se corresponde con la realidad.

Durante sus primeros años, los niños necesitan dos cosas: jugar y establecer un sólido y nutritivo vínculo afectivo con sus padres, madres y cuidadores.

Sí, jugar con sus juguetes, con bloques de construcción, con cocinitas, con coches, con puzles, con barro o con la pelota, pero jugar en la vida y el mundo real. Sin esa sobrexcitación, sin esos sistemas de recompensa inmediata que tienen la inmensa mayoría de los juegos, sin ese ruido estridente que en ningún caso reproduce el ruido y los sonidos de nuestro mundo de verdad.

La madre y el padre son la llave que conecta ese mundo real con su propia realidad. Son las emociones de sus padres las que le mostrarán el camino a seguir. Si mamá tiene miedo a los perros y, al encontrarse con uno, manifiesta miedo, ansiedad e inseguridad, su hijo, que la está observando todo el tiempo, mostrará miedo y pérdida de control. Porque lo que lo asusta no es el animal, del que no tiene ninguna referencia aún, sino ver a su madre fuera de sí. Si mamá o papá entran en mi consulta relajados, contentos y felices, me dan dos besos y me ponen la mano en el hombro, su hijo, que no aparta la mirada ni un instante, interpreta esa realidad como «lugar seguro». Si sale a la calle, llueve y se moja, mirará al cielo, verá el agua caer y aprenderá que el agua moja y que papá dice que eso se llama lluvia.

Esto, que parece algo tan sencillo y lógico, las pantallas jamás nos lo darán. Y estaremos privando a nuestros hijos de infinidad de momentos y oportunidades de aprendizaje que estimularán sus sentidos y formarán su futuro cerebro.

Los niños no identifican las emociones en las pantallas.

Pero no solo eso. Los estudios científicos avanzan a la misma velocidad que las nuevas tecnologías. Ya hay trabajos que relacionan el exceso de consumo de pantallas con desórdenes en el sueño, hipertensión arterial, aumento de factores de riesgo cardiovascular en adolescentes, obesidad, problemas de atención, dificultad de aprendizaje y peores resultados académicos.

¿Y qué hizo una madre pediatra con sus hijos cuando entraron en la adolescencia? Pues mi trabajo me costó, pero ahora sí soy plenamente consciente de todo lo que hoy os cuento; del tremendo poder adictivo de la tecnología en mis hijos y en mis pacientes. De la falta de conciencia social cuando, mientras hablo con los papás en mi consulta, sacan el móvil para que el niño se entretenga...

En mi casa **se jugaba a la videoconsola o al móvil durante un tiempo limitado.** Cuando mamá o papá decían «se acabó», no se jugaba más.

He intentado educar a mis hijos en las redes sociales a medida que yo misma he ido adentrándome en ese mundo. Mucho hemos hablado de los *likes* y su contenido vacío, de la importancia de los amigos reales y no de los seguidores, de ser respetuoso siempre pase lo que pase, de la privacidad, del acoso (sí, en redes sociales también) y de la discreción. Siempre les he dicho que estamos en el mundo digital para aportar, para sumar, para construir cosas mejores, para inspirar, para ser la voz de otros que no llegan, para compartir, para acompañar y para aprender; pero nunca para exhibirse, para fanfarronear, para engañar o para abusar de los demás. Eso se denuncia (sí, en redes sociales también).

¿Qué pasa con los adolescentes? Con ellos hay tres normas inquebrantables:

1. La televisión estará en el salón o en la salita, nunca en su habitación. El ordenador, a ser posible, tampoco. Sé que esto último es difícil, pero al menos que tenga unos horarios.
2. Mientras se estudia, se come y se duerme, las pantallas estarán apagadas.
3. El tiempo para el móvil o la videoconsola es limitado, y siempre tras hacer los deberes y obligaciones. Las horas de juego se pactan.

Así que os animo a todos a reflexionar sobre ello y a adaptar las nuevas tecnologías a las edades de vuestros hijos, limitando su uso lo máximo posible. No expongáis a vuestros bebés a las pantallas, por favor. No les contéis cuentos a través de la tableta, mucho menos si vienen con audio incluido. Busca libros con bonitas ilustraciones, deja que tu hijo pase las páginas, pon tú la voz a los distintos personajes, busca la sorpresa en su mirada y la carcajada en su sonrisa.

¿Cuál es la edad ideal para darles un móvil por primera vez? Lamentándolo mucho no hay una edad cerrada e ideal en la que vayamos a evitar todos sus riesgos. ¿Cuál es la edad ideal para sacarse el carnet de conducir? ¿O para ir solo al colegio? En todos estos casos depende de la madurez de cada niño y de sus circunstancias individuales y las de su grupo. Como regla general, cuanto más tardemos en darles un móvil, mejor. Pero lo que tampoco podemos pretender es que todo el grupo de amigos de nuestro hijo tenga un móvil y se comunique a través de él mientras nuestro hijo ha de esperar hasta los 18 años.

En la mayoría de los entornos donde he vivido, vivo y trabajo, los chavales tienen su primer móvil entre los 12 y los 14 años. Para ellos es importante sentirse igual que sus compañeros, y la mayoría de ellos solo lo quieren para comunicarse vía WhatsApp y para jugar.

El darles el móvil no quiere decir que ya esté todo el pescado vendido, en absoluto. Antes de entregárselo, habla claramente con tu hijo o con tu hija sobre la responsabilidad que ello supone. Estas son las normas que yo establecí con mis adolescentes y que te recomiendo poner en práctica:

1. **Tiempo limitado.** Los tiempos los decidimos nosotros, los padres.
2. **Nunca dormirás ni estudiarás con él al lado.** Explícale las interferencias que los móviles generan en la concentración, el sueño y el descanso.
3. **Nunca mandes fotos sin ropa ni en bañador.** Explícale que, en ocasiones, los móviles se hackean y esas fotos pueden terminar en manos de desconocidos.
4. **Si te llega una foto o un vídeo comprometido de alguien a quien conoces, no lo compartas.** Reprime a la persona que te lo ha enviado con un «Creo que a ti no te gustaría que te hicieran esto. No está bien» y elimínalo. Explícale a tu hijo que difundir ese tipo de contenidos es un delito.
5. **Nunca aceptes invitaciones de quedadas con desconocidos.** Nunca. Hay gente que miente para hacer daño.
6. **Nunca utilices el móvil para ofender, criticar, humillar o acosar a nadie.** Eso también es un delito.
7. **Si te sientes agredido, amenazado o coaccionado por alguien, dímelo.** Repítele, una vez más, que siempre lo ayudarás y lo apoyarás.
8. **En la mesa, mientras se come o se cena, no hay móviles.** Aquí todos somos iguales, así que mamá y papá deben dar ejemplo.
9. **Si te escribimos o te llamamos, intenta contestar o atender la llamada.** Explícale que, si en ese momento no puede, devuelva la llamada en cuanto se libere.
10. **No se lee el móvil de los demás.** Incúlcale también a tu hijo que no permita que nadie, ni sus amigos o sus futuras parejas, lea su móvil.

En resumen, recordad que los bebés, los niños y los adolescentes aprenden de las relaciones interpersonales, de nuestras emociones, de lo que ellos mismos sienten cuando les hablamos, cuando les susurramos, cuando los abrazamos, cuando escuchan nuestros distintos tonos de voz en función de la conversación que estemos teniendo, de nuestro lenguaje no verbal... Aprenden del juego con iguales, de su maravillosa capacidad de asombro, de su pensamiento creativo, constructivo e imaginativo. Aprenden de lo que ven a través de nosotros, de lo que huelen, de lo que tocan, de lo que escuchan. Aprenden también del esfuerzo, del sacrificio, del saber elegir, de la compasión, del dolor ajeno. También nosotros, los adultos, aprendemos así.

Yo puedo leerme todas las noticias políticas del día en la tableta, pero nunca podrán sustituir a una inteligente conversación con mis padres tras una buena comida.

«Cambiaría, si pudiera, toda mi tecnología por una tarde con Sócrates», dijo Steve Jobs.

¡Necesitamos vivir en vivo y en directo! ¡Los niños y nosotros! Recuerda: la vida real, la de verdad, está ahí fuera y las personas que te quieren incondicionalmente están a tu lado.

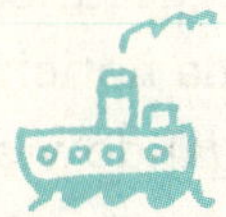

Redes sociales

Hace bien poco, mis hijos y yo nos sentamos y desgranamos uno a uno estos diez mandamientos sobre las redes sociales:

1. **Observa y sé cauto.** La impulsividad y las redes sociales no se llevan nada bien. Observa, lee, sigue a quien te inspira, aprende de todos ellos. Las reglas de oro para los adolescentes novatos: tu perfil es privado. No aceptes a desconocidos. Nunca hagas quedadas con desconocidos. Nunca des tus datos personales a nadie, aunque te los pidan. Y si te los piden, cuéntamelo.
2. **No plagies.** No tienes que demostrar nada a nadie, no copies ni te otorgues la autoría de algo que no es tuyo.
3. **Respeto.** No juzgues. No ataques. No insultes. Jamás participes en linchamientos. No difundas contenido comprometido de otras personas, ni fotos íntimas, ni confesiones personales. Las formas siempre son importantes, pero en redes, más. ¿Por qué? Porque no hay lenguaje no verbal, no hay tono de voz, no hay miradas, ni sonrisas, ni guiños, ni caricias, ni abrazos. Solo dispones de palabras. Así que elígelas bien; sí, cuida las formas, son muy importantes. Un mensaje potente, revelador e inspirador para miles de personas se puede venir abajo por utilizar un tono inadecuado.
4. **No difundas bulos.** No escribas, retuitees o compartas información que no puedas asegurar como fiable. Los bulos hacen mucho daño. Detrás de una noticia falsa puede haber una persona a la que se está juzgando y sentenciando públicamente. Eso se llama linchamiento y es deleznable. Detrás de un bulo sobre salud, hay vidas humanas que pueden estar en juego. Ante la duda, no compartas.
5. **Sé generoso.** La generosidad es una de las cualidades que más admiro en una persona. No concibo moverme en redes sin ser generoso. Esto no es un monólogo de ti mismo, no. Esto es un espacio infinito donde hay gente maravillosa que

puede enseñarte muchas cosas. Dales voz si crees en ellos. Comparte, si te gusta su mensaje o si te hubiese encantado haber escrito eso mismo..., y siempre cita las fuentes. **Porque no hay otro camino para hacer grandes cosas que unirnos, sumar y crear.** Juntos sumamos.

6 **Sé agradecido.** Si te felicitan, da las gracias. Si se preocupan por ti, da las gracias. Si reconocen tu labor, da las gracias. Si te ayudan, te echan un cable, te mencionan, te tienen en cuenta, da las gracias.

7 **Para hacer llegar tu mensaje, no ataques al prójimo.** Reconozco que tengo tolerancia cero hacia esas personas que para cargarse de razón sistemáticamente atacan a los demás, ya sean personas físicas o colectivos. **Vive y deja vivir.** ¿Crees en tu mensaje? ¿En tu discurso? ¡Pues adelante con él! Si es bueno, te colocará donde mereces. El ataque lo único que hace es definirte como persona y conseguir que la fuerza de tu discurso se esfume en segundos. Si es a ti al que atacan, os confesaré lo que yo hago (creedme, en esto tengo experiencia). **Si es un insulto, directamente bloqueo y denuncio.** Ni mi edad, ni mi estado civil, ni mi sexo, ni mi religión, ni mi color de pelo, de piel o de bandera son opinables. Los tuyos, tampoco. Lo siento, pero no todo es opinable, no. A mis hijos les digo: si os insultan, si os atacan, si os sentís amenazados, decídmelo. Eso es un delito. Si esa persona resulta ser un *troll* y, sin insultarte, no para de escribir, si a tu respuesta le siguen comentarios en cadena escritos de forma compulsiva, directamente silencia la conversación en la pantalla y en tu cerebro. Si te molesta mucho, bloquéalo. #DontFeedTheTroll. A otra cosa, mariposa, que el tiempo es oro y no estás en la red para perder la energía en conversaciones estériles. Si la persona que está detrás de ese ataque traspasa las líneas rojas, se denuncia a la policía. El acoso es un delito. El daño al honor, también.

8 **Sé humilde.** Por mucho que creas saber de un tema concreto, siempre habrá alguien que sepa más que tú o que lo vea desde otra perspectiva igual de válida que la tuya. Aprende a escuchar, a leer entre líneas, a pedir disculpas y rectificar si es

necesario. Sigue a personas que sean referente en algo, que de verdad aporten a tu vida y, si crees en ellos, súmate a su causa.

9 **Compartir no es exhibir.** Huye del exhibicionismo y explícaselo a tus hijos. Uno está aquí para aportar algo, no para exhibir su cuerpo. «¿Te gustaría que alguien sacara esa foto o ese comentario que has hecho dentro de veinte años?», les digo a mis hijos. Todo lo que pongamos quedará ahí para siempre. Piénsalo dos veces antes de subirlo.

10 **Aprende a vivir la vida real y a disfrutar de la virtual.** Desconecta de vez en cuando. No pasa nada por no consultar las redes durante 24 horas. Si se acaba el mundo, te enterarás igualmente. Aprende a relativizar. Aprende a desconectar. Tus amigos no te dan *likes*, tus amigos de verdad te llaman por teléfono, te abrazan, te invitan a merendar. Tus amigos de verdad te apoyan y te apoyarán incondicionalmente con tan solo descolgar el teléfono y escuchar tu voz. Cuida de todos ellos. Cuida a tus amigos reales.

18

¿Hablamos de la sexualidad?

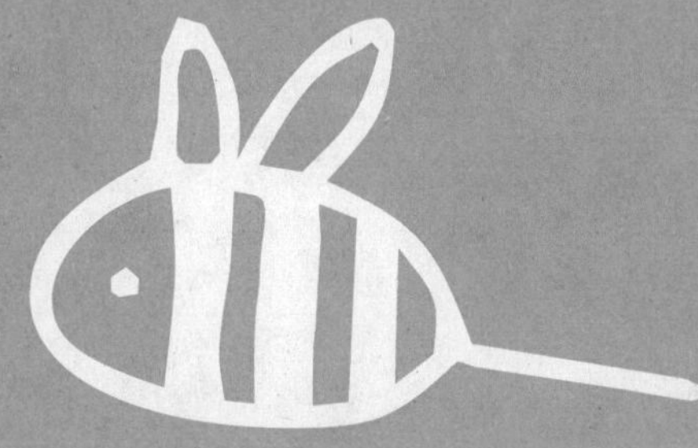

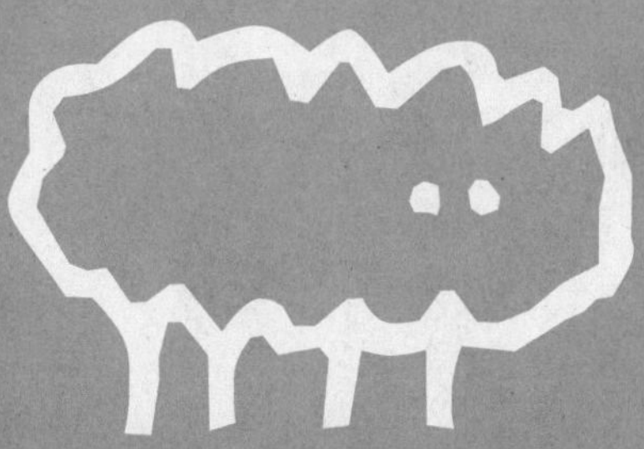

18 ***¿Hablamos de la sexualidad?***

La sexualidad es parte de la vida

No podemos pretender sentar a nuestro hijo a los 12 años en la cocina y decirle: «Bueno, hoy vamos a hablar de sexo». Porque probablemente nos estampemos contra un muro, contra un preadolescente o un ya adolescente que se lo sabe todo o, si no todo, casi todo. Lo que no sabemos ni sabremos es cómo ha adquirido esa información y si la realidad es tal y como a él le ha llegado, que es muy probable que no.

Hablar de sexo con nuestros hijos empieza desde que tienen uso de razón viendo nuestros cuerpos desnudos con naturalidad. Respondiendo a cada una de las preguntas que nos van haciendo y no dejándolas nunca para después.

—Papá, ¿qué tienes ahí? ¿Por qué mamá no tiene eso?

Los niños se explorarán y encontrarán sus genitales, y nosotros, sus padres, estaremos ahí para explicarles lo que son.

La sexualidad forma parte de nuestras vidas desde el mismo momento en el que nacemos.

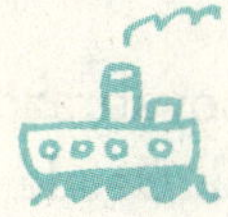

Masturbación del lactante o masturbación infantil

A diferencia de lo que piensan muchos padres, los niños y las niñas pequeñas se tocan, es lo que llamamos masturbación del lactante o infantil, es decir, la autoestimulación de los genitales por placer.

—Lucía, no hace más que tocarse ahí y estamos preocupados —me dicen muchos padres en la consulta. De hecho, algunos están tan alarmados que no saben ni cómo plantearme la conversación porque consideran que sus hijos, niños o niñas, son demasiado pequeños aún para esas cosas.

Pues no lo son. Aunque es rara antes de los 6 meses, la masturbación se desarrolla a lo largo de su infancia, desde los 9-12 meses hasta los 5-6 años. A partir de esa edad, los niños son ya más reservados y, si continúan, lo hacen en la intimidad.

Los niños y las niñas exploran su cuerpo y, en ese **proceso de descubrimiento,** van encontrando nuevas cosas. A los 4 meses, por ejemplo, los niños se descubren los puños y se los chupan sin parar.

¿Por qué lo hacen? Porque les gusta, porque les resulta placentero. Más adelante, por la misma razón, comienzan a chuparse también los pies. Y cuando cumplen 1 año, la mayoría de ellos habrá descubierto sus genitales. Y hará lo mismo que con las manos y con los pies, se los tocará porque le gusta.

—Lucía, ¿es normal que se pegue esos tirones? —me preguntan unos padres preocupados porque su hijo se tira del pene mientras lo cambian.

—Mi hija se frota con sus muñecos —cuentan otros.

—Al niño le gusta frotarse con la barra de la trona que separa las dos piernas.

—Se restriega con el apoyabrazos del sofá, ¿es normal?

Sí, **todo esto es natural.** Desde muy pequeños descubren sus genitales y cómo estimularlos con objetos. No quiere decir esto que lo hagan todos los niños y niñas, pero sí has de saber que, si tu hijo o hija lo hace, es normal. Por lo general, hasta los 2 años y medio o más no utilizan su propia mano para tocarse de forma rítmica. Luego, a partir de los 5-6 años, incluso dejan de hacerlo (y, si siguen, prefieren hacerlo en su habitación o en el baño). Más tarde, cuando las hormonas los dominen en la adolescencia, la masturbación se convertirá en algo habitual en muchos jóvenes.

Es normal que, al finalizar, el niño o el bebé esté acalorado, sudoroso, con la respiración agitada e incluso agotado.

Cuando, en la consulta, pregunto a niños que ya tienen casi 3 años por qué lo hacen, su respuesta es muy clara y sincera:

—Porque me gusta.

Aunque como padres nos pueda resultar incómodo, es una fase normal de su desarrollo.

¿Tengo que preocuparme? No, insisto, es algo natural. No alterará su desarrollo ni influirá en su inclinación sexual. Los niños lo hacen porque les gusta, porque experimentan placer. Y generalmente lo harán cuando estén aburridos, viendo la tele o en épocas de más estrés. ¿Y si lo hace al acostarse? Cierra su puerta y déjalo tranquilo.

¿Es normal que lo hagan las niñas? Desde el punto de vista médico no hay diferencias entre niños y niñas en este tema. Sin embargo, en la práctica, los padres y las madres se preocupan más cuando es su hija quien lo hace. No hay motivo. Las niñas, como los niños, están descubriendo su cuerpo a esa edad. La irritación del área genital en las niñas (vulvovaginitis), que puede provocar escozor y molestias, no suele ser la causa de la masturbación, sino una consecuencia.

¿Cómo actúo? Con tranquilidad y normalidad, manteniendo la calma. Repito: la masturbación infantil es algo normal. Si lo hace en público, explícale con calma y de una forma sencilla que no debe hacerlo delante de los demás, sino en casa, en su habitación. No le riñáis ni le gritéis, porque se sentirá injustamente culpable o bien lo hará con más frecuencia. Si lo hace cuando se aburre, intentad distraerlo con juegos o actividades.

¿Debo consultarlo con mi pediatra? Si te genera dudas, sí. Sobre todo si piensas que puede estar relacionado con un estrés excesivo o sospechas un abuso sexual. Esto suele ser algo infrecuente, pero que en ocasiones tenemos en cuenta, sobre todo cuando va acompañado de otros signos de alerta en su patrón de conducta.

INTIMIDAD DE NUESTROS HIJOS

Si vivimos estas fases tempranas con naturalidad, la masturbación en el adolescente no nos resultará un problema. Es más, es bueno y natural que los adolescentes se exploren y se toquen. No hay nada malo en ello. Es su cuerpo. Y no debemos permitir que se sientan juzgados por ello. Es más, respetaremos su intimidad diciéndole incluso:

—Cariño, tu habitación es tu espacio íntimo. Si la puerta está cerrada, nadie entrará sin llamar antes. Y no abriremos la puerta hasta que tú digas «adelante».

A medida que cumplan años os daréis cuenta de cómo vuestros hijos os empiezan a hacer preguntas, así que aprovechad cada oportunidad para abordar el tema. ¿De dónde vienen los bebés? ¿Cómo se metió el hermanito en tu barriga? ¿Por dónde sale? Son preguntas que todos los niños hacen y debemos responderles con naturalidad, eligiendo las palabras adecuadas. Sin mentiras y sin fantasías. Sacar el tema de la sexualidad con nuestros hijos siempre nos resulta violento, pero hoy en día estamos todos expuestos a un bombardeo mediático que, mirándolo por el lado positivo, nos lo pone fácil.

En la televisión oyen hablar del preservativo y te preguntan qué es, igual con las enfermedades de transmisión sexual, la prostitución, el porno o los abusos. Nuestros hijos van creciendo y, por mucho que queramos meterlos en una burbuja, todo este tipo de vocabulario llegará a ellos de una manera o de otra. Y yo prefiero explicarles personalmente qué es un abuso a que escuchen comentarios quizá no adaptados a su entendimiento.

Debemos dejarles muy claro, desde pequeños, que los genitales son una parte íntima de su cuerpo y que así como ellos sí pueden explorarlos, los demás, no. Que solamente deben mostrárselos o dejar que los toquen otras personas, como, por ejemplo, personal sanitario o en la escuela, donde por una cuestión de higiene quizá el personal docente tenga que ayudarlo a limpiarse y siempre pidiendo permiso antes. Con los genitales de otros no se juega; con los tuyos, frente a otras personas, tampoco.

Los niños tienen una magnífica capacidad de aprendizaje y pronto asimilarán lo que se les dice. No tengáis miedo.

¿Cómo hablar de sexo con los adolescentes?

Del mismo modo que se les explica a los niños de entre 3 y 6 años que los genitales son íntimos, a los adolescentes de entre 12 y 16 debemos hablarles sin juicios de valor de la realidad actual con todos los datos.

MIS CONSEJOS

Es importante que, al hablar de sexo con nuestros hijos adolescentes, mantengamos una conversación, no que les demos una lección sobre lo que sí y lo que no deben hacer.

★ **Busca el momento adecuado.** Esto es fundamental. Si tienes prisa, no empieces. Busca ese momento de forma consciente. Un buen momento es la salida del entrenamiento, cuando vas en el coche. No hace falta que os miréis a los ojos, pero te tiene que escuchar sí o sí. También por la noche en la cama antes de que se duerma. Durante un paseo. Tú conoces mejor que nadie a tu hijo o a tu hija, sabrás encontrar el momento. Para sacar el tema vale una noticia, la letra de una canción, una película...

- **No emitas juicios.** «¡No os vais a creer lo que me ha pasado hoy! ¡Qué fuerte! Ha venido un adolescente a la consulta con sus padres porque le habían pillado viendo vídeos porno. ¡Menudo guarro!». Gran error. No juzgues a nadie con el que tus hijos se puedan sentir identificados.
- **Empatía.** Ponte en su lugar. Escúchalo de una forma activa. No lo sermonees y entiende que, probablemente, esté muy incómodo. Tómate tu tiempo. No juzgues si no quieres que tus hijos se sientan juzgados o que ellos acaben juzgando a los demás.
- **Si para ti es incómodo, díselo.** «Uf, cariño, a mí esto también me pone un poquito nerviosa, pero ya somos mayores y esto que te voy a contar es importante y bueno para ti, así que venga, allá vamos».
- **Utiliza un lenguaje adecuado a su edad.** No empieces hablando de la pilila a tu hijo de 15 años. Pene, se dice pene.
- **Intenta que sea una conversación y no un monólogo.** Hazle preguntas de vez en cuando para mantenerlo conectado. Tanto preguntas fáciles, «¿Lo entiendes? ¿Tienes alguna duda?», como preguntas abiertas que no se respondan con un sí o con un no, «¿Qué te parece? ¿Cómo crees que le podemos explicar esto a tu hermana cuando a ella le llegue el momento?».
- **Tú también puedes dudar.** Si te hace una pregunta y no sabes muy bien cómo abordarla, díselo. «Hmmm, pues es interesante esto que me preguntas, déjame que me lo piense y te digo algo».

Los mensajes a nuestros hijos adolescentes deben ser claros y contundentes: no es no. Tanto si el «no» es tuyo como si te lo dice tu pareja. **Ante todo, respeto.** Solamente hacemos lo que nos apetece hacer y lo que a la otra persona le apetece hacer. Si tu pareja quiere tener relaciones contigo y tú no, no es el momento. **Tú decides,** nadie debe decidir por ti.

El sexo no solo está para concebir, es decir, para tener hijos, también está para conectar con tu pareja, para sentir placer. Y no hay nada malo en ello. Tan importante es descubrir y conocer lo que nos gusta como lo que no nos gusta. La masturbación es natural en hombres y en mujeres, a cualquier edad.

Eso sí, es importante que recalques una y otra vez que las **infecciones de transmisión sexual (ITS)** están aumentando de forma alarmante en los últimos años entre los más jóvenes por no usar preservativo. Por lo tanto, es vital que les recuerdes que el preservativo evita embarazos no deseados y, además, enfermedades e infecciones que pueden arruinar tu vida.

¿Qué ocurre con la pornografía?

Antes de escribir este capítulo, les dije esto a mis hijos:

—El porno es al sexo lo que la ciencia ficción al mundo real.

¿Y eso qué quiere decir? En los últimos estudios se demuestra que los jóvenes entran en contacto con la pornografía en torno a los 9 años. Sí, sí, como lo lees, a los 9 años. Y por mucho que intentemos que esto no suceda, sucederá de una manera o de otra. Porque un amigo le presta el móvil, porque sin querer navegando saltan pantallas de contenido sexual, porque en los medios a veces también hay temas muy subidos de tono y porque forma parte de nuestra realidad. Pues bien, debemos sentar tranquila y pausadamente a nuestro hijo o a nuestra hija y explicarle que la sexualidad entre dos personas que se quieren no es así. Que el porno es cine y, por tanto, hay trucos. Que esas personas que están ahí son, en realidad, actores. Que, al igual que no se cree que Spiderman trepe paredes, tampoco ha de creerse eso que ve. El sexo entre dos personas es mucho más: es complicidad, es ternura, es pasión, es generosidad, es «amorosidad». Y eso, en el porno, ni se ve ni se intuye.

Además, nuestros hijos y nuestras hijas no deben asumir ese tipo de sexo como el ideal, ni tampoco esos roles en los que claramente la mujer adopta un papel de sumisión sin opción a elegir o a decir «ya no quiero más», «eso no me gusta», «prefiero de esta manera» o «para». Tampoco deben asumir la violencia implícita o explícita que conlleva la pornografía, ni el papel denigrante que se les da la mayoría de las veces a las mujeres.

Tampoco deben dar por hecho que la heterosexualidad es la única manera de amar. Ya que el amor es universal, habrá hombres que se sientan atraídos por hombres y mujeres que se sientan atraídas por mujeres, y no hay nada de malo en ellos. Simplemente son modelos diferentes a lo que están acostumbrados a ver. Y, por supuesto, dejadles claro que, llegado el momento, si descubren que se sienten atraídos por una persona de su mismo sexo, los querréis y los amaréis incondicionalmente, sin juicios ni condiciones.

Leído todo así de golpe, uno quizá se abrume, pero con los años descubriréis que este aprendizaje y esta educación afectivo-sexual son paulatinos. Pasito a pasito... ¡Lo vais a hacer bien!

Vuestros hijos cada vez harán más preguntas, y llegará un día en el que incluso dejarán de preguntar, momento en el que tendréis que estar aún más pendientes.

Las noticias de los telediarios, casos cercanos de embarazos en adolescentes, rumores de situaciones de acoso o abuso... Cualquier oportunidad es buena para abordar estos temas con nuestros adolescentes.

Y, por encima de todo, el mensaje que debemos transmitir a nuestros hijos es este: pase lo que pase, nosotros, tus padres, siempre estaremos aquí. Hay que decirles que si tienen preguntas, que vengan. Que si tienen miedo, que acudan a nosotros. Que si se sienten perdidos, nosotros sostendremos esa linterna que en ocasiones ellos pierden. Que todas esas preguntas, dudas y miedos que ellos están teniendo, nosotros a su edad también las tuvimos.

En esta etapa final de la crianza, en la adolescencia, de poco sirven los interrogatorios y los juicios, ellos solo nos contarán lo que nos quieran contar. Lo importante es que nos sientan presentes, que estamos, que estaremos, que pueden contar con nosotros y que nuestra adolescencia, a pesar de todo, tampoco está tan lejos.

Mucho ánimo.

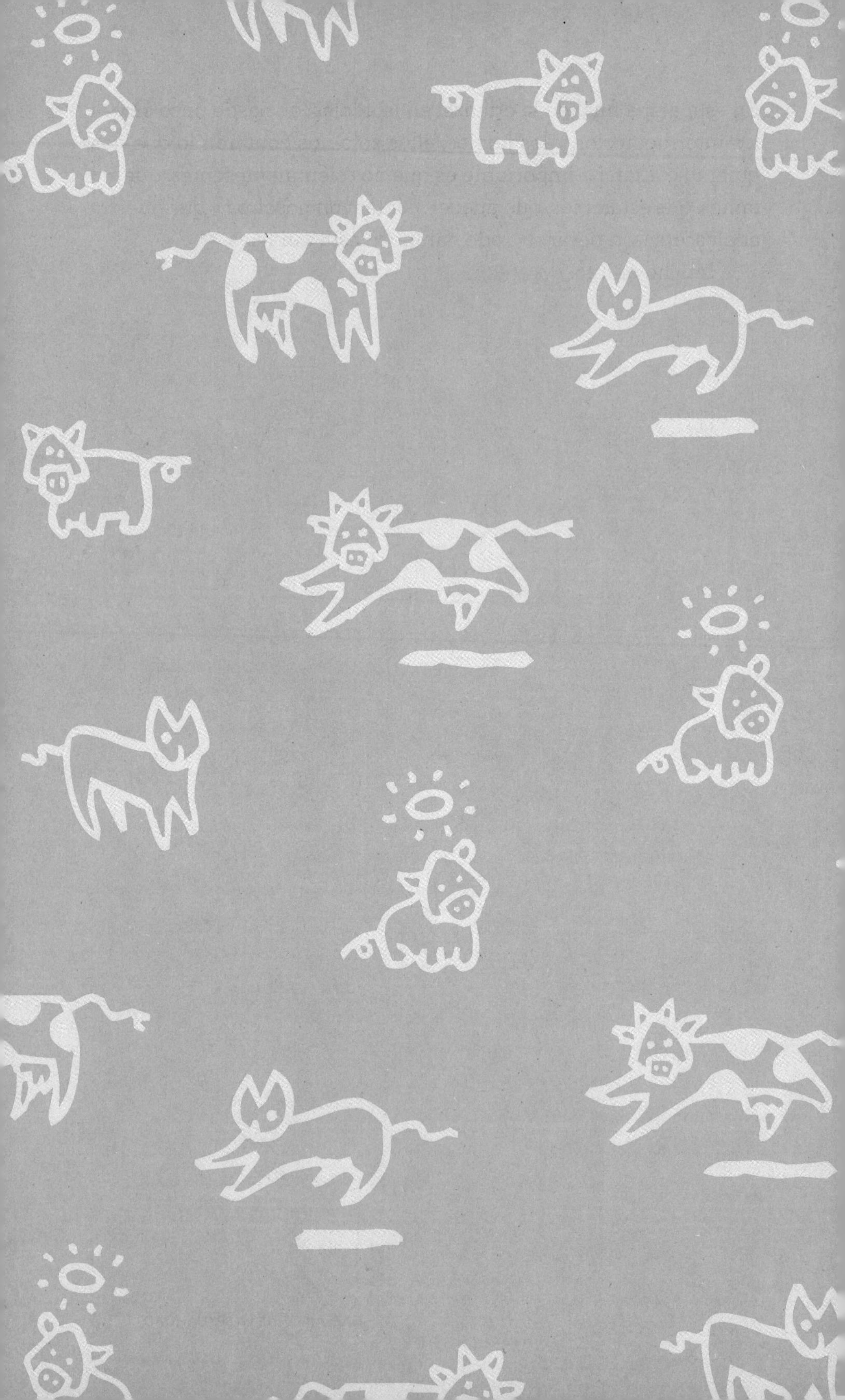

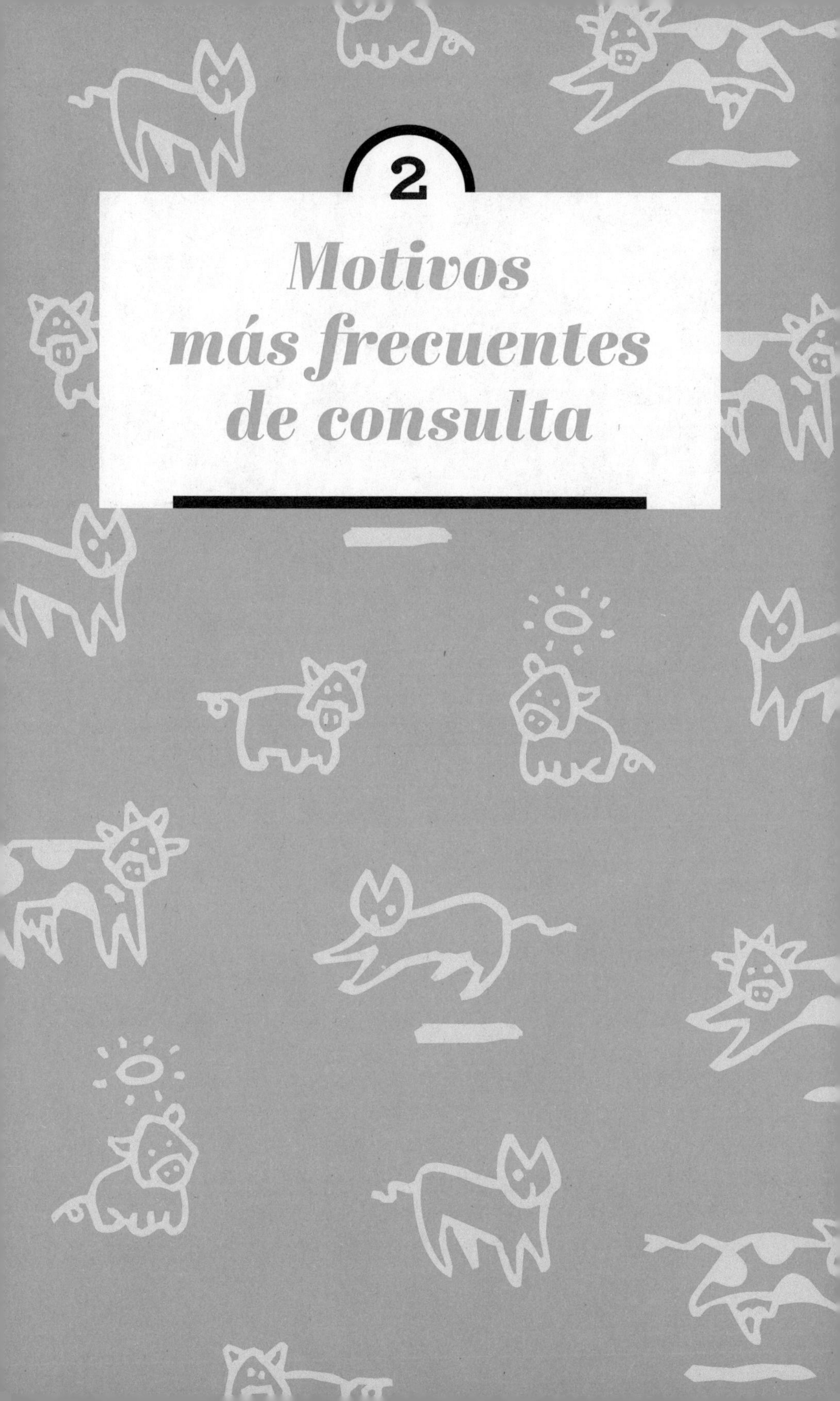

2

Motivos más frecuentes de consulta

1

Fiebre

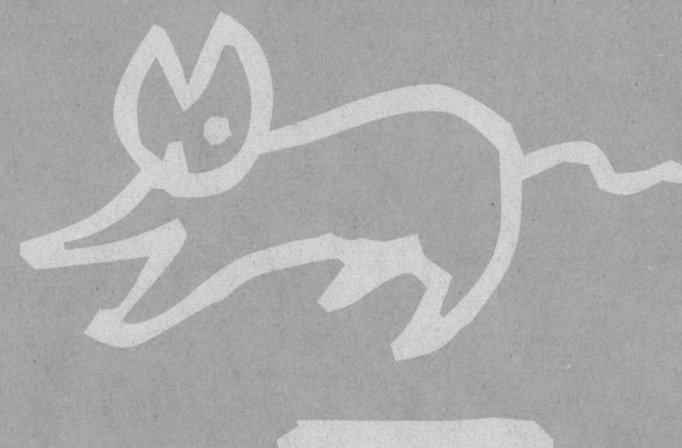

1 *Fiebre*

¿Qué es la fiebre?

El niño tiene fiebre y parece que se paraliza el mundo. Si nos llaman al trabajo, ya no damos pie con bola; si ocurre por la noche, empezamos a darle vueltas y no pegamos ojo; si es la abuela quien se da cuenta, saltarán todas las alarmas disponibles. Pero... ¿de verdad debemos estar tan preocupados?

La fiebre es el motivo más frecuente de consulta a un pediatra.

¿Por qué nos asusta tanto la fiebre? ¿Qué hay de verdad en todo lo que se dice y se escucha acerca de la fiebre?

La fiebre es una elevación de la temperatura corporal por encima de los límites establecidos como normales. Se considera que hay fiebre si la temperatura rectal (la más precisa, tomada en el ano) supera los 38 °C o la temperatura axilar (en la axila) supera los 37,5 °C.

Clasificación de la fiebre (medida en axila)	
De 36,0 °C a 37,0 °C	Temperatura humana normal
De 37,1 °C a 38,0 °C	Febrícula
De 38,1 °C a 38,5 °C	Fiebre leve
De 38,5 °C a 39,0 °C	Fiebre moderada
A partir de 39,0 °C	Fiebre alta
La temperatura rectal es 0,5 °C más con respecto a la axilar.	

La causa más frecuente son las infecciones. La fiebre no es una enfermedad, es un dato más, al igual que los vómitos, la diarrea, la mucosidad nasal o la tos. No debemos darle más o menos importancia de la que tiene.

Los pediatras valoraremos todos los síntomas y signos del niño en su conjunto para emitir un diagnóstico. Así que, de entrada, le quitaré protagonismo porque, en la mayoría de las ocasiones, la fiebre no es el dato clave que nos ayuda a diagnosticar la enfermedad.

¿POR QUÉ SUBE LA TEMPERATURA?

La fiebre es un mecanismo de defensa, no el enemigo. **Es nuestra primera barrera defensiva para luchar contra las infecciones** o la respuesta a una inflamación. **Activa nuestro sistema inmune** para fabricar glóbulos blancos y anticuerpos que lucharán contra la infección.

Los virus y las bacterias crecen a temperaturas más bien bajas, en torno a los 37 °C. Cuando nuestro organismo detecta un agente extraño, lo primero que hace es elevar la temperatura para eliminar el microorganismo. Yo suelo decirles a los niños en la consulta: «Tu cuerpo sube la temperatura para achicharrar a los virus».

Si hacemos descender insistentemente la temperatura con ibuprofeno o paracetamol, con baños y con todo lo que está a nuestro alcance, lo que conseguimos en realidad es favorecer la multiplicación de los gérmenes, porque les damos la temperatura perfecta para que se encuentren a gusto.

ENTONCES..., ¿NO DEBEMOS TRATAR LA FIEBRE?

Si tu hijo tiene 38 °C y está bien, calmado y sin malestar, déjalo descansar. Eso sí, mantente alerta sin perder la tranquilidad. No le des medicinas, aunque tu madre insista y no pare de dar vueltas por el salón con los ojos como platos reprochándote: «Estas cosas nuevas que hacéis ahora... yo no las entiendo». Desabrígalo y vigílalo.

En ese momento, su cuerpo se está defendiendo y el sistema inmune ya está haciendo su labor.

No tratamos la fiebre, tratamos el malestar.

Pero si, por el contrario, tiene dolor, está muy irritable o la fiebre le da náuseas y vomita, entonces sí es el momento de tratar ese malestar. Dale paracetamol porque no se encuentra bien, independientemente de su temperatura.

¿Qué hago si tiene fiebre?

1. **Desabrigar al niño.** Y si digo desabrigar es justamente eso: quitarle ropa. La antigua costumbre de cubrirlo con tres mantas «para que sude la fiebre» es mal remedio. Si lo abrigamos, aumentará más la temperatura y se encontrará peor. Quítale la ropa, déjalo fresquito.
2. **Ofrécele agua con frecuencia.** La fiebre tiende a deshidratarnos, por lo que ten a mano siempre la botella de agua. Si toma pecho, ofréceselo con más frecuencia.
3. **Intenta mantener una temperatura ambiente neutra (22-24 °C).** Me hace gracia cuando los padres me dicen: «No hemos puesto el aire acondicionado por si se resfría». Primero: el niño está con fiebre, ya está malito; lo que haya cogido, ya lo tiene. Segundo: si estamos en pleno mes de agosto a 35 °C de temperatura, hasta a mí me sube la fiebre. Sí, puedes poner el aire acondicionado; refresca la casa, refresca al niño.
4. **Si quieres, dale un baño de agua tibia, nunca fría.** Si metéis a vuestro hijo o a vuestra hija en una bañera con agua fría, au-

mentará aún más su malestar, incluso hasta tener temblores, y podría subir su temperatura. Recordad que el objetivo, siempre, es aliviar el malestar.

5. Si la temperatura es alta (39 °C o más) o el niño está muy molesto, recurrimos a los **antitérmicos:** paracetamol (a partir de cualquier edad) e ibuprofeno (en mayores de 6-12 meses). Es conveniente empezar siempre por paracetamol, tiene menos efectos secundarios. Se lo podéis dar cada 4-6 horas y en las dosis recomendadas por vuestro pediatra según el peso del niño (no se calculan por la edad, sino en función del peso).

Preguntas frecuentes

Pregunta estrella: **¿es conveniente alternar paracetamol e ibuprofeno?** La respuesta es NO. Reconozco que es una práctica muy extendida, pero no está justificada. No se deben alternar ambos medicamentos como práctica habitual, porque sumamos efectos secundarios, no ha demostrado mayor eficacia que si se utiliza uno solo y, además, no disponemos de datos objetivos sobre la seguridad de tal asociación. Así que **lo recomendable es utilizar un solo fármaco, preferiblemente paracetamol** (cada 4-6 horas) por tener menos efectos secundarios. Si no les gusta el paracetamol en jarabe (es cierto que sabe regular), podéis probar con el ibuprofeno cada 6-8 horas. Solo en situaciones puntuales de fiebre elevada e importante malestar asociado se puede recurrir a utilizar los dos, pero siempre de forma ocasional y, sobre todo, con la recomendación de vuestro pediatra.

¿Y si vomita el antitérmico? Si han pasado menos de 15 minutos, puedes volver a dárselo; si ha pasado más tiempo, no es necesario repetir.

No esperes que le baje la temperatura inmediatamente. «Es que le he dado el paracetamol hace media hora y sigue con fiebre».

No pasa nada, el antitérmico hará su función, pero no es inmediato. Además, recordad que el organismo seguirá luchando por mantener una temperatura alta para combatir la infección. No os asustéis si la temperatura solo baja medio grado después de que le haga efecto el antitérmico; si con ese medio grado el niño ya se encuentra mejor, es suficiente. Recordad: tratamos el malestar. No os obsesionéis ni viváis con el termómetro pegado a la mano.

¿Fiebre alta es igual a enfermedad grave? ¿Fiebre baja equivale a enfermedad leve? No siempre, no es así de fácil. Hay enfermedades graves que cursan con fiebres bajas (leucemias, linfomas) y enfermedades leves que cursan con fiebres altas (exantema súbito).

¿Le podemos dar algún antitérmico antes de ir a la consulta? Esta pregunta me gusta. Sí, si el niño tiene fiebre alta (superior a 39 °C) o presenta malestar. Tengo por costumbre creer todo lo que me cuentan los padres, no hace falta que lo traigáis en plena tiritona con 39,5 °C para convencerme de que tiene fiebre.

—No quise darle nada para que lo vieras —me suelen decir. Os creo. Si me decís que ha tenido 40 °C, os voy a creer siempre. Igual que si me decís que ha vomitado, no hace falta ver el vómito. O si me decís que ha tenido diarrea.

—Te he traído las cacas en el pañal para que las veas... —Esto también es frecuente. Aunque, desde que tenemos móviles con cámara, las fotos son las protagonistas. Eso sí, he de reconocer que, en alguna ocasión, esas imágenes me han aportado mucha información.

Los riesgos o complicaciones, cuando se presentan, no son debidos a la fiebre, sino a la enfermedad que origina ese síntoma. Lo único que puede provocar la fiebre prolongada, sobre todo en lactantes, es la **deshidratación:** ofrécele agua con frecuencia.

La fiebre por sí sola no produce daño neurológico ni de ningún otro tipo.

¿Y las convulsiones? «Yo le bajo enseguida la fiebre, no vaya a convulsionar», me dicen algunas familias. Las convulsiones febriles se presentan en un pequeño número de niños que tienen predisposición genética a padecerlas. Y tendrán la convulsión les demos o no les demos el paracetamol. Lo que nos dice la evidencia científica es que darles paracetamol de forma preventiva no evita que el paciente convulsione. Si el niño o la niña está genéticamente predispuesto a convulsionar, lo hará igualmente. Y lo hará además el primer día de fiebre y normalmente en el primer pico de fiebre. En este caso, debéis acudir al centro médico más cercano.

De todas formas, en el capítulo 7 de la tercera parte hablaré en profundidad sobre las convulsiones febriles.

¿Cuándo debo ir a la consulta del pediatra?

Hay padres que acuden a la consulta en la primera hora de fiebre, cuando en la mayoría de los casos la enfermedad no ha dado aún la cara, mientras que otros, sin embargo, pecan de prudentes y esperan en sus casas más tiempo del recomendable. Si aparece fiebre, se debe visitar al pediatra en estos casos:

- En lactantes menores de 3-6 meses.
- Si tiene fiebre más de dos o tres días, especialmente si aún no hay ningún foco claro: no tiene mocos, no tiene tos, no tiene diarrea.
- Si, a pesar de bajar la fiebre, el niño está decaído, adormilado, con poca energía o tiene un llanto muy intenso, irritable.
- Si rechaza la alimentación o los líquidos.
- Si aparecen manchas en la piel. ¡Atención! Si observáis petequias (manchas de color rojo vino que, al estirar la piel con los dedos, no desaparecen), acudid a urgencias.

- ★ Si observáis alguna circunstancia que consideréis inusual y os preocupe. No tengáis miedo de preguntar, para eso estamos.

Lo más importante es valorar su estado general en su conjunto. ¿El niño juega, sonríe, come y hace pipí? Tranquilos.

¿Cuándo debo acudir a urgencias?

Si vuestro hijo tiene fiebre y observáis alguno de estos síntomas, es recomendable acudir a urgencias:

- ★ Temperatura superior a 40 °C mantenida en el tiempo con afectación del estado general.
- ★ Fiebre alta cuando se padece alguna enfermedad crónica grave (cardiopatías, inmunodeficiencias...).
- ★ Convulsiones.
- ★ Dificultad para respirar o para mantenerse despierto.
- ★ Rigidez de la nuca, dificultad (o dolor) para flexionar el cuello. Pedidle a vuestro hijo que se mire el ombligo. Cuando tiene fiebre, puede costarle, pero acabará tocándose el pecho con la barbilla. Pero si la fiebre ha bajado y el niño es incapaz de mirarse el ombligo, debéis acudir a urgencias.
- ★ Si tu hijo lleva más de 5 días con fiebre y aún no hay un diagnóstico claro, te animo a leer el apartado que dedico a

la enfermedad de Kawasaki, en la página 563. En estos casos, un diagnóstico temprano es esencial.

- Manchas de color rojo vino o moradas en la piel que no desaparecen al estirarla.

Soy consciente de que tomar la decisión de acudir o no a urgencias os preocupa. Os comprendo, porque yo también he tenido que llevar a mis hijos en alguna ocasión a urgencias. El ser pediatra no te exime de enfermedades, ni de sustos, ni de grandes y pequeñas preocupaciones, creedme.

2

Mocos y tos

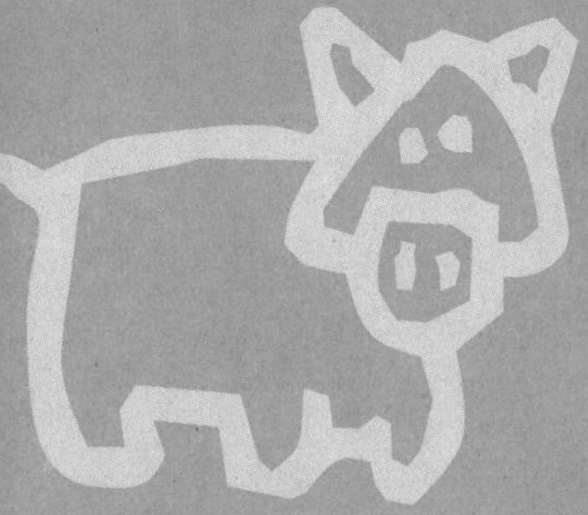

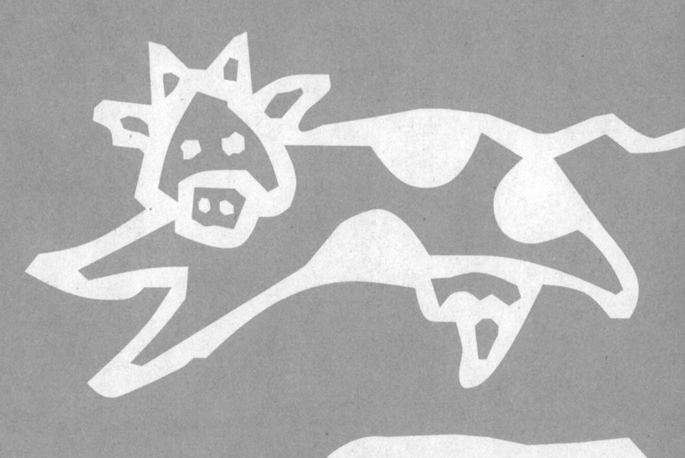

2 *Mocos y tos*

Mitos y verdades de los mocos y la tos: preguntas frecuentes

Nuestras consultas, especialmente en otoño y en invierno, se llenan de niños cuyo principal síntoma son los mocos. Por alguna razón se llama a los niños «mocosos», ¿no? Así que partimos de la base de que todos los niños, desde que pisan la escuela infantil hasta los 6 o 7 años, van a tener mocos durante buena parte del invierno y el otoño.

¿A qué se debe tanto moco? A los catarros, o lo que es lo mismo, a las infecciones respiratorias de vías altas. Existen cerca de 200 virus identificados causantes de estas infecciones, siendo el más frecuente el rinovirus.

Cuando en nuestro sistema respiratorio un agente extraño entra en contacto con nuestras mucosas, estas se inflaman y fabrican mocos. Los mocos son la primera línea defensiva del organismo para «atrapar» los gérmenes que vienen del exterior.

—Siempre va con las velas colgando —dicen muchas madres ante los «chorretones» continuos de moco en sus hijos.

Si la inflamación tiene lugar en la nariz, será **rinitis;** si se produce en la garganta y además tiene dolor, **faringitis;** si los virus inflaman principalmente la laringe y el niño presenta afonía o tos perruna, **laringitis;** y si la infección progresa y desciende a los bronquios, **bronquitis.**

—Doctora, creo que los mocos le han bajado al pecho.

En realidad, los mocos no han bajado al pecho; lo que ha bajado es el virus en cuestión. Este desciende por el sistema respiratorio, de garganta a tráquea y de tráquea a bronquios y, al instalarse el virus ahí, la mucosa se inflama y secundariamente a la inflamación, fabricamos mocos. En las bronquitis el niño tendrá tos, no solo por la mucosidad que se encuentra dentro de los bronquios, sino porque estos, debido a esa inflamación local, se cierran (broncoespasmo) y no pueden respirar con normalidad («le oigo pitos»). En este último caso, es cuando hablaríamos de una infección respiratoria de vías bajas.

«Estoy preocupada, porque cada mes está enfermo».

Así es. Un niño en edad escolar, entre septiembre y junio, tiene una media de 5 o 6 catarros de las vías altas. En los más pequeños, pueden ser hasta 7 u 8 episodios. Durante estos procesos, el niño tendrá fundamentalmente mocos, tos, estornudos y, en ocasiones, dolor de garganta y fiebre. La fiebre no suele durar más de 3-4 días. Los mocos seguirán ahí durante 7 días y la tos, a veces, se prolonga hasta dos semanas.

Esta es la evolución natural de un catarro sin complicaciones

- Fiebre 2-3 días, a veces algo más.
- Mocos y tos hasta dos semanas.

En los tres primeros años de vida el sistema inmune es muy inmaduro, lo que hace que los niños se defiendan mal ante cualquier infección y padezcan más catarros. Con el paso del tiempo, su sistema inmunitario irá madurando y ya no serán tan propensos a resfriarse. Por otro lado, los niños más mayores no establecen un contacto tan íntimo como los pequeños, que comparten juguetes, botellas de agua y hasta mordiscos.

«Estaba mejor del catarro, pero ha salido al recreo sin el abrigo y se ha vuelto a resfriar», me dicen muchas madres y muchos padres. Sobre este y otros tantos mitos podéis encontrar más información en *Los virus no entran por los pies,* donde desgrano uno a uno, con un tono desenfadado y lleno de ejemplos y evidencia científica, todas las falsas creencias que conviven con nosotros sobre la salud física y mental de nuestros niños y adolescentes. Salgamos de dudas: los niños no enferman por salir a jugar desabrigados ni tampoco por caminar descalzos por casa. Los virus no entran por los pies. Los niños enferman porque están en el aula junto a veinte compañeros, muchos de ellos acatarrados. Es verdad que en los meses fríos hay más virus respiratorios y más posibilidades de contagiarse, pero eso no significa que enfermen «por una corriente de aire» o por «salir a jugar sin la chaqueta». Los virus se transmiten por el contacto directo a través de las microgotitas de saliva al hablar, por los estornudos, por nuestras propias manos, por los besos e, incluso, por los juguetes. De ahí la importancia del **lavado de manos** frecuente. Cierto es también que el frío hace que nuestro sistema inmune trabaje de una forma algo más perezosa. Si juntamos frío, espacios poco ventilados, muchos virus circulando y muchas cabecitas juntas, tenemos el cóctel perfecto para acatarrarnos más en invierno. Pero lo que resfría no es el frío, sino el virus o la bacteria.

«Pero... ¿no hay nada para quitarle estos mocos?». Sintiéndolo mucho, no. Los catarros, como ya he comentado, son infecciones víricas, por lo que los antibióticos no tienen nada que hacer. Son absolutamente inefectivos. «Pero si se cura el cáncer, ¿cómo no se van a curar los mocos?», me dijo en una ocasión una madre. No le falta razón. La medicina actual tiene muchos tratamientos efectivos para las infecciones bacterianas, así como para las debidas a hongos e incluso a parásitos, pero, desgraciadamente, no tantos para las producidas por virus.

Los tan utilizados **mucolíticos, antitusígenos, descongestivos, anticatarrales y antihistamínicos no han demostrado su eficacia ante los catarros en los menores de 6 años;** es más, se han descrito efectos adversos que, aunque infrecuentes, pueden ser graves o muy graves. Los efectos indeseables de este tipo de medicamentos están ampliamente documentados, sobre todo en niños menores de 6 años: arritmias, broncoespasmo, vértigos, mareos, náuseas, disminución del nivel de conciencia y encefalopatía. No existe evidencia científica que recomiende su uso, por lo que no debemos utilizarlos a esas edades.

Las medidas que sí han demostrado su utilidad para aliviar los síntomas son estas: **el paracetamol, el ibuprofeno, los lavados nasales con suero fisiológico y la fisioterapia respiratoria** en niños seleccionados. Los lavados son especialmente útiles en los lactantes antes de las tomas; al estar más despejados, comen más tranquilos. También funcionan muy bien antes de dormir, para intentar despejar la nariz en esos días en los que tienen tantos mocos que ya sabes que te van a dar la noche. Ten en cuenta que al estar acatarrado, con la mucosa inflamada y la nariz llena de mocos, al acostarse, toda esa inflamación y mucosidad se quedará en la garganta y provocará que empeore la tos; por eso muchas veces tosen de noche. El sueño profundo hace que la musculatura se relaje y no traguen el moco como hacen cuando están despiertos y de pie, por lo que este se acumula en la garganta y provoca accesos de tos en un intento de despejar como sea la vía aérea y poder respirar mejor. Además, al respirar por la boca se les reseca la garganta y esto empeora la tos nocturna.

Me consta que esto puede «saber a poco». Muchos padres llegan a la consulta esperando que les recomendemos varios jarabes para eliminar los tan molestos mocos, y algunos se van decepcionados:

—Otra vez me ha dicho que lavados nasales y ya está.

La realidad es que hay muchos estudios realizados con niños en los que no se observó ninguna mejoría en los que recibían medicación respecto a aquellos a los que únicamente se les hacían lavados nasales. No solo eso, sino que, además, los primeros presentaban efectos secundarios, en ocasiones graves.

—Lucía, he venido porque los mocos ya son verdes y quizá necesite un antibiótico —me comentan a veces en la consulta.

Aclaremos algunos conceptos: el color no determina si el niño necesita o no antibióticos. Como os he explicado, los catarros son producidos por más de 200 virus diferentes, así que los antibióticos no son efectivos.

Los mocos, inicialmente, son transparentes. A medida que pasan los días, se vuelven blanquecinos. Si la infección sigue inflamando la mucosa, adquieren un color amarillo pálido. Si dura unos días más, se harán amarillo mostaza y terminarán siendo verde botella, casi musgo. Esta es la evolución natural de las «velas» que cuelgan de la nariz de vuestro hijo. Lo mismo ocurre con los hematomas, que cambian de color a medida que pasan los días, y no por ello nos alarmamos, ¿verdad?

Si tu hijo está acatarrado, ofrécele agua regularmente para mantenerlo hidratado.

«¿Y por qué ocurre esto?». Cuando un virus ataca nuestra mucosa nasal, nuestro organismo se defiende y entran en juego los neutrófilos. Estas pequeñas células son las encargadas de eliminar todo agente extraño que se atreva a comprometer nuestra salud. Los pequeños neutrófilos fabrican una potente enzima, la peroxidasa, muy rica en hierro y que confiere a los mocos ese color verdoso. Así que el color verde que veis es el resultado de una «guerra» en toda regla entre los virus y las defensas (neutrófilos) de vuestro hijo. Tras semejante lucha, ¿qué menos que dejar algún rastro? Pues el rastro es precisamente ese: el color verde.

En esta batalla campal se cuela a veces alguna bacteria (*Staphylococcus aureus*, de color dorado, o *Pseudomona*, verde), pero esto no significa que predominen frente a los virus, ni que, si es así, el niño se beneficie de la toma de antibióticos.

Así que ahora ya lo sabéis: cuando los mocos son verdes, lo único que quiere decir es que nuestro organismo lleva ya varios días luchando con todas sus fuerzas para combatir el virus. Y la buena noticia es que, en la inmensa mayoría de los casos, salimos victoriosos.

«Y para la tos..., ¿le doy algún jarabe?». La tos, al igual que la fiebre, es un mecanismo de defensa natural de nuestro cuerpo. Ayuda a eliminar las secreciones. Es una respuesta positiva de nuestro organismo, que expulsa las secreciones que pueden llegar a acumularse en el árbol bronquial. Por todo ello, **no conviene utilizar antitusígenos.** Únicamente debes administrarlos, bajo prescripción de tu pediatra, en aquellas toses secas que impidan que tu hijo descanse por la noche.

No se debe administrar codeína a ningún niño menor de 12 años (según las recomendaciones de la Agencia Española del Medicamento).

No se debería tratar la tos en sí, sino el origen de la tos. Es decir, si el niño es asmático o tiene un broncoespasmo y tose, a nadie se le ocurriría darle un antitusígeno para eliminar la tos. En este caso, el niño tose porque no puede respirar bien; el aire entra, pero se queda atrapado en sus pulmones y no puede salir. Si le damos un antitusígeno que inhiba el mecanismo de la tos, lo más probable es que el niño empeore bruscamente. Lo que habría que administrarle es un broncodilatador para «abrir» los bronquios y que todo el aire que le entra pueda salir sin dificultad (sin «pitos»).

Veamos otro ejemplo. Si una niña está afónica y tiene tos perruna, muy probablemente padezca una laringitis aguda. Es decir, la niña tose porque tiene la laringe tan inflamada que el aire no entra. En este caso, necesitará un antiinflamatorio (ibuprofeno o, en algunos casos, corticoides) para reducir la inflamación de la laringe, de manera que se «abra» el paso del aire.

Por todo ello, la ineficacia de estos tratamientos (los antitusígenos), junto con el elevado número de efectos adversos demostrados, tuvo como consecuencia que la Food and Drug Administration (FDA) estadounidense restringiera su uso en niños menores de 4 años. Una medida que fue adoptada y ampliada hasta los 6 años por países como Canadá, Reino Unido, Australia, Holanda, China, Nueva Zelanda, Kenia y Emiratos Árabes Unidos.

«¿Podemos hacer algo para evitar los catarros?». La única medida preventiva eficaz demostrada es, repito, el lavado de manos frecuente. Debemos insistir a maestros, padres, familiares y a los propios niños que se laven las manos, puesto que, a través de ellas, transmitimos muchas de las infecciones.

«¿Y los productos que dicen aumentar las defensas?». No se ha demostrado su eficacia. Las defensas no hay que subirlas. Las defensas están bien donde están. Con una alimentación adecuada y un niño sano, no hay necesidad de suplementar con nada. Sí que es verdad que se están desarrollando estudios prometedores en cuanto a una selección determinada de probióticos que podrían influir en la flora bacteriana de garganta, nariz y oídos, pero de momento me temo que tenemos que esperar hasta tener una evidencia más sólida.

—Al menos deme unas vitaminas, doctora. Así el niño no se resfriará tanto.

—¿Vitaminas? —les digo—. Las mejores vitaminas son las de las frutas y verduras que debe tomar todos los días.

¿Cuándo debo preocuparme?

Si tu hijo tiene mocos y tos, estas son las causas que justifican una visita al pediatra:

- ★ Si la fiebre dura más de 3-5 días sin un origen del todo claro.
- ★ Si, en lugar de bajar, la fiebre sube con el paso de los días y alcanza o sobrepasa los 39 °C.
- ★ Si presenta dolor de oídos o secreción. La otitis media es una complicación frecuente.
- ★ Si tiene respiración acelerada o dificultad respiratoria. En ocasiones, se asocian a neumonía.
- ★ Si escucha «pitos» en el pecho (sibilancias) al respirar, podría tratarse de una bronquitis.

- ★ Si los mocos en nariz persisten más de 10 días, son cada vez más espesos y malolientes y se acompañan de dolor intenso de cabeza en zona frontal (en la frente) o en la zona maxilar (a ambos lados de la nariz), ya que en ocasiones los catarros se complican con sinusitis.
- ★ Si el niño está muy decaído y con poca actividad (este es el síntoma más importante de todos, un cambio muy significativo en su estado general). Si está activo, juguetón y come aceptablemente, podéis estar tranquilos.
- ★ Siempre que consideréis que vuestro hijo no evoluciona como debería. Vosotros sois, por supuesto, las personas que mejor conocéis al niño.

Así que, ahora que ya lo sabéis todo sobre los catarros, poned vuestros cinco sentidos la próxima vez que se resfríe vuestro hijo y no os equivocaréis. Y hablando de los cinco sentidos, hace años mi hijo mayor me preguntó:

—Mamá, ¿qué son los sentidos?

—Pues verás, tenemos cinco sentidos: el gusto, el olfato, la vista, el tacto y el oído.

A juzgar por su cara, no parecía convencerle mi respuesta, así que le expliqué detenidamente con ejemplos cada uno de los sentidos. Finalmente, un tanto enfadado, me replicó:

—¡Mamá, se te ha olvidado uno! ¡El más importante: el sentido del humor!

3

Vómitos y diarrea

3 *Vómitos y diarrea*

¿Qué son?

La diarrea y los episodios de vómitos son, junto a la fiebre y los catarros, uno de los motivos de consulta más frecuentes. No existe un tratamiento específico y curativo como tal. El objetivo es garantizar la hidratación del niño o de la niña y saber por qué vomita.

La inmensa mayoría de las diarreas en los niños son de origen vírico, siendo el rotavirus la causa más frecuente en menores de 4 años. Si bien es cierto que la diarrea aguda es una de las primeras causas de mortalidad en el mundo, también es verdad que esta se produce en países donde las condiciones sociosanitarias impiden un adecuado tratamiento a estos niños. En nuestro medio, genera numerosos ingresos hospitalarios.

Para el rotavirus disponemos de una vacuna oral segura y efectiva, que actualmente ya está financiada por la seguridad social española y debe administrarse antes de los 6 meses de vida. Los nombres comerciales de la vacuna frente al rotavirus son Rotarix (dos dosis) y RotaTeq (tres dosis). Vuestro pediatra o enfermera pediátrica os ofrecerá toda la información en las primeras revisiones del recién nacido, siguiendo las recomendaciones oficiales del Comité Asesor de Vacunas de la AEP.

Un pequeño porcentaje de diarreas se deben a bacterias como *Salmonella, Campylobacter* y *Shigella*. En estos casos pueden aparecer fiebre alta, escalofríos, afectación del estado general, dolor abdominal intenso, sangre en las heces y mayor riesgo de deshidratación.

¿Cómo sé que se está deshidratando? Los niños se deshidratan más rápido cuanto más pequeños son. Durante los primeros días con vómitos o diarreas son pocas cosas las que has de vigilar, pero sí has de conocer los principales signos de deshidratación:

1. Desasosiego, irritabilidad.
2. Piel fría o sudorosa.
3. Está tristón, deja de jugar.
4. Tendencia al sueño.
5. Debilidad o inestabilidad.
6. Ausencia de lágrimas al llorar.
7. Boca o lengua secas y pegajosas.
8. Ojos hundidos, ojeras.
9. Si hace menos pipí de lo habitual y observas que en las últimas 8-12 horas no ha hecho.
10. Cuidado con los bebés menores de 1 año, porque son los que más riesgo tienen de deshidratarse. Si observas más de diez deposiciones al día, decaimiento, rechazo de las tomas y llanto débil, acude a urgencias.

«Y ahora que está con diarrea, ¿qué le doy?». Los niños pueden comer de todo aunque tengan gastroenteritis.

—Pero... ¿de todo, de todo? —preguntan madres y padres una y otra vez.

Casi de todo, sí. De hecho, la mucosa intestinal se recupera antes cuanto antes empiecen a comer. Hay que desterrar de una vez el mito del agua de arroz, la patata cocida y el pescado hervido.

Las últimas recomendaciones indican que cuanto más variada sea la dieta, antes se recuperarán.

¿Hay pollo al horno para comer? Pues le damos unas mollitas. ¿Has preparado sopa de cocido? Ofrécele un par de cucharadas. ¿Le apetece dulce? Quizá su cuerpo necesite azúcar; dale azúcares naturales, por ejemplo, un trozo de pera o de plátano. ¿Prefiere lo salado? Ponle un trocito de pan con aceite y sal, por ejemplo.

Pueden comer de todo, eso sí, en pequeñas cantidades, muy despacio y utilizando el sentido común, es decir, ni ultraprocesados, ni chuches, ni comida rápida o fast food.

Lo más importante es que empiecen a comer y a beber desde el primer momento, pero muy lentamente. Si le das agua, ofrécesela a sorbitos pequeños (unos 5 ml cada 15 minutos a lo largo de todo el día), evitando que se beba una botella de golpe, porque esto puede hacer que vomite inmediatamente. Cuando ya hayas comprobado que tras cuatro o cinco sorbitos de agua no ha vomitado, puedes pasar a alimentos sólidos: un trocito de pan, un poco de yogur, un poquito de pescado, una cucharada de fideos... Respeta sus gustos y su apetito, y alterna esos alimentos con agua o suero oral.

Mitos y realidades

«¿Y un zumito de manzana?». No es lo ideal si está con diarrea. Hay que evitar los zumos envasados, los batidos, los azúcares y, por supuesto, los refrescos. La costumbre de darles refrescos de cola a sorbitos, como cuando éramos pequeños, también debemos abandonarla. **Los líquidos o alimentos ricos en azúcares durante una diarrea producen su empeoramiento, un fenómeno que**

llamamos «diarrea osmótica». Al tomar un líquido muy azucarado, como el zumo de manzana, nuestro cuerpo empuja el agua de nuestro organismo hacia el tubo digestivo para «rebajar» esa concentración de azúcares. Esto hará que empeore la diarrea: el agua que se encontraba fuera del intestino entrará en él, lo que hará que la diarrea sea más abundante y acuosa y el riesgo de deshidratación aumente.

«¿Le puedo dar bebidas isotónicas tipo Aquarius?». No deberías. Estas bebidas «para deportistas» no son las ideales. Las sales y azúcares que perdemos los adultos en el sudor cuando hacemos deporte nada tienen que ver con las que pierde un niño por vía digestiva vomitando o con diarrea, y menos tienen que ver con las que contienen estos refrescos. Este tipo de bebidas contienen muy poco sodio y muy poco potasio, que son los minerales que debemos restablecer ante un episodio de diarrea, y por el contrario contienen cantidades excesivas de azúcar, que lo único que conseguirán es hacernos empeorar (diarrea osmótica).

«¿Y si le doy agua solamente?». Si no come nada, resulta insuficiente. Para recuperar las pérdidas, el intestino necesita, además de agua, sales que le ayuden a mantener el agua dentro del cuerpo. Por tanto, si solo le damos agua, la volverá a expulsar en cuanto la reciba, porque no será capaz de retenerla. Necesita sodio y potasio para que el agua permanezca dentro del organismo.

«Entonces, ¿qué le doy?». Sea la diarrea vírica o bacteriana, el tratamiento es el mismo: la **rehidratación.** Una de las mejores opciones es el **suero oral,** que se vende en farmacias y tiene la cantidad exacta de agua, sodio, potasio y azúcar que el niño necesita para recuperarse y no sufrir las complicaciones de una deshidratación, que en ocasiones pueden ser muy graves.

Si tu hijo es menor de 12 meses, tiene más riesgo de deshidratación. Si toma pecho, póntelo con frecuencia, tomas cortitas pero frecuentes. Y llévalo al pediatra si al segundo día no lo ves mejor.

Si toma biberón, sigue dándole **la misma fórmula de leche** salvo que tu pediatra te indique lo contrario. En las diarreas no debes sustituir su leche habitual por una fórmula sin lactosa si no has consultado previamente a tu pediatra.

«¿Y si le doy una leche sin lactosa?». La **lactosa** es un **hidrato de carbono** presente en la leche que, en el caso de los bebés, representa el 40 % de la energía que recibe el niño alimentado al pecho. La lactosa está compuesta de **glucosa** (fuente principal de energía) y **galactosa** (necesaria para el desarrollo del sistema nervioso central). Está presente en la leche materna y en las leches comerciales. Además, la lactosa favorece la absorción de calcio y de hierro, lo que evita la anemia y el raquitismo, al tiempo que contribuye al correcto crecimiento de nuestros hijos. Pero no acaba ahí la cosa, porque la lactosa también ayuda a alcanzar un buen equilibrio en nuestra flora intestinal.

La **lactasa** es una enzima que se encuentra en nuestro intestino y que digiere la lactosa para convertirla en glucosa y galactosa para que nuestro organismo pueda aprovechar todas sus funciones. Ahora que sabemos para qué sirve la lactosa, ¿se la quitarías tan a la ligera? ¿Verdad que no? Pues ya tienes la respuesta. Hasta la fecha, la evidencia científica nos dice que, durante episodios aislados y limitados de diarrea o gastroenteritis aguda, no se deben sustituir las leches habituales (ni mucho menos la lactancia materna) por una leche sin lactosa.

Es cierto que, durante un cuadro de gastroenteritis, la lactasa pierde efectividad y no conseguimos digerir completamente la lactosa, por lo que los niños tendrán gases, dolor abdominal y diarrea, pero eso no justifica retirar la lactosa completamente de la dieta.

Recuerda este sencillo truco: ofrécele menos cantidad de leche a lo largo del día (sin suprimirla completamente) y dale más yogures naturales. Estos tienen muy poca cantidad de lactosa y, durante esos días, los tolerarán muy bien. Solo en aquellos casos de diarreas prolongadas, gastroenteritis complicadas, niños con alguna enfermedad previa en la que su estado nutricional se vea comprometido y, por supuesto, niños diagnosticados de intolerancia a la lactosa, se aconseja la retirada temporal o definitiva de la lactosa de su dieta. En estos casos será tu pediatra quien mejor te aconseje.

«¿Debo mantenerlo en ayunas todo el día tomando solo líquidos?». La respuesta es no. Conviene darle de comer lo antes posible. En cuanto tolere 4-5 sorbitos del suero, empieza a ofrecerle comida: un trocito de pan, una cucharada de yogur, unos pocos fideos..., lo que le apetezca al niño. Las recomendaciones ante las gastroenteritis han cambiado de forma importante en los últimos años, así que el ayuno ya no es obligatorio.

«¿Le doy jarabes para cortar los vómitos?». Aunque se administraban antiguamente, ahora pocas veces los utilizamos en los niños. Muchos de esos jarabes tienen efectos secundarios y, si pones en práctica los consejos que te he explicado, seguramente no serán necesarios.

Mis recomendaciones

Si tu bebé se alimenta con **lactancia materna,** continúa con ella a demanda. No hay mejor manera de garantizar su estado nutricional y su hidratación.

Pero si es más mayor o no toma pecho, lo mejor para reconstituir las pérdidas de líquido y sales, causadas tanto por la diarrea como por los vómitos, son las **soluciones de rehidratación oral,** es decir, el **suero oral.** Para no asumir riesgos innecesarios en su preparación, lo más recomendable es adquirirlo en la farmacia. No lo hagáis vosotros en casa como solían hacer nuestras abuelas y seguid estas sencillas pautas:

- ★ Ofrécele el **suero oral a sorbitos pequeños,** muy despacio y sin prisas: 5-10 ml cada 15 minutos. En cuanto lo acepte, altérnalo con alimentación normal, es decir, pequeñas cantidades de comida respetando sus gustos y apetito y evitando los azúcares (que podrían empeorar la diarrea) y la comida precocinada. No es necesario «castigar» a nuestros niños con agua de arroz, zanahoria hervida y pescado sin sal, que eso no hay quien se lo coma. Dale comida normal en pequeñas cantidades.

- **Con paciencia y sin miedo**, ofrécele un sorbito de suero y espera 15 minutos; dale un trocito de pan con un poco de aceite, espera otros 15 minutos; otro sorbito de suero, vuelve a esperar 15 minutos; una cucharada de yogur y un sorbito de agua, 15 minutos más; un trocito de fruta, de nuevo 15 minutos... Y así a lo largo de todo el día. Si lo hacéis de este modo, os ahorraréis la mayoría de las visitas a urgencias.
- **Si el niño come bien, no le des suero oral.** Será suficiente con que alternéis la comida con agua. El suero cobra mayor importancia cuando los niños no toleran ningún tipo de alimento sólido, pues la solución oral incluye las sales y los azúcares necesarios que su cuerpo está perdiendo a través de la diarrea o de los vómitos.

¿Cuándo debo acudir al pediatra?

Aunque las diarreas y los vómitos puntuales no suelen revestir una especial gravedad en general, presta atención a estos signos y, si aparecen, visita a tu pediatra:

- En menores de 1 año.
- Deposiciones con sangre.
- Vómitos verdosos o con restos de sangre.
- Si el niño no tolera ningún líquido y, a pesar de dárselo despacio, vomita incesantemente.
- Dolor abdominal intenso.
- Fiebre alta durante varios días.

- Si la diarrea dura más de una semana.
- Si presenta síntomas de deshidratación: boca muy seca, ausencia de saliva, si deja de hacer pis durante muchas horas, si está decaído, ojeroso, con la mirada perdida, si se niega a jugar, a levantarse o a caminar.

Recuerda que las gastroenteritis son contagiosas y suelen transmitirse a través de nuestras manos.

Es muy importante el lavado frecuente de manos, tanto las de nuestros hijos como las nuestras.

Estas enfermedades se transmiten de modo fecal-oral (es decir, porque sus causantes, presentes en la caca, llegan a nuestra boca). Para evitar que tu hijo te contagie, lávate bien las manos con agua y jabón cada vez que le cambies los pañales o lo acompañes al baño.

4

Amigdalitis

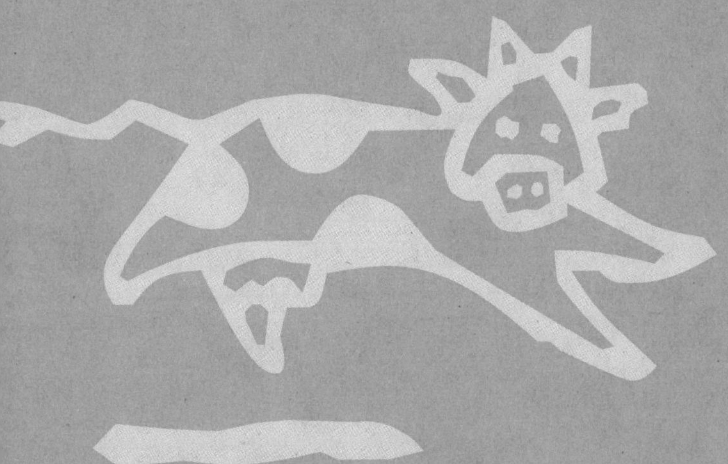

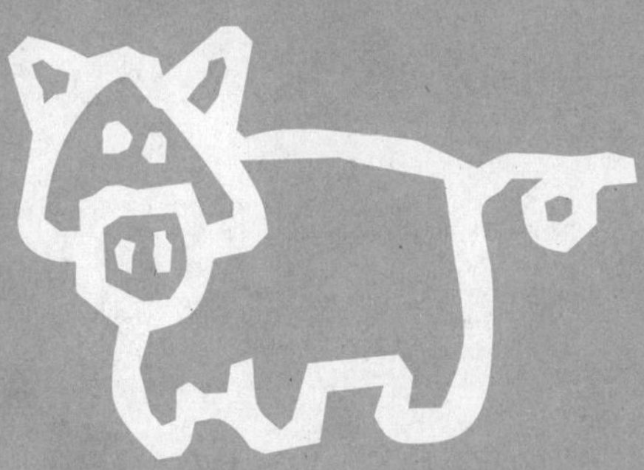

4 *Amigdalitis*

Amigdalitis vírica, bacteriana, «placas»... ¿sabes la diferencia?

La **faringoamigdalitis aguda** es una de las causas más frecuentes de consulta en pediatría. «Me han dicho que tiene placas», «este niño siempre está con anginas», «el pediatra me comenta que tiene la garganta roja»... Os suena, ¿verdad?

Las amigdalitis agudas, faringoamigdalitis o faringitis son infecciones que producen inflamación de la garganta o en los ganglios del cuello (adenitis), dolor, fiebre y enrojecimiento de la faringe. Son producidas en la mayoría de las ocasiones (60-70 %) por virus y, en los demás casos (30-40 %), por bacterias como, principalmente, *Streptococcus pyogenes* (para abreviar, las llamamos «estreptococos»).

¿En qué se diferencian? Las **amigdalitis víricas** son las más frecuentes. Sus síntomas suelen ser más leves. Es habitual encontrar una garganta muy enrojecida, a veces con vesículas; el niño tendrá también mocos y, en ocasiones, estornudos, fiebre y tos. Al ser víricas, no se tratan con antibióticos. La evolución es benigna, se curan en pocos días y no tienen complicaciones. Este tipo de infecciones son propias de los niños más pequeños, menores de 3 años, aunque también es muy frecuente verlas en niños mayores, adolescentes y adultos.

Las **amigdalitis bacterianas** son excepcionales en niños menores de 3 años. Suelen presentar fiebre elevada, dolor intenso de garganta, mal aliento y, de forma muy habitual, las famosas «placas de pus» sobre las amígdalas. No suele haber ni estornudos, ni picor de nariz, ni de ojos, ni tos. Solo en esta situación las trataremos con antibióticos. El tratamiento de elección es la penicilina/amoxicilina oral durante 7-10 días.

¿Qué complicaciones puede tener una amigdalitis bacteriana? No os preocupéis antes de tiempo, porque no son habituales. Pueden ser de dos tipos:

1. **Complicaciones supurativas.** En menos de un 2 % de los casos, se pueden complicar con otitis media, sinusitis aguda, absceso periamigdalino, mastoiditis y, excepcionalmente, absceso retrofaríngeo o síndrome de *shock* tóxico.
2. **Complicaciones no supurativas.** Excepcionalmente pueden darse fiebre reumática, glomerulonefritis (enfermedad del riñón) y artritis reactiva.

¿Cómo se diagnostican?

Habitualmente, con los síntomas que nos contáis y la exploración de la garganta solemos tenerlo bastante claro. Es verdad que en ocasiones no nos resulta tan fácil, ya sea porque los síntomas no están claros o porque consultáis muy pronto. Es por ello que utilizamos los test rápidos de estreptococo, presentes en muchas consultas de pediatría. Gracias a ellos, basta una muestra de saliva de la garganta, que se toma en el momento con un bastoncillo, para confirmar con mucha fiabilidad si nos encontramos ante un estreptococo o no.

Nos encantaría tener un diagnóstico el primer día de fiebre, pero en muchas ocasiones no es posible. Por eso habréis escuchado más de una vez aquello de:

—Dale un par de días a ver cómo evoluciona, trata el malestar y el dolor con paracetamol y, si en dos días sigue con fiebre o los síntomas empeoran, vuelve.

No hay que tener prisa por ponerle el antibiótico.

Lo más frecuente es que se trate de una amigdalitis vírica y en tres días los síntomas mejoren sin que sean necesarios los antibióticos. No por empezar antes con un antibiótico la evolución será mejor, sino que puede ocurrir al contrario y empeorar.

«¿Hay alguna prueba que me confirme la causa de la amigdalitis?». Sí, como hemos comentado disponemos de test rápidos que se hacen en consulta y también de cultivos faríngeos (se recoge una muestra de saliva de las amígdalas con un bastoncillo especial y se envía al laboratorio y tendremos el resultado en 48-72 h).

«Mi hijo tiene muchas anginas, está todo el año con el mismo problema». Cuidado con estos casos. En ocasiones algún miembro de la familia es **portador asintomático** de la bacteria (es decir, la lleva consigo, pero no nota ningún síntoma) y se la contagia periódicamente al niño. Consulta con tu pediatra, pues un simple cultivo de la garganta de los familiares más cercanos (padres, hermanos, abuelos...) puede sacarnos de dudas.

¿Hay que extirpar las amígdalas?

Antiguamente se extirpaban las amígdalas de buenas a primeras con demasiada facilidad, diría yo. Pensad que los niños pequeños nacen con unas amígdalas muy grandes, ya que es la primera barrera defensiva con la que se encuentran los gérmenes en la garganta.

A medida que se hacen mayores, el tamaño de las amígdalas disminuye al tiempo que se fortalece su sistema inmunitario, así que no enferman tanto. **No tengáis prisa en extirparle las amígdalas.** De hecho, actualmente ya no se quitan por completo, sino que, en los niños en los que esta operación está indicada, se reduce su tamaño, pero se deja una parte del tejido amigdalar en la garganta para que siga cumpliendo su función protectora. Hoy en día, disponemos de protocolos que establecen los motivos para hacerlo:

1. **Cuando las amigdalitis o adenitis se repiten con frecuencia:**
   - 7 o más episodios de amigdalitis aguda al año.
   - 5 episodios anuales en los últimos 2 años.
   - 3 episodios anuales en los últimos 3 años.

   No obstante, cada caso debe ser evaluado en particular valorando si las frecuentes amigdalitis trastocan la vida diaria del niño (causando, por ejemplo, reiteradas ausencias a la escuela), si hay problemas de crecimiento no justificables por otros motivos, si los procesos están correctamente tratados con antibióticos o si están bien documentados por parte de su pediatra.
2. **Cuando hay problemas obstructivos.** Se dan en niños roncadores en los que, al hacerles un estudio del sueño (polisomnografía), se detectan apneas (pausas en la respiración). Es importante observar si el niño ronca cuando no está acatarrado y si, al hacerlo, su respiración se entrecorta brevemente. Si fuese así, consulta con tu pediatra.

Mis recomendaciones

Recuerda estos sencillos consejos que te ayudarán a cuidar todavía mejor de tu hijo cuando enferme:

★ Los niños menores de 3 años raramente tienen amigdalitis bacterianas («placas»). Suelen ser víricas en la mayoría de las ocasiones y, por tanto, los antibióticos son innecesarios.

- ★ Si tu hijo empieza con fiebre y dolor de garganta, dale paracetamol durante 2-3 días para aliviar los síntomas, siempre que tenga un buen estado general. Por lo general, no necesitará antibióticos.
- ★ Si tras 2-3 días no mejora, empeora, tiene más dolor u observas las famosas «placas» en su garganta, consulta con tu pediatra. Una vez que empieces a darle el antibiótico, completa el tratamiento, no te arriesgues interrumpiéndolo antes.

5

Síndrome PFAPA

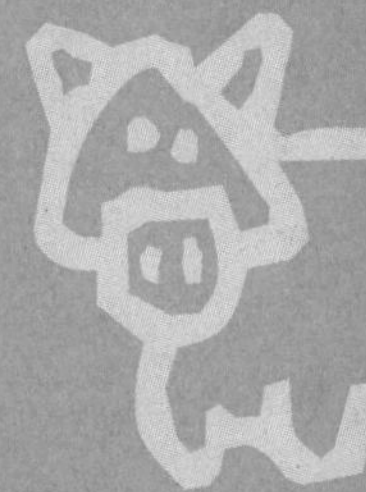

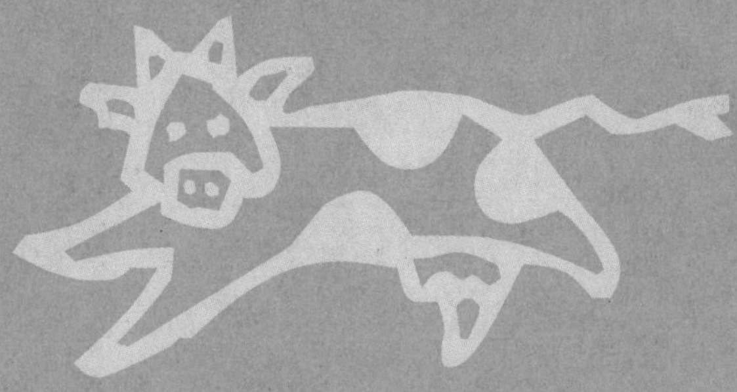

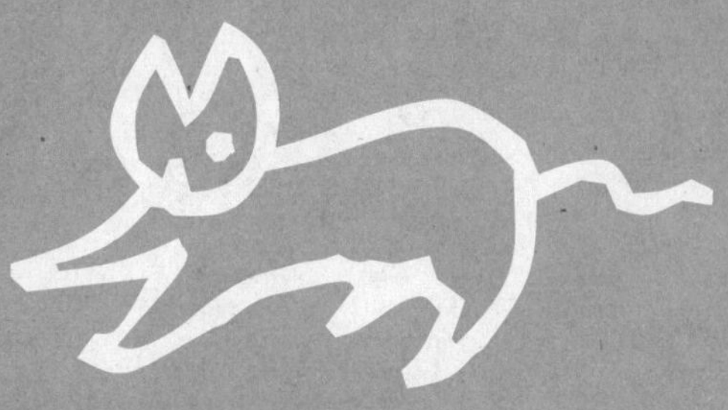

5 *Síndrome PFAPA*

¿Qué es el síndrome PFAPA?

«A mí siempre me han dicho que tiene amigdalitis muy seguidas, pero sin embargo cada vez que le hacen un test rápido de estreptococo, sale negativo. ¿Tantas amigdalitis al año son normales?».

En ocasiones, detrás de esas fiebres recurrentes con dolor de garganta, que aparecen cada pocas semanas y que nos hacen visitar al pediatra una y otra vez sin encontrar una causa clara, puede esconderse el síndrome PFAPA. Un nombre largo, difícil de recordar, pero que cada vez identificamos más, porque **no es tan raro como parece.**

¿QUÉ SIGNIFICA PFAPA?

PFAPA es un acrónimo en inglés que resume los síntomas principales de este síndrome:

P: *Periodic* (periódico)
F: *Fever* (fiebre)
A: *Aphthous stomatitis* (aftas en la boca)
P: *Pharyngitis* (faringitis)
A: *Adenopathy* (inflamación de los ganglios del cuello)

Es decir, el niño o la niña presenta episodios recurrentes de fiebre alta acompañados, a menudo, de dolor de garganta, aftas bucales y ganglios cervicales inflamados. En muchas ocasiones se diagnostica como una amigdalitis vírica, ya que el test de estreptococo saldrá negativo.

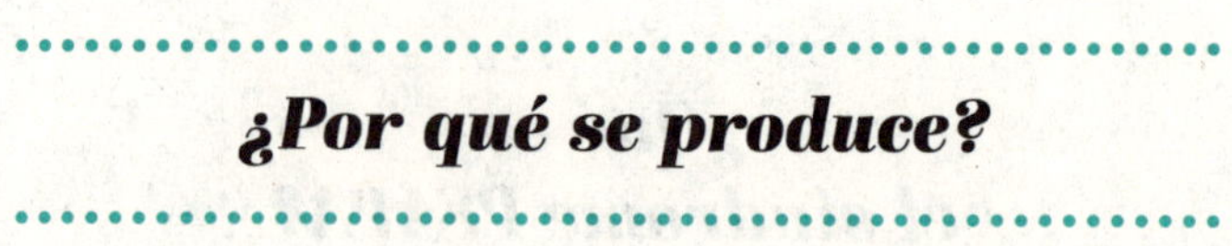

¿Por qué se produce?

La causa exacta del síndrome PFAPA aún no se conoce del todo. No se trata de una infección, ni es contagioso, ni tiene relación con una inmunodeficiencia. Se considera una enfermedad autoinflamatoria, lo que significa que el propio sistema inmune reacciona de forma descontrolada sin que haya una infección de por medio.

No hay evidencia de que sea hereditario, aunque en algunos casos puede haber antecedentes familiares de síntomas parecidos. No tiene que ver con tener las defensas «bajas» ni con una mala alimentación.

¿Cómo se diagnostica?

El diagnóstico no es fácil, es clínico, es decir, no hay una prueba específica que lo confirme. El pediatra se basará en los siguientes criterios (según la Asociación Española de Pediatría):

1. Episodios de fiebre recurrente durante al menos 6 meses que se repiten de forma cíclica (cada 3-6 semanas). Cuando les mandas a los padres escribir en un calendario las crisis de fiebre, estas coinciden casi matemáticamente cada 3-6 semanas. El intervalo máximo entre brote y brote es de 2 meses.

2. Fiebre alta (más de 38,5 °C), que dura entre 2 y 7 días.
3. Viene acompañado de faringitis, adenitis cervical (ganglios inflamados en el cuello) o aftas orales (llagas en la boca).
4. El niño o la niña está perfectamente entre los episodios, con crecimiento y desarrollo normales.
5. No hay otras causas identificables (como infecciones frecuentes o enfermedades autoinmunes o inmunodeficiencias).
6. Aparece antes de los 5-6 años.

Durante los episodios, es común que los análisis de sangre muestren inflamación (leucocitosis, elevación de proteína C reactiva...), pero estas alteraciones desaparecen cuando el niño está bien.

¿Cuál es el tratamiento?

No hay un tratamiento curativo, pero sí estrategias eficaces para controlar los síntomas:

1. **Corticoides orales (prednisona o prednisolona):** una dosis única al inicio del episodio puede hacer desaparecer la fiebre en pocas horas. Aunque esto no evita que el episodio vuelva, mejora mucho la calidad de vida. Sin embargo, hasta en un 25-50 % de los casos puede producirse un acortamiento del periodo entre brote y brote, que en ocasiones dificulta el manejo de la enfermedad. Estas dosis puntuales de corticoides no tienen impacto en su desarrollo ni generan efectos secundarios.
2. En algunos casos muy seleccionados, y siempre valorado por especialistas, se puede plantear la **amigdalectomía** (extirpación de las amígdalas), que ha demostrado reducir significativamente o eliminar los episodios en muchos niños.

El tratamiento diario con otros medicamentos como la **colchicina** es poco frecuente, y solo se considera si los episodios son muy frecuentes y afectan mucho al bienestar del niño o a su escolarización.

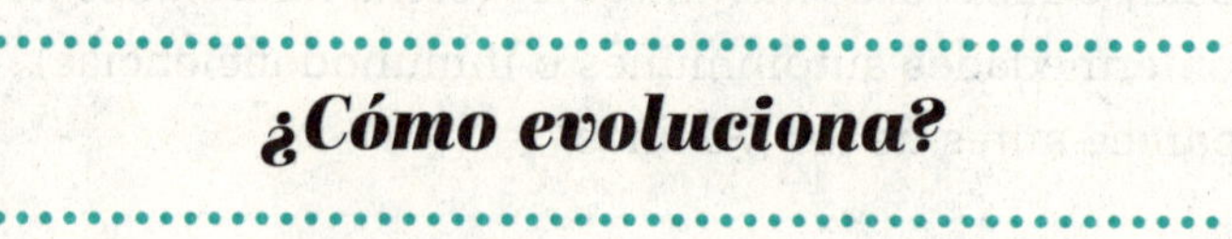

¿Cómo evoluciona?

La evolución suele ser muy buena. La mayoría de los casos desaparecen de forma espontánea con el tiempo, generalmente antes de la adolescencia. Los brotes se irán espaciando con el paso del tiempo. No deja secuelas, no afecta al crecimiento ni al desarrollo, y entre los episodios los niños están completamente sanos.

Es importante recordar a las familias que el síndrome PFAPA no es peligroso, aunque sea muy molesto. No deja huella en el sistema inmune ni «debilita» al niño. Tampoco es señal de otra enfermedad más grave. Es comprensible que al principio preocupe ver al niño con fiebre de forma tan frecuente, afectando de manera importante su calidad de vida el hecho de que cada 3-6 semanas, el niño o la niña esté una semana enfermo.

6

Laringitis

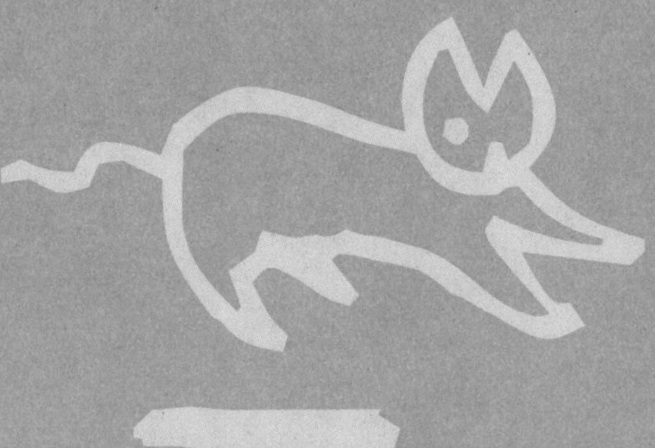

6 *Laringitis*

¿Qué es la laringitis?

¡Otra vez los virus! La laringitis es una inflamación de la laringe que, en la mayoría de las ocasiones, tiene un origen vírico. Pues sí. Rara vez se ve implicada una bacteria en el proceso, por lo que habitualmente no se tratan con antibióticos.

Suele ser leve o moderada (aunque, como todo en medicina, de vez en cuando los pediatras nos encontramos con una grave y se nos ponen los pelos de punta). Las laringitis no están relacionadas con las alergias y pueden presentarse en más de una ocasión. Así que, si ya te han dado algún susto, mantente en guardia, porque puede volver a suceder.

¿Qué síntomas tiene?

El síntoma principal es la **tos,** que suele ser **nocturna.** El niño se acuesta tan tranquilo y, de repente, a mitad de la noche, empieza a toser. Es una tos muy característica que llamamos «tos perruna» porque recuerda el ladrido metálico de un perro. De hecho, la laringitis es una de las pocas enfermedades que se podrían diagnosticar casi sin ver al niño, solamente escuchando como tose desde la salita de espera.

Además, al inflamarse las cuerdas vocales, se suele acompañar de **afonía.** Si la inflamación es importante, el paso de aire será tan estrecho que, cuando el niño tome aire (inspire), se escuchará un sonido parecido a un silbido (estridor). Si esto ocurre, acudid a urgencias.

Reconozco que la primera vez que ocurre, asusta bastante, y es uno de los motivos más frecuentes de consulta en mitad de la noche cuando estamos de guardia.

¿Qué puedo hacer?

Si se despierta por la noche con esta tos, abre las ventanas y sácalo fuera. Que respire el aire húmedo. Esto disminuirá la sequedad de la mucosa inflamada y el niño sentirá alivio rápidamente. También puedes abrir los grifos de agua caliente del baño y respirar el vapor que se genera. ¡Incluso he visto madres que les meten la cabeza dentro del congelador!

Ofrécele una dosis de ibuprofeno (recuerda: se calcula según el peso del niño), ya que su efecto antiinflamatorio hará que mejoren los síntomas. Si incluso así continúa con dificultad respiratoria (estridor), acude a urgencias. Allí le administrarán una dosis de dexametasona (corticoide), si es moderada, o nebulizaciones de adrenalina (además de la dexametasona), si es más grave. Hay que evitar que el niño llore, corra o se agite, ya que el paso de aire se estrechará aún más y empeorarán los síntomas.

Evita los tratamientos no recomendados para la laringitis

- ★ No es útil dar antibiótico, salvo que la laringitis se haya complicado con una bacteria. En este caso, será tu pediatra quien te informe.

- Los jarabes o supositorios para la tos (antitusígenos).
- El salbutamol (presente, por ejemplo, en el famoso Ventolín). Se utiliza en las bronquitis y las crisis de asma, cuando están inflamados los bronquios (vía aérea inferior), pero no es útil si se inflama la laringe (vía aérea superior).
- La toseína, contraindicada en niños debido a sus efectos adversos.

¡Cuidado con los vapores de eucalipto, mentol y otros olores fuertes! Son irritantes y pueden empeorar los síntomas al inflamar más la laringe.

¿CUÁNDO DEBO ACUDIR A URGENCIAS?

- Cuando notes que tiene dificultad para respirar, es decir, cuando escuches un silbido (estridor) cada vez que coja aire.
- Si está somnoliento o muy irritable.
- Si tiene los labios de color azulado.
- Si tiene mucha dificultad para tragar o babea demasiado.

Así que ahora ya sabes que, si a media noche escuchas un perro ladrar, antes de echar pestes del vecino, en la laringitis has de pensar.

7

Mi hijo tiene otitis

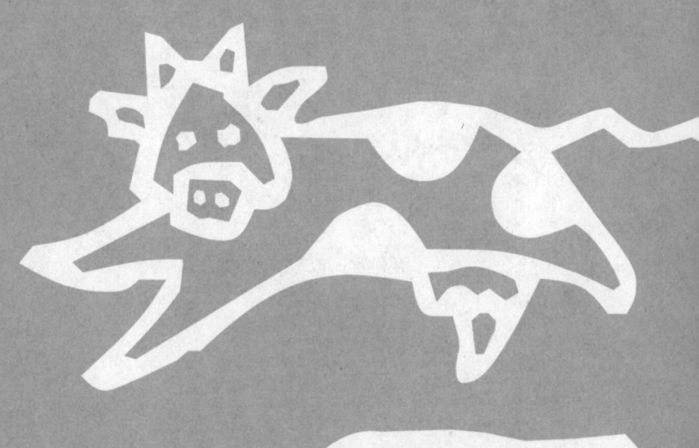

7 *Mi hijo tiene otitis*

Seguro que todos las hemos sufrido en alguno de nuestros hijos, ¿a que sí? A pesar de ser una de las infecciones más frecuentes en la infancia, los padres me preguntáis casi a diario las mismas dudas. Así que dedico este capítulo a esas infecciones tan molestas.

Hay dos tipos: **otitis externas** y **otitis medias.** Únicamente se parecen en el nombre, porque en todo lo demás (origen, signos clínicos, tratamiento y evolución) son diferentes.

Otitis externas

En este tipo de otitis, la infección está localizada en la piel que recubre el conducto auditivo externo, de ahí su nombre. Los gérmenes provienen del exterior, habitualmente del agua de las piscinas (donde las bacterias, entre ellas la *Pseudomona,* chapotean muy a gusto), de ahí que a esta infección también se la llame **otitis del nadador.** Son propias del verano, muy dolorosas y rara vez producen fiebre.

¿Por qué las otitis externas son propias del verano? Porque en esta época del año abren las piscinas, las playas se llenan de gente y miles de niños se pasan las horas «a remojo» como los garbanzos. Su principal factor desencadenante es **la humedad excesiva** en el conducto auditivo (mantenida tras el baño en la piscina o en el mar), que favorece la proliferación de gérmenes. Aunque la calidad del agua es determinante para la aparición de la otitis, es muy frecuente que las bacterias que se encuentran en el propio oído estén esperando a que se den las condiciones idóneas para favorecer la infección. En este caso, cualquier baño podría motivar la aparición de una otitis externa, aunque el agua se encuentre limpia. La humedad favorece que la flora habitual del conducto auditivo provoque la infección. Digamos que en verano todas las condiciones son perfectas para que las bacterias se multipliquen dentro de nuestro oído.

Otros factores que la propician son pequeños traumatismos (normalmente producidos por el uso de bastoncillos de limpieza o por algún rascado incorrecto), tener la piel muy seca (eccemas, dermatitis, piel atópica) o la escasez de cerumen.

No hay que obsesionarse con la limpieza de los oídos. No se deben usar bastoncillos.

Los bastoncillos no deberían existir. La cera es un factor protector para las otitis, una barrera natural. **No utilices bastoncillos,** favorecen las infecciones y existe el riesgo de dañar, o incluso perforar, el tímpano.

Ya sé que os irrita ver la cera que sale de los oídos, pero no por ello hay que buscar petróleo con un bastoncillo. Es suficiente con limpiarlos por fuera con la puntita de una toalla.

¿Cuáles son los síntomas de una otitis externa? El **dolor,** que puede ser muy intenso. No subestimes a tu hijo cuando dice que le duele un oído; si se queja es porque le duele de verdad. El dolor se acentúa al tirar o incluso tocar el pabellón auricular. Incluso al cepillarle el pelo y rozar la zona, el niño se queja. No hay periodo de incubación, ni tampoco son contagiosas.

¿Cómo se trata? Generalmente con **analgésicos** y **gotas óticas antibióticas** (ciprofloxacino), que te recomendará tu pediatra, suele ser suficiente. Es muy importante **no sumergir la cabeza en el agua** durante los días de tratamiento.

MIS CONSEJOS PARA PREVENIR LAS OTITIS EXTERNAS

Las medidas preventivas en las otitis externas son sencillas, aunque no eficaces al 100 %:

- **Limpia y seca** con la punta de una toalla el conducto auditivo tras cada baño, evitando así la humedad.
- **Evita el uso de bastoncillos.** Esta costumbre tan arraigada en la población solo consigue empujar el cerumen y compactarlo hacia el interior del oído, provocando tapones y haciendo aún más dificultosa su extracción. Hay que evitar cualquier instrumento que presione el cerumen y no usar utensilios punzantes, como las uñas, bolígrafos u horquillas, ya que pueden causar heridas, perforaciones e, incluso, una infección.
- Respecto al **uso de tapones** existe aún bastante controversia. Diversos autores prefieren el gorro a los tapones, ya que estos pueden irritar el conducto auditivo y favorecer las otitis. Además, los que tenemos hijos sabemos que los tapones son mal tolerados por los niños. Vamos, que les compramos los mejores tapones de la farmacia y les duran lo mismo que un caramelo a la puerta de un colegio.
- Otros autores recomiendan la aplicación de un **preparado de ácido acético al 2 %** en el conducto auditivo tras el baño, ya que la acidificación de la piel del conducto auditivo puede ser beneficiosa para prevenir las otitis.

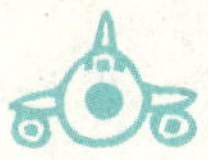

Otitis medias agudas

Son infecciones del oído medio y representan una complicación frecuente de los catarros y los mocos, así que abundan más en **invierno.** Las bacterias vienen del interior de la boca o de la nariz. Es frecuente que el niño empiece con un cuadro catarral. Con el paso de los días, el moco se acumula en la trompa de Eustaquio (el estrecho «túnel» que comunica la nariz con el oído). Si el moco es muy espeso y no es capaz de volver a descender por la trompa, se acumulará en el oído medio y provocará una otitis media aguda, que habitualmente ocasiona **fiebre alta.** El oído medio, que habitualmente está hueco, se llena de moco con bacterias, por lo que estas proliferan a sus anchas en ese espacio y como la trompa es tan estrechita y además está horizontalizada en los niños pequeños, el moco no puede salir. Si en ese momento miramos con el otoscopio, veremos el tímpano (la fina membrana que separa el oído medio del oído externo) muy enrojecido y abombado hacia fuera.

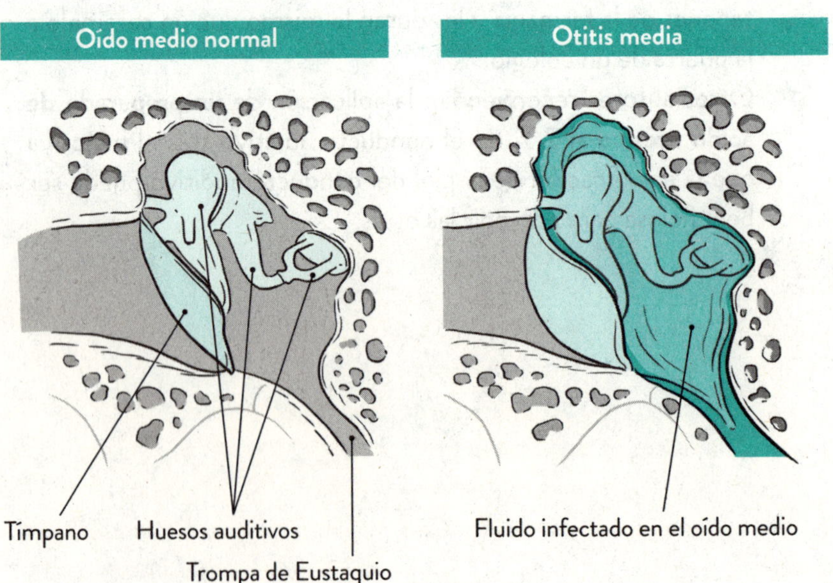

A veces estas infecciones se complican. Si se acumula demasiado moco, aumenta la presión, el niño siente un dolor intenso y, en algunas ocasiones, el tímpano, que es una membranita muy fina que separa el oído medio del oído externo, se rasga, se agujerea, y el moco sale al exterior. Si ocurre esto, se trata de una **otitis media perforada o supurada.**

Esto me recuerda una anécdota. Una mamá acudió con su hijo a urgencias y me dijo: «Doctora, estoy preocupada por su oído, porque hace un mes tuvo una otitis "superada"». Yo pensé para mí: «Bueno, si está superada, mejor».

Es habitual que, tras una noche espantosa de llanto y fiebre, la almohada del niño amanezca manchada de una sustancia amarillenta y, al mirar a nuestro hijo, comprobemos que ese líquido ha salido de su oído. Curiosamente, una vez que se ha perforado y el contenido sale al exterior, la presión se reduce en el acto y el dolor desaparece, por lo que los niños al fin están felices.

La otitis media aguda se trata inicialmente con ibuprofeno oral si:

1. Afecta a un solo oído.
2. Es leve.
3. El niño o la niña tiene más de 12 meses.

Una vez iniciado el ibuprofeno, si a las 48 horas no mejora, si persiste el dolor, si la fiebre asciende o si se trata de un bebé menor de 1 año, y sobre todo en los menores de 6 meses, trataremos con un antibiótico oral.

Eso sí, a las 48 horas de iniciado el tratamiento con antibiótico, debe haber una franca mejoría, menos dolor, ausencia de fiebre, etc. Si persiste la fiebre o el dolor u observáis enrojecimiento de la zona de la piel que se encuentra detrás de la oreja, no dudéis en acudir al pediatra. Podría tratarse de una **mastoiditis,** una complicación grave de las otitis medias que consiste en la infección del hueso mastoideo y que requiere de ingreso hospitalario y tratamiento intravenoso.

Preguntas frecuentes

Y aquí van mis respuestas a las preguntas que más me soléis hacer respecto a las otitis.

«Me han dicho que tiene el oído rojo». Los niños, cuando están acatarrados, tienen las mucosas enrojecidas, el oído también. Para hablar de otitis media deberá tener más signos (llanto, irritabilidad, fiebre, tímpano abombado...). Por tanto, oído rojo no es igual a otitis.

«Hemos ido al otorrino y nos ha dado un antihistamínico para la otitis». Voy a hacer un llamamiento a todos los pediatras y otorrinos: los antihistamínicos, descongestivos y mucolíticos no son efectivos en el tratamiento de las otitis. No hay evidencia científica de que estas infecciones mejoren al administrarlos.

«Mi hijo ha tenido ya varias otitis, ¿cuándo debo consultar al otorrino?». Enviamos al otorrino a los niños con otitis media recurrente, es decir, que han tenido como mínimo tres episodios en seis meses o cuatro en un año. Será este especialista quien valore entonces la necesidad de una intervención quirúrgica para poner unos drenajes (tubos de timpanostomía). Estos microtubitos se insertan en la membrana timpánica para que, cada vez que en el oído medio se acumule moco, este sea capaz de salir al exterior.

Así que ya sabéis:

- ★ **Otitis externas:** son más habituales en verano, leves y dolorosas. Requieren tratamiento tópico con gotas y analgesia. Lo siento, chicos, pero está prohibido el baño.
- ★ **Otitis medias:** son más habituales en invierno y producen fiebre alta. En ocasiones, hay un catarro previo. La mayor parte de las veces, se tratan con ibuprofeno y si no mejora o en casos de riesgo, asociaremos antibióticos.

8

Bronquiolitis

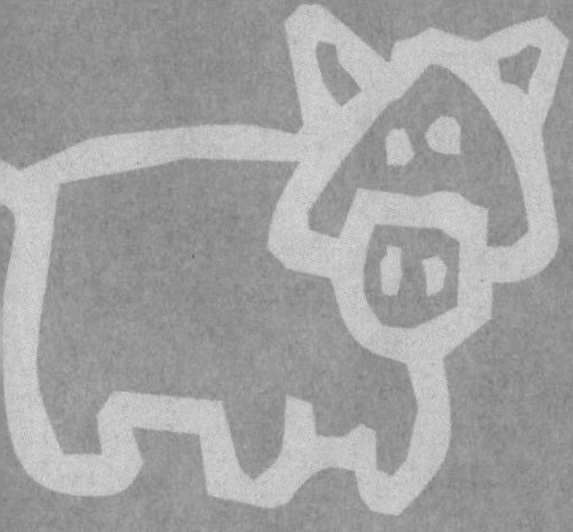

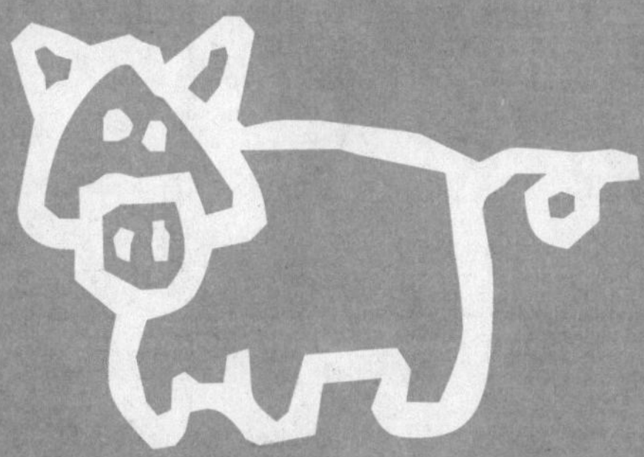

8 *Bronquiolitis*

¿Qué es la bronquiolitis?

De octubre hasta marzo nuestras consultas se llenan de bronquiolitis. Las madres y los padres acuden preocupados tanto al servicio de urgencias como a la consulta por si a sus hijos «los mocos les han bajado al pecho».

Todos conocemos en nuestro entorno a algún vecino, sobrino o hijo de algún amigo que ha tenido una bronquiolitis o, incluso, ha sido ingresado por esta causa en el hospital durante varios días.

Esta **infección,** en niños menores de 24 meses, está producida por diferentes virus (virus respiratorio sincitial [VRS], rinovirus, adenovirus, metapneumovirus, influenza, parainfluenza y bocavirus, entre otros).

En los adultos no deja de ser un resfriado común sin mayor repercusión. Sin embargo, en los niños pequeños, el virus no se aloja únicamente en la nariz y la garganta, sino que baja hasta los pulmones y provoca una **inflamación y obstrucción de los bronquios,** con el consiguiente cuadro de **tos y dificultad respiratoria.**

Las paredes del bronquio se inflaman, se llenan de moco y no se consigue hacer un adecuado intercambio gaseoso, por lo que algunos niños precisarán oxígeno para recuperarse.

¿A quién afecta fundamentalmente? A los niños menores de 2 años, con un pico máximo entre los 2 y los 6 meses. Es especialmente peligroso en menores de 6 meses, en niños prematuros, con inmunodeficiencia, con enfermedad pulmonar crónica o con cardiopatía congénita. Otros factores de riesgo son: asistencia a guardería, tener hermanos mayores, sexo masculino, tabaquismo pasivo y exposición al tabaco durante la gestación.

Hasta la llegada de la «vacuna» de la bronquiolitis en el 2023, que **no es una vacuna como tal,** sino un **anticuerpo monoclonal,** es decir, una inmunoglobulina específica del virus respiratorio sincitial, los datos de bronquiolitis en España eran los siguientes:

1. Cada año, un 33 % de los lactantes padecían una bronquiolitis.
2. Entre el 7 y el 14 % de los niños menores de 12 meses precisaban hospitalización.
3. En los países más desarrollados, como España, la mortalidad por bronquiolitis está por debajo del 1 %.

¿Se trata con antibióticos? No. Al tratarse de un virus, no se trata con antibióticos.

«¿Cómo sé si el catarro de mi hijo se está convirtiendo en una bronquiolitis?». Cuando llega el invierno y veo a un lactante pequeño con un cuadro catarral en plena epidemia de las bronquiolitis, siempre hago la misma recomendación:

¿Cuáles son los signos de alarma?

1. Tiene **dificultad respiratoria.** Si tu hijo respira de manera agitada, como un perrito, quítale la ropa y obsérvalo con el pecho descubierto. Si cuando toma aire ves que se hunden las costillas y se levanta el abdomen, es una señal de que los pulmones no son capaces de llenarse y vaciarse por sí solos, de manera que se ayudan de la musculatura abdominal e intercostal para conseguirlo.
2. El niño está muy **decaído, apático, pálido y sudoroso.**
3. **Rechaza todas o casi todas las tomas,** es decir, come menos de la mitad de lo habitual.

4. Tiene **tos continua,** que no lo deja descansar e incluso le hace vomitar.

«Si ha tenido una bronquiolitis, ¿será asmático?». No. Aunque en torno al 50 % de los niños que la han tenido experimentarán episodios de sibilancias (pitos) recurrentes en los meses o años posteriores. Si vuestro hijo ha sufrido una bronquiolitis, en los próximos catarros tendréis que estar atentos por si vuelve a tener tos intensa, sibilancias o dificultad respiratoria.

«Está acatarrado, ¿puedo hacer algo para evitar la bronquiolitis?». Desgraciadamente, poca cosa más que **aliviar la congestión con lavados nasales y asegurarte de que está bien hidratado.** Ojalá hubiese alguna medicación que evitara complicaciones. Por eso es tan importante conocer los signos de alarma para acudir al pediatra si observáis alguno de ellos.

Medidas eficaces para prevenirla

En la temporada 2023-2024 por primera vez comenzamos a inmunizar a toda la población menor de 6 meses con el Nirsevimab (Beyfortus de nombre comercial), un anticuerpo monoclonal. La diferencia con una vacuna es que en las vacunas administramos partes del microrganismo frente al que se quiere inmunizar, y es nuestro sistema inmune el que producirá los anticuerpos que nos protegerán frente a esa enfermedad transcurridas una media de dos semanas. Sin embargo, cuando lo que se administra es una inmunoglobulina o un anticuerpo, ya estamos ofreciendo esos anticuerpos que nos protegerán, por lo que el efecto de protección es inmediato y nuestro sistema inmune no tiene que trabajar.

La pauta actualmente es de una única dosis con una protección de al menos 5 meses y con un perfil de seguridad muy elevado. De hecho, un año después de la primera inmunización a todos los lactantes menores de 6 meses en España, *The Lancet* publicó los resultados obtenidos en Galicia, que mostraban un descenso de un 89,8 % en las hospitalizaciones debidas al virus respiratorio sincitial (VRS), algo que no habíamos visto nunca en la historia de esta enfermedad que tanta morbimortalidad produce. Y además no se registró ningún efecto adverso grave en los niños inmunizados.

Si tienes un bebé menor de 6 meses y algún miembro de la familia está acatarrado, estornudando o tosiendo, no lo acerques a él. Recuerda que en los adultos estos virus se comportan como un resfriado común, pero al lactante le pueden jugar una mala pasada. Y, por supuesto, evita exponerlo al humo del tabaco, pues empeora la evolución no solo de la bronquiolitis, sino también de todos los niños con bronquitis de repetición, incluidos los asmáticos.

Y no olvides que una de las medidas más eficaces para prevenir las bronquiolitis es **el lavado de manos frecuente.** Nuestras manos son la vía de transmisión de la inmensa mayoría de las infecciones. Por la seguridad de todos aquellos que acuden a mi consulta, hace mucho tiempo que desistí de tener unas manos bonitas. Lavarme las manos después de atender a cada niño me lo impide. Gajes del oficio.

9

Dificultad respiratoria, ¿será asma?

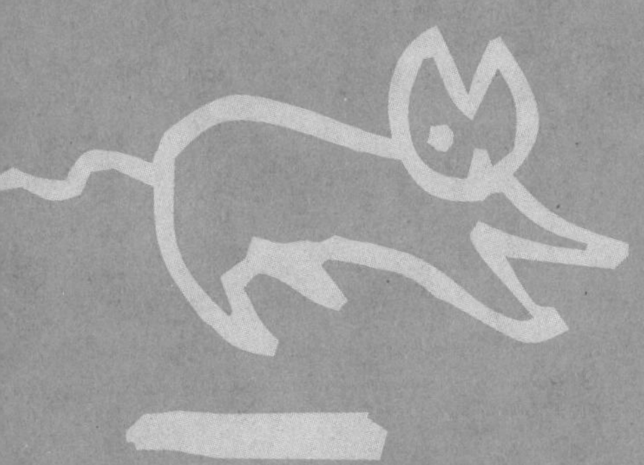

9 *Dificultad respiratoria, ¿será asma?*

El asma, una enfermedad crónica

Es una enfermedad pulmonar crónica en la que se produce una inflamación de las vías respiratorias inferiores con estrechamiento de la luz del bronquio, es decir, el «tubo» por donde entra y sale el aire a los pulmones se vuelve más estrecho. Al estrecharse la vía aérea, se producen **sibilancias** (pitos) y, por tanto, **dificultad respiratoria** y **tos.** Estos episodios se caracterizan porque **se presentan de repente,** de una forma súbita, a veces sin previo aviso. Son reversibles total o parcialmente con la medicación adecuada: inicialmente con **broncodilatadores,** aunque en algunos casos es preciso utilizar otro tipo de medicación con alto poder antiinflamatorio, como los corticoides.

Existen múltiples desencadenantes de las crisis de asma: el humo del tabaco, el frío, la risa, el llanto, el ejercicio... El 80 % de los pacientes con asma tienen, además, algún tipo de alergia y pueden presentar también síntomas al realizar ejercicio físico en lugares donde estén expuestos a aquello a lo que son alérgicos. Por ejemplo, hacer deporte al aire libre en primavera no es recomendable para aquellas personas asmáticas con alergia al polen.

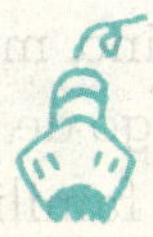

Preguntas frecuentes

He reunido aquí algunas de las preguntas sobre el asma que más me hacéis los padres y las madres cuando acudís a la consulta.

«¿Es una enfermedad común?». Hasta un 10 % de los niños y adolescentes son asmáticos. Esta enfermedad es más frecuente en niños que en niñas, aunque en la edad adulta este factor se invierte y la padecen más mujeres que hombres.

«¿Es hereditaria?». Sí. Tiene un componente hereditario importante, aunque el asma no depende de un solo gen, sino que decimos que es poligénica, son varios los genes implicados. Lo que está claro es que, si uno o ambos padres son asmáticos, las posibilidades de que sus hijos también lo sean aumentan, por ello debemos estar alerta en estos casos.

«Si ha tenido una bronquiolitis de pequeño, ¿será asmático?». No. Aunque, como ya he comentado, en torno al 50 % de los niños que han padecido una bronquiolitis tendrán episodios de sibilancias (pitos) recurrentes en los meses o años posteriores, por lo que hay que estar atentos por si vuelven a tener tos, sibilancias o dificultad respiratoria. Os recuerdo que la dermatitis atópica en la época de lactante junto con una rinoconjuntivitis unos años más adelante podría indicarnos que el niño está siguiendo una «marcha atópica» en la que el siguiente paso será desarrollar asma.

Marcha atópica y alergias

La marcha atópica es un camino, metafóricamente hablando, que algunos niños recorren a lo largo de su infancia cuando tienen una base alérgica o antecedentes familiares de alergias o dermatitis atópica. Es decir, no es una enfermedad en sí, sino una forma típica en la que se van manifestando diferentes problemas alérgicos con el paso del tiempo.

Te lo cuento paso a paso para que lo veas claro:

1. **Todo suele empezar en la piel siendo un bebé, con una dermatitis atópica,** ese eccema que pica, que aparece en los mofletes, en los pliegues del codo o detrás de las rodillas. Y que muchas veces comienza antes del primer año de vida y del que os hablaré en la sección de «Problemas de la piel», en la parte 4.
2. Posteriormente, en algunos niños, aparece **una alergia alimentaria:** a la proteína de la leche de vaca, al huevo, al pescado... No todos los niños con dermatitis atópica desarrollan alergias, pero sí que hay una relación frecuente.
3. Posteriormente, pueden empezar con **bronquitis de repetición.**
4. Y ya más adelante, cuando el niño crece, a veces aparece **el asma,** tras encadenar varias bronquitis, o **la rinitis alérgica** (esa nariz que moquea, que estornuda y que se congestiona cuando llega la primavera o hay ácaros en casa). Esto ya es más típico en la infancia más avanzada, a partir de los 4-5 años.

Por eso se llama «marcha», porque las manifestaciones van apareciendo a lo largo del tiempo, unas detrás de otras. Y normalmente en niños y niñas que tienen una predisposición genética: o bien ellos tienen una base alérgica, o bien sus padres o hermanos.

Si tu hijo tiene dermatitis atópica o una alergia alimentaria, que no cunda el pánico. No todos los niños con dermatitis atópica van a tener asma, ni todos los que tienen una alergia alimentaria van a desarrollar rinitis. Es solo una tendencia, una posibilidad, no un destino marcado.

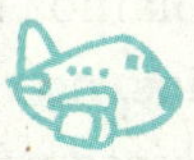

DATOS QUE CONVIENE TENER EN CUENTA

1. **Prevalencia de enfermedades alérgicas en niños.** Aproximadamente el 20 % de la población infantil en España presenta síntomas potencialmente relacionados con problemas alérgicos.
2. **Dermatitis atópica como puerta de entrada.** La dermatitis atópica suele ser la primera manifestación en la marcha alérgica, apareciendo en los primeros meses de vida. Su presencia incrementa el riesgo de desarrollar otras alergias alimentarias y respiratorias.
3. **Alergias alimentarias en lactantes y niños pequeños.** Hasta un 2 % de lactantes y niños menores de 4 años manifiestan síntomas de alergia frente a proteínas de la leche de vaca. Otros alimentos comúnmente implicados son el huevo, pescado, mariscos, frutos secos y ciertas frutas frescas como el melocotón.
4. **Progresión hacia alergias respiratorias.** Es común que un bebé con dermatitis atópica y alergias alimentarias desarrolle, alrededor de los 3 o 4 años, alergias respiratorias como rinitis o asma.

Estos datos subrayan la importancia de un seguimiento pediátrico adecuado y de la educación a las familias para identificar y manejar las alergias desde etapas tempranas.

¿A QUÉ EDAD SE PUEDE HACER EL DIAGNÓSTICO DE ALERGIA?

No hay una edad mínima para hacer las pruebas de alergia. De hecho, en cualquier momento se pueden realizar. Por ejemplo, cuando un bebé de 7 meses tiene una reacción alérgica muy evidente al huevo, en ese momento se le harán las pruebas y no se pospondrán por la edad. Cuando hablamos de alergias ambientales, al no desarrollarse hasta los 4-6 años, no tiene mucho sentido hacer las pruebas antes, salvo que los síntomas sean muy claros.

Los test son sencillos, son los denominados *prick test*. En un mismo día se depositan sobre el antebrazo del niño pequeñas cantidades de cada uno de los alérgenos a los que queremos ver la reacción y, pasados unos minutos, se observa si han causado un habón (una roncha) en la piel.

Es importante saber que las alergias no se desarrollan de un día para otro, sino que es algo progresivo. Así que, aunque las pruebas salgan negativas, eso no significa que tu hijo no vaya a desarrollar una alergia más adelante.

Si tu hijo tiene dermatitis atópica, es posible que más adelante desarrolle otras alergias, como la rinitis o el asma. Por eso es importante hacer un seguimiento con su pediatra.

Y volviendo a las preguntas que recibimos los pediatras sobre la dificultad respiratoria: **«¿Cómo sé si mi hijo tiene dificultad respiratoria?».** Presta atención a los signos más habituales:

1. Respiración más acelerada de lo normal (taquipnea).
2. Hundimiento de las costillas o del esternón al respirar, debido a que se utiliza la musculatura abdominal e intercostal en un intento de meter y sacar más aire de los pulmones.
3. Movimiento de bamboleo entre el abdomen y las costillas. En los niños más pequeños se aprecia fácilmente cómo, al mismo tiempo que se hunden las costillas, el abdomen sobresale.
4. En los lactantes más pequeños se percibe aleteo nasal (los orificios de la nariz se abren al respirar) o quejido (gruñido típico, continuo o mantenido).
5. Tos, aunque no siempre tiene que aparecer.
6. Sibilantes. Cuando los padres escuchan «pitos», deben consultar al pediatra o aplicar el broncodilatador si ya ha ocurrido más veces.
7. Piel fría y húmeda.
8. En casos más graves, los labios o la zona alrededor de ellos adquieren un tono azulado.

«¿Cómo se utilizan los inhaladores en los niños? ¿Son todos iguales?». No. Vuestro pediatra, alergólogo o neumólogo infantil os explicará detalladamente el tipo de **inhalador** y la **cámara espaciadora** que, en función de su edad, debe utilizar vuestro hijo.

Todos los niños que usan inhaladores presurizados o MDI (el salbutamol y los famosos puff) deben emplear siempre una cámara espaciadora, tengan la edad que tengan.

Si aplicamos el inhalador directamente, la medicación se quedará en la boca y no llegará al bronquio, porque los niños no saben coordinar la inspiración con el momento en el que se aprieta. Por esta razón, explicamos a los padres qué tipo de cámara debe usar cada niño. Si tiene menos de 6 años, debe usar también una mascarilla. Los mayores de esa edad no la necesitan, pueden aplicar los labios directamente sobre la boquilla de la cámara espaciadora.

Para los **niños menores de 6 años,** que han de utilizar cámara y mascarilla, las **instrucciones** son:

1. Agitar el inhalador.
2. Poner la mascarilla alrededor de la boca y de la nariz del niño, asegurando un sellado lo más hermético posible.
3. Apretar una vez el pulsador con la cámara en posición horizontal.
4. Mantener la mascarilla mientras el niño hace al menos 5 inhalaciones.
5. Descansar 1 minuto y volver a repetir el mismo proceso.
6. Enjuagar la boca posteriormente.

Para los **niños mayores de 6 años** se utilizan cámaras que no precisan mascarilla. En este caso, las **instrucciones** son:

1. Agitar el inhalador y conectarlo a la cámara.
2. Exhalar todo el aire y vaciar los pulmones.
3. Sellar los labios firmemente sobre la boquilla de la cámara.

4. Apretar el pulsador 1 vez.
5. Llenar los pulmones completamente con una inspiración lenta y profunda.
6. Mantener el aire en los pulmones durante 5-10 segundos.
7. Expulsar el aire por la nariz (decidle al niño que cierre la boca)
8. Repetir el proceso en cada dosis 1 minuto después.
9. Enjuagar la boca con agua al final.

¿Por qué es tan importante seguir estas instrucciones punto por punto? Porque en ocasiones nos encontramos con pacientes cuyos síntomas no mejoran debido a que la técnica de administración no es la correcta y la medicación no se deposita finalmente en los bronquios del niño.

El uso correcto de los dispositivos es fundamental para un buen control del asma.

Existen otros dispositivos más cómodos que no requieren cámaras, los **inhaladores de polvo seco o presurizados activados por la inspiración.** Sin embargo, nunca deben utilizarse en menores de 6 años, porque a esa edad no tienen todavía la fuerza suficiente para realizar esa fuerte inspiración y recibir la dosis de polvo seco del dispositivo.

«Si mi hijo es asmático, ¿puede hacer deporte?». Sí puede y, de hecho, debería hacerlo. Ningún niño debe ser privado de la actividad deportiva por el mero hecho de ser asmático. Eso sí, los padres deben conocer bien cuáles son los síntomas de una crisis de asma y tratarlos adecuadamente si presentasen dificultad respiratoria, sibilancias o tos.

El 80 % de los asmáticos son alérgicos, pero un 20 % de los casos tienen asma de esfuerzo inducida solo por el ejercicio físico.

Mis recomendaciones para niños y adultos

Estos sencillos consejos, válidos para niños y adultos con asma, no evitarán por completo las crisis, pero ayudarán mucho a reducirlas:

- ★ **Sigue de forma rigurosa el tratamiento** pautado por tu pediatra/alergólogo/neumólogo, que dependiendo del grado de asma podrán ser broncodilatadores, corticoides inhalados o antileucotrienos. Y, cada año, **vacúnate contra la gripe.**
- ★ **Empieza la actividad de forma progresiva.** Ante la aparición de los primeros síntomas (tos, sibilancias o dificultad respiratoria), hay que detenerse y administrar el broncodilatador.
- ★ **Si estás acatarrado, enfermo o hay humo de tabaco, no hagas la actividad deportiva.** En los niños, sobre todo en los más pequeños, los virus son un frecuente desencadenante de crisis.
- ★ **Lleva siempre contigo la medicación.** Así podrás utilizarla cuando la necesites. Si tu hijo es asmático, aprende bien cómo se emplean los broncodilatadores.
- ★ **No desanimes nunca a un niño con asma.** Recuerda que muchos campeones olímpicos y deportistas de élite son asmáticos. Seguro que has oído hablar del ciclista Miguel Induráin, de la nadadora Gemma Mengual (con más de treinta medallas en natación sincronizada), del futbolista David Beckham... Pues bien, todos ellos tienen asma.

10

¿Principio de neumonía?

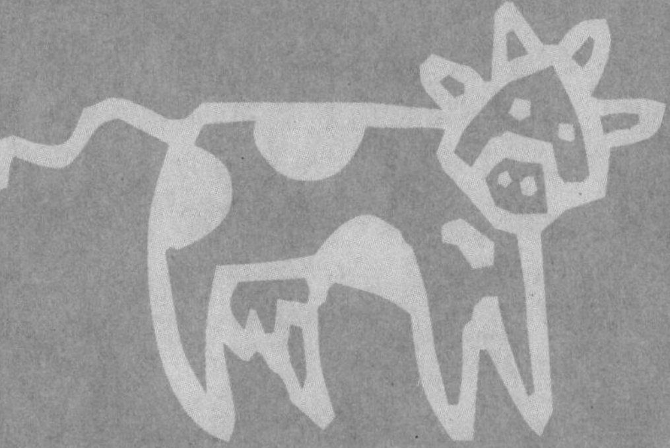

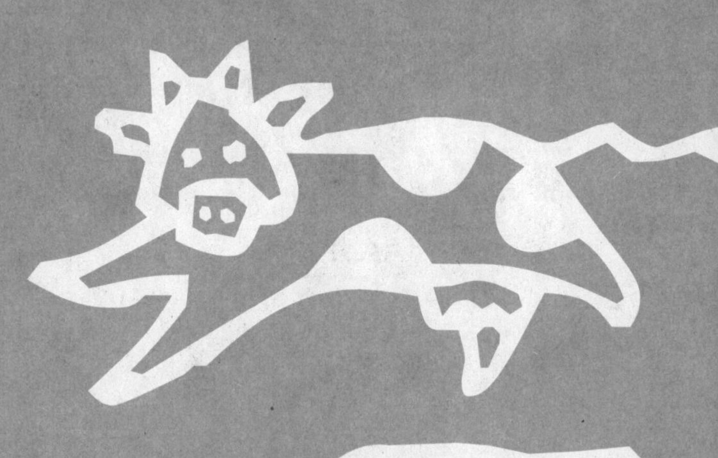

10 *¿Principio de neumonía?*

Ni principio ni final

¿Principio de embarazo? No, o se está embarazada o no se está. ¿Principio de diarrea? Tampoco, o tienes diarrea o no la tienes. Pues con las neumonías ocurre lo mismo.

> ***¿Principio de neumonía?***
> ***No, o se tiene una neumonía o no se tiene.***

Se puede decir que una neumonía es grande, pequeña, típica, atípica, lobular, multilobular, bronconeumonía..., pero en todos esos casos la neumonía está presente.

¿Que en ocasiones no es fácil diagnosticarla? De acuerdo. ¿Que muchas veces no tenemos claro qué muestra la radiografía? También. Pero, sea como sea, debemos dejar de hablar de «principio de neumonía».

¿Cuáles son las neumonías más frecuentes en pediatría? Fundamentalmente las clasificamos en dos tipos: típica y atípica.

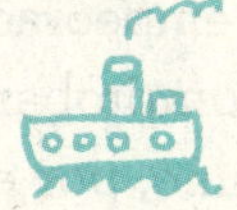

Neumonía típica

Los niños presentarán **fiebre alta, respiración agitada, posible dolor costal** y, en ocasiones, un **herpes labial** al mismo tiempo. No siempre hay tos, ojo. El **aumento de la frecuencia respiratoria** es un dato clave en su diagnóstico. Si es así, comprobarás que tu hijo está fatigado, que respira más rápido de lo habitual.

En estos casos, al realizar una radiografía, que no siempre la hacemos, porque a veces la auscultación es tan clara que nos ahorramos la radiación, veremos claramente una condensación (es decir, una mancha blanca) en uno de los pulmones. La auscultación no siempre nos da pistas. En los niños mayores hay signos característicos que nos ayudan, pero en los más pequeños la auscultación puede ser normal o indistinguible de una bronquitis. Por eso el diagnóstico no es tan sencillo.

Si en la radiografía nos encontramos con una mancha redondeada, no hay lugar a dudas: es una neumonía. La bacteria causante más frecuente es el neumococo. Se tratará con antibióticos (penicilina/amoxicilina), orales en la inmensa mayoría de los casos, sin necesidad de hospitalización y sin sufrir complicaciones de ningún tipo.

«Pues mi pediatra le diagnosticó una neumonía sin hacer radiografías», estaréis pensando muchos de vosotros. Cierto. Y muy bien hecho. Si la auscultación es muy evidente y a eso le sumamos fiebre y respiración agitada, no es necesario confirmarlo radiológicamente, es decir, no hace falta irradiar al niño. Se pautan los antibióticos y se informa a la familia de que, en 48 horas, el niño tendrá que estar sin fiebre y con mejor estado general. Si pasan esos 2 días y no ha mejorado, o ha empeorado, entonces será el momento de hacer una radiografía y comprobar qué está ocurriendo o si ha habido una complicación como, por ejemplo, un derrame pleural.

Neumonía atípica

En este caso el comienzo suele ser más lento, los niños tendrán febrícula (37-37,5 °C de temperatura axilar o 38-38,5 °C de temperatura rectal) y además presentarán una tos seca muy irritativa. En la radiografía veríamos unos pulmones «sucios», con moco...

En los niños **menores de 3 años** el causante suele ser un virus e irá acompañado de un cuadro catarral con mucosidad nasal y estornudos. Recuerda: al tratarse de virus, no se tratará con antibióticos.

En los **mayores de 3 años** las culpables más habituales son las bacterias (como *Mycoplasma y Chlamydia pneumoniae*), por lo que su tratamiento consiste en un antibiótico específico (macrólidos). Por tanto, la neumonía es una enfermedad infecciosa que, en ocasiones, no resulta fácil de diagnosticar. Tu pediatra valorará todos los criterios: la fiebre, la auscultación, el estado general, la frecuencia respiratoria y la tos. Si considera que tiene una neumonía, entonces le pondrá tratamiento específico en función del tipo que sea, vírica o bacteriana.

Si el diagnóstico no está del todo claro, escucharéis términos como «bronquitis» o «infección respiratoria de vías bajas» y vuestro pediatra pautará el tratamiento que considere más oportuno. Además, probablemente os cite en un par de días para ver cómo evoluciona vuestro hijo.

Y, por último, recordad que la vacuna Prevenar (financiada en la seguridad social), con varias dosis, siendo la primera a los 2 meses de vida, ayuda a prevenir no solo las **neumonías por neumococo,** sino también **otitis medias** y **enfermedad neumocócica invasiva.** Así que, tras leer este capítulo, revisa la cartilla de vacunación de tu hijo y, si no encuentras el Prevenar en ella, pide cita con tu pediatra.

11

Mi hijo ronca

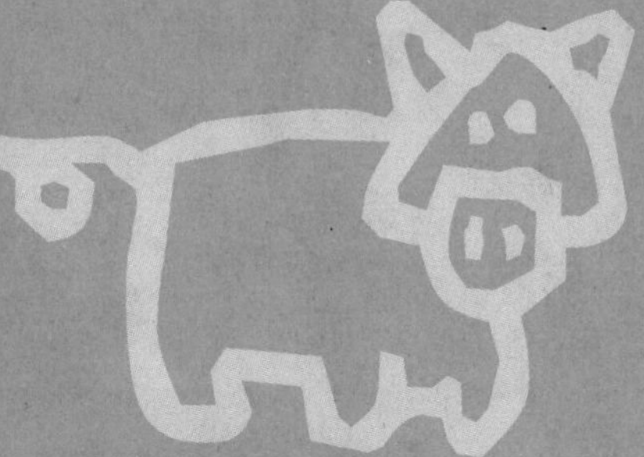

11 *Mi hijo ronca*

Causas del ronquido

El ronquido es el sonido que emitimos cuando el aire pasa a través de una zona estrecha de la vía aérea superior. Aunque es relativamente frecuente (hasta un 10 % de los niños roncan), no debemos considerarlo normal en la infancia.

La mayoría de las veces los ronquidos son ocasionales y están asociados a cuadros catarrales. En estos casos, no implican ningún riesgo. Si una vez que han desaparecido los mocos el niño deja de roncar, no tenemos que preocuparnos. Ahora bien, **si no está acatarrado y ronca de forma habitual, hay que consultar.**

«Mi hijo ronca más que un adulto, esté o no acatarrado». Ojo. A esta madre o a este padre hay que hacerle una detallada historia clínica.

Las causas de ronquido más frecuentes son:

1. Infecciones respiratorias.
2. Rinitis alérgicas.
3. Reflujo gastroesofágico.
4. Fumadores pasivos.
5. Niños con las adenoides («vegetaciones») o las amígdalas más grandes de lo habitual (hipertrofia amigdalar).

Cada vez hay más estudios que asocian los ronquidos a diversas enfermedades. De entrada, cuando tenemos a un niño que ronca, hay que descartar un **síndrome de apnea hipopnea del sueño (SAHS),** o sea, que haga apneas (pausas respiratorias) mientras duerme.

Entre un 1,2-5 % de los niños tendrán SAHS. Debido a las pausas en su respiración, el niño tendrá múltiples despertares y, a falta de un sueño reparador, su vida diaria y su salud se verán afectadas. Esto es mucho más importante de lo que pensamos.

Muchos de estos niños se duermen durante el día, incluso mientras están en clase, por lo que se les puede diagnosticar por error un déficit de atención o problemas de aprendizaje. En cambio, hay otros que, paradójicamente, presentan un estado de actividad y excitabilidad permanente. Además, tienen más riesgo de sufrir hipertensión arterial.

¿Sabías que hasta un 23 % de los niños diagnosticados de TDAH (trastorno por déficit de atención e hiperactividad) roncan?

Entre los adultos estamos muy acostumbrados a escuchar comentarios similares a este: «Mi tío, que está gordito, ronca por las noches, respira raro y no descansa bien. Por culpa de eso, se duerme por las esquinas durante el día. ¡El otro día incluso dio una cabezada al volante y casi tenemos un accidente!». ¿Verdad que sí? Y además estos roncadores suelen ser también fumadores. Efectivamente, en los adultos las causas más frecuentes de apneas son la obesidad y el tabaco.

En los niños es muy diferente. Debido a un aumento del tamaño de las amígdalas o de las adenoides («vegetaciones»), un niño delgadito como un palillo ronca y, además, no va bien en el colegio. La profesora, que no sabe que su verdadero problema es la apnea, piensa que «no para quieto», que molesta, que interrumpe y que no es capaz de concentrarse.

¡Ojo! No sería la primera vez que un niño es considerado hiperactivo y lo que tiene realmente es un SAHS debido a unas amígdalas o adenoides como puños. Y el pobre, al no tener un sueño reparador por las noches, está fuera de control todo el día. Averiguar qué le ocurre puede ser tan fácil como preguntar a mamá o a papá: «¿Ronca tu hijo todas las noches?».

¿Qué hacemos ante un niño que ronca?

En primer lugar, una **detallada historia clínica.** ¿Ronca todas las noches, aunque no esté acatarrado? ¿Has escuchado pausas en la respiración (apneas)? ¿Ronca fuerte? ¿Tiene un sueño muy agitado? ¿Se hace pipí por las noches? ¿Respira por la boca? ¿Es difícil despertarlo por las mañanas? ¿Tiene problemas de concentración? ¿Actúa como si tuviera un motor dentro y no para quieto? ¿Ha dejado de crecer o de ganar peso últimamente?

En segundo lugar, **una buena exploración.** Le tomaremos la tensión. Una tensión arterial alta nos pondrá en alerta. Además, lo subiremos a la báscula: el sobrepeso y la obesidad son factores de riesgo para tener apneas durante el sueño.

Y, lo más importante, le diremos que abra la boca (¡prometo no utilizar el palito!) para **observar las amígdalas** (anginas). Cuando el niño abre la boca, las vemos fácilmente y podemos valorar si son normales o, en cambio, obstruyen por ser muy grandes (hipertrofia amigdalar).

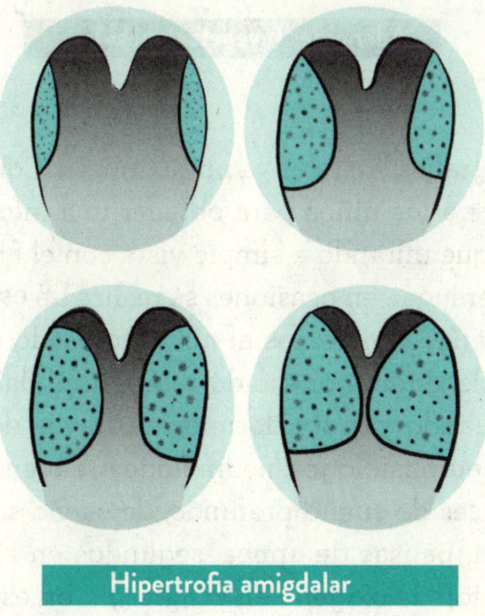

Hipertrofia amigdalar

Observar las adenoides («vegetaciones») a simple vista no es posible. Únicamente pueden verse con una cámara pequeñita que utilizan los otorrinos a través de un tubito que introducen por la nariz, el fibroscopio. Esta técnica, sencilla y rápida, nos aporta muchísima información, porque permite visualizar claramente el tamaño y el grado de obstrucción de las adenoides.

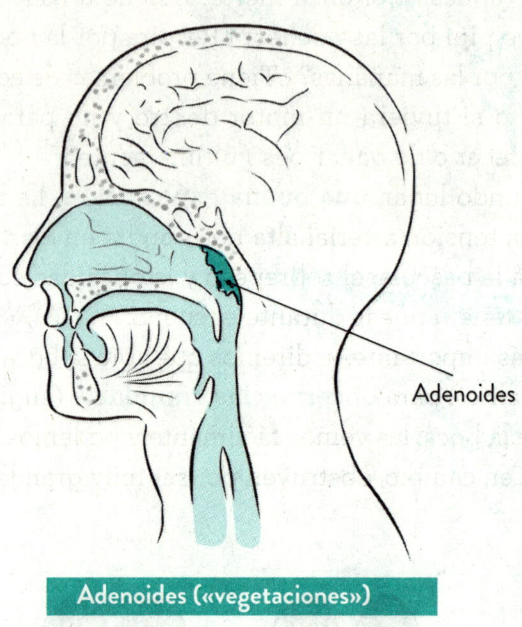

Adenoides («vegetaciones»)

Las radiografías laterales ya no se utilizan. Con ellas se irradiaría inútilmente a los niños para obtener una información mucho menos fiable que mirando a simple vista con el fibroscopio.

Y en tercer lugar, en ocasiones se realiza un **estudio del sueño** (polisomnografía). Dejaremos al niño ingresado una noche en el hospital, donde estará conectado a una infinidad de cables que le pondrán cuando ya esté dormido. A través de este detallado registro, los neurofisiólogos/neumólogos reúnen todos los datos necesarios (fases de sueño profundo, de sueño superficial, sueño REM, no REM, pausas de apnea, segundos en los que no respira, concentración de oxígeno en sangre...). Con este informe ya se puede diagnosticar el SAHS al niño. Si además tiene las amígdalas o las adenoides muy grandes, lo tendremos claro.

¿La solución? Una intervención quirúrgica. En quirófano, el otorrino le quitará una parte de las amígdalas y de las adenoides para que el aire pueda circular con facilidad. En 24 horas estaréis en casa de nuevo, y en unos días llevará una vida completamente normal.

He de decir que los niños hasta los 5 años tienen unas amígdalas y adenoides bastante grandes.

Como os he explicado, las amígdalas son la primera barrera defensiva con la que se encuentran los gérmenes cuando entran en nuestro organismo, por eso en la primera infancia son tan grandes. Sin embargo, a partir de los 5-6 años su tamaño disminuye, porque los niños no enferman tanto y no necesitan de esa barrera defensiva. Dicho de otra manera, ya no es necesario que el ejército defensivo que había en ellas sea tan numeroso, así que las amígdalas se reducen a la mitad.

Si tu hijo cumple los 4-5 años y sigue roncando, o incluso ronca más, tiene una voz nasal, mal aliento, alteraciones en el paladar y respira con la boca abierta..., ¡ojo!, acudid a vuestro pediatra, porque quizá, en lugar de haber disminuido de tamaño como correspondía, las amígdalas y las adenoides hayan crecido y estén provocando un cuadro obstructivo.

12

Tosferina

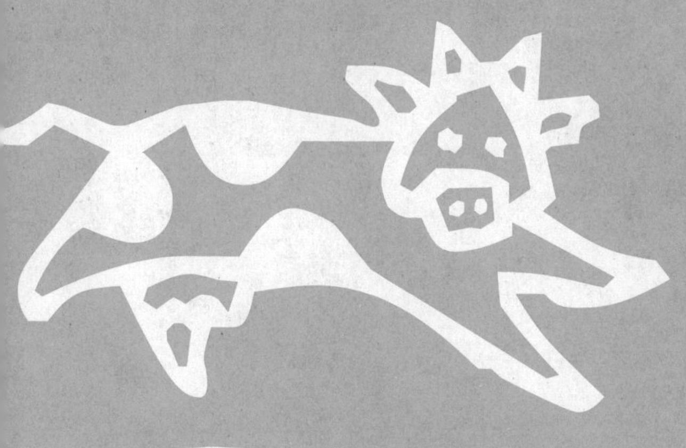

12 *Tosferina*

¿Qué es y cómo se contagia la tosferina?

La tosferina es una **enfermedad respiratoria** producida por una bacteria llamada *Bordetella pertussis*. Esta enfermedad suena a cosa del pasado, ¿verdad? Y no os falta razón, no hay más que preguntar a nuestros padres o abuelos y estoy segura de que todos han conocido de primera mano a amigos o familiares que la han sufrido. Hasta la década de 1960 eran muchos los bebés que fallecían por tosferina. Hoy en día, tras unos años de importante descenso de la mortalidad, se ha producido un repunte, una situación que nos puso a todos los pediatras en alerta y que ha sido motivo de cambios en el calendario vacunal.

¿Quién contagia a quién? En España, el 40 % de los niños afectados tienen menos de 1 año, el 15 % son adolescentes y el 13 %, adultos. En más del 80 % de los niños enfermos, el contagio proviene de un adulto que convive con el bebé. Por tanto, mucho cuidado con los abuelos o padres tosedores, que por distintos motivos no acuden al médico. No olvidéis que es una enfermedad **muy contagiosa:** la mayoría de las personas no vacunadas que están en contacto con un enfermo de tosferina desarrollan la enfermedad.

La vacunación es la medida preventiva más eficaz contra la tosferina.

¿Cuáles son los síntomas y cómo se trata?

El curso de la tosferina se divide en dos fases:

1. **Fase catarral.** En los primeros días, los síntomas son indistinguibles de un resfriado común con mocos, congestión nasal, tos o fiebre.
2. **Fase paroxística.** Con el paso de los días, la tos empeora y adquiere un sonido muy peculiar. La tos viene en salvas, en accesos continuos sin tiempo apenas para coger aire, de ahí que, al final, emitan un sonido parecido a un pitido («gallo»), característico de la enfermedad. Muchas madres dicen: «Se engancha con la tos, es como si se ahogara». Tras estos ataques de tos, los niños están agotados y con poca actividad. Escuchar y, sobre todo, ver a un lactante toser de esta forma es como asistir a un parto complicado: irremediablemente y sin darte cuenta, terminas sudando, apretando los dientes y empujando tú también.

Las complicaciones en los niños pueden ser importantes: otitis media, neumonía, insuficiencia respiratoria, encefalopatía, convulsiones, apneas (paradas respiratorias) y, en último caso, la muerte en aquellos casos de lactantes menores de 2 meses. Sin embargo, los síntomas en los adultos son leves y rara vez provocan complicaciones.

¿Cuál es su tratamiento? La tosferina se trata con un antibiótico específico, así que cuanto antes se empiece, mejor. Prácticamente el 100 % de los menores de 3 meses y el 70 % de los menores de 1 año precisan hospitalización.

¿A quién afecta la tosferina? A cualquiera de nosotros, sea cual sea nuestra edad. Aunque los más vulnerables son los niños pequeños, especialmente aquellos que aún no han recibido la pauta completa de la vacuna. Por ello, las formas más graves y con mayores complicaciones las encontramos en los bebés menores de 2 meses, a los cuales aún no nos ha dado tiempo a administrarles la primera dosis de la vacuna.

La tosferina y su vacuna

Insisto en que la vacuna contra la tosferina es la mejor manera de prevenir el contagio de esta enfermedad. Por ello, los pediatras seguimos estas pautas:

- **Vacunar a los lactantes lo antes posible.** En España los recién nacidos reciben su primera dosis a los 2 meses. Posteriormente recibirán dosis de recuerdo durante su infancia y una última dosis en la adolescencia.
- **Vacunar a las embarazadas en el tercer trimestre de gestación.** Al hacerlo a partir de la semana 27 (cuanto antes mejor, por si se adelanta el parto), las madres generarán anticuerpos contra la enfermedad y estos llegarán al bebé a través de la placenta. Así, cuando nazca, el niño estará protegido hasta los 2 meses de vida, momento en el que recibirá su primera dosis. En junio de 2015 la Comisión de Salud Pública española aprobó la recomendación de vacunar frente a la tosferina en el embarazo, que hoy está implantada ya en todas las comunidades autónomas.
- **Mejorar la vacunación** en las personas que convivan con pacientes de riesgo.

Y recuerda que debes vacunarte de nuevo en cada embarazo.

¿Vacunan los españoles de tosferina a sus hijos? Afortunadamente España goza de unas altas tasas de cobertura vacunal a nivel general si nos comparamos con el resto de Europa. Sin embargo, con la tosferina debemos ponernos las pilas a partir de los 6 años, como indica el Comité Asesor de Vacunas de la AEP: «En 2014, la cobertura vacunal media en el primer año de vida alcanzó el 96,6 %; la dosis del segundo año, el 94,6 %; la dosis de refuerzo de los 4-6 años, el 91,6 %; y la dosis de los 14 años, el 80,6 %. Estas cifras muestran una disminución de la eficacia de los programas de vacunación conforme avanza la edad, lo que denota la necesidad de reforzar los esfuerzos para cumplimentar la vacunación en estos grupos». Si tu hijo tiene 6 años o más, revisa su cartilla vacunal y comprueba si está al día.

13

Estreñimiento

13 *Estreñimiento*

La frecuencia no lo es todo

El número de deposiciones de los niños es variable y cambia con el tiempo, sobre todo en menores de 4 años. De esta forma, podemos encontrarnos desde lactantes que hacen hasta diez o doce deposiciones al día (prácticamente una tras cada toma, sobre todo si es lactancia materna) a otros que hacen una vez a la semana. En ambas situaciones la frecuencia será normal siempre y cuando el niño, por todo lo demás, esté bien.

Ni doce deposiciones al día sin ningún otro síntoma es una diarrea en un bebé alimentado al pecho, ni hacer una vez a la semana sin dolor ni esfuerzo es estreñimiento en un bebé sin ningún problema. Como he dicho antes, cada niño sigue su propio ritmo.

Con la edad la frecuencia va descendiendo, siendo la media a los 4 años de 1-2 deposiciones al día. A partir de entonces los niños tienen un ritmo intestinal similar al adulto, que ronda entre las tres deposiciones diarias y las tres semanales.

Por tanto, cuando hablamos de estreñimiento en la infancia, no nos referimos tanto a la frecuencia como a otros muchos factores: tamaño y dureza, dolor, presencia de fisuras en el ano (que pueden hacer que, en ocasiones, sangre), posturas retentivas negándose a ir al baño o escapes de heces de tanto retener (encopresis).

«Pero entonces, ¿si a mi hijo se le escapa la caca es que está estreñido?». Muy probablemente sí. Se le escapa por rebosamiento.

El estreñimiento es un problema muy habitual en niños y niñas.

¿Cuándo es crónico?

El estreñimiento es crónico en **mayores de 4 años** cuando dura al menos ocho semanas y, además, cumple dos o más de estos criterios:

1. Hacen menos de 3 deposiciones a la semana.
2. Al menos 1 episodio de incontinencia fecal a la semana.
3. Heces grandes en el recto o que sean palpables en el abdomen.
4. Heces grandes que obstruyen el váter.
5. Posturas retentivas y comportamientos de evitación para no hacer caca: se esconden, cruzan las piernas, se agachan...
6. Dolor.

En **lactantes y menores de 4 años,** se considera que el estreñimiento es crónico si dura al menos un mes y se dan dos o más de las siguientes características:

1. Hacen 2 o menos deposiciones a la semana.
2. Al menos 1 episodio de incontinencia fecal a la semana.
3. Retención fecal excesiva («siempre se aguanta las ganas»).
4. Dolor al hacer deposiciones o expulsión de heces duras.
5. Presencia de una gran masa fecal en el recto.
6. Heces grandes que incluso pueden obstruir el váter.

¿La alimentación influye tanto en el ritmo intestinal?

Sin duda, la alimentación y los buenos hábitos son fundamentales para un correcto ritmo intestinal. No podemos conformarnos con decir: «Es un niño estreñido como su madre». El estreñimiento se trata.

Debemos insistir a las familias para que den alimentos ricos en fibra a los niños de forma habitual, no solo cuando están estreñidos. Este es un error muy frecuente. Cuando el niño está estreñido, nos ponemos las pilas con la fibra y le damos una infinidad de productos integrales, verduras de hoja verde y kiwi. ¿Y qué ocurre entonces? Pues que, si el grado de estreñimiento es importante, la fibra aumenta el volumen de las heces y las compacta, con lo que empeoramos el cuadro.

LA FIBRA ES FANTÁSTICA PARA PREVENIR EL ESTREÑIMIENTO

Cuando hay un estreñimiento agudo y el niño lleva varios días sin ir al baño, con dolor, o con heces muy voluminosas y dolorosas, debéis ir al pediatra.

Muchas veces tendremos que recurrir a tratamiento farmacológico, que actualmente es muy seguro, se tolera perfectamente y no tiene efectos secundarios. No hay que tenerle miedo. Es más, el tratamiento de primera línea actualmente para el estreñimiento es oral (Macrogol, que muchos de vosotros conoceréis como Casenlax o Movicol). Confiad en vuestro pediatra, os hará una pauta de tratamiento de 3 meses o más que solucionará el problema para siempre en la inmensa mayoría de los casos. Debemos desterrar la idea de que los enemas o los supositorios son más efectivos. **Cuanta menos medicación rectal, mejor.**

Así que vamos a acostumbrarnos a darles fibra a nuestros hijos todos los días: frutas (con piel, como la pera, la ciruela, las uvas...), verduras, legumbres, cereal integral (pan, pasta, arroz...). Recuerda: ofrécele la fruta en trozos y no en zumo, así conservará la mayoría de su fibra. Además, no olvidéis que la gente que consume fibra de forma habitual previene la incidencia de determinados cánceres, como el de colon.

Mi hijo tuvo estreñimiento al retirarle el pañal, ¿es normal?

Sí, es muy habitual. Les cuesta «desprenderse» de su caca y hacen un hábito retentivo, es decir, se aguantan hasta que ya no pueden más. Es importante atajarlo cuanto antes consultando con el pediatra para que no vaya a más y se convierta en un verdadero problema.

MIS CONSEJOS BÁSICOS

La mayoría de estos niños no tienen ningún problema intestinal, es simplemente un tema de conducta. Con unas cuantas normas sencillas y un poco de tiempo, se soluciona. Eso sí, estamos en una carrera de fondo en la que las prisas no son buenas aliadas. Cuando un niño lleva meses arrastrando un estreñimiento, costará meses reconducirlo. ¿Por qué? Porque el niño o la niña ya ha asociado que hacer caca duele. Y como le duele porque las heces son muy duras, cuando le entran las ganas, se aguanta. Y se aguanta mucho. Con lo cual, las heces se hacen cada vez más grandes. Cuando por fin hace, bien porque empuja muchísimo, o bien porque se le escapa por rebosamiento (encopresis), le duele más aún y, como le duele, se refuerza todavía más la idea de que «hacer caca duele» y por eso adopta esas posturas retentivas para no hacer sus necesidades.

Para superar el estreñimiento y salir de este círculo vicioso, les damos medicación para que hagan blandito muchas veces. Cuando hayan hecho caca blandita en muchas ocasiones, se olvidarán de que aquello en algún momento dolía.

No olvides estos consejos indispensables:

- ★ Ten grandes dosis de paciencia. Nadie nace aprendido.
- ★ Siéntalo en el baño **siempre a la misma hora,** preferiblemente después de las comidas, para aprovechar el reflejo gastrocólico que se produce nada más comer.
- ★ Aunque no tenga ganas, siéntalo en el baño 10-15 minutos como máximo, sin enfados, gritos o chantajes.
- ★ Cuando esté sentado en el váter, deja que apoye los pies sobre algo firme (una banqueta, una silla) para favorecer la prensa abdominal y que pueda hacer más fuerza. Que no le cuelguen las piernas.
- ★ Celebra cada pequeño logro. Haz fiestas frente a sus pequeños avances. Los refuerzos positivos son muy importantes.
- ★ No lo reprimas, ni le riñas, ni te enfades si se le escapa. Tranquilos, lo conseguiremos.
- ★ Dale fruta fresca (a ser posible con piel) y verdura a diario.
- ★ Ofrécele agua de forma habitual.
- ★ Vigila que no beba cantidades industriales de leche. Los niños mayores de 1 año no necesitan más de 350 ml de leche al día. Más allá de esto, no es necesario.

Y, por último, recordad que el éxito de cualquier tratamiento contra el estreñimiento se basa en tres sencillos puntos:

1. Pautas adecuadas tanto alimentarias como conductuales.
2. Cumplimiento del tratamiento prescrito por el pediatra, sin abandonarlo antes de tiempo.
3. Altas dosis de paciencia y comprensión.

14

Cólico del lactante

14 *Cólico del lactante*

No todo llanto es cólico

Tenemos la mala costumbre de llamar «cólico del lactante» a cualquier crisis de llanto de nuestro bebé, pero no debe ser así. El cólico del lactante se define como un episodio de llanto de inicio súbito, generalmente por la tarde-noche, con rigidez del tronco o de las extremidades (hipertonía) e inconsolable, es decir, aun cogiéndolo en brazos, el niño no se calma. Además, ha de cumplir las características siguientes según los Criterios de Roma IV:

1. Lactantes menores de 5 meses al comienzo y al final de los síntomas.
2. Periodos de llanto prolongado, «quejido», irritabilidad sin causa aparente y que no pueden ser prevenidos ni resueltos por los cuidadores.
3. No presenta problemas de crecimiento, fiebre o enfermedad.

En la práctica, observamos a bebés que casi a las mismas horas del día y al menos tres días a la semana tienen episodios de llanto inconsolable o quejidos que duran varias horas y que una vez desaparecen, el bebé vuelve a estar tan tranquilo. En ningún momento se ven comprometidos su peso, su talla o su desarrollo; es un bebé por todo lo demás normal.

No todo llanto es un cólico, aunque es cierto que casi la mitad de los menores de 4 meses lo han tenido.

Preguntas frecuentes

El cólico del lactante suele aparecer entre la tercera y la sexta semana de vida. Por lo general, no está relacionado con ninguna enfermedad, pero el agudo llanto del bebé acaba haciendo que papá y mamá se angustien y comiencen a hacerse todo tipo de preguntas.

«¿Por qué mi hijo tiene cólico?». Existen múltiples factores asociados, aunque todos ellos son muy variables: se habla de cierta inmadurez intestinal hasta los 4 meses, que hace que las digestiones sean más pesadas y generen más gas. Se ha visto en niños con pocas o nulas rutinas en casa o con cambios continuos de las mismas, en padres y madres muy ansiosos que reaccionan de forma exagerada ante el llanto del bebé, en padres primerizos con cansancio extremo, en madres con depresión posparto, etcétera. Las causas son complejas y no han sido claramente identificadas. En cualquier caso, es un proceso natural y benigno, así que no te culpes.

«Tengo miedo de que le ocurra algo por llorar tanto». Tranquilos, al bebé no le puede ocurrir nada. Comprendo la angustia y la desesperación en la que caen muchos padres al pasar noches y noches sin apenas descanso y sin poder hacer demasiado por aliviar ese llanto y su aparente dolor. Pero es muy importante que recordéis que el cólico del lactante desaparecerá por sí mismo en torno a los 4-5 meses.

«¿Puede ser que tenga alguna enfermedad?». En muchas ocasiones os planteáis otras posibilidades que efectivamente existen, como son el reflujo gastroesofágico, el estreñimiento, una invaginación intestinal, la alergia a las proteínas de leche de vaca o incluso una otitis media. Sin embargo, será vuestro pediatra quien, tras una exploración y una historia clínica detallada, determine si lo que tiene vuestro bebé es un cólico u otra cosa.

«¿Cómo se diagnostica? ¿Hacen falta pruebas?». Normalmente, tras una buena historia clínica llegamos al diagnóstico, por lo que no es necesario hacerle ningún tipo de prueba, análisis o pruebas de imagen.

«¿Tiene tratamiento?». No hay un tratamiento específico que lo haga desparecer de la noche a la mañana como quien se toma un paracetamol para el dolor de cabeza. Así que... paciencia.

Mis consejos

Como os he dicho, no hay soluciones mágicas en este caso. Pero sí que podéis poner en práctica estos útiles consejos para aliviar y calmar a vuestro hijo:

- Antes de nada, debéis mantener la calma y estar tranquilos. Tu nerviosismo altera aún más al bebé y empeora la situación. Lo primero que te has de repetir mentalmente es que al bebé no le va a pasar nada.
- A continuación, comprueba que no lleva el pañal sucio (pipí, caca) y que no tiene calor o frío, hambre o sed.
- Intenta darle de comer (lactancia materna o biberón) en un lugar tranquilo, sin ruidos, sin gente, y ayúdale a que expulse el eructo a continuación.
- Prueba con medidas posturales: ponlo boca abajo sobre tu brazo con la cabeza apoyada en la flexura del codo, de tal manera que la barriguita descanse en tu antebrazo; balancéalo; o hazle masajes abdominales suavemente mientras le elevas las piernas. También puedes portearlo, cogerlo en brazos y darle palmaditas en la espalda, besarlo y acariciarlo (no se va a malcriar por hacerlo). Cuando esté en plena crisis de llanto, puedes probar a ponerlo boca abajo en la cama, mientras tú lo vigilas y le acaricias la espalda. Eso sí, recuerda que, durante sus primeros 6 meses de vida, los bebés deben dormir boca arriba para prevenir la muerte súbita del lactante. De modo que, en cuanto se calme y se duerma, dale la vuelta.

«¿Los probióticos ayudan a aliviar el cólico?». En los últimos años se ha hablado mucho de los probióticos y es un tema que está en continua revisión e investigación. Según un estudio de 2017, parece que administrar 5 gotas diarias de *Lactobacillus reuteri* durante 21 días podría ser beneficioso en el tratamiento del cólico moderado-grave, siempre y cuando los bebés pesen más de 2.500 g, no tengan enfermedades previas y estén alimentados exclusiva o predominantemente con lactancia materna. Pero en un estudio anterior, realizado en 2014 con un número mayor de pacientes, no se observaron diferencias significativas.

Como el diseño y las conclusiones de los numerosos estudios realizados son tan diferentes, no puedo hacer una recomendación sobre los probióticos que sea válida para todos los pacientes. Lo que sí puedo decir es que los pediatras recurrimos frecuentemente al *Lactobacillus reuteri* porque, aunque no es la panacea, no tiene efectos secundarios y algunos pacientes mejoran. Por tanto, desde mi humilde opinión, merece la pena probar.

«¿Es útil la homeopatía?». No tenemos estudios con suficiente rigor científico que avalen su utilización. Lo siento. La homeopatía no sirve. Ni las infusiones, ni el anís estrellado, que está totalmente contraindicado, ni los cinturones anticólicos.

«¿Conviene probar otras leches?». Llega un momento, cuando el cólico reaparece día tras día, en el que estamos dispuestos a intentar cualquier posible solución.

—Ya no sabía qué hacer. Estaba tan desesperada que fui a la farmacia y le cambié la leche. Pero ya he probado cuatro leches diferentes y nada de nada... —me decís frecuentemente.

¿Aceptáis un consejo? No cambiéis de leche a la ligera, no sin antes consultarlo. Vuestro pediatra es quien mejor os puede asesorar en cuanto a la composición de cada leche. De este modo os evitaréis cambiar casi compulsivamente de marca sin terminar de encontrar una solución real.

—Me han dicho que, si suprimo la leche de vaca de mi dieta, mejorará del cólico al darle el pecho.

Esta medida solo estaría justificada si así te lo recomienda tu pediatra porque sospecha una alergia (mediada o no por Ig E) a las proteínas de la leche de vaca. Cuando no hay ningún criterio clínico que lo sugiera, no está indicado que la madre restrinja su dieta de esa manera.

Como veis, el cólico del lactante da para mucho. A los padres, los pediatras debemos apoyaros, tranquilizaros y calmaros. Debemos explicaros serenamente que es un proceso benigno y limitado en el tiempo.

No te frustres ni te sientas culpable, por favor. No puedes hacer nada más que mantener la calma y tener a tu hijo en brazos hasta que cese el dolor.

Así que acaricia a tu bebé, bésalo, ponlo desnudo sobre tu pecho desnudo. En ocasiones, al escuchar el corazón de su madre, es capaz de reconocer el sonido que oyó durante meses dentro de ti y, casi por arte de magia, se calma. Y fíjate qué maravilloso que sí existen estudios científicos que demuestran que la voz calmada, pausada y amorosa de la mamá disminuye la intensidad y la duración del llanto.

Con mi hijo mayor sufrí los cólicos en primera persona durante tres largos meses. Comprendí así qué hacía a los padres acudir a urgencias a las tres de la madrugada con su bebé en brazos.

En mi caso, era asombroso comprobar cómo llegaban las nueve de la noche y mi hijo empezaba a llorar desconsoladamente estuviera donde estuviese, como si de un robot programado se tratara. No dejaba de fascinarme esta «puntualidad». Lo intenté todo: mecerlo, darle pecho, dejarlo tranquilo, acunarlo, envolverlo, desabrigarlo, bañarlo, salir a pasear, encerrarme en la habitación... Al final, como casi todo en esta vida, el cólico se fue igual que había venido.

Eso sí, os voy a contar un consejo de madre sin ninguna base científica, y que posiblemente os suene de mi primer libro, *Lo mejor de nuestras vidas.* En muchas ocasiones, lo único que calmaba a mi hijo era una camiseta mía usada o la parte de arriba del pijama que yo había llevado el día anterior. El olor a mamá, a leche materna, y el contacto del algodón con su piel lo relajaban de una forma enternecedora. Recuerdo cómo le frotaba la carita con mi camiseta mientras él iba cerrando los ojos y se iba relajando. Cuando finalmente se dormía, se la retiraba de la cuna. El tiempo pasó, pero, incluso cuando ya se hizo más mayor, él mismo me pedía mi ropa, que abrazaba como si fuera el mejor de sus ositos de peluche.

Por último, debemos recordar a las familias que todos merecemos un descanso. Y el cuidador principal, sea mamá o papá, también necesita en muchas ocasiones un relevo.

Porque la vida, si es compartida, es mucho mejor y mucho más bonita.

15

Ganglios en el cuello

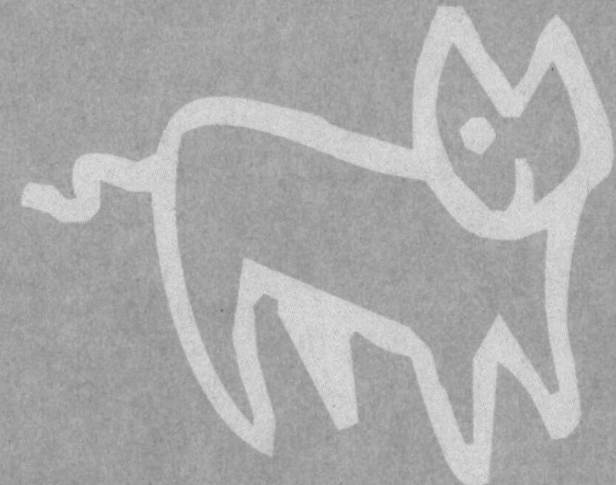

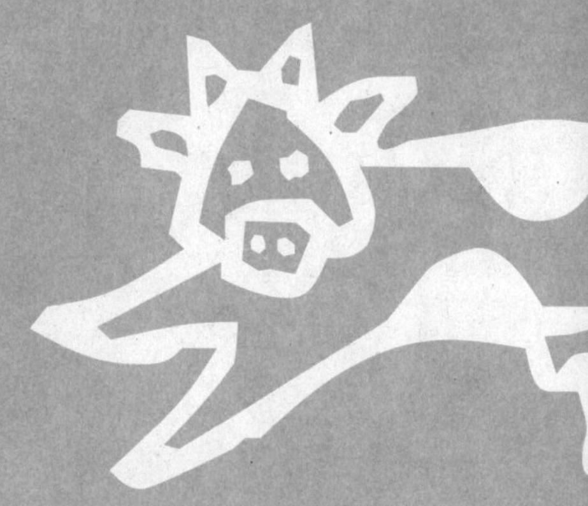

15 *Ganglios en el cuello*

¿Cómo son y para qué sirven?

Sois muchos los que acudís a la consulta preocupados, en ocasiones alarmados, porque le habéis notado uno o varios bultos en el cuello a vuestro hijo.

Los ganglios son unos nódulos, generalmente menores de 1 cm, que se encuentran integrados en **el sistema linfático,** una red de conductos muy finos que recorren nuestro cuerpo. Al igual que tenemos un sistema venoso por donde circula la sangre, tenemos un sistema linfático por donde fluye la linfa.

A lo largo de nuestro cuerpo existen varias «estaciones de servicio» donde la linfa se acumula y se filtra para eliminar los virus, bacterias y otros gérmenes. Estas «estaciones» son los ganglios. Se agrupan en racimos y se encuentran en todo nuestro cuerpo: en el cuello, las axilas, los codos, las ingles, detrás de las rodillas...

¿Para qué sirven los ganglios? Por un lado, filtran la linfa, la limpian. Por otro lado, fabrican defensas: glóbulos blancos (leucocitos), como los linfocitos, monocitos y células plasmáticas, que ayudan a combatir las infecciones.

¿Se palpan fácilmente? Por lo general, no son apreciables al tacto o a simple vista.

¿Si se palpan o se ven quiere decir que ocurre algo grave? No. Soy consciente de que el tema de los ganglios genera mucho miedo, porque se los relaciona con los linfomas y diversos cánceres, pero debéis saber que en los niños es muy habitual palpar ganglios sobre todo en la zona cervical, en el cuello. Solo un porcentaje realmente bajo será consecuencia de una enfermedad maligna.

¿Qué son las adenopatías? Son los ganglios que han aumentado de tamaño o cuya consistencia o apariencia no es la habitual. Un ganglio normal es pequeño, blandito, móvil, no está fijo, no duele, es del mismo color que la piel del cuello y no aumenta de tamaño. Hablamos de adenopatía cuando el ganglio aumenta de tamaño o su consistencia es dura, cuando está fijo y no somos capaces de desplazarlo con nuestros dedos, o cuando duele y la piel está enrojecida y caliente.

En los niños, la causa más frecuente de ganglios aumentados de tamaño (adenopatías) en el cuello son las infecciones.

¿Por qué aumentan de tamaño? Si un niño tiene un resfriado, una amigdalitis, una otitis, una faringitis o una infección en cualquier zona de nariz-garganta, lo más habitual es que encontremos ganglios aumentados de tamaño en el cuello. Cuando nuestro organismo ha detectado un agente extraño, las fábricas de defensas (los ganglios) comienzan a producir linfocitos a toda marcha para luchar contra los virus o las bacterias que nos están «atacando».

¿Por qué a los niños se les notan más a menudo que a los adultos? Porque los niños están acatarrados durante casi la mitad del año. Cientos de virus entran en contacto con ellos cada invierno, y su cuerpo, que al ser joven y sano es muy combatiente y reactivo, responde rápidamente al ataque, inflamándose los ganglios.

Existe una regla que nos ayuda a saber a qué enemigo nos enfrentamos. Generalmente, cuando los ganglios aumentan de tamaño en ambas partes del cuello, se trata de infecciones víricas.

—Jolín con los virus, están en todas partes; si ya sabía yo que me ibas a decir que era un virus —me replicáis a menudo en la consulta.

Pues sí, puede tratarse de adenovirus, rinovirus, influenza, citomegalovirus (CMV), virus Epstein-Barr (VEB), coxsackie...

En cambio, si lo que palpamos es un único ganglio en un lado del cuello, suele ser una bacteria la culpable (estafilococo o estreptococo). Una bacteria que estaba en la garganta, se escapó de su medio y se «coló» en uno de los ganglios y lo infectó. En este caso, el ganglio será grande (más de 2 cm de diámetro), doloroso y rojo. Si es así, probablemente vuestro pediatra os prescriba un antibiótico.

¿Cuándo debo preocuparme?

Como madre, si palpáis ganglios en vuestro hijo, os recomiendo que consultéis a vuestro pediatra. En la inmensa mayoría de los casos no es nada importante, pero eso lo tiene que valorar y seguir un médico. Y como pediatra, ¿qué tengo en cuenta?

1. Si mide más de 2 cm de diámetro, no me preocupo, pero me ocupo; es probable que lo vuelva a citar en una o dos semanas para ver la evolución.
2. Si tiene signos inflamatorios, es decir, está rojo, grande, caliente y doloroso.
3. Si es de consistencia pétrea, es decir, duro como una piedra.
4. Si aumenta de tamaño en 2 semanas.
5. Si están ubicados en la zona supraclavicular (es decir, justo encima de la clavícula); estos ganglios hay que estudiarlos siempre.
6. Si van acompañados de pérdida de peso, cansancio, sudoración nocturna repentina, fiebre prolongada, pérdida de apetito y apatía.

En resumen, si vuestro hijo está acatarrado, lleva días con las velas colgando y al ducharlo le notáis unas bolitas, como garbanzos, en el cuello: tranquilos. Su cuerpo está luchando contra los intrusos. Si observáis cualquier cosa que se aleje de esto, consultad a vuestro pediatra, para eso estamos. Pero no os obsesionéis, que ya os veo esta noche palpando el cuello a vuestros hijos en busca de algo raro..., ¿o no? Os confieso que yo lo he hecho alguna vez con los míos y me he ganado el consabido: «¡Ay, mami! ¿Quieres dejarme yaaa?».

16

Espasmos del sollozo

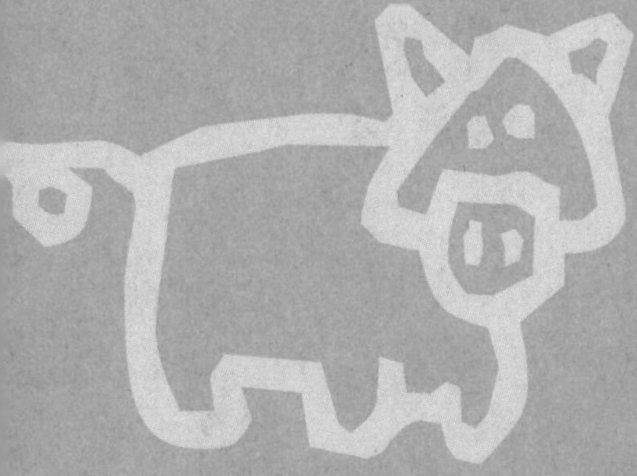

16 *Espasmos del sollozo*

Aunque asustan, no son graves

Los **espasmos del sollozo** son episodios de escasa duración (apenas unos segundos) en los cuales el niño, como consecuencia de un llanto intenso, susto o enfado importante, deja de respirar y, en ocasiones, pierde el conocimiento. A pesar de que no comportan ningún peligro, los padres se asustan mucho cuando ocurren, por lo que originan numerosas visitas al pediatra. Y lo cierto es que, la primera vez que te enfrentas a ellos, el susto no te lo quita nadie.

¿Por qué se producen? No se sabe exactamente. De hecho, ni siquiera se sabe por qué hasta un 5 % de la población infantil los presenta y el 95 % restante, no. Lo que sí se conocen son sus desencadenantes:

1. Inicio de llanto intenso (al coger aire).
2. Enfado importante.
3. Rabieta.
4. Susto.
5. Emoción intensa.

«¿Nos debemos preocupar?». No, tranquilos. Todos ellos son benignos y no conllevan ningún riesgo para la salud. Es muy habitual que un niño se caiga accidentalmente y, al iniciar el llanto, se produzca el espasmo y pierda el conocimiento. Las edades más frecuentes a las que los presentan son entre los 6 meses y los 5 años, más allá no se suelen observar.

Tipos de espasmo del sollozo

Se diferencian básicamente por el color que adquiere el niño y, aunque ambos asustan por igual, conviene mantener la calma.

1. **Espasmo del sollozo cianótico.** Tras un susto, llanto intenso o inicio de llanto, el niño deja de respirar y poco a poco empieza a ponerse morado y, en ocasiones, rígido. Tras unos breves (aunque eternos) segundos, el niño rompe a llorar o pierde el conocimiento brevemente para recuperarse de forma espontánea enseguida.
2. **Espasmo del sollozo pálido.** Es menos frecuente. Los niños se vuelven pálidos en lugar de morados. También pueden llegar a perder el conocimiento durante unos segundos.

¿Qué se puede hacer para evitarlo o para que finalice pronto? Realmente no hay mucho que podamos hacer. Comprendo que algunos padres lo viven con mucha ansiedad y preocupación, pero han de tener la tranquilidad y la seguridad de que a su hijo no le va a pasar nada y de que, en unos segundos, se habrá recuperado completamente y sin secuela alguna.

Solo hay que mantener la calma.

No hay que gritar, zarandear, hacer el boca a boca ni intentar maniobras de reanimación cardiopulmonar (RCP), ya que podrían empeorar el episodio. Mi consejo es mantener la calma. El espasmo del sollozo es propio de niños muy temperamentales y lo que ocurre habitualmente es que los padres, cuando ven que está a punto de enfadarse, hacen lo que sea para que no llore. Esto en ocasiones puede ser un arma de doble filo. Los niños necesitan unos límites claros y una educación hacia una dirección certera, límites que debemos poner con cariño y respeto, pero límites al fin y al cabo. No podemos consentir todo lo que nuestro hijo nos imponga por temor a que sufra el espasmo, porque las consecuencias en su educación no serían positivas y correríamos el riesgo de convertirlo en un niño tirano.

Lo que nunca debemos hacer: zarandear al niño.

¿Cuándo debo consultar al pediatra?

Ante esta pregunta siempre contesto lo mismo, y no solo respecto al espasmo del sollozo, sino en general:

Consulta a tu pediatra siempre que consideres que es un problema.

Para eso estamos, para ayudar a las familias, para asesorar, para tranquilizar cuando no es nada de importancia, para tratar cuando es necesario. Con los espasmos del sollozo debéis consultar si son muy frecuentes, si duran muchos segundos, si vuestro hijo no se recupera inmediatamente, si lo encontráis muy adormilado y cansado después, si hace movimientos violentos de brazos y piernas. Y, por supuesto, siempre que lo necesitéis, aunque solo sea por vuestra propia tranquilidad.

17

Síndrome del niño zarandeado

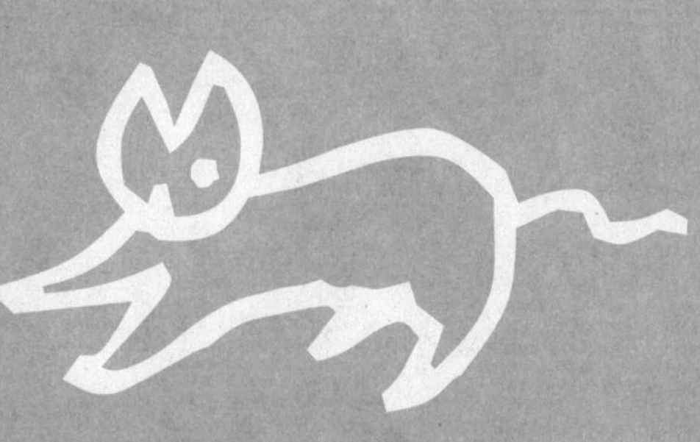

17 *Síndrome del niño zarandeado*

¿Qué es el síndrome del niño zarandeado?

En esta profesión, pocas cosas duelen tanto como detectar un caso de maltrato infantil. Entre ellos, hay uno especialmente desgarrador: el síndrome del niño zarandeado, también conocido como síndrome del bebé sacudido.

Se trata de una forma grave de maltrato físico que puede causar lesiones cerebrales irreversibles e incluso la muerte.

Este síndrome consta de una forma de traumatismo craneoencefálico infligido, que ocurre cuando un bebé o un niño pequeño, habitualmente menor de 2 años, es sacudido violentamente por un adulto, normalmente como respuesta a su llanto persistente o a un momento de pérdida de control.

Cuando zarandeamos a un bebé, su cabeza se mueve bruscamente hacia delante y hacia atrás, de forma repetida. Su cuello aún no tiene fuerza suficiente para sostener esa aceleración y el cerebro (blando y en desarrollo) choca repetidamente contra el interior del cráneo. Esto produce un fenómeno de cizallamiento del cerebro contra el hueso del cráneo que puede provocar la muerte en un 10 % de los casos.

Uno de cada diez bebés con síndrome del niño zarandeado fallece y de los que sobreviven, la mitad tendrán secuelas:

- Retraso en el desarrollo neurológico.
- Parálisis cerebral.

- Ceguera o problemas visuales.
- Epilepsia.
- Trastornos del aprendizaje y del comportamiento.

Estas lesiones, además, no suelen ir acompañadas de marcas externas visibles, lo que puede retrasar el diagnóstico si no se sospecha activamente.

La falta de información y la pérdida de control por parte de los adultos hace que se produzca esta dramática situación. El llanto inconsolable de un bebé puede generar una frustración extrema, especialmente si están solos, agotados o tienen dificultades para gestionar sus emociones.

A pesar de ser considerado una forma de maltrato infantil, muchos adultos no son conscientes del daño devastador que puede causar un simple zarandeo. Y por eso, **la clave está en informar, prevenir y acompañar emocionalmente a las familias.**

Y no penséis que esto se da solo en familias con problemas sociales o económicos. Puede ocurrir en cualquier hogar en un momento de cansancio extremo, estrés o desesperación.

¿Cómo se diagnostica?

El diagnóstico lo realiza el equipo médico mediante la historia clínica, la exploración física y pruebas complementarias como:

1. TAC o resonancia cerebral.
2. Fondo de ojo para ver lesiones en retina.

El diagnóstico es siempre multidisciplinar. Si se confirma el maltrato, se activa el protocolo de protección al menor.

SIGNOS CLÍNICOS

1. Bajo nivel de conciencia, tendencia al sueño.
2. Vómitos sin causa aparente.
3. Convulsiones.
4. Alteración en el estado del bebé.

Ante la duda, se debe acudir inmediatamente al hospital. Cuanto antes se actúe, más posibilidades hay de evitar secuelas graves. Además, en España, cualquier ciudadano que sospeche de un caso de maltrato infantil tiene el deber legal y moral de comunicarlo a los servicios sociales o a los cuerpos de seguridad.

¿Cómo prevenirlo?

La prevención empieza por la información. Todas las familias deberían conocer lo siguiente:

1. Nunca se debe zarandear o sacudir a un bebé. Nunca.
2. Si el llanto te desborda, deja al bebé en un lugar seguro, como por ejemplo su cuna, y tómate unos minutos para respirar, pedir ayuda o calmarte.
3. Los bebés lloran. Es su forma de comunicarse. No siempre tienen una causa concreta y no siempre logramos calmar el llanto en el momento en el que nosotros lo deseamos.
4. Busca apoyo en la pareja, familiares, profesionales sanitarios o grupos de crianza. Puede marcar la diferencia.

Desde la pediatría debemos normalizar el discurso: sentirse desbordado no te convierte en un mal padre o una mala madre. Pero no saber gestionarlo puede tener consecuencias irreversibles.

En resumen

El síndrome del niño zarandeado es una forma grave de maltrato físico evitable. Informar, acompañar y normalizar las emociones de la crianza puede salvar vidas. Los bebés no lloran para molestarnos; lloran porque esa es su forma de decirnos que nos necesitan.

18

Enuresis: aún se hace pipí en la cama

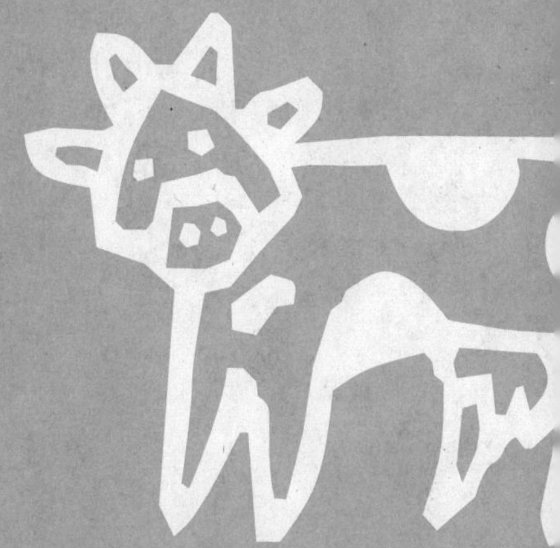

18 *Enuresis: aún se hace pipí en la cama*

¿Qué es la enuresis nocturna?

La enuresis nocturna es la emisión de pipí por las noches de forma involuntaria, durante el sueño, más allá de los 5 años. Así que, primer mensaje tranquilizador: si tu hijo tiene menos de 5 años y aún se le escapa el pipí por las noches y no tiene ningún otro síntoma, tranquilidad. El segundo mensaje tranquilizador es que suele desaparecer por sí solo sin que tengamos que intervenir.

Decimos que es una **enuresis primaria** cuando nunca llegó a tener noches secas, es decir, cuando nunca llegó a controlar esfínteres por la noche. Esto es especialmente frecuente cuando hay antecedentes familiares. Si a papá o a mamá se le escapaba el pis por las noches y así lo recuerdan aún, nuestros hijos tendrán más posibilidades de que les ocurra. Esto suele resultar muy tranquilizador para todos, ya que nos orienta hacia la benignidad y la resolución espontánea. Solo necesitan paciencia, calma y tiempo.

Hablamos de **enuresis secundaria** cuando tuvo un periodo de al menos 6 meses de noches secas y, de pronto, vuelve a mojar la cama de forma repetitiva. En este caso suelen provocarse en respuesta a situaciones que han afectado emocionalmente al niño y que habrá que intentar averiguar.

¿Es frecuente? Sí, es bastante frecuente, aunque los padres y las madres no hablen habitualmente de ello. De hecho, la enuresis afecta al 16 % de los niños de 5 años, al 10 % de los de 6 años y al 7,5 % de los de 10 años.

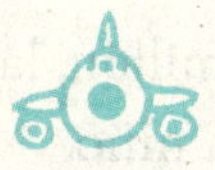

¿Por qué se produce?

En muchos casos se debe a una maduración más lenta del control de esfínteres que rige el sistema nervioso central. Por lo que, por muy rápido que queramos que vaya, si no está maduro, no controlará el pipí. Recuerda que los escapes son involuntarios. El niño no puede evitarlos. Jamás le riñas por ello, sería contraproducente, no ganarías nada. No olvides que su autoestima está en juego.

A veces nos encontramos con niños que tienen una capacidad funcional de la vejiga disminuida, es decir, son niños que de día también tienen la necesidad de ir mucho al baño. Muchos de ellos tienen un sueño muy profundo y nos resulta muy difícil despertarlos. Atentos a niños con estreñimiento: antes de abordar la enuresis, debemos solucionar el estreñimiento.

Otros problemas mucho más infrecuentes que podrían justificar una enuresis nocturna y que tu pediatra investigará son: síndrome de apnea hipopnea del sueño, inicio de una diabetes *mellitus*, enfermedad renal, parásitos (oxiuros), infección de orina, hipertiroidismo o problemas de columna vertebral a nivel lumbar.

Si hablamos de una enuresis secundaria, es decir, que vuelve a mojar la cama tras más de 6 meses de noches secas, debemos obligatoriamente descartar un origen emocional: estrés, problemas en el cole, en casa, pérdida de un ser querido, etc.

¿Cuándo está indicado el tratamiento?

Esta es la pregunta del millón, la que todos los padres desean saber. Pues depende de cada niño.

Si hablamos de una enuresis primaria sin ningún otro problema en un niño o una niña de entre 5 y 7 años que duerme profundamente, al que no le preocupa en absoluto mojarse o llevar braguita-pañal y que además sus padres lo viven con tranquilidad porque ellos mismos o un familiar cercano han pasado por lo mismo, tranquilos, no hay prisa.

En el momento en el que la enuresis empieza a ser un problema para el niño (que no para los padres), entonces es cuando se debe abordar en consulta.

El éxito del tratamiento depende en buena parte de la motivación del niño y de sus padres.

UNAS NORMAS BÁSICAS QUE SUELEN FUNCIONAR

De una forma tranquila y relajada, vuestro pediatra os explicará a vosotros y a vuestro hijo que este problema es muy frecuente. No debe sorprenderos no conocer más casos en vuestro entorno, este tipo de cosas no se suelen compartir. Es importante **no culpabilizar nunca al niño** y explicarle directamente que en ningún caso es culpa suya y que llegará un momento en el que conseguiréis vuestro objetivo.

- Antes de ir a dormir, debe hacer pipí. Es obligatorio. Y si leéis un cuento, y después otro más, y luego un juego, y os alargáis en la habitación más de la cuenta, volveréis al baño para que haga otro pis.
- Puede beber agua durante la mañana y durante la primera parte de la tarde. A partir de las seis o las siete de la tarde, intentad restringir los líquidos lo máximo posible. Ponedle un vaso de agua para cenar y explicadle que tiene que intentar dosificarlo.

Eso sí, sin pasar apuros, tampoco se trata de que se muera de sed...

- Evitad las cenas que contengan mucha agua (cremas, sopas, gazpacho...).
- Si se hace pipí por la noche, nunca le riñáis. Eso sí, hacedlo partícipe y pedidle que os ayude a cambiar sábanas y pijamas. Una vez limpio y seco, volvedlo a acostar: «No pasa nada, cariño. Te quiero muchísimo. Ahora descansa».
- Si consigue una noche seca, será una fiesta. Reconoced cada uno de sus logros y avances, por pequeños que sean. Recordad que su autoestima es intocable, solo podéis intervenir para hacer que crezca, nunca para hacerle sentir que no lo podrá conseguir.
- Podéis hacer un calendario de noches secas (pintando un sol precioso) y de noches húmedas (pintando una nube). Si llevamos muchas noches húmedas, quizá el dibujarlas lo desmotive más aún; así que, en esos casos, yo recomiendo que pinten solo los soles, los éxitos.

¿Y SI TODO ESTO NO FUNCIONA?

En la inmensa mayoría de los casos, estos procesos benignos se solucionan antes o después. Pero si las anteriores normas básicas no dan resultado, aún tenemos dos posibilidades que tu pediatra te explicará detenidamente:

1. **Sistemas de alarma.** Estos dispositivos se ponen en la ropa interior y suenan o vibran con las primeras gotas de orina, por lo que el niño se despierta y puede ir al baño si aún no se lo ha hecho encima. Requieren mucha motivación por parte de todos (padres y niño), ya que pasaréis muchas noches levantándoos varias veces, pero las tasas de éxito a largo plazo son bastante elevadas. Eso sí, hablamos de éxito (más de 14 noches secas consecutivas) tras 3 o 4 meses de tratamiento.

2. **Tratamiento farmacológico con desmopresina.** Esta medicación (un análogo sintético de la hormona antidiurética) se administra una hora antes de dormir y de hacer pipí, advirtiendo a la familia de que debe restringir los líquidos una vez que la haya tomado. Es efectiva a corto plazo, pero tiene hasta un 60 % de recaídas al retirarla. Está indicada cuando las alarmas no funcionan o cuando se necesita una solución a corto plazo que permita, por ejemplo, asistir a un campamento de verano, quedarse a dormir en casa de unos amigos, etcétera.

En resumen: tranquilidad y paciencia.

En la inmensa mayoría de los casos se trata de procesos benignos que antes o después se solucionarán. Y nosotros estamos aquí para ayudaros en todo lo que esté en nuestra mano.

19

Infección de orina

19 *Infección de orina*

¿Qué es la ITU?

La infección del tracto urinario (ITU) es una de las enfermedades bacterianas más frecuentes en pediatría. Cuando aparece, la edad del niño es determinante a la hora de establecer el tratamiento, el seguimiento y el pronóstico. De este modo, las infecciones de orina en lactantes menores de 3 meses pueden suponer una infección grave, por lo que necesitarán ingreso hospitalario para administrar los antibióticos de forma intravenosa, no así en los niños más mayores.

Diferenciamos dos tipos:

1. **Infección de vías bajas (o cistitis).** Afecta a la vejiga y la uretra; suele ser leve.
2. **Infección de vías altas (o pielonefritis).** Se da cuando el germen asciende hasta el riñón; es la más grave.

La orina es estéril, es decir, no contiene ningún germen, así que el crecimiento de microorganismos en ella es lo que define la infección. La bacteria más habitual es la *Escherichia coli,* presente en las heces y que, por la proximidad del ano a la uretra, asciende y coloniza la vejiga y, en ocasiones, hasta el riñón.

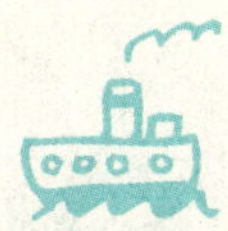

¿Qué síntomas tiene?

Los síntomas dependen fundamentalmente de dos factores: la edad y el tipo de infección, es decir, si afectan a las vías altas (riñón) o a las bajas (vejiga).

En los **lactantes, las infecciones de orina de vías altas se presentan con fiebre sin foco,** es decir, tienen fiebre, pero aparentemente no tienen mocos, ni tos, ni diarrea, ni otros síntomas más que la elevación de la temperatura. En ocasiones pueden presentar también rechazo de la alimentación, vómitos, irritabilidad o escasa ganancia de peso.

Es importante resaltar que toda fiebre en lactantes menores de 3 meses debe ser valorada por un pediatra en el momento en que se aprecia.

Al ser tan pequeños, su sistema inmune es aún pobre, por lo que podemos estar frente a una infección bacteriana importante que precise tratamiento urgente.

En los **niños más mayores,** las infecciones de orina de vías altas o pielonefritis producen fiebre elevada, malestar general, en ocasiones dolor lumbar a nivel de los riñones, escalofríos y malestar general. Mientras que las infecciones de orina de vías bajas o cistitis provocan dolor o escozor al orinar, urgencia miccional (mucha necesidad de ir frecuentemente al baño, aunque hacen muy poca cantidad) y dolor en la parte más baja del abdomen, todo ello con ausencia de fiebre.

¿Cómo se diagnostica?

Para diagnosticar una ITU, necesariamente hay que hacer un cultivo de la orina (urocultivo).

Es probable que inicialmente os hagan una prueba inmediata y rápida con una tira reactiva a la orina. Esto nos puede dar pistas, pero, sin la confirmación de un cultivo, no hay diagnóstico.

Para el cultivo se debe recoger la orina de forma estéril; enviarla al laboratorio, donde permanecerá en las condiciones idóneas durante 48 horas; posteriormente, mediante la «lectura» del resultado, se identificará el tipo de bacteria y se sabrá a qué antibióticos es sensible.

¿Cómo se recoge la orina? Este es uno de los puntos clave, ya que las muestras pueden contaminarse fácilmente con microorganismos de la zona genital y perineal. Si esto ocurriese, el cultivo podría dar falsos positivos y llevar a iniciar un tratamiento antibiótico y un seguimiento innecesarios. Así que, en este punto, conviene ser muy rigurosos.

MIS RECOMENDACIONES

Para garantizar que la muestra de orina no se contamina al tomarla, debemos extremar las precauciones.

- ★ En el caso de los bebés más pequeños y neonatos, se puede realizar una punción suprapúbica en la que, a través de una jeringuilla con aguja, se extrae la orina pinchando en el abdomen (preferiblemente guiados por ecografía). Esta técnica se reserva para casos seleccionados y la debe realizar personal experto.
- ★ En los lactantes que llevan pañal, si la sospecha es muy clara, se debe hacer un sondaje vesical. Consiste en introducir una sonda por la uretra y llevarla hasta la vejiga para recoger la orina.

★ En los niños que ya no llevan pañal, lo ideal es lavar bien los genitales y recoger la orina a mitad de chorro y en un bote estéril.

¿Cómo se trata?

El tratamiento se basa en **antibióticos,** que variarán en función de la edad del paciente, de los síntomas y del resultado del cultivo. Nunca se debe iniciar tratamiento antibiótico sin antes haber recogido la muestra de orina, ni se debe recoger el cultivo después de haber iniciado el antibiótico, ya que con una sola toma de antibiótico el resultado del cultivo puede alterarse.

Así que, si hay una sospecha clínica clara, se recoge orina y a continuación se inicia el tratamiento antibiótico mientras se espera el resultado, que suele tardar 48 horas. Una vez que tenga los datos del cultivo, tu pediatra ya decidirá qué hacer.

En los **lactantes menores de 3 meses** el tratamiento consiste en antibiótico intravenoso, ya que estos niños tienen más riesgo de complicaciones, por lo que es necesario ingresarlos.

En los **niños más mayores** se administrará antibiótico por vía oral y el pediatra volverá a evaluar al paciente a las 48 horas para garantizar que se toma bien el tratamiento, que ha desaparecido la fiebre y que presenta un buen estado general.

¿HAY QUE HACER MÁS PRUEBAS?

Cuando son infecciones de orina de vías bajas (cistitis) aisladas no suele haber mayores complicaciones y se resuelven rápidamente sin necesidad de hacer más estudios.

Sin embargo, en ocasiones, en las infecciones de orina de vías altas o infecciones recurrentes, el pediatra o el nefrólogo infantil solicitará una ecografía renal o cistografía para descartar la presencia de malformaciones renales, urológicas o reflujo vesicoureteral. E, incluso unos meses después de la infección, podría solicitar que se le haga una gammagrafía renal al niño para descartar la presencia de una cicatriz en alguno de sus riñones, algo que ocurre en contadas ocasiones.

No os obsesionéis con los percentiles.

Esto no es una carrera, ni tampoco el objetivo es que suba de percentil a toda costa. Se trata de que tu hijo crezca de forma armónica y proporcional a su talla y de que, en cada una de sus revisiones, el pediatra te confirme que no hay ningún signo que justifique realizar estudios complementarios.

Mi hijo es bajito...

Todos queremos hijos altos y esbeltos: los padres altos quieren hijos altos y los bajitos... también. Pero, desgraciadamente, no funciona así; en este caso, querer no es poder.

Si el padre y la madre son bajitos, lo normal es que tengan hijos bajitos. La genética pesa mucho. Y, aunque la alimentación es fundamental en el embarazo y en los primeros 2 años de vida, lo que marca el pronóstico de talla en un niño sano es, en gran parte, la talla de sus padres.

De ahí que tengamos una fórmula matemática que nos predice la **talla diana,** es decir, la talla final del niño cuando termine su desarrollo. Las variables que se utilizan para calcularla no son otras que la talla de la madre y la talla del padre.

¿Y cuál es la tan ansiada fórmula? Fácil.

★ **Talla diana del niño:**
Talla del padre (cm) + talla de la madre (cm) + 13 y todo ello dividido entre dos.
Es decir, si el padre mide 172 cm y la madre 160 cm, la talla diana de ese niño será: (172 + 160 + 13) : 2 = 172,5 cm.

20

Talla baja y pubertad precoz

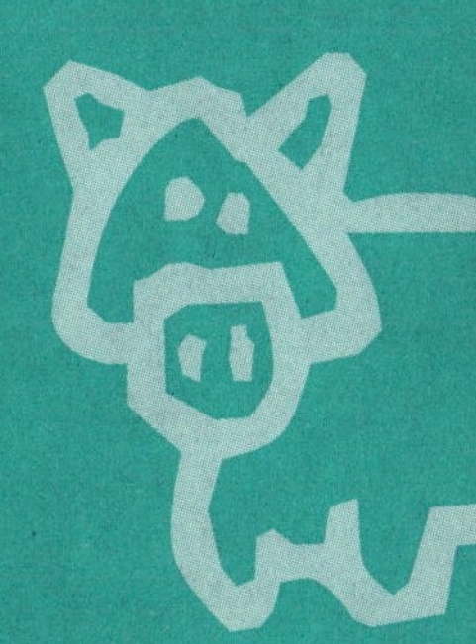

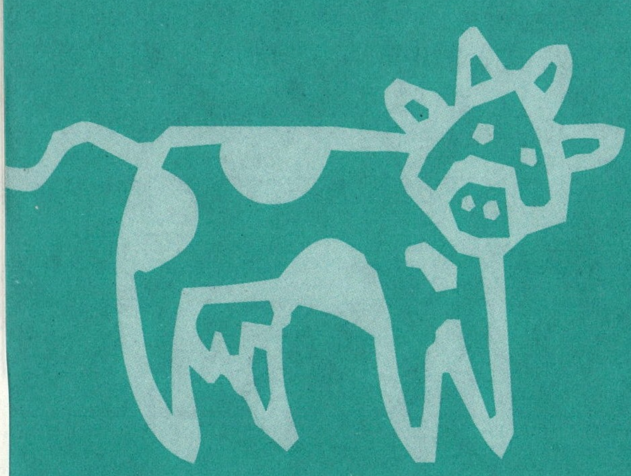

20 *Talla baja y pubertad precoz*

¿Para qué sirven los percentiles?

Hay padres que entran en la consulta y, antes de dar los buenos días, ya te preguntan en qué percentil está su hijo. Y es que el instante en el que abres la libretita de salud y pones el puntito sobre la gráfica se convierte en uno de los momentos más tensos en las revisiones de un niño sano.

«Cada vez que voy al pediatra, me habla de los percentiles, pero todavía no llego a entender qué son».

Vamos a ver: el percentil no es más que un método estadístico que compara niños y niñas de su misma edad en peso, talla o índice de masa corporal. Tenemos percentiles para casi todo, os sorprenderíais.

Veamos un ejemplo.

Si tu pediatra te explica que tu hijo está en un percentil 20 de peso, lo que quiere decirte es que, de cada 100 niños de su misma edad, 20 pesarán menos que él y 80 pesarán más que él. Pero esto no quiere decir que tu hijo tenga un peso bajo, aun estando por debajo de la media. Si su ritmo de crecimiento es ese y siempre se ha movido en ese carril, no has de darle más vueltas. Es más, si a tu pediatra no le preocupa, a ti tampoco debería.

Si te dicen que tu hijo está en un percentil 80 de estatura, quiere decir que, de 100 niños de su misma edad, 20 medirán más que él y 80 medirán menos.

★ **Talla diana de la niña:**
Talla del padre (cm) + talla de la madre (cm) – 13 y todo ello dividido entre 2.
En este caso sería: (172 + 160 – 13) : 2 = 159,5 cm.

Por favor, antes de que os pongáis a calcular como locos las tallas de vuestros hijos, seguid leyendo. Tened en cuenta que puede haber un margen de error de varios centímetros por encima o por debajo y que esto no deja de ser un cálculo matemático. No os obsesionéis y, si tenéis dudas, preguntadle a vuestro pediatra.

¿Hay que hacerle pruebas?

Puede haber casos en los que el ritmo de crecimiento no sea normal, en cuyo caso sí conviene hacer algunas pruebas complementarias. Estas deben realizarse:

- ★ Cuando el niño es anormalmente bajito, es decir, cuando su talla está por debajo del percentil 3.
- ★ Cuando su crecimiento se estanca claramente y se empieza a desviar de la curva, observándose una velocidad de crecimiento menor a la esperada.
- ★ Cuando se desvía mucho del percentil donde debería estar en función de la talla de sus padres y de su talla diana. Por ejemplo, si su talla diana se corresponde con un percentil 85 a los 18 años y, sin embargo, resulta que el niño en cuestión se mueve en percentiles 3-10 de manera continuada, debemos poner alerta los cinco sentidos.

Por todo ello, para los pediatras es muy importante no solo el percentil, que no deja de ser una medida aislada en un momento determinado, sino también **la velocidad de crecimiento,** es decir, el ritmo de crecimiento en los últimos meses. Para esto también tenemos una fórmula matemática que nos ayuda a calcularla.

Por supuesto, debemos plantearnos hacer estudios cuando, además de un estancamiento de la talla, hay más síntomas, como rasgos faciales peculiares, bajo peso, problemas con la alimentación o alteración de su desarrollo psicomotor. Pero si tu pareja y tú no sois muy altos y vuestro hijo es bajito, pero se está desarrollando perfectamente..., *keep calm and keep growing.*

Preguntas frecuentes

Aunque la pregunta más común es «¿Cuánto va a crecer mi hijo?», hay algunas dudas a las que voy a dar respuesta, porque muchos padres me las planteáis en la consulta.

«Después de una enfermedad con fiebre, ¿se pega un estirón?». Lo siento, pero no existe ningún estudio científico que demuestre una correlación directa entre ambos hechos. Sé que pensar «Bueno, pero ha pegado un estirón» es un consuelo después de lo mal que se pasa cuando tu hijo está enfermo, pero, sintiéndolo mucho, no parece que sea así. Si esto ocurriera, los niños que acuden a la guardería, y que enferman dos y tres veces más que los que no van, formarían verdaderos equipos de baloncesto. Entonces, ¿de dónde viene esta creencia popular? La explicación es sencilla. La hormona de crecimiento se segrega en pulsos a lo largo de las 24 horas del día, pero, durante el sueño, la secreción es mayor. Cuando están enfermos, los niños suelen dormir más, por lo que es más que probable que el origen de dicha asociación sea este: niño malito, duerme más, más hormona de crecimiento, estirón.

«¿Una mala alimentación puede repercutir en la talla?». Sin duda. Tanto por defecto como por exceso. La alimentación es clave en los primeros mil días, que incluyen el embarazo y los siguientes 2 años de vida. Posteriormente sigue siendo muy importante: no olvidemos que un estado de desnutrición mantenida en el tiempo comprometerá su talla. Por el contrario, un sobrepeso o una obesidad mantenida pueden inducir una pubertad precoz en niños y niñas, que, al desarrollarse antes de lo que les corresponde, perderán unos centímetros de su talla esperada.

¿Qué es la pubertad precoz?

Se considera pubertad precoz cuando en las niñas aparece crecimiento mamario antes de los 8 años o en los niños crecimiento testicular antes de los 9 años.

¡Atención! Es relativamente frecuente encontrarnos con niñas pequeñas, menores de 8 años, con vello púbico pero sin ningún otro síntoma (ni crecimiento mamario, ni acné, ni olor corporal). En estos casos se trata de una **pubarquia precoz,** que no tendría por qué llevar consigo el inicio de la pubertad. Aun así, la aparición de vello púbico antes de los 8 años en niñas y antes de los 9 años en niños debe ser motivo de consulta al pediatra.

El inicio de la pubertad lo marca en las niñas el aumento de las mamas y en los niños el aumento del tamaño testicular. Posteriormente vendrá todo lo demás, estirón incluido.

Así que relájate si tu hijo tiene un percentil de peso similar al de talla, un crecimiento armónico y supera cada revisión sin ningún problema. Y, por supuesto, si observas algo que te parece que se escapa de lo normal, consulta a tu pediatra.

21

Lombrices u oxiuros

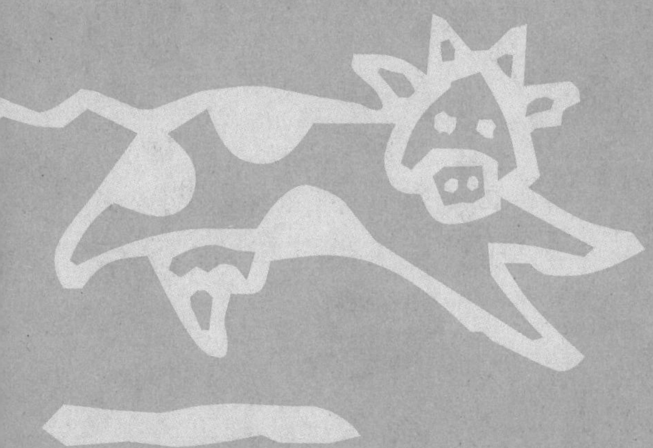

21 *Lombrices u oxiuros*

¿Qué son los oxiuros?

¡Horror! Cuando ya por fin la casa está en calma, los niños en la cama y tú te dispones a tumbarte un ratito en el sofá, tu hijo te llama a voz en grito:

—¡Mamá, me pica mucho el culete!

Como si un muelle te impulsase, te levantas rápidamente, le quitas el pijama y le miras justamente ahí, donde le pica. No utilizas lupa porque no tienes; de lo contrario, Sherlock Holmes a tu lado sería un aficionado.

En la mayoría de las ocasiones, por mucho que mires, no encontrarás nada. Pero si la situación se repite cada noche, decidirás coger cita con el pediatra. ¿Tendrá lombrices?

En cambio, hay veces en que, para sorpresa tuya y susto del niño, ves salir uno o más gusanitos pequeños y finos, del tamaño de un fideo, por el ano del niño como si te estuvieran saludando. ¡Uff! Eso sí que da repelús, lo reconozco.

Pues sí, el niño tiene lombrices.

Los oxiuros o lombrices son unos parásitos intestinales que habitan exclusivamente en el ser humano. Son mucho más frecuentes en niños que en adultos, aunque se contagian con mucha facilidad.

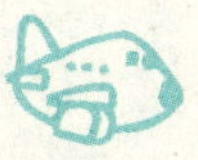

¿Cuál es su síntoma principal?

El picor. Un intenso picor anal, en ocasiones también vaginal en el caso de las niñas, sobre todo nocturno. La hembra del gusano sale por la noche al margen anal y deposita los huevos (donde están las larvas), que están recubiertos de una sustancia pegajosa que produce irritación y picor. Además, estos visitantes tan simpáticos salen a pasear cuando el niño ya lleva dormido dos o tres horas, momento idóneo para pillarlos por sorpresa merodeando alrededor del culete.

Debido al picor, los niños no duermen bien, tienen múltiples despertares, a veces irritación de la zona anal (en el caso de las niñas, también vaginal) y lesiones de rascado.

¿Qué aspecto tienen? Son alargados, de 0,5-1 cm de longitud y blancos. Se parecen a los fideos finos.

¿Cómo se contagian? Los niños se rascan y los huevecitos se quedan alojados debajo de las uñas; al llevarse las manos a la boca o ponerlas en la boca de otro niño, empieza de nuevo el ciclo.

Tened en cuenta que estos huevos permanecen durante días en la ropa interior, las toallas, los pijamas y las sábanas. Por todo ello, es muy importante **lavar con agua caliente la ropa de cama y la ropa interior** el día que vayamos a comenzar el ataque contra estos incómodos visitantes.

El tratamiento es sencillo.
Deben llevarlo a cabo todos los miembros de la familia, aunque no tengan síntomas.

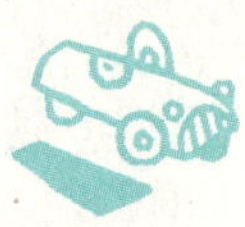

¿Cómo se tratan?

En primer lugar, se elige el día en que se va a realizar el tratamiento. Al levantaros por la mañana, recogeréis todas las sábanas, toallas, pijamas y ropa interior de la noche anterior y los pondréis a lavar con agua caliente. A continuación, os cortaréis las uñas (recordad que los huevos se alojan ahí aunque no los veáis). Una vez hecho este ritual, ¡todos a la ducha! Agua caliente, jabón y a frotar bien. Ya secos y vestidos con ropa limpia, cada miembro de la familia se tomará una dosis de la medicación que os habrá recetado vuestro pediatra, habitualmente Mebendazol. ¡Y ya podéis olvidaros del tema durante los próximos 15 días! Con una sola dosis es suficiente para matar a todas las lombrices. Sin embargo, no hay medicación que mate los huevos, por eso a los 15 días tendréis que repetir de nuevo todo el protocolo: lavadoras, uñas, ducha y nueva dosis de Mebendazol.

—En cuanto come chocolate, le salen las lombrices —me dicen algunas madres.

Hasta la fecha no hay evidencia científica que asocie las golosinas al aumento de lombrices.

¿Puedo hacer algo para prevenir?

Extremar las medidas de higiene. Uñas cortas, cambio de ropa interior a diario, lavado de toallas y sábanas frecuentemente con agua caliente y, por supuesto, ¡lavado de manos!

22

Dolor de cabeza

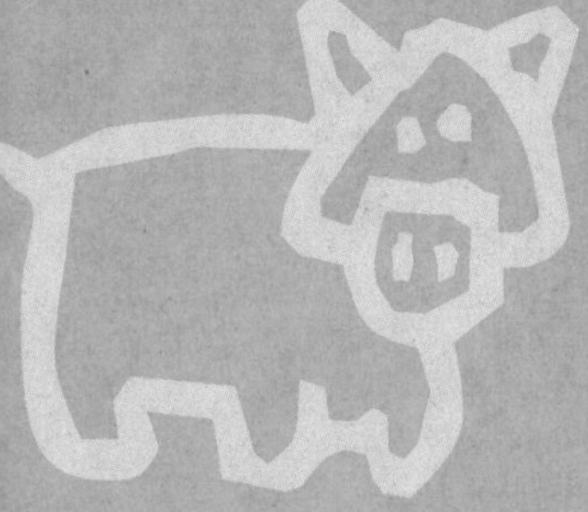

22 *Dolor de cabeza*

La cefalea, es decir, el dolor de cabeza, es muy habitual entre los niños. De hecho, hasta un 96 % de ellos habrán tenido una cefalea durante sus primeros 14 años de vida y, además, muchos la habrán sufrido en más de una ocasión.

A menudo, cuando nuestro hijo o nuestra hija se queja de la cabeza, pensamos en que tiene **fiebre.** La razón es que la causa más frecuente de la cefalea y el malestar son las **infecciones leves o moderadas,** que suelen provocar también un aumento de la temperatura. Si es así, puedes darle un **antitérmico** (paracetamol o ibuprofeno) a tu hijo y observar cómo evoluciona. Probablemente, en unos días estará mejor.

En los padres, las preguntas surgen cuando el niño no tiene fiebre y la cefalea se repite. Aparte de esforzarnos en recordar cuándo se quejó por primera vez y en qué circunstancias ocurrió, comenzamos a dudar y a plantearnos si nuestro hijo tiene «algo raro». Mi consejo es que, si la cefalea os hace sospechar que algo no va bien, consultéis a vuestro pediatra. No obstante, debéis saber que hay **tres tipos de cefaleas.**

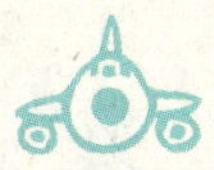

Cefalea tensional

Se dan tras un periodo de estrés, falta de sueño, problemas visuales, complicaciones personales, etcétera, y son, de largo, **las más frecuentes**. A nosotros nos ocurre lo mismo. Tras un mal día en el trabajo, una discusión con alguien a quien aprecias o una mala racha, ¿a quién no le ha dolido la cabeza?

Aunque la inmensa mayoría de las cefaleas tensionales no conllevan mayor gravedad y terminan desapareciendo, es importante que tengáis presente que, tras un niño con dolor de cabeza habitual durante semanas, debemos intentar ir siempre más allá y descartar otro tipo de problemas que puedan estar afectándole de forma importante, como puede ser el *bullying* en el colegio, maltrato o incluso un **trastorno por déficit de atención e hiperactividad (TDAH)** en el que los niños están tan sumamente concentrados en el aula para intentar no perder el ritmo de la clase que, al llegar a casa y casi de forma diaria, se quejan de dolor de cabeza.

Para diagnosticar las cefaleas tensionales basta con tener una detallada historia clínica y prestar atención a estas señales:

1. Suelen afectar a los dos lados de la cabeza y, sobre todo, a la frente.
2. El dolor es leve o moderado, pero continuo (como si al niño le apretaran la cabeza).
3. No suelen provocar náuseas ni vómitos.
4. Por lo general, el niño no siente molestias a causa del ruido (fonofobia) o la luz (fotofobia).
5. No lo despiertan por la noche.
6. Desaparecen con la analgesia habitual.

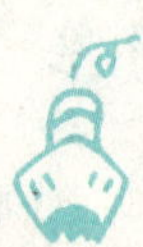

Migraña

Aunque no son muy habituales, causan un dolor tan intenso que el niño o la niña es incapaz de hacer nada. Además, puedes encontrar a tu hijo pálido y sudoroso. Si además papá o mamá sufren de migraña, el diagnóstico es aún más plausible.

Las migrañas tienen unas características bien conocidas:

1. Provocan un dolor intenso comparable a pinchazos o martillazos (pulsátil).
2. Afectan a un lado de la cabeza o de la cara (unilateral).
3. Les molesta la luz (fotofobia) y el ruido (fonofobia).
4. En ocasiones, provocan náuseas o vómitos.
5. Interfiere con su actividad cotidiana: deja de jugar, deja de hacer lo que estaba haciendo, prefiere no hablar, etc.

El tratamiento habitual en los niños y niñas es el **ibuprofeno.** En ocasiones las crisis de migraña son tan frecuentes en el tiempo que necesitarán valoración por el neuropediatra y, quizá, un tratamiento de mantenimiento que han de tomar a diario para especiar las crisis o para que estas sean de menor intensidad. No te asustes si el neuropediatra te pide una resonancia cerebral en el contexto del estudio de tu caso, ya que suele ser lo habitual.

Cefalea de origen neurológico o maligno

La posibilidad de que el dolor de cabeza se deba a un tumor cerebral es realmente mínima. Aun así, y lo comprendo, son muchos los padres y las madres que acuden angustiados al pediatra porque su hijo sufre cefaleas repetitivas o intensas. Para evitar una preocupación innecesaria, conviene conocer bien los síntomas de este tipo de cefaleas. Y si detectas alguno o varios de ellos (presta especial atención a los dos últimos) en tu hijo, acude a tu pediatra.

- ★ El dolor empieza de forma súbita, especialmente por las mañanas, y aumenta con el paso de las horas.
- ★ El dolor lo despierta en mitad de la noche.
- ★ Tiene vómitos violentos y repentinos, sin náuseas, sobre todo por las mañanas.
- ★ Empeora con el ejercicio o al toser.
- ★ Visión doble.
- ★ Cambios en el comportamiento del niño, que puede estar adormilado o, por el contrario, agitado, rebelde, confuso, mareado...
- ★ Alteraciones en su lenguaje: habla de un modo extraño o más despacio de lo habitual, se le olvidan las palabras o las confunde...

Mis recomendaciones

Hay dos herramientas, tan sencillas como útiles, que permiten conocer cómo se sienten los niños y ayudan a mantener la calma: **la escala del dolor** y **el calendario de cefaleas.**

Cuando eran bien pequeños, enseñé a mis hijos a «escalar» el dolor, es decir, a puntuarlo de 0 a 10.

Este método los ayuda a escuchar y conocer las señales de su cuerpo. Al principio les cuesta un poco, pero enseguida aprenden a «valorar» lo que sienten:

Escala del dolor	
Grado	**Valoración**
0	No me duele nada de nada.
1-2	Me molesta un poquito, casi nada.
3-4	Me duele, está aquí dentro y me molesta, pero lo aguanto.
5-6	Papá/mamá, me duele.
7	Me duele bastante.
8	Me duele mucho, no deja de doler.
9	Me duele muchísimo.
10	Me duele tanto que no puedo aguantarlo, no lo resisto.

Después de sentir un dolor fuerte, los niños enseguida lo toman como referencia para puntuar los siguientes. Uso esta escala habitualmente en la consulta y se la enseño a las familias para que la practiquen en casa. Y, por lo que muchos padres me decís, os ayuda a mantener la calma y valorar la situación cuando vuestro hijo se queja de dolor.

Otra herramienta muy útil es **el calendario de cefaleas.** En él se recogen todos los casos de cefaleas con detalles como el tipo de dolor, la duración y las consecuencias. Les pido a los padres y a los niños que lo rellenen y que, pasadas unas semanas, cuando ya esté más o menos completo, vuelvan a la consulta. Así, puedo tener mucha información sobre lo que ocurre, información que me permite valorar si es necesario hacer alguna prueba complementaria o no.

Tras un episodio de cefalea, siéntate con tu hijo y deja que rellene el calendario.

El calendario de cefaleas tiene otra gran ventaja: el niño, que es quien sufre el dolor de cabeza, siente que sus padres y su pediatra cuentan con él. Eso hace que se implique en buscar una solución a su problema, asumiendo la responsabilidad de rellenar el cuadro y de presentarse puntualmente en la consulta.

Calendario de cefaleas					
Fecha					
Hora					
Dolor continuo o pulsátil					
Localización del dolor					
Náuseas o vómitos					
Le molesta el ruido					
Le molesta la luz					
Ve luces					
Oye sonidos					
Medicación					
El dolor desaparece tras la medicación					
Cuánto dura					
Ha faltado al cole					
Interfiere con su actividad					

Si tú sufres dolores de cabeza o migraña, procura no comentarlo delante de tus hijos, especialmente si son pequeños, e intenta disimular en la medida de lo posible. Los niños, como sabemos, imitan todo lo que ven y repiten todo lo que oyen.

Si el niño tiene dolor de cabeza y algo no os cuadra, consultad con vuestro pediatra, estamos aquí para ayudaros.

23

Dolor abdominal

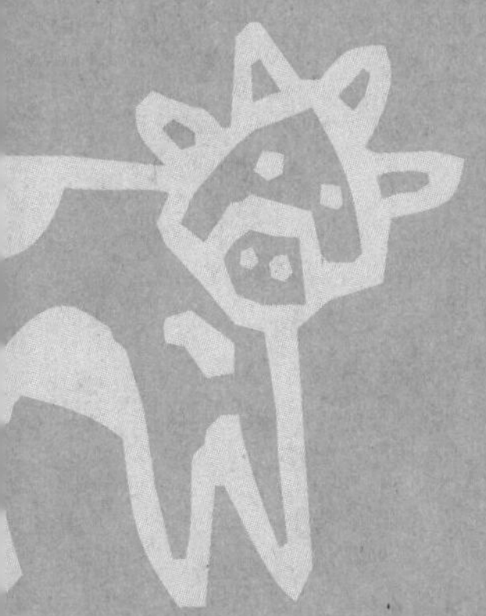

23 *Dolor abdominal*

Dolor abdominal agudo: apendicitis aguda

Cuando nuestro hijo se queja de que le duele el estómago durante varios días seguidos, la mayoría de las veces albergamos la duda y en algún momento nos llegamos a preguntar: «¿Le habrá sentado algo mal? Lleva mucho tiempo quejándose», «¿Será verdad o es una excusa para no ir al colegio?».

No sabemos cómo gestionarlo y hay ocasiones en las que nos lo dicen casi a diario, llegando a preocuparnos de verdad. Pues bien, hablemos de los dolores abdominales.

El **dolor abdominal agudo,** el que se presenta por primera vez y durante un breve espacio de tiempo, solamente requerirá ingreso hospitalario en un 5 % de los casos y menos del 1 % precisará intervención quirúrgica, como puede ser una apendicitis aguda.

¿CUÁLES SON LOS SIGNOS DE ALERTA EN UNA APENDICITIS AGUDA?

El dolor empieza habitualmente alrededor del ombligo, lo que llamamos periumbilical, pero a las pocas horas el dolor se desplaza claramente a la parte lateral e inferior derecha del abdomen. Es un dolor continuo, que no cede y que con el paso de las horas va aumentando. Los niños no suelen quejarse a gritos, simplemente parece como si se fueran quedando sin energía: desaparece el apetito, no quieren jugar, se llevan la mano a la ingle derecha, les duele al saltar, al toser... Si la inflamación progresa, a las horas, los niños pueden presentar fiebre y vómitos, aunque esto no ocurre siempre.

La apendicitis aguda se diagnostica mediante la exploración y la palpación del abdomen. Os habréis dado cuenta muchas veces al ir al pediatra cómo buscamos ese punto fijo en la parte inferior lateral del abdomen y presionamos con nuestros dedos para luego soltar rápidamente y observar la respuesta del niño o de la niña: esto se llama signo de Blumberg. Si el niño «pega un salto» de dolor y si le duele más al soltar la mano que al apretar, diremos que tiene un signo de Blumberg positivo, algo que es muy sugestivo de apendicitis aguda.

La ecografía abdominal nos puede ayudar en el diagnóstico, la analítica sanguínea también, pero la sospecha nos la dará la palpación de su abdomen y la historia clínica que nos contaréis vosotros, los padres y las madres.

Si el dolor dura semanas, tranquilos, no es una apendicitis aguda. Las apendicitis cursan en horas, como mucho, en días..., pocos días.

La inmensa mayoría de los dolores abdominales agudos son patologías pasajeras, como gastroenteritis, gastritis o adenitis mesentérica.

Dolor abdominal crónico o recurrente

El problema surge cuando nos lo dicen día sí, día también y lo dejamos pasar durante semanas hasta que llega un momento en el que dices:

—¿Me estaré pasando? A ver si va a ser algo y yo estoy aquí tan tranquila.

Llamamos dolor abdominal recurrente al dolor abdominal que dura más de tres meses. En la mitad de los casos se trata de un dolor idiopático, es decir, no hay una causa orgánica que lo justifique. No hay infección, no hay inflamación, no hay quistes ni masas, tampoco hay parásitos, ni estreñimiento. No se encuentra la causa, aunque lo cierto es que les duele.

—Pero entonces, si todas las pruebas han salido negativas, ¿no les duele? ¿Se lo está inventando? ¿No tiene nada? —preguntáis en algunas ocasiones.

Doler, les duele. No se lo suelen inventar. No tiene nada orgánico, pero es probable que la causa sea emocional.

Los niños frecuentemente manifiestan el estrés, los cambios de rutinas o los problemas familiares o escolares con dolor abdominal o con dolor de cabeza. Así que, tras descartar una patología, debemos seguir investigando hasta llegar al porqué de su dolor. Es el equivalente a nuestros dolores de cabeza tras un día malo de trabajo: no tienes una hipertensión, no tienes una lesión cerebral, ni es secundario a ningún fármaco, simplemente el estrés te ha generado el dolor de cabeza, ¿verdad? Pues con los niños nos ocurre lo mismo, pero con la barriga. Así que nada de decir «eso no es nada»; si el niño se queja mucho, debemos ir más allá e intentar averiguar qué le está causando ese dolor.

Una vez descartadas las infecciones, inflamaciones, intolerancias, alergias o estreñimiento podremos seguir dando pasos preguntando por su vida familiar, su actitud frente al colegio, su relación con sus amigos, pérdidas recientes, etc.

No debemos subestimar este tipo de síntomas, porque en ocasiones suponen la punta del iceberg de un problema serio y real como puede ser el acoso escolar o el *bullying* (también si hubo pérdida de un familiar o animal, nacimiento de un hermano, maltrato, estrés en domicilio...).

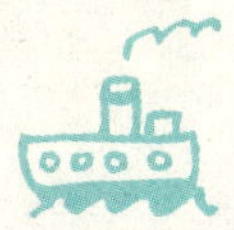

«MI HIJO SE QUEJA MUCHO DE LA BARRIGA...». ¿CUÁNDO ME DEBO PREOCUPAR Y CONSULTAR CON EL PEDIATRA?

- Si hay pérdida de peso.
- Si hay pérdida de apetito.
- Fiebres intermitentes.
- Si se acompaña de periodos de estreñimiento o diarrea o sangre en las heces.
- Heces blancas, heces con sangre fresca o heces negras o explosivas.
- Si se acompaña de vómitos.
- Abdomen distendido.
- Dolor articular.
- Si tiene dificultad para tragar.
- Dolor que se aleja de la zona alrededor del ombligo.

Todo ello nos hará sospechar una enfermedad de base. Si todo ello es negativo, pero los síntomas se alargan en el tiempo y el niño sigue quejándose, debemos seguir investigando, esta vez hacia un origen emocional. El pediatra valorará no solamente los síntomas físicos, sino la relación con sus padres, cómo se comporta con ellos, qué hay a su alrededor, si va contento al colegio, si tiene pesadillas, qué tal come, si tiene miedos o manías. No debemos limitarnos solo a descartar patología orgánica. Debemos valorar al niño o a la niña y a su familia en su conjunto. Garantizar su bienestar emocional también forma parte de nuestra responsabilidad como médicos, y en este sentido, los psicólogos aportan un valor añadido fundamental en la evolución de estos niños.

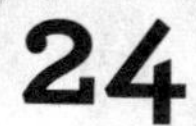

24

Dolor de piernas

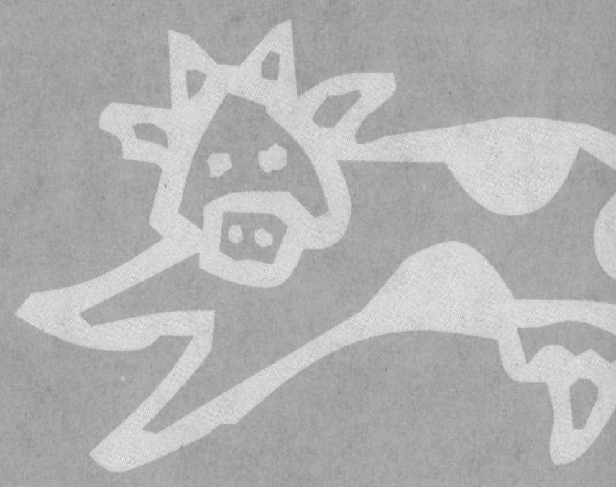

24 *Dolor de piernas*

Dolores de crecimiento

«A mi hijo le duelen las piernas. Al principio no le hacía mucho caso, pero ya me estoy preocupando. ¿Serán dolores de crecimiento?».

¿Cuántas veces lo habremos oído? ¿Realmente existen? Existir, existen, aunque no se sabe ciertamente a qué son debidos y no se ha constatado realmente que crecer duela. Se trata de un motivo de consulta frecuente y fuente de preocupaciones y ansiedad en los padres.

¿QUÉ CARACTERÍSTICAS TIENEN?

Se trata de niños en edad escolar que al atardecer o por la noche, cuando ya están en la cama, se quejan de dolor en las piernas. Se señalan con la palma de la mano la **parte delantera de los muslos,** o de las rodillas. Suelen ser zonas difusas, cambiantes. Unos días les duele una pierna, otros días les duele otra.

Cumplen, además, estas tres características:

- No suelen despertarse por la noche.
- No suelen tenerlos al levantarse.
- Nunca les provocan cojera.

¿Y por qué, si no tienen importancia, preocupan tanto a los padres? Porque se repiten con frecuencia y eso los asusta. Porque después de una racha sin quejarse, de pronto, vuelven el día más inesperado. Porque siempre hemos oído algún caso de algún niño que comenzó así y terminó siendo una enfermedad grave, como el cáncer.

Así es, como veis, los dolores de crecimiento, a pesar de la benignidad de su evolución, generan mucha ansiedad.

«¿Cómo puedo ayudar a mi hijo?». Habitualmente con un simple masaje y tranquilizando al niño se resuelven. En ocasiones hay que dar una dosis de ibuprofeno o paracetamol, aunque esto es excepcional. Los traumatólogos infantiles recomiendan hacer estiramientos de las piernas antes de acostarse y antes de hacer deporte; parece que estos sencillos ejercicios disminuyen la intensidad y los episodios de los dolores.

¿CUÁNDO DEBO CONSULTAR A MI PEDIATRA?

Siempre que lo consideres oportuno o que detectes alguno de estos síntomas, que conviene que conozcas:

- Son muy intensos y repetitivos.
- Necesitamos dar con mucha frecuencia medicación para aliviar el dolor.
- Les despiertan en mitad de la noche.
- Son capaces de localizar con la punta de su dedo un punto en concreto y siempre se trata de la misma zona.
- Les provoca cojera.
- Les duele al levantarse.
- Tienen la zona de la piel o la articulación enrojecida o inflamada.
- Se acompañan de fiebre, febrícula, cansancio, pérdida de peso o sudoración nocturna excesiva.

Si no tiene ninguno de estos síntomas, tranquiliza a tu hijo, explícale que está dando un estirón y que mañana será un poquito más alto. Si aun así no consigues calmarlo, plantéale un juego y dile: «Imagínate que eres Cristiano Ronaldo y que has metido tantos goles que has tenido que llamar a tu fisioterapeuta. ¡Pues aquí estoy yo! Y vengo a darte el masaje de los grandes deportistas».

El dolor quizá no desaparezca inmediatamente, pero estoy segura de que le habrás hecho sonreír y habréis pasado un ratito más juntos antes de ir a la cama, cosa que nuestros hijos agradecen siempre.

«Le duele la pierna y además tiene la articulación inflamada. ¿Debo consultar?». Sí. Toda inflamación de una articulación, ya sea una rodilla, un tobillo o cualquier otra parte del cuerpo, debe ser valorada. Lo primero que os preguntaremos es si se ha dado un golpe. Ya que la causa más frecuente son, sin duda, los traumatismos, y secundariamente al golpe, se inflama la articulación. Pero si no ha habido un golpe o una caída y tu hijo o hija presenta dolor en la pierna, y además su rodilla o su tobillo está inflamado, podríamos estar hablando de una artritis idiopática juvenil.

Artritis idiopática juvenil (AIJ)

La artritis idiopática juvenil (AIJ), conocida anteriormente como **artritis reumatoide juvenil,** es una enfermedad inflamatoria crónica que afecta a niños y adolescentes menores de 16 años. Se produce cuando el sistema inmunitario, que normalmente protege al cuerpo de infecciones, comienza a atacar por error a nuestras propias articulaciones. Esto provoca inflamación, dolor, hinchazón y, si no se trata adecuadamente, puede afectar al crecimiento y al desarrollo articular.

La causa no es del todo conocida. De hecho, la palabra «idiopática» significa justamente esto, que su causa es desconocida, aunque sabemos que hay factores genéticos e inmunológicos implicados.

¿CUÁLES SON SUS SÍNTOMAS?

Los síntomas de la AIJ pueden variar según el subtipo, entre un niño y otro o, incluso, en un mismo niño a lo largo del tiempo, con brotes y remisiones. En algunos los síntomas persisten y en otros desaparecen para siempre.

Los más frecuentes son:

1. **Dolor articular persistente,** que suele empeorar por las mañanas o tras el reposo. Lo más frecuente es que amanezcan ya con el dolor, tras el descanso de la noche.
2. **Inflamación** en una o varias articulaciones (piernas, brazos, muñecas, dedos...)
3. **Rigidez matutina,** que puede hacer que el niño cojee o se mueva con dificultad al levantarse.
4. **Periodos de fiebre intermitente** sin causa aparente. No hay catarros o infecciones que justifiquen esas épocas de fiebre. «Solo tiene fiebres raras durante unos días y luego desaparecen».
5. **Erupciones cutáneas** en algunos casos.
6. **Fatiga, irritabilidad y pérdida de apetito.**
7. **Uveítis.** En algunos casos, puede afectar también a los ojos, lo cual puede ser silencioso, pero potencialmente grave si no se detecta a tiempo. Por eso, siempre que diagnosticamos una AIJ los derivamos al oftalmólogo para empezar a hacer revisiones sistemáticas.

La forma de inicio más frecuente es la oligoarticular (que afecta a 4 o menos articulaciones), siendo la rodilla la articulación afectada más habitualmente. Su pico de incidencia es a los 2-4 años, predomina en niñas, y se presenta como tumefacción articular, generalmente no dolorosa, y que puede estar asociada o no a una cojera.

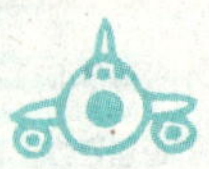

¿CÓMO SE DIAGNOSTICA?

El diagnóstico de la AIJ **es clínico,** se basa en la observación de los síntomas y la evolución del niño o de la niña. Para confirmar el diagnóstico haremos:

1. Historia clínica detallada y **exploración física.**
2. **Análisis de sangre,** que pueden mostrar signos de inflamación (como la proteína C reactiva elevada o la velocidad de sedimentación globular alta), presencia de anticuerpos como el factor reumatoide o los anticuerpos antinucleares (ANA), aunque estos no siempre son positivos.
3. **Pruebas de imagen,** como ecografías o resonancias magnéticas, que nos ayudan a detectar la inflamación y el daño articular.

Es fundamental descartar otras causas de dolor articular, como infecciones o enfermedades autoinmunes distintas.

¿CUÁL ES EL TRATAMIENTO?

El tratamiento de la AIJ ha avanzado mucho en las últimas décadas. El objetivo principal es **controlar la inflamación, aliviar el dolor, prevenir el daño articular y permitir que el niño lleve una vida lo más normal posible.**

Las estrategias terapéuticas incluyen:

1. **Antiinflamatorios no esteroideos (AINE),** como el ibuprofeno, para reducir el dolor y la inflamación.
2. **Corticoides,** que pueden administrarse por vía oral o mediante inyecciones intraarticulares en casos de inflamación intensa.
3. **Fármacos modificadores de la enfermedad (FAME),** como el metotrexato, que actúan sobre el sistema inmunitario para controlar la enfermedad a largo plazo.

4. **Terapias biológicas,** como los inhibidores del TNF o de la interleucina-6, reservadas para casos más severos o que no responden a tratamientos convencionales.
5. **Fisioterapia y ejercicio físico adaptado,** fundamentales para mantener la movilidad, la fuerza muscular y el bienestar general.

Además del tratamiento médico, **el apoyo psicológico y emocional** tanto al niño como a su familia es esencial. Afrontar una enfermedad crónica puede ser difícil, y sentirse comprendido y acompañado marca una gran diferencia.

¿QUÉ PRONÓSTICO TIENE?

Gracias al diagnóstico precoz y a los tratamientos actuales, muchos niños y niñas con AIJ **pueden llevar una vida normal** y lograr la remisión de la enfermedad. Sin embargo, algunos necesitarán tratamiento durante años o incluso de forma continuada en la edad adulta. Por eso, el seguimiento regular con reumatología pediátrica es clave.

25

¿No tendrá diabetes?

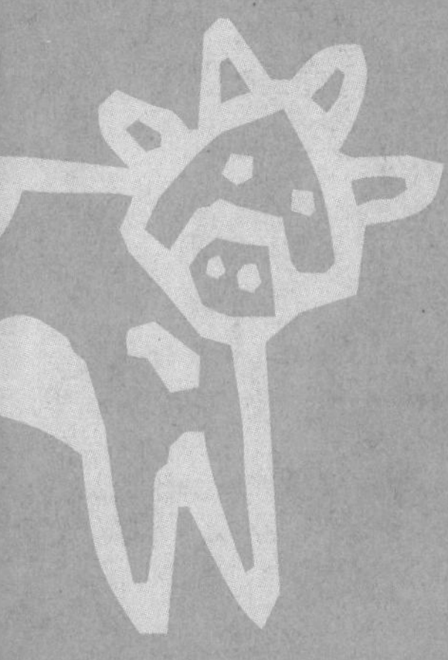

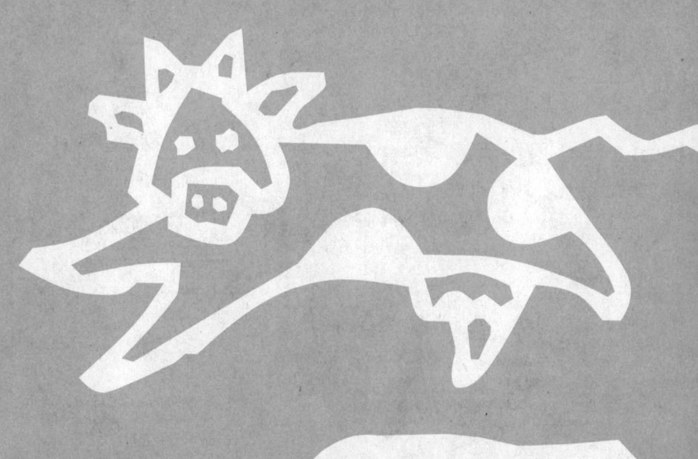

25 *¿No tendrá diabetes?*

¿Qué es la diabetes?

Es tanto lo que se oye hablar de la diabetes que son muchos los padres y las madres que, ante síntomas que parecen sonarles, acuden preocupados por si su hijo está desarrollando esta enfermedad.

La diabetes mellitus es una enfermedad metabólica caracterizada por elevados niveles de azúcar en sangre (glucemia) a causa de una disminución de la hormona insulina o un fallo en su mecanismo de acción.

La **insulina,** una hormona que fabrica el páncreas, es la encargada de «llevar» el azúcar de los alimentos que ingerimos al interior de las células para su correcto funcionamiento y al interior del hígado para su almacenamiento (en forma de glucógeno).

Así se lo explico yo a los niños más mayores:

—La insulina es el taxista de la sangre. Si no hay taxis, el azúcar no puede llegar a su destino, es decir, no puede llegar a las células para que estas funcionen correctamente, ni tampoco llegará al hígado, que es su almacén.

No todas las diabetes son iguales. Existen dos tipos, que se diferencian por su origen y su mecanismo de acción.

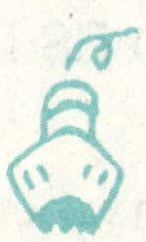

Diabetes mellitus tipo 1

Es propia de niños y adultos jóvenes. Se ha convertido en una de las enfermedades crónicas infantiles más frecuentes. Su incidencia ha aumentado un 3,8 % en todos los países, especialmente entre los menores de 5 años.

La incidencia de la diabetes mellitus tipo 1 (DM1) ha experimentado un aumento a nivel mundial en las últimas décadas. Se estima un incremento anual promedio del 3-4 % de casos nuevos, especialmente en niños y adolescentes.

En España la DM1 afecta a entre 11 y 15 menores de 15 años por cada 100.000 y se estima que hay entre 1.200 y 1.500 casos nuevos cada año en estas edades.

En países como Estados Unidos hablamos de unos 18.000 casos nuevos al año en menores de 20 años.

Su origen se encuentra en la destrucción de las células del páncreas encargadas de fabricar insulina. Si no hay insulina, el azúcar no llega a las células ni al hígado y se acumula, con lo que aumentan sus niveles en sangre (hiperglucemia) y en orina (glucosuria). Esta destrucción celular es autoinmune, es decir, en un momento dado nuestras propias células atacan a las células pancreáticas y las destruyen de forma irreversible. Esto ocurre en pacientes genéticamente predispuestos.

¿CÓMO PUEDO SABER QUE MI HIJO ES DIABÉTICO?

Los pediatras solemos pensar en la regla de las cuatro «P»:

1. **Polifagia.** Tienen mucha hambre.
2. **Poliuria.** Hacen pis a todas horas y en cantidad, también por la noche. De pronto se empiezan a levantar de la cama para ir al baño o incluso se hacen pipí encima cuando antes nunca les había ocurrido.
3. **Polidipsia.** Tienen mucha sed, beben mucho.
4. **Pérdida de peso.** A pesar de comer mucho más, empiezan a perder peso de una forma llamativa, a lo que se le suma el cansancio y la falta de energía.

Si no pensamos en diabetes, no diagnosticamos diabetes.

El diagnóstico es fácil y sencillo, bastan un control de glucemia en sangre y un control de orina. Eso sí, para diagnosticarlo, hay que sospecharlo. Tener presentes estos síntomas evita diagnósticos tardíos (cetoacidosis), con el consiguiente riesgo de complicaciones.

Se ha demostrado que la detección precoz reduce hasta 8 veces el riesgo de cetoacidosis diabética en el debut clínico, un cuadro muy grave que puede comprometer su vida, y que representa el momento en el que se han destruido la mayor parte de las células beta y el organismo ya no produce la insulina necesaria.

La **cetoacidosis diabética** es una complicación grave que puede causar mareos, dolor de estómago y dificultad para respirar, y requiere atención médica urgente, suponiendo una situación amenazante para la vida de las personas.

Por desgracia, es la forma en la que diagnosticamos el 30-50 % de los casos, por eso es tan importante lograr cambiar estas cifras y llegar a un diagnóstico precoz, antes de alcanzar esta situación tan crítica.

La detección precoz podría reducir significativamente estos eventos que además podrían ocasionar un peor control glucémico a lo largo de la vida.

Más allá de su complejidad médica, la DM1 implica un alto coste emocional y físico para los pacientes. La carga mental y el desgaste psicológico en el manejo de la enfermedad, que implica de media la toma de hasta 180 decisiones diarias, afectan a su calidad de vida.

Diabetes mellitus tipo 2

Es la forma más frecuente y común. De hecho, en adultos, el 85 % de los diabéticos son tipo 2. Se estima que en el mundo hay alrededor de 143 millones de personas con diabetes, de las cuales la mitad, según la OMS, están sin diagnosticar.

Este tipo de diabetes es propio de adultos con obesidad o sobrepeso en los que se observa una «resistencia a la insulina», es decir, la insulina deja de trabajar correctamente debido a que el cuerpo ha estado sometido a grandes dosis de azúcar en sangre. Digamos que hemos hecho trabajar de más a nuestro páncreas y llega un momento en el que la insulina ya no cumple su función, no lleva el azúcar a los órganos correspondientes y este se acumula en sangre.

Su origen y su mecanismo de acción, por tanto, son diferentes a la diabetes tipo 1. En los adultos diagnosticados a tiempo, un adecuado control clínico y dietético será suficiente en general. Si están en fases avanzadas, necesitarán de fármacos orales o de insulina subcutánea. Sin embargo, en la DM1, la insulina subcutánea será siempre uno de los pilares de su tratamiento.

¡Ojo!

Debido al incremento en las tasas de obesidad infantil, desgraciadamente aumentan los casos de diabetes tipo 2 en adolescentes y niños de 11-12 años debido a una resistencia a la insulina.

Como veis, la **obesidad** es uno de los factores de riesgo fundamentales para desarrollar una diabetes tipo 2, una enfermedad que merma la calidad de vida y provoca complicaciones cardiovasculares, renales y oftalmológicas, entre otras.

Pocos días antes de escribir este capítulo, acudieron a la consulta una abuela y su nieto, un adolescente de 14 años con obesidad. Ella me confesó:

—En mi casa no entra el azúcar. Todo lo que comemos pasa por mis manos. Todo lo compro en el mercado, bien fresco, y de ahí al plato. ¿Acaso quieres terminar medio ciego, como tu otra abuela? —increpó al nieto.

No le faltaba razón a la mujer.

El riesgo de padecer ceguera es 10 veces superior en pacientes con diabetes.

Al igual que los vasos sanguíneos del corazón o del resto del sistema circulatorio, los de la retina también se pueden ver afectados.

¿Cómo se trata en los niños?

El tratamiento de la diabetes tipo 1 se basa en cuatro pilares fundamentales que lograrán un buen control de la enfermedad y una correcta prevención de complicaciones a corto y largo plazo:

1. Insulina.
2. Ejercicio físico.
3. Nutrición.
4. Educación en la enfermedad por personal entrenado.

Y ahora que ya sabéis cómo sospechar una diabetes, no dudéis en preguntar a vuestro pediatra si os surgen más preguntas. ¡Para eso estamos!

La última diabetes que diagnostiqué en consulta fue a un adolescente que venía acompañado de sus padres.

—Estamos preocupados. No es él. Está cansado, ya no le interesa lo que siempre le gustaba. Además, le duele la cabeza. Quizá no sea nada, pero, tras darle muchas vueltas, hemos decidido venir.

Por la cabeza de estos padres habían pasado todo tipo de sospechas, sombras y fantasmas. Su hijo, un adolescente activo, dinámico, deportista y dicharachero hasta unas semanas atrás, ahora estaba cansado, serio, triste y apático. Se había convertido en un chico al que le preguntabas: «¿Qué te pasa?» y siempre te respondía: «Nada». Incluso sus padres me confesaron que se les había pasado por la cabeza que podría haber empezado a consumir algún tipo de droga o fumar marihuana.

Yo observaba atentamente la escena. El muchacho respiraba de una forma un tanto peculiar mientras sus padres contestaban cada una de mis preguntas. Esto fue lo primero que me llamó la atención. Es curioso cómo, en ocasiones, la mera observación nos da mucha más información de la que el propio paciente cuenta. No le quitaba ojo.

—¿Has perdido peso? —le pregunté directamente.

—No sé... —me contestó sentado en la silla, reclinado hacia atrás y subiendo un hombro.

—Sí, ha perdido bastante peso y eso que ni se mueve —apuntilló su madre—. Está todo el día en el sofá.

Él parecía no inmutarse... y de nuevo esa respiración profunda y mantenida.

—¿Qué ocurre? ¿No tienes apetito? —le pregunté alzando las cejas.

—Sí que tengo... —me contestó.

—¿Que si tiene? ¡Pide comida a todas horas! —añadió el padre.

El chaval se giró lentamente para mirarlo y, alzando una ceja, asintió con la cabeza. Y de nuevo esa respiración. Se relamió los labios. Tenía sed. De pronto se me encendieron todas las alarmas.

—¿Bebes mucho? ¿Tienes mucha sed? —le dije mirándolo fijamente.

Asintió, esta vez ni me contestó. Me levanté, le indiqué que se sentara en la camilla y se quitara la camiseta. Estar a unos centímetros de su boca mientras lo auscultaba me permitió confirmar lo que ya sospechaba.

«Aliento cetósico», pensé. Olía a manzanas, un signo importante en un paciente con estas características. Esto es una señal de alerta importante. Indica que el cuerpo está produciendo **cetonas,** unas sustancias que aparecen cuando el organismo no puede usar la glucosa como fuente de energía y empieza a **descomponer las grasas** para obtenerla. La insulina es la llave que permite que la glucosa entre en las células. Sin insulina, la glucosa se acumula en sangre (hiperglucemia), pero las células no pueden utilizarla.

Entonces, como el cuerpo «cree» que se está muriendo de hambre (aunque haya mucha glucosa en sangre), recurre a las **grasas** como fuente de energía. Al descomponer las grasas, el hígado produce **cuerpos cetónicos,** unas sustancias ácidas, que se acumulan en sangre. Una parte se elimina por la orina y por los pulmones, dando lugar al típico aliento con olor a fruta o a quitaesmalte (acetona).

Mi paciente se quitó la camiseta lentamente, como si le costase trabajo hacerlo. Sin camiseta, la respiración era aún más llamativa.

«Respiración de Kussmaul», añadí para mí. Una respiración profunda y forzada asociada a la cetoacidosis diabética. No había duda.

Sin alarmar a los padres, le hice una determinación de glucosa en sangre (una sencilla prueba que llamamos «dextro»). Me confirmó todas mis sospechas: tenía cerca de 350 mg de glucosa, unas cuatro veces más de lo normal. La presencia de glucosa también en la orina y una gasometría en sangre anunciaron una situación crítica que precisaba tratamiento inmediato. Tras informar pausadamente a sus padres de los pasos que íbamos a seguir, el muchacho ingresó en el hospital.

Llegué a casa asombrada por lo «bien» que había tolerado este chico su situación clínica a pesar de la gravedad de la situación.

La evolución fue estupenda. Con el tratamiento adecuado e insulina, todos sus niveles se estabilizaron y pudo ser dado de alta en algo más de una semana tras haber recibido él y su familia las primeras clases sobre diabetes a cargo de personal entrenado.

Así que, en efecto, **si no se piensa en diabetes, no se diagnostica diabetes.**

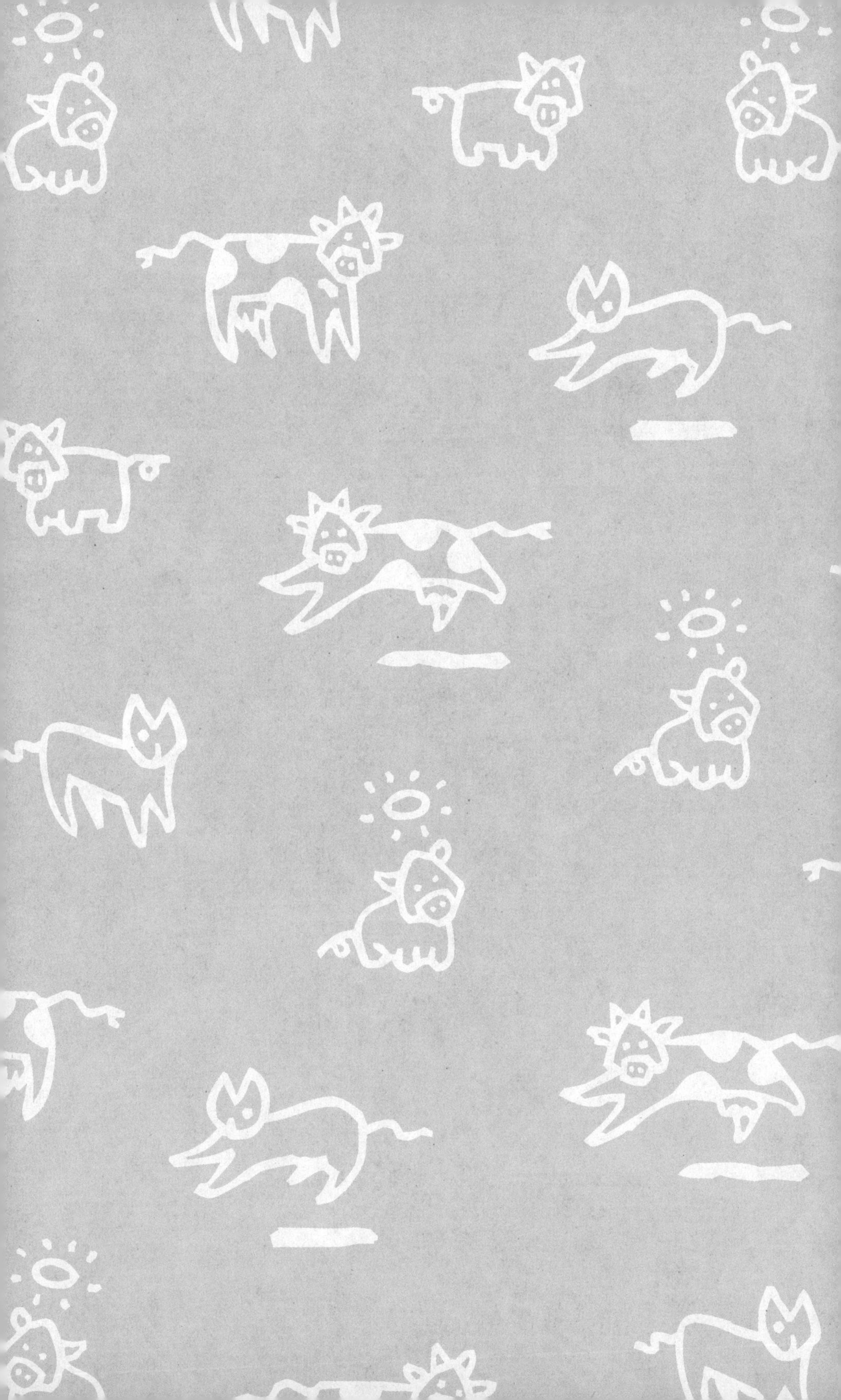

3

Enfermedades frecuentes

1

Varicela

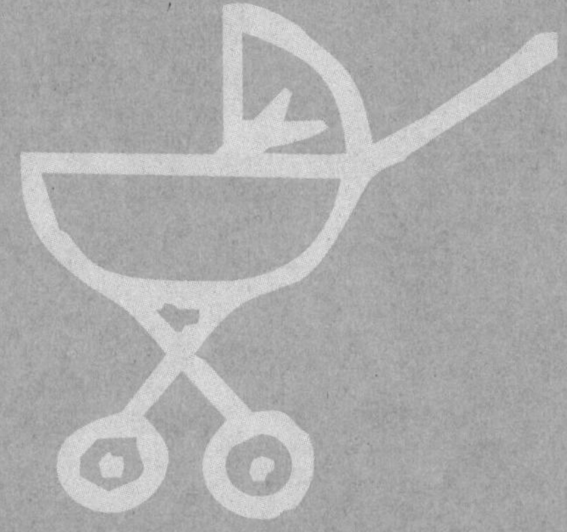

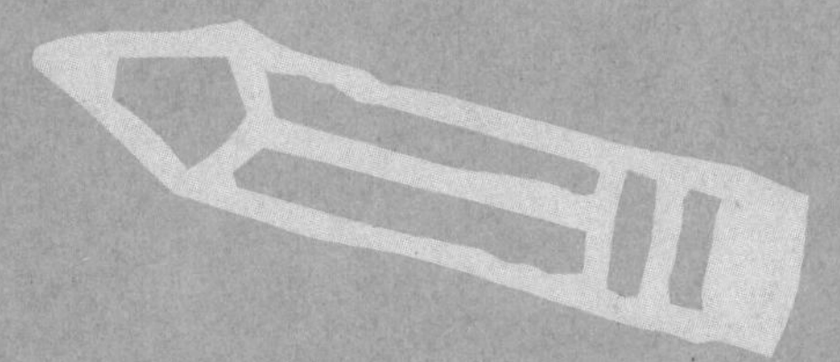

1 *Varicela*

¿Qué es la varicela?

La varicela es una enfermedad vírica producida por el **virus varicela-zóster,** causante también del herpes zóster, más habitual en adultos. Es, junto al sarampión, una de las enfermedades más contagiosas de la infancia; de hecho, el 80-90 % de las personas que conviven con un enfermo por varicela se contagiarán si no la han pasado o no estaban vacunados.

Cada vez que a nuestros hijos les salen granitos, inmediatamente pensamos en la varicela. Por suerte, no siempre es así. Antes de la llegada de la vacuna, en España había cerca de 400.000 casos de varicela al año, con una mortalidad en torno a 1/100.000, lo que suponía 5-6 fallecimientos al año en España, y entre 1.000-1.500 hospitalizaciones anuales por complicaciones.

En Estados Unidos, antes de la introducción de la vacuna en 1995, la varicela causaba aproximadamente 4 millones de casos anuales, resultando en 10.500 a 13.000 hospitalizaciones y entre 100 y 150 muertes cada año.

Diez años después de su recomendación, los Centros para el Control y la Prevención de Enfermedades (CDC) informaron de una reducción del 90 % en los casos de varicela y una caída del 97 % de la mortalidad en menores de 20 años.

¿Cómo se transmite? Por el contacto directo con las lesiones de la piel y por las gotitas de saliva que se expulsan al hablar, al toser o al estornudar.

¿A partir de cuándo son contagiosos? Desde dos días antes de aparecer la erupción cutánea hasta que todas las lesiones de la piel se han convertido en costras, lo que suele llevar una semana. Mientras quede una sola lesión en fase de vesícula, sigue contagiando. Por lo que hasta que no estén todas las heridas en costra, no debe salir de casa.

¿QUÉ SÍNTOMAS TIENE?

1. **Fiebre** desde uno o dos días antes del inicio de la erupción cutánea.
2. Lesiones en la piel. Inicialmente son como unos **granitos** que a las pocas horas se convierten en **pequeñas vesículas** con contenido claro en su interior. Se distribuyen por la cara, detrás de las orejas, el cuero cabelludo, el tronco, las piernas, los genitales y el resto del cuerpo. Estas lesiones a los dos o tres días se empiezan a secar y se convierten en **pequeñas costras,** aunque nuevas vesículas salen, por lo que decimos que es una **erupción en cielo estrellado:** sobre la misma piel, vemos lesiones de vesícula y otras más avanzadas, en fase de costra.
3. **Pican mucho,** muchísimo. Debemos intentar que no se rasquen, porque pueden dejar cicatriz.
4. **Otros síntomas** que encontramos habitualmente son malestar general, dolor de cabeza, vómitos y pérdida de apetito.

¿Hacen falta pruebas para diagnosticarla? No. El diagnóstico es sencillo, a simple vista tu pediatra sabrá que es una varicela, por lo que no solemos necesitar estudios complementarios. A veces, en las primeras horas el diagnóstico es dudoso, por lo que en ocasiones os citamos 24-48 horas después para ver la evolución de las lesiones y confirmar o descartar el diagnóstico.

¿Tiene tratamiento?

El tratamiento es sintomático, es decir, aliviar los síntomas hasta que el virus se va.

- ★ Debe permanecer en aislamiento hasta que todas las lesiones estén en fase de costra. No debe entrar en contacto con personas de riesgo, como embarazadas, bebés, adultos que no hayan pasado la enfermedad, inmunodeprimidos, etcétera.
- ★ Trata la fiebre con paracetamol si hay malestar. No utilices ácido acetilsalicílico (aspirina), ya que aumenta el riesgo de una complicación grave llamada síndrome de Reye.
- ★ Córtale las uñas para evitar que se rasque y se quite las costras.
- ★ Si tiene picor intenso, le puedes dar antihistamínicos bajo prescripción de tu pediatra; le aliviará el picor y en muchos casos le dará sueño, por lo que lo ayudará a dormir mejor.
- ★ Baña al niño todos los días con agua y jabón para evitar la sobreinfección de las lesiones. Hazlo suavemente y sin frotar en exceso.
- ★ En las lesiones que parecen tener peor aspecto se puede aplicar un antiséptico como la clorhexidina.

¿Tiene complicaciones? Lo habitual es que curse sin complicaciones y en ocho o nueve días haya recuperado su vida normal. Sin embargo, a veces hay **complicaciones:**

1. Lo más frecuente, con diferencia, son las **infecciones de la piel:** si observas que alguna lesión empeora con los días (la piel está enrojecida y la costra va empeorando de aspecto), consulta con tu pediatra.
2. **Ataxia cerebelosa:** es una pérdida de equilibrio y descoordinación al verse afectado el cerebelo. Es un cuadro muy aparatoso pero autolimitado, es decir, se va sin mayores complicaciones.

3. Más rara vez puede haber **cuadros graves** o incluso mortales: neumonía por varicela, amputaciones, etcétera.

¿Puede volver a pasarla? No. Una vez que se cura, se genera inmunidad permanente. Es excepcional que alguien la sufra más de una vez en la vida. Lo que sí ocurre es que, una vez pasada, al cabo de los años el virus se puede reactivar en forma de otra enfermedad, pero producida por el mismo virus, el herpes zóster.

¿Se puede prevenir? Sí, vacunando. En España disponemos de la vacuna de la varicela desde el año 2000. Todos los datos apuntan a que la vacunación universal a todos los niños es una excelente medida para disminuir no solo los casos de varicela, sino los de complicaciones graves y fallecimientos, que es lo que pretendemos.

Si está vacunado, ¿la puede tener? Sí. Ninguna vacuna es 100 % efectiva. Es decir, aun estando vacunado podría tener una varicela, aunque esto es muy raro. Si se diera el caso, habitualmente es una varicela muy leve que incluso puede pasar desapercibida. **La vacuna de la varicela previene la gran mayoría de los casos y prácticamente la totalidad de las formas graves y complicaciones mortales.**

¿QUIÉN NO SE PUEDE VACUNAR FRENTE A LA VARICELA?

Insisto: la vacuna de la varicela previene la gran mayoría de los casos y prácticamente la totalidad de las formas graves y complicaciones mortales. Sin embargo, hay algunas circunstancias en las que la vacunación está contraindicada:

1. **Reacción alérgica grave (anafilaxia)** tras una dosis previa, o bien alergia grave conocida a alguno de sus componentes.
2. Está contraindicada en **pacientes con defensas bajas (inmunodeprimidos) y en el embarazo** al ser una vacuna de virus vivos. Por eso es tan importante para estas personas, entre las que se incluyen niños con cáncer, niños con tratamientos crónicos que

afecten a sus defensas, etcétera, que su entorno esté vacunado. Su salud depende del estado de vacunación de las personas que lo rodean, es lo que llamamos **inmunidad de grupo.**

Mis siete mensajes clave

1. **La varicela es una enfermedad leve-moderada** en la mayoría de los casos, pero nadie está exento de sufrir una complicación grave.
2. El hecho de que no hayas conocido ningún caso grave no significa que no existan. Existen, creedme. Ojo con afirmaciones del tipo **«Todos hemos pasado la varicela y nunca ha pasado nada».** Sí pasa, pero los casos, las complicaciones y los fallecimientos no trascienden a los medios. Aunque en nosotros, los que los hemos vivido, permanecen grabados a fuego, con nombres y apellidos. Os lo garantizo.
3. **La vacuna está financiada por la seguridad social española** con dos dosis: a los 15 meses y a los 3-4 años la segunda dosis. Revisa tu calendario vacunal. En los adultos también se puede administrar.
4. **La varicela puede ser grave en embarazadas, pudiendo afectar al feto.** Es por ello que todas las mujeres que deseen quedarse embarazadas han de asegurarse de haber pasado la enfermedad y, por tanto, estar inmunizadas de por vida. Si no han pasado la enfermedad, deberán vacunarse con dos dosis separadas ocho semanas antes de quedarse embarazadas.
5. Si no sabes si has pasado la enfermedad o no, **con una sencilla analítica podemos saber si eres o no inmune.** Esta infección «deja huella» en la sangre, por lo que podemos identificar los anticuerpos que se generaron, bien con la enfermedad, o bien con la vacuna. No dudes en consultar con tu médico.

6. Si un adulto o un niño entra en contacto con un enfermo de varicela y no está vacunado, se puede administrar la vacuna hasta en los 3 días sucesivos, evitando de este modo el desarrollo de la enfermedad, es lo que llamamos **profilaxis postexposición.** Cuanto antes te pongas la vacuna tras el contacto, más efectiva será.
7. Y, por último, recordad que **las vacunas salvan vidas,** la vacuna de la varicela también.

2

Escarlatina

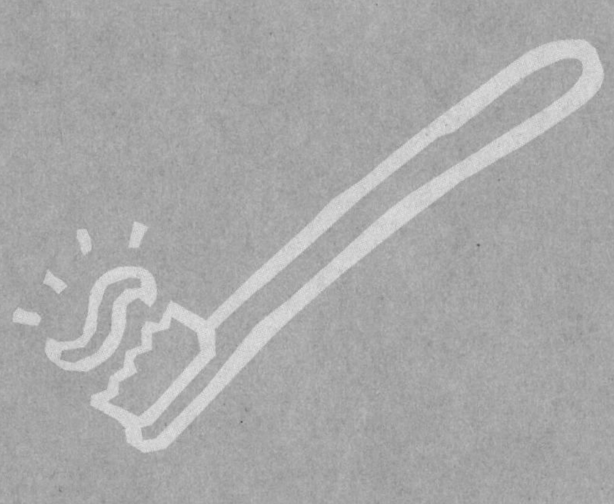

2 *Escarlatina*

Una enfermedad que sigue ahí

—Lucía, ¡me acaban de mandar una circular que dice que hay escarlatina en el colegio! ¡Y justamente hoy la niña se ha levantado con fiebre! ¡Ay, ay, ay! ¿Será la escarlatina? ¿Pero eso aún existe?

¡Vaya mala fama que tiene la escarlatina!

La verdad es que, aunque suene a algo antiguo (hasta la década de 1930 era muy común), la escarlatina es una **enfermedad infecto-contagiosa bastante frecuente.** Por suerte, es relativamente fácil de diagnosticar, tiene un tratamiento sencillo y hoy en día no suele producir complicaciones serias. Así que, cuando os llegue la próxima circular, que llegará, no os dejéis llevar por el pánico.

¿En qué consiste? La escarlatina se produce por una bacteria de la que ya os he hablado, el *Streptococcus pyogenes,* causante de las famosas anginas o «placas» (amigdalitis bacterianas). En esta ocasión, la bacteria libera unas toxinas que producen unas manchas muy típicas en la piel, de color rojo intenso o escarlata (de ahí su nombre).

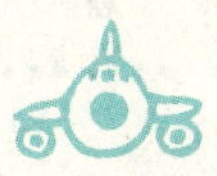

Síntomas

Aunque son varios los síntomas de la escarlatina, todo el mundo piensa en el más característico: las manchitas en la piel. Pero conviene que conozcáis también los demás:

1. **Fiebre moderada** de inicio súbito.
2. **Manchas en la piel** (exantema), que aparecen 12-48 horas después de la fiebre. Inicialmente aparecen en la cara y el cuello, respetando el triángulo de la nariz, que siempre está más blanquecino, de modo que parece que el niño tenga los mofletes muy sonrosados. Con el paso de los días el exantema desciende hacia el tórax, el abdomen y las piernas. Estas manchitas rojas, además de verse claramente, se palpan. Al pasar la mano sobre la piel del niño, las lesiones (más acentuadas en las axilas, las ingles y los pliegues) raspan, lo que recuerda al papel de lija. El exantema puede durar entre 3 y 7 días y, al desaparecer, los niños descaman la piel también de arriba abajo, desde el cuello hasta las piernas. Esto es muy característico.
3. **Dolor de garganta, lengua de un color rojo intenso** («aframbuesada», decimos los pediatras) o, a veces, blanquecina con puntos rojos.
4. **Ganglios** en el cuello aumentados de tamaño.
5. **Otros síntomas:** dolor de cabeza, náuseas, vómitos, decaimiento, falta de apetito.

Preguntas frecuentes

Aquí os detallo algunas de las preguntas que me planteáis más a menudo en la consulta cuando aparece la escarlatina.

«¿Cómo se contagia?». A través de las gotitas de saliva que emitimos al hablar, por lo que los niños pequeños de entre 3 y 8 años, que juntan sus cabezas continuamente, son carne de cañón.

«¿Hacen falta pruebas para diagnosticarla?». Generalmente no. Con un buen examen físico suele ser suficiente. En ocasiones, si hay dudas, se puede hacer un test rápido frente al *Streptococcus pyogenes* recogiendo una muestra de la garganta (mismo test que se realiza para confirmar una amigdalitis bacteriana).

«¿Cómo se trata?». De manera fácil: con antibióticos de la familia de las penicilinas durante 10 días. No hay vacuna disponible.

«¿Puede tener complicaciones?». Sí, aunque son muy raras hoy en día. Entre ellas están la fiebre reumática (aunque, en España, prácticamente ya no ocurre) y la afectación renal (glomerulonefritis postestreptocócica).

«¿Cuándo puede volver a la escuela?». Cuando lleve al menos 24 horas sin fiebre y tomando el antibiótico.

«¿Podría volver a pasarla una segunda vez?». Aunque no es habitual, la respuesta es sí, podría volver a pasarla. Existen varias toxinas que producen estos síntomas, por lo que, aunque sería mucha casualidad, el haberla padecido en una ocasión no exime de volver a enfermar.

Si sospecháis que vuestro hijo ha podido contraer la escarlatina, vigiladlo y, si empieza con fiebre y le salen manchitas en la piel, acudid a vuestro pediatra.

3

Enfermedad boca-mano-pie

3 *Enfermedad boca-mano-pie*

Su nombre lo dice todo

En apenas tres minutos de conversación y a golpe de vista del niño, ya tenía el diagnóstico claro:

—Lucía, te hemos pedido cita porque el niño lleva un par de días con fiebre y ahora se niega a comer. No para de llorar y babear. Además, esta mañana le hemos visto varias llagas en la boca. Cuando lo vestíamos para venir, hemos descubierto unas manchitas también en las manos y en los pies, y nos hemos asustado...

—Tiene la enfermedad de boca-mano-pie —adelanté sin dudar.

La verdad es que quien la describió no se estrujó mucho los sesos con el nombre. Como médico, que algo se llame «enfermedad de boca-mano-pie» es de agradecer cuando tienes que aprenderte cientos de términos imposibles.

La enfermedad boca-mano-pie es una infección vírica leve-moderada producida por la familia de los enterovirus, entre los cuales el más frecuente es el *coxsackie A16*. Sus síntomas más habituales son:

- **Fiebre,** que no suele durar más de 3 días.
- **Pequeñas úlceras** en lengua, paladar, interior de las mejillas y labios.
- **Lesiones alrededor de la boca.**
- **Pequeñas vesículas** en las palmas de las manos, las plantas de los pies y, con relativa frecuencia, también en la zona genital.

El periodo de incubación es de 3 a 6 días desde el contagio. La duración aproximada de los síntomas oscila entre 5 y 10 días.

Preguntas frecuentes

«¿Cómo se contagia?». Como la inmensa mayoría de las infecciones infantiles: a través de las gotitas de saliva de otro niño enfermo (al hablar, toser, besar y achuchar); a través de nuestras manos y de juguetes o utensilios que hayan estado en contacto con el paciente; y, por supuesto, tras la manipulación de las heces, ya que el virus se excreta por vía digestiva y a través de la saliva.

«¿Se puede prevenir?». No hay vacuna disponible. La medida preventiva más eficaz para evitar este tipo de infecciones, como otras muchas, es **el lavado frecuente de manos y de los objetos** que han estado en contacto con un niño enfermo (juguetes, cambiadores, toallas…).

«¿Cuál es el tratamiento?». Al tratarse de una infección vírica, no existe tratamiento curativo. Como sabéis, los antibióticos son inútiles en este caso, por lo que no se deben administrar.

Mis recomendaciones

El tratamiento está encaminado a aliviar los síntomas, fundamentalmente el dolor en la boca, que suele impedir que el niño pueda comer con normalidad durante unos días. Por lo general, las lesiones en manos y pies no suelen molestar.

- **Dale paracetamol** si hay fiebre y malestar.
- **Utiliza geles orales con ácido hialurónico** que ayudan a calmar las molestias de las úlceras de la boca y/o cremas que aceleran el secado y la cicatrización de las lesiones alrededor de la boca (periorales).
- **Ofrécele agua con regularidad** a lo largo de todo el día, para asegurarte de que mantiene un **buen estado de hidratación.**
- **Evita las comidas calientes y los alimentos ácidos.** Yo siempre digo a los padres y las madres de mis pacientes: «Si a nosotros nos sale una llaguita en la lengua y ya no hay quien nos aguante, imaginaos si se nos llenara la boca como les ocurre a los niños».
- **Ofrécele comidas frescas y evita el exceso de dulce y de sal.** Respeta sus gustos y preferencias y, repito, asegúrate de que beba a lo largo de todo el día.

Cuando estaba a punto de terminar con todas las explicaciones a la familia de uno de mis pacientes, de pronto el padre me dice:

—Lucía, ¿esto lo pueden tener los adultos? Porque creo que estoy empezando... —me dijo señalándose la boca con evidente gesto de dolor.

—Mucho me temo que sí. No es lo habitual, pero no eres el primer caso. Es más, que vuestro hijo pase la enfermedad este otoño no lo exime de volverla a pasar, ya que hay varios enterovirus dentro de esta familia que la causan.

—Pues qué bien... —añadió el padre resignado.

—No te preocupes —añadí—, es una enfermedad leve, sin secuelas. Las complicaciones son excepcionales.

Con toda la información, el niño y sus padres salieron de la consulta algo más tranquilos, pero con la mente puesta en la organización laboral y familiar de los siguientes días.

¡Se le han caído las uñas!

A las cuatro semanas acudieron de nuevo a la consulta, bastante más preocupados que el mes anterior. No esperaron ni a sentarse para decirme:

—¡Lucía, mira! ¡Se le están cayendo las uñas! —me dijeron alarmados plantándome la manita del pequeño sobre la mesa.

El niño, ajeno a la preocupación de sus padres, reía feliz mientras intentaba cogerme el pelo.

La **onicomadesis o caída de las uñas** es un síntoma relativamente frecuente a las 5-6 semanas de haber pasado la enfermedad boca-mano-pie. Las uñas se van despegando hasta desprenderse totalmente sin dolor ni complicaciones. Normalmente afecta a las manos, pero en ocasiones también se caen las de los pies. Hay que mantener una buena higiene e hidratar bien sus deditos (con vaselina, por ejemplo) hasta que salga la uña nueva.

Mientras les contaba con detalle cómo las uñas se irían despegando, la cara del padre iba cambiando de color.

—Lucía, esto que me está pasando en las uñas no es lo mismo de lo que estás hablando, ¿verdad? —me preguntó con voz temblorosa.

Le cogí las manos, examiné las uñas detenidamente, me detuve en una que parecía que estaba pidiendo pista, le miré a los ojos, le sonreí y le dije:

—Tranquilo, se te caerán, pero no te dolerá nada.

Esto es lo que tiene la maternidad y la paternidad, compartir lo bueno y lo malo, ¿no?

4

Enfermedad del «niño abofeteado» o megaloeritema

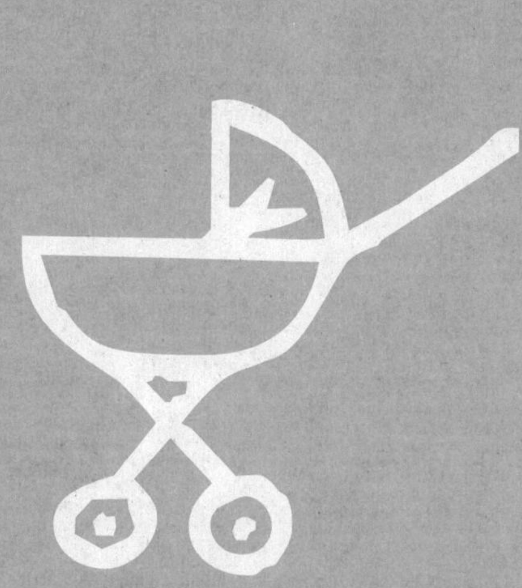

4 *Enfermedad del «niño abofeteado» o megaloeritema*

Cuidado con las embarazadas

Una calurosa mañana de primavera o de verano, de pronto tu hijo amanece con las mejillas encendidas, tan rojas que piensas:

—¿Pero qué le ha pasado? ¿Se ha peleado con la almohada? Pero si parece como si le hubiesen arreado un par de tortazos. ¡Ay, madre mía! ¿Le daría mucho el sol ayer? ¿Será una alergia? ¿Qué cenamos anoche? ¿Será la crema hidratante que estrené tras darle una ducha?

En apenas unos minutos, nuestra cabeza es un hervidero de preguntas sin respuesta. A todo ello se suma que el niño no se encuentra bien, está cansado, le duelen los músculos y encima ha tenido fiebre estos días atrás, aunque lo cierto es que no ha sido muy alta.

—Me arde la cara, mamá.

Si mantenemos la calma y dejamos pasar las horas, observaremos cómo empiezan a salirle unas manchas por el resto del cuerpo, generalmente en los brazos y antebrazos y, unas horas o días después, en los muslos.

—¡Más manchas! ¡Horror! —piensas inmediatamente—. ¿Cómo era aquello tan importante sobre las manchas que Lucía, mi pediatra, siempre me recuerda? Ah, sí. Hay que estirar la piel y si las manchas blanquean y desaparecen, entonces son de las «buenas».

Efectivamente. Cuando desnudas al niño, observas cómo esas manchitas adquieren un patrón muy curioso: están perfectamente dibujadas sobre su piel, como si de un encaje de bolillos se tratase. Al presionar sobre ellas, desaparecen. No le pican, ni se palpan especialmente.

Pero como lo de la fiebre no te convence del todo, decides ir a la consulta. Nada más entrar por la puerta, el pediatra te dice:

—Salvo que me digas que anoche te peleaste con tu vecino, tú lo que tienes es la enfermedad del **«niño abofeteado».**

Y te lo suelta así, sin levantarse de la silla, con una sonrisa de oreja a oreja ante tu atónita mirada.

—¡Vaya! Imagino que lo explorará, al menos. A ver si se va a pasar de listo —piensas frunciendo un ceño que te delata.

Y sí, se levanta, aunque por el camino ya te está contando en qué consiste la enfermedad.

—Ha tenido un poco de fiebre estos días, ¿verdad? —te pregunta.

—Pues sí —contestas, deseando que te diga de una vez por todas qué le pasa a tu hijo y que se deje de tanto misterio.

—¿A que se levantó así por la mañana, con estas mejillas como tomates, y luego le fueron saliendo las demás manchas? —prosigue tu pediatra.

—Pues sí —repites nuevamente.

—¡Qué bonito! ¡Qué bonito! Mira, tal cual dicen los libros: un exantema en «encaje de bolillos» sin afectar a palmas ni plantas —te dice todo orgulloso, señalando las piernas de tu hijo y dibujando con su dedo sobre su piel como si fuese un mapa.

—¡Sí, sí, muy bonito! ¡¡¡Dime ya lo que es!!! —gritas mentalmente mientras intentas devolverle la sonrisa sin éxito.

—Bueno, tranquila, no es nada importante —sentencia, mientras respiras aliviada—. Tu niño tiene un megaloeritema, enfermedad del «niño abofeteado», quinta enfermedad o eritema infeccioso.

(Y, como pediatra, yo me pregunto: ¿es necesario ponerle cuatro nombres a una misma enfermedad? Pues se ve que sí. Qué profesión más entretenida he elegido, en la que siempre se confía en la buena memoria de los médicos).

La enfermedad del «niño abofeteado» es una infección vírica producida por el parvovirus B19, que solo afecta a los humanos. No te preocupes. Las manchitas se irán poco a poco. Eso sí, no expongas a tu hijo al sol y que no haga ejercicio hasta que esté bien, porque, en ocasiones, se agrava.

—¿Es contagioso? —preguntas ya más relajada.

—Sí, aunque generalmente afecta únicamente a los niños. La mitad de los adultos ya hemos pasado por ella, aunque no lo recordemos, y eso nos hace inmunes.

¡Ojo! Las embarazadas no deben tener contacto con personas afectadas de megaloeritema, pues el bebé podría tener complicaciones graves.

Recuerda que esta enfermedad es contagiosa durante el periodo de incubación y los síntomas iniciales (1-3 semanas) y, generalmente, cuando salen las lesiones en piel deja de serlo.

—¿Y cómo se contagia?

—Como casi todos los virus infantiles, a través de las gotitas de saliva al hablar o compartir objetos o a través de las manos.

Mis recomendaciones

El **lavado de manos** es la medida preventiva más eficaz para evitar infecciones. En cuanto al tratamiento, al ser una enfermedad vírica solo se puede aliviar los síntomas. Si tiene fiebre y está muy molesto, dale **paracetamol.** Haz que beba **líquidos de forma regular.** En unos días, tu hijo podrá hacer vida normal.

—¿Tengo que vigilar alguna posible complicación?

—En principio es una enfermedad leve sin complicaciones. En raras ocasiones puede cursar con dolor o inflamación de alguna articulación, o bien con anemia en niños que previamente tenían alguna enfermedad sanguínea.

«Nunca te acostarás sin saber una cosa más», piensas mientras, ya más aliviada, sales de la consulta con tu hijo.

5

Enfermedad del beso o mononucleosis infecciosa

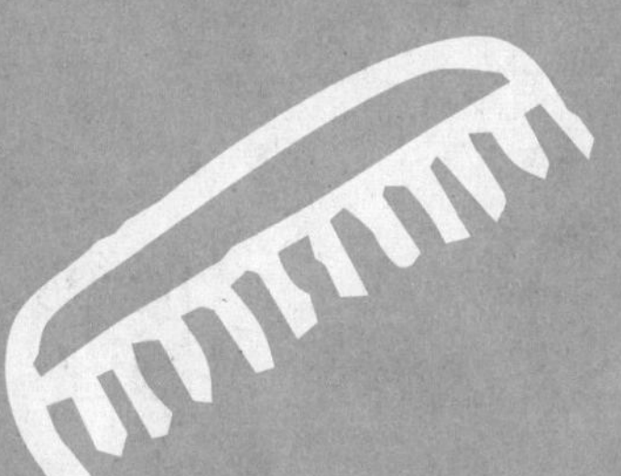

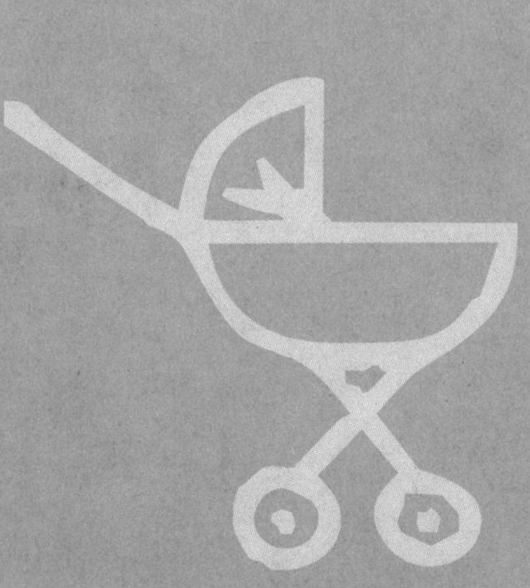

5 *Enfermedad del beso o mononucleosis infecciosa*

¿Qué es?

—Cariño, voy a volver a pedir cita para el niño. Lleva ya 3 días con el antibiótico por la amigdalitis y sigue con fiebre bastante alta —dice la madre.

—Pues sí —confirma el padre—. ¿No nos dijeron en urgencias que eran unas «placas» mondas y lirondas y que a las 48 horas de iniciar el antibiótico la fiebre desaparecería?

—Eso mismo, pero mira cómo está: sigue con fiebre alta, le duele bastante la garganta, le han salido unos ganglios en el cuello que están empezando a preocuparme y, para colmo, hoy le he visto unas manchas en el cuerpo que me han terminado de rematar.

—Tienes razón. Y mira que nuestra pediatra siempre nos dice que lo más importante es el estado general... Yo no lo veo bien, todo el día ahí en el sofá, hecho polvo.

Esa misma tarde conseguís que os vea la pediatra, que hoy parece algo más seria de lo habitual.

—Está demasiado concentrada, y eso me «mosquea». ¿Será algo grave? —piensa la madre mirándola fijamente.

—Fiebre alta desde hace 5-6 días, decaimiento, ganglios en el cuello, dolor de garganta... —murmura la pediatra mientras escribe en el ordenador.

—Sí. Y en urgencias nos dijeron que tenía «placas», o sea, una amigdalitis bacteriana, y nos dieron un antibiótico, amoxicilina. Pero, en lugar de mejorar, sigue regular, con mucha fiebre y dolor de garganta, y esta mañana le han salido estas manchas rojas por todo el cuerpo.

—¿Manchas? —repite la pediatra alzando las cejas en señal de haberse encendido su bombilla interior.

—¡Parece que ya lo tiene! —piensa el padre sin quitarle ojo.

La pediatra se levanta, sonríe al niño, lo ayuda a quitarse la camiseta y comienza a explorarlo detenidamente sin perder la sonrisa. Lo ausculta, le mira los oídos sin hallar nada y, al abrir la boca, se encuentra con un exudado blanquecino que recubre ambas amígdalas. Pone las manos a ambos lados de su cuello y le palpa los ganglios cervicales.

—Sí que están grandes, sí —murmura—. ¿Qué has comido? ¿Te has tragado unas pelotas de pimpón y se han quedado ahí atascadas? —le dice al niño entre bromas.

Tu hijo la mira fijamente, está tranquilo, la conoce de sobra como para saber que no le va a hacer daño. Además, ella le va explicando dulcemente las distintas partes del cuerpo que le va a ir mirando en busca del causante de su enfermedad.

—Ahora vamos con la barriga. Tranquilo, ya sabes que esto no duele. Respira despacito.

Mientras respira profundo, la pediatra aprovecha para palparle el abdomen con los cinco sentidos.

«¡Bingo! Tiene el bazo un poco inflamado y el hígado también. ¡Lo tengo! ¡No hay duda!», piensa, aunque su sonrisa lo dice todo.

—Bueno, corazón, ya te puedes vestir. Vamos a explicarles a papá y mamá qué tienes.

Los padres, impacientes, se sientan nuevamente y miran a la pediatra con ansia.

—Tranquilos. El niño tiene una enfermedad llamada **mononucleosis infecciosa,** también conocida como **enfermedad del beso.** Es una enfermedad vírica, muy frecuente en la infancia y adolescencia, que lo dejará fuera de juego durante unas semanas, pero en un mes estará recuperado.

Los padres respiran aliviados mientras ella continúa:

—En los primeros días esta enfermedad se parece mucho a una amigdalitis aguda, con fiebre, dolor de garganta y placas. Pero al ser vírica no mejora con antibióticos. Además, tiene una singularidad y es que, al dar amoxicilina pensando que es una infección bacteriana, al 80 % de los pacientes les brotan estas manchas rojizas en la piel (exantema). Es muy típico y nos ayuda al diagnóstico. Esta infección suele producirla el virus Ebstein-Barr, aunque otras veces es un citomegalovirus o un toxoplasma. Pero el nombre del virus ahora es irrelevante, porque el tratamiento es el mismo.

—¿Y por qué le tocaste tanto rato la barriga? —pregunta la madre, que es muy observadora.

—Porque, como consecuencia de la enfermedad, en ocasiones, y esta es una de ellas, se inflama el hígado (hepatomegalia) y/o el bazo (esplenomegalia).

Al ser un tratamiento sintomático, aliviamos los síntomas.

Preguntas frecuentes

Una vez que los padres ya comprenden qué le ocurre a su hijo, todos suelen hacerme las mismas tres preguntas:

«¿Es contagioso?». Sí. Se contagia a través de las gotitas de saliva. La mayoría de los adultos hemos pasado ya por ella. Los niños pequeños, al compartir juguetes, cubiertos, vasos y besos, se contagian fácilmente. Como medida general para evitar la mayoría de las enfermedades infecciosas, hay que **lavarse las manos** con frecuencia.

«¿No hay que hacer ninguna prueba?». Cuando los signos clínicos son tan claros, no es necesario. Si no están todos los síntomas, entonces no nos quedará más remedio que hacerle una analítica para salir de dudas, básicamente para saber si se trata de una infección bacteriana con la que debemos mantener los antibióticos o, por el contrario, es vírica y debemos suspenderlos. Esta enfermedad tiene una prueba específica que la diagnostica, ya que es de las que dejan huella en la sangre para siempre en forma de anticuerpos, pero sin tener mayor importancia. Simplemente los anticuerpos nos dirán si ya la ha tenido, como ocurre con la varicela, por ejemplo. La analítica (serología específica para cada uno de los virus) confirmará si la hemos tenido —da igual cuánto tiempo haga— o no; si el resultado es positivo, podremos saber también si el niño está en el proceso agudo de la infección.

«¿Tiene algún riesgo o complicación?». Como en todas las enfermedades, hay un riesgo de que se complique, pero, en este caso, **es muy bajo, excepcional.** Se suelen curar sin problemas. En menos de un mes, el niño será de nuevo incombustible. Para tenerlo bien controlado, en una semana se debe volver a la consulta y así comprobaremos que todo marcha adecuadamente. Si, en lugar de mejorar, el niño empeora durante el proceso, tiene dificultad para respirar porque las amígdalas se le inflaman demasiado, está demasiado adormilado o empieza con tos importante, fatiga o debilidad muscular, consultad con vuestro pediatra.

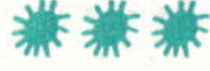

Los padres ya estaban mucho más tranquilos. Al fin tenían nombre para lo que le estaba pasando a su hijo, sabían qué hacer y qué vigilar. Y en una semana volverían a la consulta para verificar que todo había ido bien.

—Una pregunta más —dijo la madre, vencida por la curiosidad—, ¿por qué la llaman la enfermedad del beso?

—Porque se transmite a través de las gotitas de saliva. Entre los niños más pequeños esta enfermedad incluso puede pasar desapercibida, pues tienen pocos síntomas y los pobres la pasan sin pena ni gloria, un catarro más dentro de los 150 virus que pasarán en la guardería. Pero cuando se trata de adolescentes (mitad niños, mitad adultos), es como si el mundo se viniera abajo. Están literalmente hechos un trapo y no hay adolescente que no acuda al médico.

Cuando están allí tumbados en la camilla, «moribundos» y más pálidos que la pared, y les decimos que se llama la enfermedad del beso, rápidamente y como por arte de magia recuperan los colores.

¡Pillados!

Mis recomendaciones

Básicamente lo que se recomienda es descanso y aliviar los síntomas. Como he comentado, no suele haber complicaciones, así que lo importante es prestar atención a su estado general.

- ★ Si tiene **fiebre y malestar,** dadle paracetamol y ofrecedle muchos líquidos.
- ★ **Dejadlo descansar.** El **agotamiento (astenia)** es muy habitual, no pueden con su alma. En ocasiones les durará unas semanas más, aunque irá mejorando cada día. También es frecuente la **falta de apetito (anorexia),** así que no lo forcéis a comer.
- ★ **No debe practicar deporte.** Al menos hasta que el hígado y, sobre todo, el bazo vuelvan a su tamaño habitual. El bazo es un órgano que está en una posición muy superficial, no tiene las costillas para protegerlo como el hígado. Ahora que está inflamado, un golpe fuerte en el lado izquierdo del abdomen podría traer una complicación seria como, por ejemplo, una rotura de bazo. Así que, hasta que vuelva a estar bien, el niño no debe montar en bici, ni hacer judo, ni jugar al fútbol, para evitar un posible traumatismo en esa zona.

6

Exantema súbito

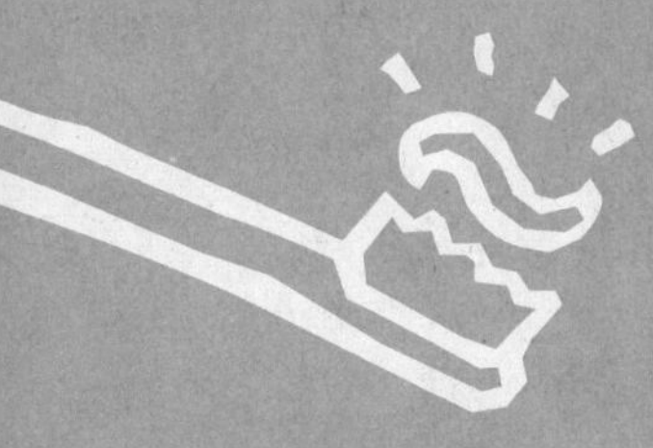

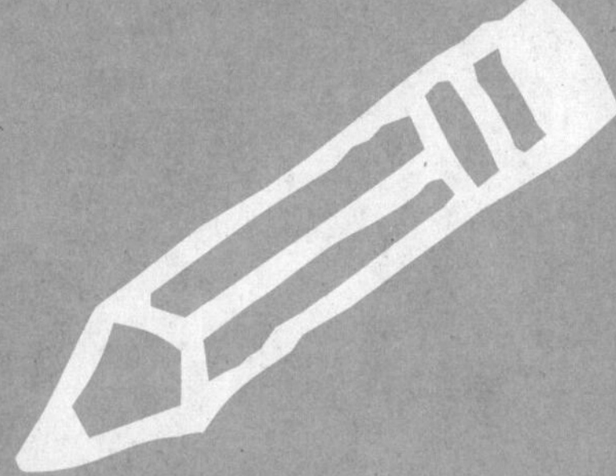

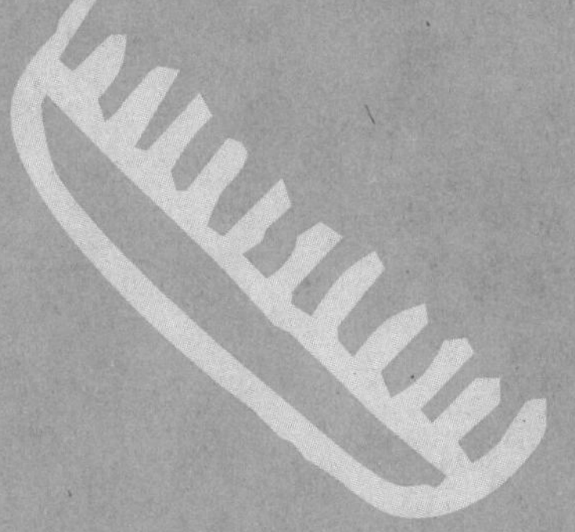

6 *Exantema súbito*

La roséola, un exantema «de los buenos»

Esta enfermedad vírica, propia de la primavera, no suele tener mayores complicaciones, pero preocupa a los padres, porque suele cursar con fiebre elevada. El **exantema súbito,** también llamado **roséola infantil** o sexta enfermedad, se debe a un virus de la familia de los herpes, en concreto al herpesvirus 6.

La situación inicial es esta: lactante de entre 3 meses y 2 años de edad con fiebre alta y de un par de días de evolución, que no tiene mocos, tos, diarrea..., nada, y además está con muy buen estado general. «Una fiebre sin foco» es la conclusión en esos casos.

¿Qué síntomas tiene? Fiebre elevada (hasta 39,5-40 °C) durante 3 días sin ningún otro síntoma. Al cuarto día, cede la fiebre de forma brusca y aparece un exantema (erupción) en la piel (tronco, cuello y espalda) con unas manchitas sonrosadas pequeñas. La erupción no suele picar, no molesta y, si estiras la piel con dos dedos, las manchitas clarean o desaparecen. Se trata de una muy buena señal. «Es un exantema de los buenos, nada grave», decimos los pediatras. Llama la atención positivamente el excelente estado general del niño. Una vez que le baja la fiebre, y hasta el siguiente pico febril, el niño está como una flor y esto, sin duda, es muy tranquilizador para todos.

¿Cuál es su periodo de incubación? Entre 5 y 15 días.

¿Cómo se transmite? Pues como casi todos los virus, por las gotitas de saliva y a través de nuestras manos si hemos tocado a otro niño enfermo. De ahí la importancia de un correcto lavado de manos, importantísimo en personas que trabajan con niños.

¿Qué tratamiento se aconseja? No hay ningún fármaco disponible para eliminar el virus. Este se irá solo pasados 5-6 días. Si tiene fiebre y está muy irritable, puedes darle un antitérmico (inicialmente paracetamol cada 4 horas).

¿Puede haber complicaciones? Es una enfermedad benigna y sin complicaciones. Puntualmente, puede ser el desencadenante de una convulsión febril en aquellos niños que estén predispuestos a padecerlas.

¿Cómo se diagnostica? Con una buena historia clínica y comprobando que, efectivamente, al tercer día cede la fiebre y al cuarto aparece el exantema en la piel, que tiene unas características muy concretas y específicas fáciles de identificar por un pediatra.

¿Por qué genera tantas consultas médicas?

Es comprensible que el exantema súbito sea la consulta de numerosas visitas a urgencias y al pediatra.

1. Porque toda fiebre elevada sin foco en un lactante pequeño siempre nos enciende las alarmas a los profesionales, por si se trata de una infección más grave, como una pielonefritis (riñón) o una infección de la sangre (bacteriemia, sepsis, meningitis).

Nos tranquiliza mucho ver a los bebés sonrientes, con buen color y felices a pesar de la fiebre, cosa que no ocurre con las infecciones graves.

2. Porque en ocasiones las familias acuden a urgencias al tercer día de fiebre y, al no encontrar el foco en la exploración física, el pediatra se ve obligado a realizar una analítica de sangre y/o de orina para confirmar que es un virus y no una bacteria.
3. Porque en otras muchas ocasiones, en esas mismas visitas a urgencias, el niño tiene uno de los oídos un poco rojo desde hace tres días y, pensando que es una otitis, se le aconsejan antibióticos. ¿Qué ocurre después? Que al día siguiente cede la fiebre y brota la erupción, ya que es el cuarto día de progreso del exantema y es lo que le corresponde a este virus. ¿Qué viene a continuación? Salir pitando a urgencias porque, al ver las manchitas en la piel, se sospecha una reacción alérgica al antibiótico. ¡Y ya tenemos el lío montado!

Consejos prácticos

Con estos sencillos consejos, mi objetivo es tranquilizaros y ayudaros a valorar qué debéis hacer si vuestro hijo parece tener exantema súbito.

- Si el niño tiene menos de 3 meses y observáis que tiene fiebre, acudid al pediatra, ya que las posibilidades de que se trate de una infección bacteriana son más elevadas.
- Si tiene entre 3 y 6 meses y observáis que tiene fiebre, debéis consultar también al pediatra.
- Si tiene entre 6 meses y 2 años, tiene fiebre y, además, muestra muy buen estado general, está contento, feliz, come y respira con normalidad, podéis esperar 2-3 días a ver cómo evoluciona.
- Si en cualquier momento aparecen manchitas, estiradle la piel con dos dedos. Si clarean y desaparecen, tranquilos, debéis vi-

sitar a vuestro pediatra, pero no es necesario salir corriendo a urgencias. Si no desaparecen, podrían ser petequias, por lo que hay que consultar. Las petequias en el contexto de un cuadro con fiebre hay que valorarlas siempre, porque, aunque la probabilidad de que sea una sepsis es muy baja, el riesgo existe.

Y, por supuesto, si albergas alguna duda y tu sexto sentido te dice que algo no va bien, consulta a tu pediatra. ¡Para eso estamos! Nuestra misión, mamá y papá, es haceros la vida un poquito más fácil.

7

Convulsiones febriles

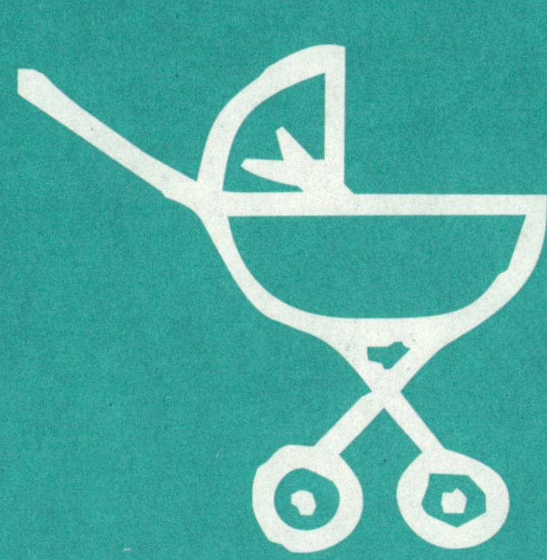

7 *Convulsiones febriles*

Una respuesta (benigna) del cerebro

Las convulsiones febriles son uno de los cuadros que más asustan a las familias y el principal motivo del temor a la fiebre.

«Vamos a bajarle rápido la fiebre, no vaya a convulsionar», os suena, ¿verdad? Ni debemos tener tanto miedo a las convulsiones febriles, ya que es una afección benigna, ni por bajarle la fiebre antes evitaremos que convulsione. Lo que debemos tener claro es qué es una convulsión febril, qué debemos hacer y cuál es su pronóstico.

La convulsión febril es una **respuesta del cerebro ante la elevación de la temperatura** en la que el niño, de forma repentina, presenta movimientos bruscos de brazos y piernas, habitualmente con pérdida de conocimiento donde podréis observar que no responde a estímulos, con una duración menor de 5 minutos. Eso sí, son los minutos más largos de tu vida.

La edad de presentación suele ser entre los 6 meses y los 5 años en niños sanos, sin enfermedades de base. Suelen aparecer en el primer día de la fiebre, antes incluso de que nos demos cuenta de que el niño se está poniendo enfermo y, generalmente, en el primer pico de fiebre.

¿Tu hijo tiene una convulsión febril? Mantén la calma, pasará en unos minutos y no tendrá complicaciones.

Preguntas frecuentes

Como os decía, es un cuadro que suele asustar mucho a las familias cuando aparece la fiebre. Pero nuestro papel como pediatras es tranquilizar a los padres, explicaros todas las veces que sean necesarias el proceso, la evolución y el buen pronóstico, así como responder a vuestras dudas.

«¿Si yo he sufrido convulsiones febriles, ¿mi hijo tiene más riesgo de padecerlas? ¿Y si las tiene su hermano?». Sí, hay más posibilidades. El riesgo es un 20 % mayor cuando existe un hermano con convulsiones febriles y alrededor del 30 % si ambos padres y un hermano la padecieron.

«En cuanto le sube la fiebre, le doy paracetamol y así no convulsiona». Me temo que no. Dar paracetamol de forma preventiva no ha demostrado reducir el riesgo de las convulsiones. Si el niño está predispuesto a tener convulsiones, las tendrá, aunque le demos el paracetamol. Aunque, por supuesto, entendemos perfectamente que, ante una subida brusca de fiebre en un niño o una niña con convulsiones febriles, los padres le administren el paracetamol.

«Cuando convulsiona, ¿es señal de que tiene una infección grave?». No. La presencia de convulsiones febriles simples no tiene nada que ver con la gravedad del proceso. Los niños pueden convulsionar con un catarro o con una gastroenteritis sin importancia.

«Si ha tenido una convulsión febril simple, ¿puede volverle a ocurrir?». Sí, en un tercio de los casos las convulsiones repiten. Y, recuerda, lo hacen normalmente en el primer día de la fiebre.

«¿A qué edad desaparecen?». Habitualmente, entre los 5 y los 6 años de edad dejarán de tener más episodios.

«¿Tiene más riesgo de ser epiléptico?». El riesgo es ligeramente superior, pero muy poco más. La probabilidad de desarrollar epilepsia tras una convulsión febril simple es de un 2 %, mientras que es de un 1 % en el resto de la población.

«¿Hay que hacerle pruebas?». Habitualmente, no. Si cumple todos los criterios de convulsión febril simple, no hace falta hacer un electroencefalograma (EEG), ni analítica, ni punción lumbar, salvo que se sospeche una infección en el sistema nervioso central como una meningitis, por ejemplo, o un trastorno neurológico que el pediatra valorará.

Ahora bien, si cumple criterios de convulsión febril compleja, es probable que le hagamos estudio.

Convulsiones febriles simples

Hablamos de **convulsiones febriles simples** cuando los niños no tienen una infección o inflamación del sistema nervioso central, no tienen ningún problema metabólico y no tienen historia previa de convulsiones sin fiebre ni de epilepsia. Es decir, un niño sano que hasta entonces no había presentado ningún problema.

Son tan frecuentes que hasta un 5 % de los niños las padecen.

Convulsiones febriles complejas

Según la Asociación Española de Pediatría (AEP), las convulsiones febriles se clasifican en dos categorías principales:

1. Convulsiones febriles simples o típicas:
   - Edad de presentación: entre 6 meses y 5-6 años.
   - Momento de aparición: dentro de las primeras 24 horas del proceso febril.
   - Temperatura asociada: superior a 38 °C.

- Características de la crisis:
  - Generalizadas: afectan a todo el cuerpo (tónico-clónicas en un 80 %, tónicas en un 13 %, atónicas en un 3 %).
  - Duración inferior a 15 minutos.
  - Periodo poscrítico breve.
  - Sin focalidad neurológica.
- Pronóstico: generalmente benigno, con bajo riesgo de recurrencia o desarrollo de epilepsia.

2. Convulsiones febriles complejas o atípicas:
   - Edad de presentación: similar a las simples, entre 6 meses y 5-6 años.
   - Momento de aparición: pueden ocurrir en cualquier momento durante el proceso febril.
   - Temperatura asociada: superior a 38 °C.
   - Características de la crisis:
     - Focales: afectan solo a una parte del cuerpo, con o sin generalización secundaria.
     - Prolongadas: duración superior a 15 minutos.
     - Recurrentes: más de una crisis en un periodo de 24 horas durante el mismo episodio febril.
     - Parálisis de Todd: déficit neurológico transitorio después de la crisis. Tras la crisis convulsiva, el niño se queda con una parte del cuerpo —como un brazo, una pierna o incluso un lado entero— débil, sin fuerza o con dificultad para moverla. Es como si esa parte estuviera «dormida» o «agotada». Eso es lo que llamamos parálisis de Todd y puede durar desde minutos hasta horas.
   - Pronóstico: mayor riesgo de recurrencia y ligeramente aumentado de desarrollar epilepsia en comparación con las convulsiones febriles simples.

«¿Necesita ser valorado por el neuropediatra?». Por lo general, no es necesario en las convulsiones febriles simples. Cuando estas son complejas, os derivamos al neuropediatra. Confiad en vuestro pediatra, quien os informará, os tranquilizará y resolverá todas vuestras dudas.

«¿Puede tener secuelas?». No. Las convulsiones febriles simples son procesos benignos que desaparecerán antes de los 6 años de edad sin complicaciones, tal y como vinieron.

«¿Qué tengo que hacer si convulsiona?». Antes de nada, conservar la calma. Sé que es difícil. Sé que en ese momento te domina el pánico, pero, sobre todo si tu hijo ya ha tenido convulsiones antes, debes mantener la tranquilidad. Todo va a salir bien. La inmensa mayoría de las convulsiones febriles simples duran menos de 5 minutos, menos de 2 incluso. Para cuando puedas pedir ayuda, probablemente ya habrán cedido.

Mis consejos

En resumen, las convulsiones febriles simples asustan mucho. El tiempo pasa muy lentamente y nuestra cabeza funciona a mil por hora. ¡Es horrible! Sin embargo, conviene estar lo más tranquilos posibles y actuar con rapidez.

- ★ Quédate al lado del niño y, si puedes, contabiliza el tiempo. Para nosotros, los pediatras, la duración de la convulsión es muy importante.
- ★ Asegúrate de que no tiene ningún objeto en boca (chupete, juguete) para despejar la vía aérea.
- ★ Ponlo en posición de seguridad, de lado y apoyado sobre su costado.
- ★ Retira la saliva con una gasa o un pañuelo para despejar la vía aérea. Nunca metas ningún objeto en la boca, ni un lápiz, ni un palo, ni mucho menos tu mano o tu dedo. Una persona jamás se puede tragar la lengua: ESO ES UN MITO.

- ★ Si es la primera vez que le ocurre, acudid a un servicio de urgencias para que lo exploren. Probablemente, cuando lleguéis, el niño ya estará bien y no se le hará ninguna prueba, tranquilos.
- ★ Si ya os ha ocurrido más veces, en ocasiones se entrega a los padres una benzodiacepina (rectal o bucal) para administrarla en el domicilio si la convulsión se prolonga o en casos seleccionados que vuestro pediatra valorará.
- ★ Tras una convulsión febril simple, el niño tiene que recuperarse sin mayor problema en unos minutos. Si, por el contrario, lo veis diferente, más adormilado o alterado, tiene dolor de cabeza o vomita, consultad con un servicio de urgencias.

Aunque las convulsiones febriles pueden ser aterradoras, nuestro papel como pediatras es tranquilizar a los padres, explicaros las veces que sean necesarias el proceso, la evolución y el buen pronóstico e insistir en la benignidad del cuadro: tal y como vinieron se irán.

Desterremos todos los mitos sobre las convulsiones que aún existen y que hacen tanto daño. ¡Ánimo!

8

Conjuntivitis

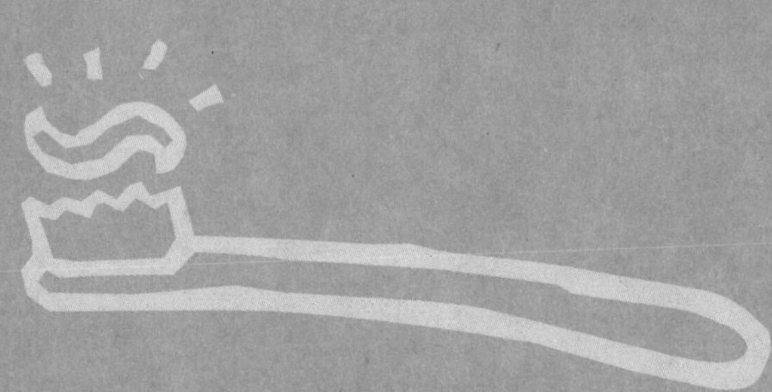

8 *Conjuntivitis*

Mi hijo tiene el ojo rojo

El niño se ha levantado con el ojo muy rojo y legañas, y se queja de que le pica mucho.

«¿Y esto? ¿Es normal?», «¿Es una infección? ¿Una alergia?», «¿Y ahora qué? ¿Hay que ir al médico?», «¿Es contagioso?».

Estas preguntas se las han hecho prácticamente todos los padres, ya que las **conjuntivitis** —la inflamación de la conjuntiva, que es la membrana que cubre parte del globo ocular (para que nos entendamos, «lo blanco del ojo»)— son una de las patologías más frecuentes en la infancia.

En función de las características de las legañas y de los síntomas que tiene el niño, los médicos sabemos con bastante certeza de qué se trata.

Conjuntivitis bacteriana

Si presenta unas legañas amarillentas o verdosas, con ojo rojo y párpado pegado, probablemente se trate de una **conjuntivitis bacteriana.**

La terminación «-itis» se refiere a una inflamación, en este caso, de la conjuntiva; el apellido «bacteriana» indica que la causa es una bacteria. Los gérmenes más frecuentes son *Staphylococcus aureus, Streptococcus pneumoniae, Haemophilus influenzae* y *Moraxella catarrhalis,* todos ellos contagiosos.

Cuando te encuentres con esta situación, debes lavar el ojo con suero fisiológico y gasas estériles. Antes y después de hacerlo, tienes que lavarte bien las manos. Intenta huir de remedios caseros como la manzanilla y acude a tu pediatra para que lo valore y te indique un tratamiento antibiótico adecuado, si es que el niño lo necesita. No administres antibióticos sin una valoración previa, pues lo único que conseguirás es, en muchos casos, crear resistencias a estos.

Conjuntivitis vírica

Si las legañas son claritas, transparentes, pero con lagrimeo, ojo rojo, mucosidad nasal y fiebre, probablemente se trate de una **conjuntivitis vírica.** Es decir, un virus que, además del cuadro catarral, le ha inflamado la conjuntiva ocular y el niño empieza a quejarse de los ojos. En estos casos, dado que es un virus, los antibióticos no nos van a ayudar.

Uno de los virus que producen este tipo de patologías más frecuentemente es el adenovirus. Además del ojo rojo (en ocasiones, muy rojo), hace que el niño tenga fiebre y, al explorarlo, se palpa una adenopatía (ganglio) justo delante de la oreja. Este tipo de conjuntivitis son muy contagiosas y latosas.

Debes extremar las medidas de higiene aún más, con lavado de manos antes y después de limpiarle el ojo, y no acercar mucho tu cara a la suya. Si usas lentillas, ten especial precaución. Es más, si esos días te pones gafas en lugar de las lentillas, aumentará tu protección ante el posible contagio de tu hijo.

El tratamiento de este tipo de infecciones es sintomático, es decir, se tratan los síntomas, ya que no hay colirio que elimine el virus (salvo en las conjuntivitis herpéticas, que son muy infrecuentes y mucho más complejas). Así que tu pediatra o tu oftalmólogo podría prescribirte antiinflamatorios o incluso corticoides tópicos, vigilando la aparición de posibles complicaciones, como una infección bacteriana sobreañadida.

Conjuntivitis alérgica

Si las legañas son muy sutiles por las mañanas, transparentes pero acompañadas de intenso picor ocular, a veces con picor nasal, estornudos y lagrimeo continuo, en este caso es probable que estemos ante una **conjuntivitis alérgica.** Este tipo de infecciones es más probable si papá o mamá son alérgicos.

En este caso os recomiendo acudir a vuestro pediatra, quien valorará la necesidad de realizar un estudio alérgico si los síntomas son continuos y molestos. El tratamiento, como podréis imaginar, no es antibiótico, puesto que no hay bacterias en escena, sino que la mayoría de los síntomas mejoran con antihistamínicos (tópicos, en gotas, y ocasionalmente orales, en jarabe).

Una conjuntivitis es tratada habitualmente por tu pediatra.

Sin embargo, en aquellos casos en los que el tratamiento no surta los efectos deseados, el niño se queje de dolor en el ojo o los profesionales requieran una asistencia más especializada, se os derivará también al oftalmólogo, que es el profesional encargado del tratamiento específico de cualquier patología ocular.

9

Los niños también tienen la gripe

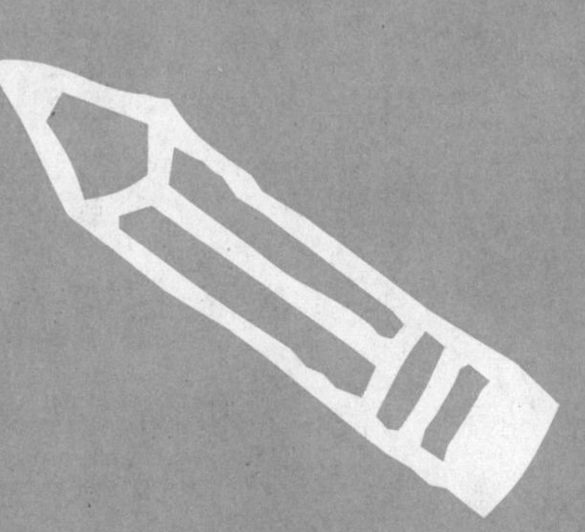

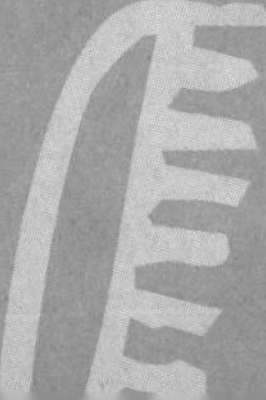

9 *Los niños también tienen la gripe*

La gripe vuelve cada invierno

Sí, los niños también tienen gripe. Y es tan frecuente o incluso más que en los adultos. De hecho, los niños menores de 2 años ingresan por este motivo en más ocasiones que los mayores de 65 años, aunque en estos últimos las complicaciones son más graves. Pocas veces habéis salido de la consulta del pediatra con el diagnóstico de «gripe», ¿verdad? Esto es porque en los niños, sobre todo en los más pequeños, pasa casi desapercibida dentro del contexto de un cuadro más de mocos, toses, malestar y fiebre.

No todos los catarros son gripes, ni mucho menos, ni todas las gripes son catarros. Son virus diferentes con síntomas similares.

¿Cuáles son los síntomas? Los niños, sobre todo los más pequeños, presentan síntomas muy generales: desde una **fiebre sin foco** en un lactante hasta un cuadro de **fiebre alta, malestar, tos, diarrea y vómitos** en un niño de 2 años.

Como veis, no todos los vómitos son gastroenteritis, ni todas las fiebres altas son infecciones bacterianas graves.

A medida que crecen, nos dicen lo mal que se encuentran con mayor facilidad.

—Me duele hasta el pelo —me dijo mi hijo el año pasado en lo que parecía una gripe.

Sí, cuando ya tienen los 6-7 años, se quejarán de malestar, mialgias (dolor muscular), cefalea (dolor de cabeza), congestión nasal, estornudos, dolor de garganta, mocos, fiebre alta y tos.

El virus de la gripe cambia cada año, por eso no nos da tiempo a inmunizarnos y somos susceptibles de contraer la enfermedad cada invierno.

¿Cómo se contagia? La gripe se contagia con mucha facilidad. Es casi imposible no «caer» si son tus hijos los que enferman. Y curiosamente los niños son los vectores de la enfermedad, es decir, son ellos los transmisores número uno del virus. ¿Cómo? A través de sus besos (siempre dulces, incluso con virus), sus estornudos o su tos incesante, que parece calmarse solo cuando te tumbas a su lado en mitad de la noche, ¿verdad? Y por supuesto, como todas las infecciones respiratorias, la gripe se transmite a través de sus manos, esas manos que donde mejor están es buscando nuestro calor.

—Pon el codo al estornudar —les decía a mis hijos cuando eran más pequeños.

Pero he de confesar que les costaba; al final, como mucho, ponían las manos y luego tenía que ir corriendo detrás de ellos para que se las lavaran.

Como ves, es difícil no contagiarte. Pero, aun así, recuerda:

El lavado de manos frecuente es la medida más eficaz para prevenir la gripe, no solo en los pacientes enfermos, sino también en sus cuidadores.

Mis recomendaciones

No hay tratamiento eficaz para eliminar el virus. No sirven los antibióticos, salvo en contadas ocasiones en las que se produce una sobreinfección como, por ejemplo, una neumonía bacteriana o una otitis media. Así que, como los pediatras no nos cansamos de repetir durante la epidemia de gripe de cada año, el tratamiento es sintomático:

- ★ Mantén bien hidratado al niño, ofreciéndole agua con frecuencia para evitar la deshidratación.
- ★ Ofrécele comida respetando sus gustos y su apetito. Si no quiere comer, tranquilos. ¿Acaso tú tienes hambre cuando estás tiritando en la cama con 39 °C? ¿Verdad que no? Ellos tampoco. No te preocupes. Consiéntelo un poco con lo que más le guste, y dale agua, agua y más agua, y que coma en pequeñas cantidades, pero frecuentemente.
- ★ Dale antitérmicos, como el paracetamol, si la fiebre genera malestar.
- ★ Y dale calor de hogar. No debe acudir al colegio ni a lugares con más personas, para así evitar, en la medida de lo posible, el contagio.
- ★ Enséñale a lavarse las manos con frecuencia y a toser sobre su propio codo.

Signos de alarma

Más importante que saber qué tiene vuestro hijo es diferenciar cuáles son los signos de alarma por los que debéis consultar con vuestro pediatra:

1. Si tiene fiebre alta y mantenida y, tras 3-5 días, no desciende.
2. Si está muy decaído, adormilado y poco activo.
3. Si le salen manchitas en la piel. La gripe, a diferencia de otras muchas enfermedades víricas de los niños, no produce lesiones en la piel (exantema).
4. Si la tos empeora con el paso de los días.
5. Si tiene una respiración agitada, más frecuente de lo normal, u observas dificultad respiratoria o «pitos».

Complicaciones de la gripe

1. **Otitis media aguda.** Afecta a más del 20 % de los niños menores de 6 años con gripe. En dos tercios de los casos son bacterianas, por lo que en ocasiones recetamos antibióticos.
2. **Empeoramiento de enfermedades crónicas.** La gripe puede agravar condiciones preexistentes como el asma, la fibrosis quística y otras neumopatías crónicas.
3. **Infecciones respiratorias.** Puede dar lugar a bronquiolitis y neumonía, ya sea por el propio virus de la gripe o por sobreinfección bacteriana.
4. **Complicaciones musculares y neurológicas.** Es el caso de la miositis aguda benigna, de la que hablaremos en el próximo capítulo. Estas complicaciones suelen estar asociadas al virus de la gripe B, así como miocarditis, mielitis transversa, encefalitis y síndrome de Guillain-Barré, este último extraordinariamente infrecuente, pero existente.
5. **Convulsiones febriles y síndrome de Reye.** Este síndrome es particularmente preocupante en niños que reciben ácido acetilsalicílico (aspirina) durante la infección gripal. No se debe dar aspirina si hay gripe.

¿Se puede prevenir la gripe?

Sí, la gripe puede prevenirse mediante una combinación de medidas higiénicas y la vacunación anual. La Asociación Española de Pediatría (AEP) destaca las siguientes estrategias:

1. **Higiene de manos:** debemos lavarnos las manos con frecuencia.
2. **Usar mascarilla** si tenemos síntomas gripales para no contribuir al contagio.
3. **Ventilar** los espacios cerrados.
4. **Vacunación anual:** es la medida más efectiva para prevenir la gripe y sus complicaciones.

¿Quiénes se deben vacunar?

La Asociación Española de Pediatría recomienda la vacunación sobre todo en los pacientes de riesgo, aunque destaca que la vacunación universal en todas las edades es una estrategia efectiva de protección individual en la población. Una recomendación que comparte con la inmensa mayoría de la comunidad científica y los organismos oficiales. ¿Quiénes se consideran pacientes de riesgo?

1. **Niños entre 6 y 59 meses (5 años).** En estas edades ha demostrado ser efectiva para prevenir la enfermedad y sus complicaciones. Por eso en nuestro país ya está financiada en este grupo de edad.
2. **Grupos de riesgo a partir de los 6 meses.** Entre otros, incluye a niños con enfermedades crónicas como:

- Enfermedades respiratorias crónicas (asma, fibrosis quística, displasia broncopulmonar).
- Enfermedades cardiovasculares graves.
- Diabetes *mellitus* y otras enfermedades metabólicas.
- Enfermedades renales o hepáticas crónicas.
- Inmunodeficiencias (congénitas o adquiridas).
- Trastornos neuromusculares con compromiso respiratorio.
- Obesidad mórbida.
- Celiaquía.
- Síndrome de Down.
- Prematuridad menor de 32 semanas.

3. **Convivientes de personas de riesgo.** Todos aquellos que vivan con pacientes de riesgo o con menores de 6 meses, quienes no pueden recibir la vacuna.
4. **Profesionales sanitarios.** Para protegerse a sí mismos y a sus pacientes.
5. **Embarazadas.** La vacunación durante cualquier trimestre del embarazo protege tanto a la madre como al bebé durante sus primeros meses de vida.

Os animo a visitar la página web del Comité Asesor de Vacunas de la AEP (vacunasaep.org), donde encontrarás información detallada sobre qué personas deben vacunarse cada año.

Es importante recordar que los familiares que convivan con el paciente deben vacunarse también para protegerlo.

Es decir, si un niño tiene asma, deberían vacunarse también sus hermanos y sus papás; de este modo lo estaremos protegiendo, pues es la persona con mayor riesgo de complicaciones. O al revés, si la madre está embarazada, al ser persona de riesgo, debe vacunarse ella y todos los que convivan en el hogar para protegerla al máximo, sean adultos o niños.

Los pediatras y el resto del personal sanitario somos una pieza clave en la prevención de la gripe. Primero, porque cada invierno vemos a cientos de niños con gripe, por lo que nuestras posibilidades de contagio son muy altas. Segundo, porque si enfermamos y vamos a trabajar antes de lo que corresponda, somos una fácil fuente de transmisión, y esto no debe ocurrir. Y tercero, porque si un número elevado de personal sanitario se contagia en bloque, compromete de manera importante la asistencia a los pacientes. Si no hay médicos, si no hay enfermeras, si no hay personal en los centros sanitarios, ¿quién cuidará de vosotros?

En mi caso, **yo me vacuno por tres razones:**

1. Para protegerme y protegeros: soy personal sanitario.
2. Para evitar complicaciones más graves: soy asmática.
3. Para proteger a mis hijos cuando llego a casa y me los como a besos tras una larga jornada de trabajo rodeada de mocos, toses y gripes.

10

Miositis aguda benigna

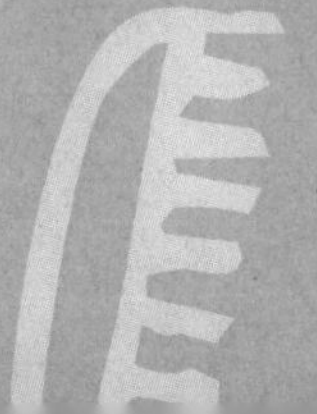

10 *Miositis aguda benigna*

Miositis aguda benigna: de pronto a tu hijo le cuesta caminar

Si tu hijo se levanta y te dice que no puede caminar, te asustas. Vamos que si te asustas.

Y es que la miositis aguda benigna es una de esas enfermedades que aunque parecen empezar mal, porque los síntomas son llamativos y súbitos, en la mayoría de los casos es un proceso autolimitado, benigno y sin consecuencias a largo plazo. Aun así, como pediatra, sé bien el susto que se lleva una familia cuando su hijo se levanta una mañana y dice: «No puedo andar». Justamente hace dos años, en el contexto de una gripe, le pasó a mi hijo mayor y, aunque tenía claro que lo más probable era que fuese una miositis, los fantasmas que duermen debajo de la cama de una madre pediatra me robaron el sueño durante días.

¿Qué es la miositis aguda benigna?

La miositis es una inflamación del músculo. En el caso de la miositis aguda benigna de la infancia se trata de un tipo de inflamación muscular transitoria, casi siempre provocada por una infección viral reciente, especialmente por el virus de la gripe tipo B, aunque también se ve en la gripe A o asociada a otros virus como el adenovirus, el virus respiratorio sincitial (VRS), el coxsackie o el enterovirus.

Las edades más frecuentes son entre los 3 y los 10 años, con un pico máximo a los 5-7 años. No es hereditaria, no es grave y no deja secuelas.

¿Qué síntomas clínicos tiene?

El cuadro clínico suele aparecer **entre 3 y 7 días después de haber pasado una infección respiratoria viral,** como una gripe. Es decir, el niño ya estaba mejorando cuando, de pronto, se queja de que le duelen las piernas, sobre todo las pantorrillas, y **rechaza caminar o cojea.** Al apretar a la altura de los gemelos, se quejan de un dolor más agudo.

A veces los padres creen que se ha lesionado jugando, pero en realidad no hay ningún golpe o traumatismo.

Los síntomas más frecuentes son:

1. Dolor en las piernas (principalmente en los músculos de las pantorrillas).
2. Caminar de puntillas para tratar de aliviar el dolor.
3. Dificultad para caminar o rechazo a ponerse de pie.
4. Marcha inestable o postura encorvada.
5. Puede haber fiebre baja o mantenerse afebril.
6. En ocasiones, el niño se queja solo de cansancio en las piernas.

Es importante recalcar que el dolor es **muscular,** no articular, y que **el niño puede mover las piernas perfectamente cuando está tumbado o sentado,** pero no quiere caminar por el dolor.

¿Cómo se diagnostica?

El diagnóstico de la miositis aguda benigna es **clínico,** es decir, se basa fundamentalmente en los síntomas y en la exploración física. La mayor parte de las veces no necesitamos hacer pruebas.

No obstante, en algunos casos, para confirmar el diagnóstico y descartar otras causas más graves y raras que no son miositis, el pediatra puede solicitar una analítica sanguínea en la que suele observarse:

1. Elevación de la **creatinfosfocinasa (CPK),** una enzima que se libera cuando hay daño muscular. En esta miositis suele estar moderadamente elevada. Los valores patológicos de CPK, de 20 a 30 veces por encima de los valores normales, confirman la sospecha en la mayoría de los casos y suelen normalizarse en un par de semanas
2. A veces hay elevación leve de **otras enzimas musculares,** como la AST.
3. En general, el resto de la analítica es normal.

No se necesita hacer pruebas de imagen y las radiografías o resonancias no aportan mucho, salvo que existan dudas diagnósticas.

¿Tiene tratamiento?

La miositis aguda benigna **no necesita antibióticos ni tratamientos invasivos.** Es un proceso viral y autolimitado, por lo que el tratamiento es exclusivamente **sintomático:**

1. **Reposo relativo:** dejar que el niño descanse lo que necesite, sin forzarlo a caminar.
2. **Analgésicos y antiinflamatorios** como el paracetamol o el ibuprofeno si hay dolor.
3. **Hidratación adecuada y vigilancia:** que beba mucha agua.
4. En algunos casos excepcionales en los que el dolor no mejora en varios días, se han descrito casos que han mejorado tras **tratamiento de rehabilitación.**

En pocos días, generalmente entre **3 y 7 días,** el dolor desaparece y el niño recupera por completo la movilidad. El pronóstico es excelente.

¿Hay que preocuparse?

No nos preocupamos, pero nos ocupamos.

Si hay signos de alarma como fiebre persistente, debilidad progresiva, dolor intenso que no cede, afectación de otros músculos (por ejemplo, dificultad para levantar los brazos), vómitos o alteración del estado general, hay que acudir de nuevo al pediatra. Pero en la mayoría de los casos, la evolución es favorable.

¿Cuáles son los signos de alerta?

1. Orinas oscuras (afectación renal) y afectación del estado general, está demasiado cansado y abatido.

2. No mejora en 3-5 días.
3. Dolor muscular asimétrico: les suelen doler ambas piernas al ponerse de pie y caminar.
4. Erupción en la piel.
5. Aparición de una inflamación importante localizada en un lugar concreto de la pierna, con enrojecimiento o afectación de una articulación.
6. Debilidad muscular o dificultad respiratoria.

Pronóstico

El pronóstico de la miositis aguda benigna es **excelente.** La mayoría de los niños afectados se recuperan por completo en menos de una semana, sin necesidad de tratamientos complejos ni seguimiento prolongado. Las recaídas son poco frecuentes, pero pueden ocurrir si hay una nueva infección viral en el futuro.

Si no te termina de encajar lo que lees, porque a tu hijo le duelen las piernas pero no cumple estos criterios, te animo a que revises el capítulo dedicado a la **sinovitis transitoria de cadera** en la página 646 y a los **dolores de crecimiento** en la página 471.

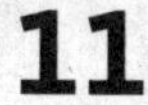

11

Enfermedad de Kawasaki

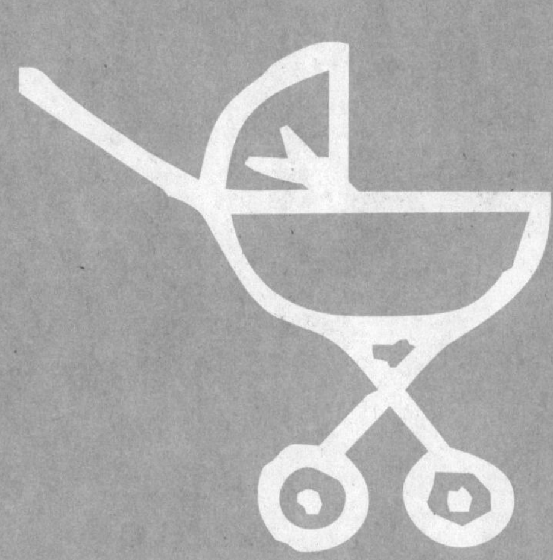

11 *Enfermedad de Kawasaki*

¿Fiebre durante más de 5 días? Esto te interesa

Cuando un niño presenta fiebre con una evolución superior a 5 días y sin un diagnóstico claro, es el momento en el que empezamos a sospechar de la enfermedad de Kawasaki. Es importante destacar que solo hablamos de esta enfermedad cuando la fiebre se mantiene durante más de 5 días y no se ha diagnosticado ninguna otra causa que la pueda estar provocando.

La enfermedad de Kawasaki es una vasculitis aguda, una inflamación de los vasos sanguíneos, que afecta principalmente a niños menores de 5 años, aunque también vemos casos en niños más mayores.

Es una de las causas más frecuentes de enfermedad cardíaca adquirida en la infancia en países desarrollados y es fundamental detectarla a tiempo para evitar complicaciones, sobre todo a nivel del corazón.

Hasta un 25 % de pacientes no tratados desarrollan aneurismas coronarios.

¿Cuál es su origen?

No se conoce con exactitud la causa de la enfermedad de Kawasaki. Se cree que podría tratarse de una **respuesta exagerada del sistema inmunitario** en niños genéticamente predispuestos ante una infección viral o bacteriana. No es una enfermedad contagiosa, ni hereditaria en sentido estricto, aunque hay mayor riesgo si ha habido un caso previo en la familia.

¿Cuáles son los síntomas?

El síntoma clave es una **fiebre alta que dura más de 5 días** y que no responde bien a los antitérmicos habituales. Además, debe cumplir al menos cuatro criterios clínicos de esta lista:

1. **Conjuntivitis bilateral sin secreción:** ojos muy rojos, pero sin legaña.
2. **Labios rojos, secos y agrietados,** lengua enrojecida con aspecto de «fresa».
3. **Erupción cutánea** que puede presentarse en cualquier parte del cuerpo.
4. **Hinchazón y enrojecimiento de manos y pies,** con descamación de la piel en fases más avanzadas.
5. **Adenopatía cervical:** inflamación de ganglios en el cuello, a menudo en una sola parte del cuello (unilateral) y de más de 1,5 cm de diámetro.

La fiebre durante al menos 5 días y la presencia de cuatro de estos cinco criterios clínicos principales nos confirman el diagnóstico.

Pero ojo, que no todos los criterios tienen que estar presentes a la vez. Se pueden haber resuelto en el momento de la exploración.

Yo os adelanto que el diagnóstico no es fácil en los primeros días. En muchas ocasiones nos tenemos que apoyar en datos que son muy característicos de la analítica de sangre, porque no cumplen con todos los criterios clínicos. En ese caso hablamos de **enfermedad de Kawasaki incompleta o atípica,** cuando tienen fiebre durante más de 5 días sin una causa justificada, pero presentan menos de cuatro de los criterios diagnósticos principales.

¿Por qué es tan importante detectarla pronto?

La preocupación principal de esta enfermedad es que, si no se trata a tiempo, **puede afectar a las arterias coronarias del corazón.** En un pequeño porcentaje de casos se pueden formar **aneurismas coronarios,** es decir, dilataciones en las arterias que pueden dar lugar a complicaciones cardíacas graves.

Afortunadamente, si se diagnostica y se trata en los primeros 10 días de evolución, el riesgo de daño cardíaco disminuye de forma drástica.

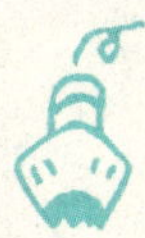

¿Tiene tratamiento?

Sí. Y muy efectivo. El tratamiento debe iniciarse cuanto antes, idealmente en los primeros 7-10 días desde el inicio de los síntomas. Consiste en:

1. **Inmunoglobulina intravenosa (IGIV):** es el tratamiento de elección. Se ha demostrado ampliamente la eficacia de su uso en el periodo agudo para disminuir el riesgo de que desarrollen aneurismas coronarios.
2. **Ácido acetilsalicílico (aspirina):** en dosis altas en la fase aguda por su efecto antiinflamatorio, y posteriormente en dosis bajas por su acción antiplaquetaria.

La mayoría de los niños responden muy bien al tratamiento, con resolución de la fiebre y mejora progresiva del estado general en pocos días.

Pronóstico

Con un diagnóstico y un tratamiento precoz, el pronóstico es **excelente** en la mayoría de los casos. Aun así, es importante **el seguimiento cardiológico a medio y largo plazo, especialmente en aquellos niños que han presentado afectación coronaria.**

12

Enfermedad celíaca

12 *Enfermedad celíaca*

La celiaquía es una enfermedad autoinmune crónica que afecta a personas con predisposición genética y que se desencadena por la ingesta de gluten.

La enfermedad celiaca, una vez diagnosticada, nos acompañará toda la vida.

¿Por qué es tan importante diagnosticar la enfermedad celíaca?

Porque cuando no se diagnostica, no se trata y, si no se trata, la enfermedad celíaca puede afectar mucho más allá del intestino. El daño crónico a las vellosidades intestinales impide que el cuerpo absorba correctamente nutrientes esenciales como el hierro, el calcio o las vitaminas, lo que puede provocar:

1. Retraso en el crecimiento y el desarrollo.
2. Anemia crónica resistente al tratamiento oral.

3. Problemas óseos como osteopenia u osteoporosis desde la infancia.
4. Alteraciones hormonales y retraso puberal.
5. Problemas neurológicos como cefaleas, irritabilidad o trastornos del aprendizaje.
6. Mayor riesgo de desarrollar otras enfermedades autoinmunes, como diabetes *mellitus* tipo 1, tiroiditis autoinmune o hepatitis autoinmune.

Y a largo plazo, si no se sigue una dieta sin gluten estricta y supervisada, **existe un riesgo aumentado, aunque bajo, de desarrollar determinados tipos de cáncer,** especialmente linfomas de intestino delgado y adenocarcinomas intestinales. Aunque es una complicación poco frecuente, este riesgo se reduce de forma significativa cuando se realiza un diagnóstico precoz y se mantiene una dieta estricta sin gluten de por vida.

Por eso, detectar la enfermedad celíaca a tiempo no solo evita años de síntomas persistentes (dolores abdominales, fatiga, problemas de piel o alteraciones del estado de ánimo), sino que **mejora de forma espectacular la calidad de vida del niño y previene complicaciones graves en el futuro.**

¿Cuáles son las manifestaciones clínicas?

Los síntomas de la enfermedad celíaca en niños pueden ser muy variados y afectar no solo al sistema digestivo, sino al resto de su organismo. Suelen aparecer a partir de los 12 meses de vida; antes no es habitual, aunque en medicina, ya sabéis, todo es posible.

SÍNTOMAS GASTROINTESTINALES

1. **Diarrea recurrente o crónica** que muchas veces se etiqueta de gastroenteritis. No presentan nunca episodios de fiebre y, cada pocos días, hacen deposiciones con heces líquidas o semilíquidas.
2. **Estreñimiento crónico** que no evoluciona bien con los tratamientos habituales.
3. **Dolor abdominal recurrente,** de semanas o meses de evolución.
4. **Distensión abdominal:** abdomen abombado con piernas y brazos muy delgados. Este signo es muy típico en los niños más pequeños.
5. **Vómitos frecuentes** que no se asocian a cuadros febriles o intoxicaciones alimentarias.

SÍNTOMAS EXTRAINTESTINALES

1. **Retraso en el crecimiento:** desvío en la curva de percentiles, tanto en peso como en talla; de pronto observamos cómo la curva se aplana o, directamente, cae.
2. **Retraso puberal:** con la llegada de la adolescencia, no presentan crecimiento mamario o testicular. Recordemos que en las niñas el botón mamario aparece entre los 8 y los 13 años, y en los niños, el crecimiento testicular se da entre los 9 y los 15 años.
3. **Anemia por deficiencia de hierro** resistente al tratamiento.
4. **Fatiga crónica.**
5. **Irritabilidad o cambios en el comportamiento,** rabietas intensas, apatía, trastornos del sueño.
6. **Defectos en el esmalte dental.**
7. **Erupciones cutáneas** como la dermatitis herpetiforme.

Además, ciertos grupos tienen mayor riesgo de desarrollar la enfermedad, como familiares en primer grado de pacientes celíacos, niños con diabetes *mellitus* tipo 1, síndrome de Down o enfermedades tiroideas autoinmunes.

¿Es fácil de diagnosticar?

Los síntomas clínicos ya nos ponen en la pista, pero el diagnóstico hoy en día es relativamente sencillo con analíticas sanguíneas donde buscamos unos anticuerpos específicos: **anticuerpos IgA anti-transglutaminasa (TGA-IgA)** junto con la determinación de **IgA total.**

En algunas ocasiones, para casos muy seleccionados, el gastroenterólogo infantil recomendará también una biopsia intestinal cuando estos anticuerpos no presenten niveles lo suficientemente altos, pero existan claros indicios de enfermedad. Hoy en día, afortunadamente, con una muestra de sangre podemos hacer la inmensa mayoría de los diagnósticos.

Mensaje importante

Una vez se sospecha la enfermedad, pero aún no se ha realizado la analítica de sangre, no debéis suspender el gluten en su dieta (pan, pasta, etc.). Si retiráis el gluten, los valores reales de la analítica podrían alterarse y dificultar un diagnóstico adecuado, lo que retrasará aún más el tratamiento y afectará al estado de salud del niño.

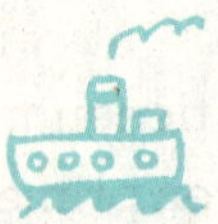

¿Y si no se cura, cuál es el tratamiento?

El único tratamiento efectivo es una dieta estricta sin gluten de por vida.

Esto implica eliminar todos los alimentos que contengan trigo, cebada, centeno y también avena. La avena contiene una proteína llamada *avenina,* muy similar al gluten, que puede producir reacción cruzada y desencadenar una respuesta inmunitaria. De ahí que se desaconseje su consumo durante, al menos, los 2 primeros años tras el diagnóstico. Además, antes de reintroducirla en la dieta debes consultárselo al médico y, si da el visto bueno, hacerlo poco a poco. Para ir sobre seguro, utiliza únicamente avena apta para personas con celiaquía, pues es la manera de garantizar que ni durante el cultivo ni durante el procesamiento haya entrado en contacto con otros granos que contengan gluten.

Con una adherencia adecuada, es decir, al suprimir el gluten de la dieta, la mayoría de los niños experimentan una mejora muy importante en los síntomas y una recuperación de las vellosidades intestinales.

El seguimiento médico regular es esencial para:

1. Comprobar que, en efecto, se está haciendo correctamente la dieta sin gluten.
2. Evaluar el crecimiento y desarrollo del niño.
3. Detectar y manejar posibles complicaciones o enfermedades asociadas.

¿Cómo identificar los productos sin gluten?

Una de las dudas más habituales que me plantean las familias tras el diagnóstico es: **«¿Y ahora cómo sé qué alimentos puede tomar mi hijo?».** Afortunadamente, cada vez hay más conciencia y regulación al respecto.

Los productos alimenticios **aptos para personas con enfermedad celíaca** deben estar correctamente etiquetados. El símbolo internacional más reconocido que garantiza que un producto es libre de gluten es:

Símbolo internacional de producto sin gluten (certificación de la Asociación de Celíacos de Europa – AOECS).

LA ESPIGA BARRADA

Este símbolo muestra una **espiga de trigo tachada** y certifica que el producto ha sido elaborado y envasado bajo estrictos controles que garantizan un contenido de gluten inferior a 20 partes por millón (ppm), el límite considerado seguro por la legislación europea y las recomendaciones de la Sociedad Europea de Gastroenterología, Hepatología y Nutrición Pediátrica (ESPGHAN).

La **espiga barrada** es una marca registrada, regulada por la Asociación de Sociedades de Celíacos de Europa (AOECS). La Federación de Asociaciones de Celíacos de España (FACE) es una de las entidades miembro de AOECS, encargadas de otorgar esta certificación a los Operadores de Empresas Alimentarias que lo soliciten. La espiga barrada es, por tanto, una marca internacionalmente reconcible para todas aquellas personas que deben seguir una dieta sin gluten, aportando gran confianza al colectivo celíaco y siendo una referencia rápida a la hora de comprar alimentos.

Además, en España, puedes buscar productos que lleven la indicación **«sin gluten»** en el etiquetado, pero recuerda siempre leer la lista de ingredientes al completo y comprobar la ausencia de trazas, ya que algunos productos pueden estar contaminados durante el proceso de elaboración si no se fabrican en líneas exclusivas.

Con un manejo adecuado, los niños con enfermedad celíaca llevan una vida completamente normal, saludable y sin limitaciones.

Y, por último, si acabas de aterrizar en este mundo, te aconsejo revisar estas páginas web donde encontrarás recursos e información fiable y actualizada sobre la celiaquía:

- **Federación de Asociaciones de Celíacos de España (FACE)** (celiacos.org): coordina varias asociaciones autonómicas y ofrece información detallada sobre la enfermedad celíaca, recursos para el día a día y una lista actualizada de alimentos sin gluten.
- **Sociedad Española de Gastroenterología, Hepatología y Nutrición Pediátrica (SEGHNP)** (seghnp.org): proporciona información especializada sobre la enfermedad celíaca en niños, incluyendo síntomas, diagnóstico y tratamiento.
- **FACEMOVIL** (celiacos.org/que-hacemos/app-facemovil): es la aplicación oficial para móviles de FACE y facilita la consulta de productos sin gluten, restaurantes y establecimientos seguros para celíacos. Ojo, solo está disponible para sus socios.

13

Sarampión

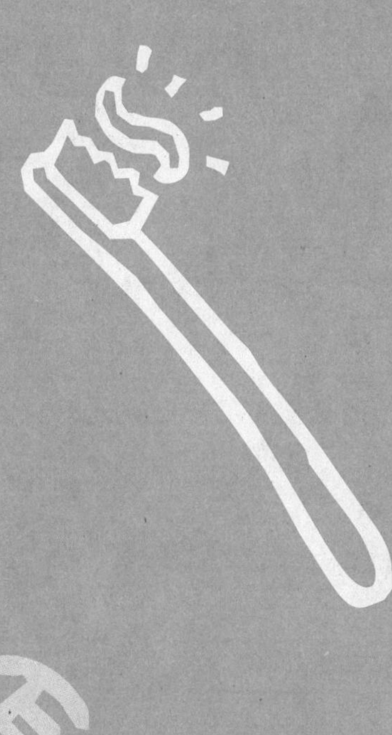

13 *Sarampión*

El sarampión: una enfermedad que vuelve

Llevábamos muchos años sin hablar ni diagnosticar sarampión en nuestras consultas. Sin embargo, hace no mucho las tasas de vacunación a nivel mundial empezaron a caer, por lo que han vuelto a surgir brotes que ya han causado la muerte a cientos de pacientes, la inmensa mayoría niños.

Son muchos los motivos que han provocado el regreso del sarampión: la falta de acceso a las vacunas debido a movimientos migratorios, el parón que se produjo en las campañas de vacunación por la pandemia de covid-19, el escepticismo e incredulidad de algunos sectores de la sociedad que deciden no vacunar a sus hijos... Y es que el sarampión es una de esas enfermedades que nuestros padres y nuestros abuelos conocen muy bien. Las generaciones más jóvenes, por lo general, no saben tanto sobre ella, ya que la mayoría de la población nacida a partir de 1978 está vacunada. Sin embargo, en los últimos años, ha vuelto a hacer ruido. ¿Por qué? Porque cuando bajan las coberturas vacunales, el sarampión vuelve. Y vuelve con fuerza.

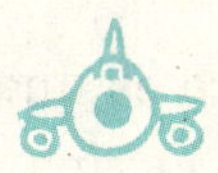

¿Qué es el sarampión?

El sarampión es una enfermedad vírica altamente contagiosa, causada por un virus, un paramixovirus del género *Morbillivirus*. Se transmite por el aire, a través de las gotitas respiratorias que una persona infectada expulsa al toser o estornudar. Basta con estar en la misma habitación que alguien infectado para contagiarse si no estás inmunizado. De hecho, es una de las enfermedades más contagiosas que conocemos, se estima que cada persona enferma puede contagiar a 15-18 personas más.

¿Por qué vuelve a ser noticia?

En los últimos años, la cobertura vacunal contra el sarampión ha descendido en varios países del mundo. Según datos de la OMS y Unicef, más de 61 millones de dosis de vacunas contra el sarampión se retrasaron o se omitieron durante la pandemia de covid-19. Este descenso ha provocado brotes importantes en Europa, África y Estados Unidos, donde hasta la fecha los fallecidos son niños y adultos no vacunados. España no es una excepción: aunque mantenemos una buena cobertura vacunal, pequeños descensos pueden abrir la puerta a nuevos brotes. Si queréis conocer más sobre la importancia de las vacunas, le dedico todo un capítulo en el bloque 1, página 209.

El sarampión no siempre es una enfermedad leve. No es un simple sarpullido y ya está. Es una enfermedad potencialmente grave, especialmente peligrosa en menores de 5 años y en personas vulnerables.

Signos y síntomas

1. **Incubación** variable entre 7 y 14 días.
2. **Primera fase catarral** en la que el niño comienza con fiebre alta, obstrucción nasal, mucosidad, tos seca, ojos rojos (conjuntivitis), malestar general con dolor muscular (mialgias), molestias con la luz (fotofobia) y edema de párpados.
3. **Manchas en la piel:** tres días más tarde aparece el famoso sarpullido (exantema) descendente, es decir, empieza en cara y con el paso de los días sigue avanzando hacia abajo, tronco, espalda, extremidades (brazos y piernas), palmas de las manos y plantas de los pies.
4. **Manchas en la boca (mucosa oral):** al mismo tiempo que le sale el exantema en la piel, observamos en la mucosa de la boca unas manchas blanquecinas que son muy típicas de la enfermedad y que pueden ayudar al diagnóstico (manchas de Koplik), aunque permanecen muy poco tiempo.

A los 4-6 días, el exantema de la piel va desapareciendo en el mismo sentido en que apareció, de cabeza hacia abajo. Además, observamos una ligera descamación de toda la piel.

La recuperación completa solemos verla entre los 7 y 10 días desde la aparición del exantema.

El diagnóstico es médico. Si observáis estos signos y síntomas, debéis consultar con vuestro pediatra.

Complicaciones

Aunque muchas personas se recuperan con normalidad, el sarampión puede causar complicaciones graves. Entre las más frecuentes encontramos:

1. Otitis media.
2. Neumonía.
3. Diarrea severa.
4. Encefalitis (1/1.000 afectados): una inflamación del cerebro que puede dejar secuelas neurológicas o, incluso, provocar el fallecimiento del paciente.
5. Panencefalitis esclerosante subaguda (PESS) (1/100.000 afectados): una enfermedad del sistema nervioso central grave y degenerativa que puede aparecer años después del contagio.

¿Cómo podemos prevenirlo?

La única forma eficaz de prevenir el sarampión es la vacunación. En España, la vacuna se administra dentro de la triple vírica (sarampión, rubeola y parotiditis), con una primera dosis a los 12 meses y una segunda entre los 3 y los 4 años.

Si soy adulto, ¿me tengo que vacunar?

Si has pasado el sarampión, tengas la edad que tengas, la vacunación no está indicada, puesto que ya has generado inmunidad.

El Ministerio de Sanidad español hace dos distinciones fundamentales:

1. **Personas nacidas antes de 1978:** no necesitan vacunarse, porque se asume que pasaron la enfermedad de forma natural, ya

que el virus circulaba ampliamente en la población antes de la introducción de la vacuna. Por tanto, se consideran inmunes de forma natural, salvo que haya una indicación clínica concreta para vacunar, como puede ser ante la aparición de un nuevo brote.

2. **Personas nacidas a partir de 1978:** se recomienda vacunar con dos dosis si no tienen documentación de haber recibido la pauta completa o no recuerdan haber pasado el sarampión. Si solo hay constancia de haberse puesto una dosis, se administrará otra dosis independientemente del tiempo que haya pasado desde la primera.

La vacuna es segura, eficaz y ha salvado millones de vidas.

Según la OMS, la vacunación por sarampión evitó más de 60 millones de muertes entre el año 2000 y el 2023. En la era prevacunal, antes del año 1963, el sarampión causaba 2,6 millones de muertes al año, sobre todo de menores.

Y recuerda que la vacuna no solo protege a quien la recibe, sino también, gracias a **la inmunidad de grupo,** a quienes no pueden vacunarse por motivos médicos (embarazadas o inmunodeprimidos) y a los bebés que por su edad aún no han recibido la primera dosis.

Cuando vacunamos, protegemos. Y cuando dejamos de vacunar, enfermedades como el sarampión vuelven. No es un cuento del pasado. Es una realidad que depende, en gran parte, de nuestras decisiones como madres, padres y como sociedad.

14

Mi hijo tartamudea

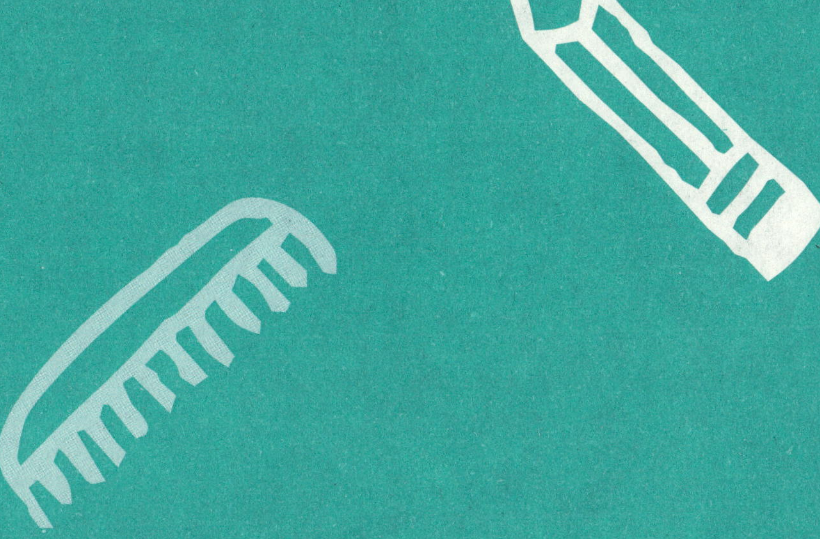

14 *Mi hijo tartamudea*

¿Qué es la tartamudez?

La **tartamudez** o **disfemia** es un trastorno del habla en el que se ven afectados el ritmo y la fluidez. Se caracteriza por la repetición de sílabas o palabras y la prolongación de sonidos.

Conviene explicar a los padres que es habitual que los niños entre los 2 y los 5 años tartamudeen durante breves espacios de tiempo (normalmente, menos de 3 meses), como también es normal que no tengan una fluidez perfecta del lenguaje. Aún están aprendiendo a hablar.

¿Cuál es la causa?

Las causas se desconocen, aunque sí se sabe que la tartamudez tiene un componente genético. No tiene nada que ver con la inteligencia, ni con problemas psicológicos, ni con posibles traumas infantiles, como suelen pensar muchos padres. Se puede presentar en un niño completamente sano y sin otro problema previo.

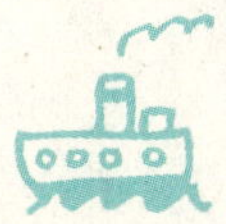

¿Cuáles son los síntomas?

Aunque ya he adelantado algunos de ellos, aquí detallo los síntomas más habituales de la tartamudez:

1. Dificultades para empezar una palabra, frase u oración. Se atascan.
2. Prolongación de una palabra o sonido dentro de una palabra.
3. Repetición de un sonido, sílaba o palabra.
4. Ansiedad.
5. Utilización de coletillas como «eh...» cuando tienen dificultades para continuar.
6. Silencio breve para ciertas sílabas o palabras, o pausas dentro de una palabra (separación de palabras).
7. Tensión, rigidez o movimientos llamativos para pronunciar una palabra.
8. Signos de nerviosismo, como puños cerrados, movimientos de la cabeza, parpadeo rápido, temblor de los labios y la mandíbula y tics faciales.

La tartamudez empeora en situaciones estresantes: si se sienten presionados u observados, al hablar en público o por teléfono, etcétera.

Sin embargo, no suelen tartamudear si hablan consigo mismos o si cantan. El conocido cantante Ed Sheeran, por ejemplo, confesó hace unos años que empezó a cantar rap porque fue la única manera que encontró de no tartamudear, y eso le hacía sentirse seguro.

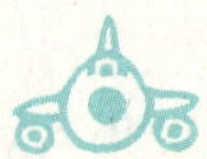

¿Cuándo nos ocupamos?

Antes de los 5 años no solemos preocuparnos, porque el tartamudeo forma parte del desarrollo del lenguaje de muchos niños y desaparece solo. No le presiones. No le metas prisa. Habla despacio. Vocaliza. Sonríe. Trasmítele calma y serenidad. No obstante, es probable que, en algunos casos, **tu pediatra te derive al logopeda:**

- Si la tartamudez dura más de seis meses.
- Si comienza más tarde de los cinco años.
- Si ocurre simultáneamente con otro problema del habla o del lenguaje.
- Si la tensión muscular o la dificultad para comunicarse son evidentes.
- Si el niño no puede comunicarse de forma eficaz en el colegio, en casa o con sus amigos.
- Si siente ansiedad, frustración, miedo o rechazo a determinadas situaciones en las que va a tener que hablar.

¿Cómo se diagnostica?

Con una buena historia clínica, y escuchando al niño y lo que los padres nos cuentan. El diagnóstico y abordaje precoz es importante para evitar futuras complicaciones y para que el niño no se vea afectado en el colegio.

La diferencia con el **tartamudeo evolutivo e intermitente** de los niños entre los 2 y los 5 años es que estos no se suelen frustrar, ni se enfadan, ni se bloquean. Tal y como viene, se va.

¿Cuál es el tratamiento?

Acudir a un logopeda con experiencia en niños, entrenando el habla con ellos a través de múltiples ejercicios y formando a los padres y las madres en técnicas y pautas que deberán seguir en casa.

15

Hernias

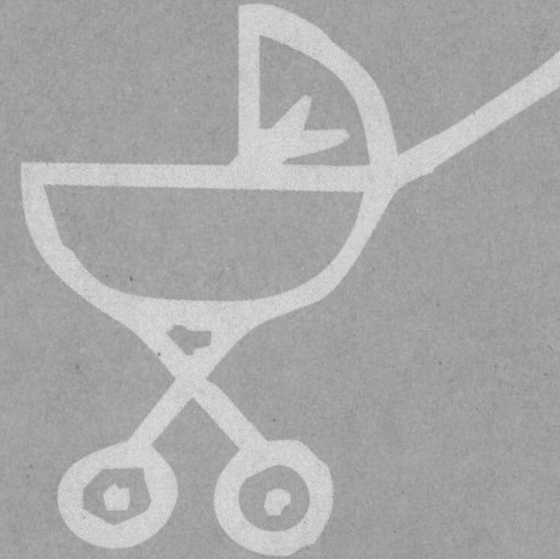

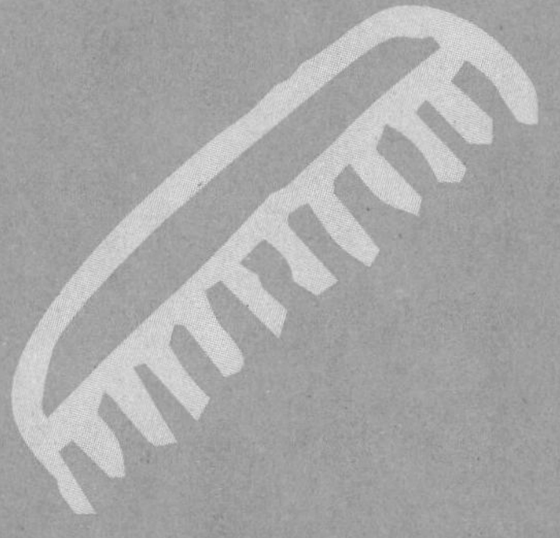

15 *Hernias*

Hernia umbilical

La **hernia umbilical** es una de las consultas más frecuentes en pediatría. De pronto, al cambiarle el pañal a tu bebé, le notas a la altura del ombligo un bulto que sobresale cuando llora o cuando empuja, y te asustas.

Se estima que la hernia umbilical afecta a entre el **10 % y el 20 % de los recién nacidos a término,** y a hasta el **80 % de los prematuros.** Afortunadamente, la mayoría se resuelven solas antes de los 4 o 5 años sin necesidad de tratamiento.

Las hernias umbilicales se producen cuando una pequeña parte del contenido abdominal, habitualmente un asa del intestino, protruye (es decir, se desplaza) a través del orificio umbilical, que no ha terminado de cerrarse completamente tras el nacimiento.

¿POR QUÉ OCURRE?

Durante el desarrollo fetal, los músculos abdominales se cierran alrededor del cordón umbilical. En algunos niños, este cierre se completa más tarde, permitiendo que el ombligo se abombe. Afecta con más frecuencia a los bebés prematuros o que tuvieron bajo peso al nacer.

¿ES PELIGROSA?

Generalmente, no lo es. La mayoría de las hernias umbilicales son pequeñas, no duelen y se reducen espontáneamente antes de los 4 o 5 años. Y la mayor parte de las veces no requieren más tratamiento que esperar.

«Es que cuando llora mucho se le sale una barbaridad», decís, alarmados.

Y es verdad: al llorar, aumenta la presión y ese trocito de asa intestinal sale por el ojal de la pared abdominal. Pero tranquilos, que al bebé no le duele nada.

¿CUÁNDO SE OPERA?

1. Si persiste después de los 4 o 5 años y no se ha resuelto sola.
2. Si de pronto observas que esa masa blandita se endurece, cambia de color hacia un tono azulado o notas que le provoca dolor, hay que operar por riesgo de estrangulamiento del asa intestinal, aunque, como os digo, esto es excepcional que ocurra en una hernia umbilical.

¿QUÉ NO HACER?

No se debe aplicar esparadrapos, monedas o fajas. Estas prácticas son ineficaces y no hay evidencia científica ninguna de que mejoren el proceso.

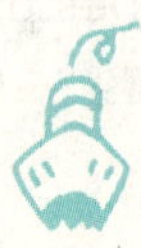

Hernia inguinal

La **hernia inguinal es diferente a la umbilical.** Aquí, ese bultito aparece en la ingle o incluso baja hasta el escroto. Se produce cuando una pequeña parte del intestino se cuela por un canal que debería haberse cerrado antes del nacimiento.

A diferencia de las hernias umbilicales, **las hernias inguinales se operan siempre, porque nunca se resuelven solas y la tasa de complicaciones si no se operan es elevada.**

¿ES FRECUENTE?

También es bastante común, sobre todo en los primeros meses de vida:

1. Afecta a entre 1 y 5 de cada 100 recién nacidos a término.
2. Es hasta treinta veces más frecuente en los prematuros.
3. La vemos mucho más en niños que en niñas, en una proporción de 6 a 1.
4. Suele aparecer más en el lado derecho, aunque puede darse en cualquiera de los dos.

¿QUÉ DEBEMOS SABER?

La diferencia principal con la umbilical, como decía, es que **la hernia inguinal no se resuelve sola** y sí tiene riesgo de complicaciones. Puede quedarse «atrapada», lo que se llama **incarceración,** y provocar dolor, hinchazón, enrojecimiento o incluso vómitos. Esto sí es una urgencia que requiere tratamiento quirúrgico.

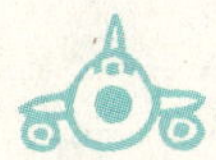

¿CUÁNDO ACUDIR AL PEDIATRA?

1. Si notas un bulto en la ingle o el escroto, aunque desaparezca al tumbarse o al dormir, debes consultar.
2. Si el bulto se queda fijo, está duro, le duele o le provoca malestar, debes acudir a urgencias.

TRATAMIENTO

Siempre es quirúrgico. Por suerte, es una operación sencilla y rápida que suele resolverse sin complicaciones si se trata a tiempo.

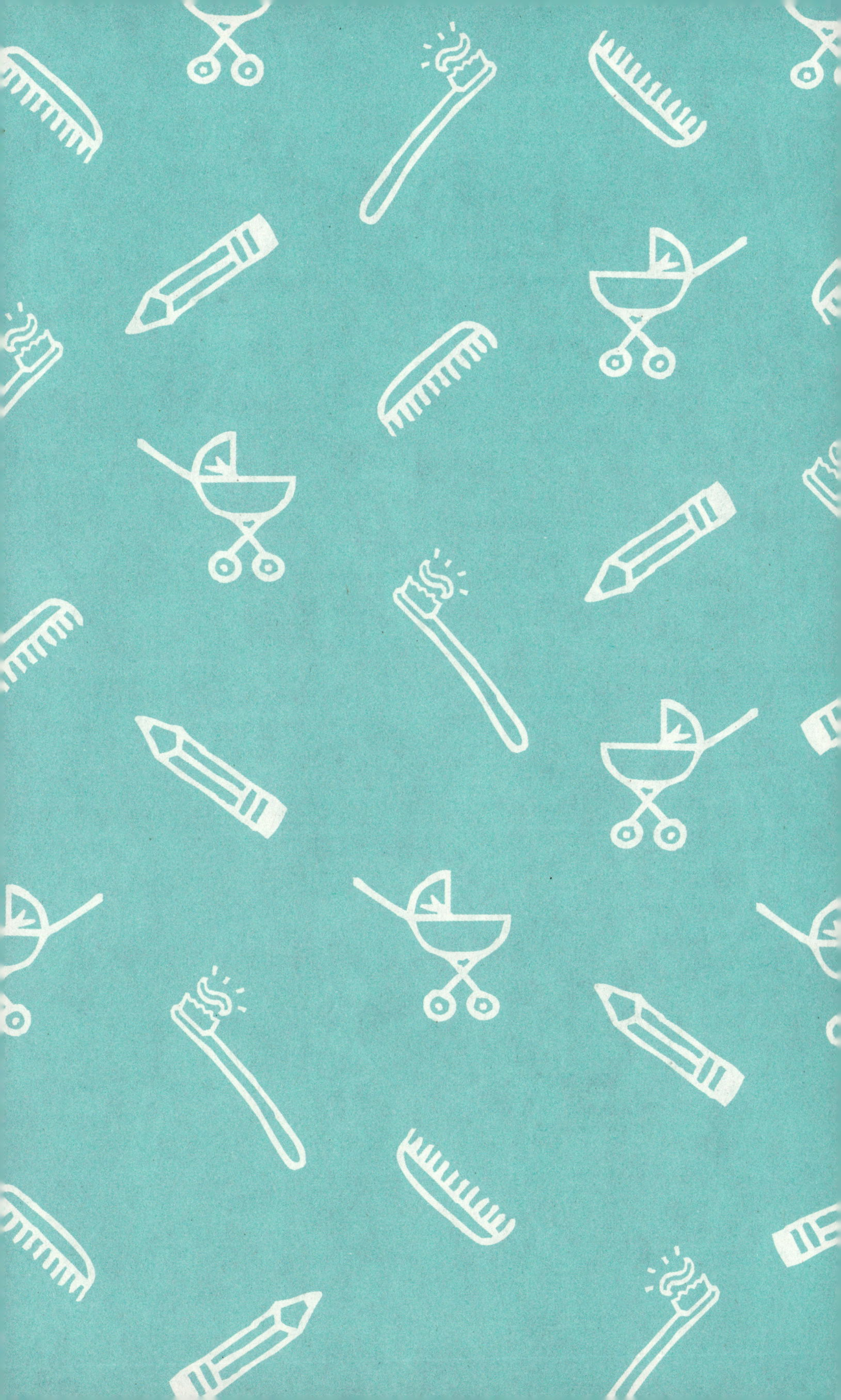

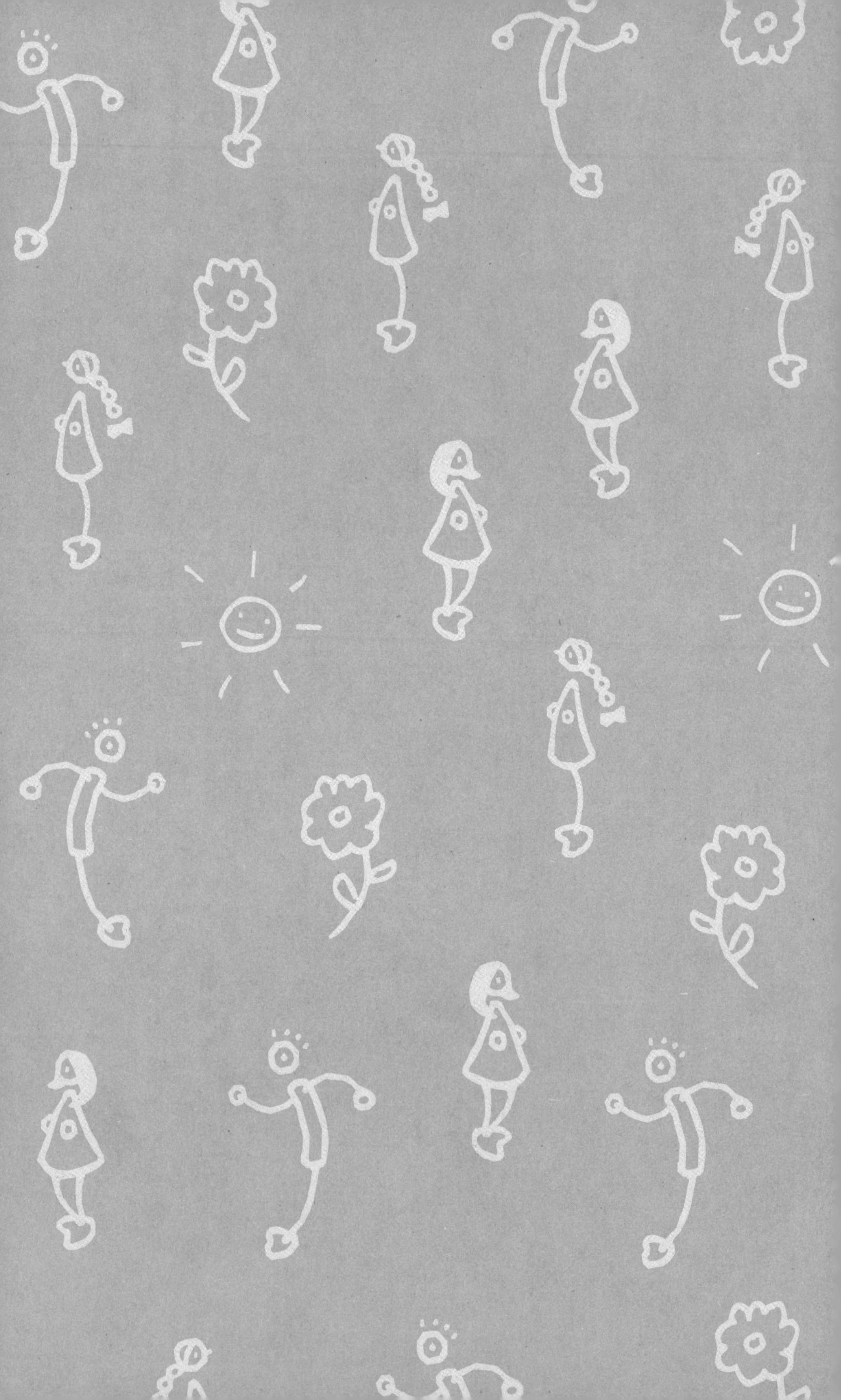

4

Vayamos por partes

1

Problemas de la piel

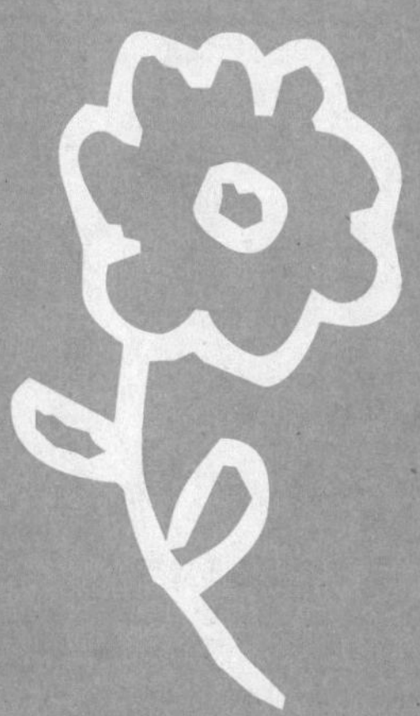

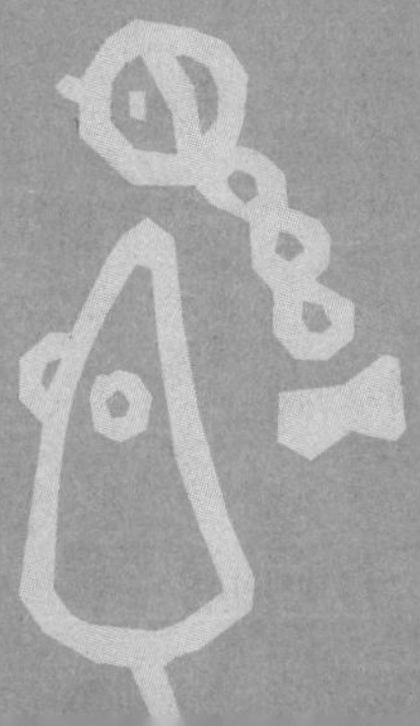

1 *Problemas de la piel*

Dermatitis atópica

La dermatitis atópica, popularmente llamada eccema, es la enfermedad crónica de la piel más frecuente de la infancia. Alrededor de un 10 % de los niños la padecerán en algún momento durante sus primeros años de vida.

Se caracteriza por placas de piel enrojecida (inflamación), picor intenso (sí, realmente intenso) y piel seca. Cursa en brotes, entre los que se intercalan periodos sin síntomas.

¿A qué edades afecta fundamentalmente? Es una enfermedad propia de la infancia. Por lo general, los brotes comienzan a los 2 meses de vida. Un 60 % de los niños tendrán síntomas antes del año, y solamente un 10 % de ellos continuarán con la enfermedad más allá de los 7 años. Por tanto, el pronóstico es bueno a pesar de que esta enfermedad altera mucho la calidad de vida de estos niños si no se trata adecuadamente.

Tiene un importante componente hereditario y está altamente ligada a diversas enfermedades alérgicas (rinitis, asma alérgica o sensibilización al huevo), que tu pediatra irá estudiando y vigilando.

¿Existe algún desencadenante? En muchas ocasiones sí, y conviene identificarlos precozmente para intentar evitarlos.

MIS CONSEJOS

No existen varitas mágicas para acabar con la dermatitis atópica, pero sí puedo ayudaros a detectar qué desencadena los brotes y cómo mejorar los síntomas.

- ★ Los niños con dermatitis atópica, sobre todo si es severa y ha empezado pronto, en los primeros meses de vida, tienen una probabilidad alta de sufrir alergia al huevo o a las proteínas de la leche de vaca. Tu pediatra, si lo considera oportuno, te derivará al alergólogo para realizar un estudio.
- ★ El exceso de calor y la sudoración favorecen los brotes, así que ponle a tu hijo ropa fresca y de algodón.
- ★ El estrés es un importante desencadenante, sobre todo en los adolescentes. Vigila en las épocas de exámenes o cuando haya cambios bruscos en su vida.
- ★ Los ambientes secos, como los entornos con calefacciones o climatizadores de aire caliente, empeoran de forma importante el estado de su piel.
- ★ Presta atención ante los alérgenos, como los ácaros del polvo, porque las posibilidades de desarrollar una alergia son más altas.
- ★ Evita los productos irritantes: jabones con perfumes, colonias, **tejidos sintéticos...**

¿Cuáles son los síntomas? Fundamentalmente el picor intenso (prurito), tanto que el niño no puede dormir, tan fuerte que no puede evitar dejar de rascarse la piel hasta el punto de hacerse verdaderas heridas sangrantes. Además, y es característico, la piel se vuelve seca, muy seca (xerosis cutánea).

En los lactantes aparecerán los eccemas sobre todo en las mejillas, aunque con el tiempo se extenderán a los brazos y el tórax. En los niños más mayores, las placas de eccema se localizarán en los pliegues:

1. Flexura del brazo, delante de los codos y en las axilas.
2. Flexura de las piernas, detrás de las rodillas.
3. Párpados y alrededor de los labios.

—A mi hijo le acaban de diagnosticar dermatitis atópica, ¿y ahora qué?

Pues ahora se trata de saber qué debes hacer durante los brotes y cómo intentar evitarlos.

MEDIDAS PREVENTIVAS PARA ESPACIAR LOS BROTES

Con unas sencillas medidas, en los casos leves y moderados, podemos espaciar los brotes y prevenirlos. Es vital **cuidar la piel** de vuestro hijo para mejorar su calidad de vida. El cuidado de la piel entre brote y brote determinará en muchos casos la intensidad y duración de estos. Es decir, que, a peores cuidados de la piel, más riesgo de brotes. Recordad: en la inmensa mayoría de los niños, esta enfermedad desaparece al alcanzar los 7-8 años de edad.

- ★ Hidratar, hidratar, hidratar. Utiliza cremas o aceites emolientes especiales para pieles atópicas al menos dos veces al día. Cuanto más hidratada esté la piel, menos picará, menos se rascará y menos brotes tendrá.
- ★ Evita los baños largos. Mejor una ducha o un baño corto, no más de 5-10 minutos.
- ★ Evita el agua muy caliente, mejor templada.
- ★ Evita los perfumes y jabones con perfumes intensos. Utiliza geles de avena o de parafina, o bien aceites limpiadores (sin jabón, también llamados syndet).
- ★ Hidrata la piel inmediatamente después de salir de la ducha, con la piel aún húmeda, sin secarla ni frotarla con la toalla.
- ★ Utiliza ropa de algodón 100 %. Evita los tejidos sintéticos y las lanas.
- ★ Evita abrigarlo en exceso. Los brotes empeoran con la sudoración.
- ★ En verano, ve a la playa y báñate en el mar con tu hijo. ¡La mejoría es espectacular!
- ★ No retires ningún alimento de su dieta sin que tu pediatra o tu alergólogo te lo hayan indicado, podría ser perjudicial.

- ★ Córtale las uñas. Evitarás que se haga heridas al rascarse. Debéis estar atentos a las sobreinfecciones: al alterar la barrera cutánea con el rascado, las heridas se infectan fácilmente y es frecuente tener que recurrir a cremas antibióticas.
- ★ Y, fundamental: si tiene síntomas, hay que tratarlos.

«¿Qué hago durante el brote?». Si tiene picor intenso, tu médico te puede recetar un antihistamínico oral ajustado a la edad y peso de tu hijo.

Si comienza con un brote y tiene las placas de eccema enrojecidas (inflamación), tu pediatra te indicará que empieces a aplicarle la crema o emulsión de **corticoide** (antiinflamatorio), una o dos veces al día durante un corto espacio de tiempo.

No tengas miedo a los corticoides: a las dosis adecuadas y recomendadas por tu pediatra o dermatólogo, no tienen efectos perjudiciales.

Me sigue haciendo gracia cuando prescribo corticoides en crema a algún niño con dermatitis atópica que viene en pleno brote, con un picor insoportable, y su madre o su padre me dice:

—¿Corticoides? ¿Eso no es muy malo?

—A ver, si fuese malo, si supiera que iba a empeorar o a causarle algún daño, ¿crees de verdad que te lo daría?

Confía en tu médico, sea pediatra, alergólogo o dermatólogo. Todos nosotros buscamos siempre lo mejor para tu hijo. No dejes a tu hijo con un brote de dermatitis atópica sin tratamiento, pues su salud y su calidad de vida empeorarán.

Otros tratamientos son **los inhibidores tópicos de la calcineurina,** como el tacrólimus (Protopic) y el pimecrólimus (Elidel), que se aplican en crema y han demostrado su eficacia en el control de los síntomas. Estas cremas ayudan a controlar la inflamación del eccema al disminuir la respuesta inmune hiperactiva en la piel. Además, cuando se aplican 2 veces al día, pueden usarse en el momento agudo del brote para ayudar a controlar el eccema hasta que desaparezca. Y, a diferencia de los corticoides, también pueden usarse de forma crónica como terapia de mantenimiento para evitar la aparición de nuevos brotes. Por último, tienen otra ventaja y es que se pueden usar en la cara y el párpado sin preocuparse por los efectos secundarios

El tratamiento de la dermatitis atópica ha evolucionado significativamente en los últimos años y en casos graves se han aprobado los llamados **tratamientos biológicos,** que han demostrado una eficacia alta y han llenado de esperanza a miles de familias.

DERMATITIS ATÓPICA Y SALUD MENTAL

La dermatitis atópica grave puede tener un impacto significativo en la vida social de los niños y los adolescentes. Debido a su carácter visible, los niños pueden ser objeto de comentarios despectivos y *bullying* por el aspecto de su piel. Esto puede llevar a consecuencias graves, como la baja autoestima, el aislamiento social y el miedo a no ser «igual a los demás».

Además, la sintomatología invisible, como el picor constante, puede interferir en el sueño y la concentración, afectando a su rendimiento escolar y contribuyendo a problemas emocionales como la depresión o la ansiedad.

Los padres y las madres desempeñan un papel crucial en el manejo de la dermatitis atópica. Sin embargo, a veces pueden banalizar la condición, pensando que es solo un problema de la piel, sin entender la profundidad del impacto que tiene en sus hijos. Por ello, es importante que las familias tomen decisiones compartidas con sus hijos y con los profesionales de salud, y que estén bien informadas sobre la sintomatología invisible, como es ese impacto emocional que tiene sobre ellos, las dificultades en el sueño y en la concentración. La educación, la comprensión y el acompañamiento son esenciales para brindar el apoyo necesario.

Debemos estar atentos a los cambios en el comportamiento de los pacientes, como irritabilidad, dificultades para dormir o concentrarse, y señales de aislamiento social. Es fundamental que los padres y las madres hablen abiertamente con sus hijos sobre cómo se sienten y que busquen ayuda profesional si lo necesitan. Además, es esencial el trabajo conjunto también con sus médicos para desarrollar un plan de manejo personalizado que incluya el cuidado de la piel y estrategias para manejar el estrés y el picor.

Los estudios recientes sobre el impacto de la dermatitis atópica en la salud mental enfatizan la necesidad de un enfoque integral y multidisciplinario para el manejo de la dermatitis atópica en niños y adolescentes, que incluya no solo el tratamiento de los síntomas físicos, sino también el apoyo psicológico y emocional.

Aunque la dermatitis atópica puede ser una condición desafiante, hay muchas opciones de tratamiento disponibles que pueden ayudar a controlar los síntomas y mejorar la calidad de vida.

Con el manejo adecuado y el apoyo de los profesionales sanitarios, la mayoría de los niños y adolescentes llevan una vida activa y feliz.

Impétigo

—Lucía, hemos pedido cita porque lo que parecía una picadura de mosquito, en muy pocos días se ha convertido en una herida que se ha ido poniendo fea y le ha salido hasta una costra por encima.

El impétigo es una infección muy frecuente y superficial de la piel.

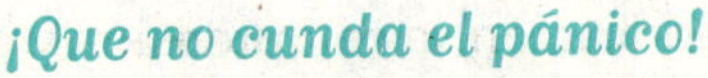

¡Que no cunda el pánico!

El germen causante de esta infección localizada son bacterias que están habitualmente en la superficie de nuestra piel (*Streptococcus pyogenes* y *Staphylococcus aureus*, ¿a que las recuerdas de otros capítulos?). En condiciones normales, no tienen por qué producir ningún problema.

Sin embargo, si en la piel se abre una puerta de entrada, es decir, una picadura de insecto, una herida o un arañazo, las bacterias aprovechan y, ¡zas!..., se cuelan en el tejido celular subcutáneo, es decir, por debajo de la piel, y es cuando surgirá el impétigo.

Si esta infección no se trata a tiempo, estas bacterias empiezan a progresar y empezamos a ver pequeñas lesiones alrededor de la herida inicial. Y si siguen avanzando sin que nada las detenga, las lesiones pueden ir apareciendo en otras partes del cuerpo.

¿CÓMO ES EL IMPÉTIGO?

Sobre una herida sin mayor importancia, de repente aparece **una costra que en muy poco tiempo adquiere un tono amarillento.** En otras ocasiones, en lugar de aparecer la costra, directamente observaremos una ampolla. Puede aparecer en cualquier parte del cuerpo: alrededor de la nariz, en barbilla, en muslos, rodillas, glúteos, etcétera.

No suele haber fiebre, pero es habitual que **los ganglios de la zona aumenten de tamaño** en respuesta inflamatoria a la infección localizada. Nuestro cuerpo detecta el agente extraño y los ganglios (nuestros «guardianes») se ponen a trabajar para defenderse, de ahí que aumenten de tamaño.

¿Es contagioso? Sí, por contacto directo. De hecho, entre hermanos es muy frecuente que, cuando diagnosticas a uno de ellos, a los pocos días empiece el otro.

¿Cuál es el tratamiento? Antes de nada, **lavar las manos** con agua y jabón frecuentemente, tanto las nuestras como las del niño. Las lesiones hay que lavarlas también concienzudamente con agua y jabón, sin miedo. A continuación, aplica la pomada antibiótica que os haya prescrito vuestro pediatra durante una semana: el ácido fusídico, la mupirocina y el ozenoxacino suelen ser los más utilizados, este último generando muchas menos resistencias que los dos primeros.

Cuando se coge a tiempo, con el tratamiento tópico suele ser suficiente. Sin embargo, cuando el impétigo se ha extendido, aparecen lesiones en el resto del cuerpo y con las cremas o pomadas no mejoran, es necesario recurrir a los antibióticos orales.

¿PUEDE EVITARSE QUE VUELVA A SUCEDER?

Sí. ¿Cómo? Higiene, higiene, higiene. Si la puerta de entrada es una herida o una picadura y las bacterias responsables son las de la piel, lo único que puedes hacer es lavarle las manos habitualmente y, por supuesto, limpiar las heridas y las picaduras con agua y jabón varias veces al día y aplicar clorhexidina como antiséptico. Si observáis que la lesión empeora o que empieza a salir una costra fea, consultad con vuestro pediatra.

Piojos

Tengo que reconocer que, cuando mis hijos entraban por la puerta con el ya temido «Mamá, traigo una circular que tienes que leer», me echaba a temblar. O era la escarlatina, o había que prepararles un disfraz con tanto aderezo que tenía que releer la nota tres veces para aclararme..., o eran los piojos, esos «simpáticos» bichitos que conviven con nosotros y que llega un momento en que forman parte de la familia.

Que levante la mano quien no haya recibido la famosa circular de los piojos.

Antes de nada: los piojos **no transmiten enfermedades, no vuelan, no saltan** y la única complicación que pueden acarrear es la sobreinfección de las heridas por rascado.

¿Cuánto viven los piojos? Los piojos adultos viven unas 3-4 semanas. Ponen una media de siete huevos (liendres) al día, sobre todo detrás de las orejas y en la nuca. Los ponen muy cerca del cuero cabelludo, de la piel, porque necesitan calor para la incubación. A los 8-9 días se convierten en piojos adultos y ya corren por nuestras cabezas, listos para poner otras siete liendres al día cada uno de ellos.

Las liendres parecen unas motitas blancas o amarillentas, a veces marrones, adheridas a la raíz del pelo y que no se desprenden con agua. Incluso se confunden con caspa.

Truco

Cuando localizo alguna liendre, soplo fuerte. Si se va, es caspa. Si se queda..., ¡a por ella!

Te está picando todo, lo sé. Mantén la calma, todo está en tu cabeza. Nunca mejor dicho.

Los piojos vivos son los que producen el picor. Los niños se rascan desesperadamente; es casi imposible no darte cuenta. Mis hijos se autodiagnosticaban ellos solos: «Mamá, mírame la cabeza, que me pica muchísimo». Y no es que sean más listos que los demás, es que el picor es muy intenso.

¿Cómo se contagian? Por **contacto directo.** Los piojos no vuelan ni saltan. Trepan con mucha facilidad, eso sí, y corren que se las pelan pasando de un pelo a otro si hay un contacto directo entre las cabezas. Aunque no es imposible, es raro que la vía de transmisión sean los objetos como gorras, ropa o cepillos.

Los piojos no se pasean fuera de la cabeza. No son aventureros, así que solo viven en los pelos del cuero cabelludo. Nada más.

Si hallamos liendres o piojos en pelos de pestañas, cejas o de cualquier otra parte del cuerpo, no serán piojos. En ese caso, se tratará de ladillas *(Pthirus pubis)* y su origen suele estar, en la mayoría de los casos, en un adulto. Son bichos diferentes, ojo.

¿CÓMO SE TRATAN?

Primero, con tiempo y paciencia. Segundo, con productos específicos de farmacia. Existen fundamentalmente dos tipos de tratamientos:

- **Con insecticidas.** El más conocido es la permetrina al 1 % y, en ocasiones, el malatión. Se venden bajo muchos nombres comerciales y es conveniente leer las instrucciones de cada fabricante. Las lociones son preferibles a los champús, ya que conviene aplicarlas un tiempo determinado, algo que con los champús generalmente no se cumple, pues a los niños enseguida les entran las prisas y nos obligan a aclararles la cabeza antes de lo que nos gustaría. Por lo que, si puedes, elige siempre loción para aplicársela a tu hijo antes de meterlo en la ducha. Hay que lavar el pelo con un champú normal, secar un poco con toalla y aplicar el producto extendiéndolo muy bien. Tras esperar el tiempo recomendado por cada laboratorio, se pasará la **lendrera,** un peine de púas muy finas y estrechas.

  Si es eficaz, los piojos estarán inmóviles y se desprenderán con facilidad. Aclara con agua abundante (según el fabricante, te recomendará hacerlo con champú o sin él). Deja secar al aire o con toalla y no utilices el secador. En ese momento, te recomiendo una vez más la inspección visual para identificar las liendres que se hayan podido quedar y quitarlas una a una.

  ¡Atención! En los últimos años se ha abusado del uso de la permetrina, lo que ha traído como consecuencia que los piojos, en ocasiones, se hayan hecho resistentes a ella y no se mueran.
- **Sin insecticidas.** Actualmente preferimos estos tratamientos a los anteriores, pues, al no llevar insecticidas, no hay riesgo de to-

xicidad ni de resistencias. Entre ellos está la dimeticona. La forma de administrarla es la misma que os acabo de explicar, pero el piojo no muere por efecto de la química, sino por asfixia. La novedad hace unos años fue el octanediol. Al no tener insecticidas, no genera resistencias y además ofrece un buen perfil de seguridad. El mecanismo de acción es destruir la cápsula del piojo (y parece ser que de la liendre también), por lo que el bichito muere por deshidratación.

Utilices el producto que utilices, siempre debe ir acompañado del cepillado con lendrera para retirar los piojos muertos y las liendres.

Aunque le paséis la lendrera cien veces, os recomiendo retirar las liendres que queden con los dedos (ya lo sé, ¡puaj!, pero es la mejor manera de hacerlo).

¿Y si tras el tratamiento siguen apareciendo piojos vivos? Hay varias opciones que debes consultar con tu pediatra: cambiar de producto, aplicarlo durante más tiempo o incluso, en casos con numerosas recaídas y resistencias, recurrir a antibióticos orales específicos.

MIS CONSEJOS PARA PREVENIRLOS

Hay muchos mitos sobre cómo evitar estas desagradables visitas, así que ignóralos. A continuación, te doy algunas recomendaciones básicas para combatirlos:

- Llevar el pelo recogido o tener el pelo corto disminuye el riesgo de contagio.

- ★ Los productos naturales que existen en el mercado no tienen eficacia científica demostrada o no cumplen con el perfil de seguridad adecuado. Entre ellos están el aceite de eucalipto, el aceite de lavanda, el farnesol, el vinagre y el aceite de árbol de té. ¡Ojo con este último! Si se ingiere, puede provocar efectos secundarios graves (nunca lo dejéis al alcance de los niños). Insisto: hasta la fecha no hay estudios concluyentes fiables que avalen el uso de estos productos. Y recuerda que el hecho de ser productos naturales no quiere decir que sean seguros e inofensivos. Algunos actúan como disruptores endocrinos. Mucho cuidado con esto. La belladona, el ricino, la cicuta y el estramonio son plantas, por tanto, naturales, pero todas ellas pueden resultar mortales.
- ★ No laves el pelo a los niños con champús para los piojos (permetrina, malatión...) como medida preventiva. Hazlo solamente cuando encuentres piojos vivos. Estos productos tienen riesgos de toxicidad y pueden generar resistencias.
- ★ Pasa la lendrera cada 3-4 días. Esta práctica es muy recomendable en las épocas en las que hay piojos en la escuela, así que conviértela casi en una rutina.
- ★ Hace unos años el *British Medical Journal* publicó un estudio en que se aseguraba que el octanediol no solamente sirve como tratamiento contra los piojos, sino también como repelente. De hecho, este producto aterrizó en España hace unos años en formato espray. Por lo que podréis encontrar uno para el tratamiento cuando tiene piojos y otro formato como repelente para evitar que se contagien.

¿Puede ir a la escuela? En el momento en que se haya aplicado el tratamiento completo, puede volver a la escuela. Por favor, no esperéis: si tu hijo vuelve del colegio con piojos, trátalo enseguida. En un par de horas, habrás solucionado el problema.

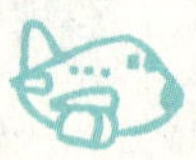

Protección solar

Llega el buen tiempo y las preguntas que nos hacéis en la consulta son siempre las mismas. Vamos con ellas:

«¿Puedo ir a la playa con el bebé?». Habitualmente no se recomienda ir a la playa a los bebés menores de 6 meses, salvo a última hora del día, para dar un paseo antes de la cena, o bien a primera hora, siempre antes de las 11 de la mañana.

Los niños pequeños, especialmente los lactantes, son muy sensibles a la radiación solar. Se queman con facilidad y corren el riesgo de deshidratarse. Además, aunque estén bajo la sombrilla, la radiación se refleja hasta en un 30 % y pueden quemarse con facilidad.

Es más, no olvides que uno de los principales motivos por los que vamos a la playa es para disfrutar y pasarlo bien. Dudo mucho que un bebé de 3-4 meses disfrute al sol y rodeado de la tan incómoda arena..., ¿no crees?

«¿Qué crema de protección solar le pongo?». Existen **tres tipos** de protectores solares, que se diferencian por sus componentes:

1. Filtros físicos o minerales.
2. Filtros químicos u orgánicos.
3. Filtros mixtos (físicos y químicos).

Es importante que, en todos ellos, compruebes en el envase que sean de **amplio espectro,** es decir, que protejan frente a rayos UVA y UVB (que no todos lo son). Si te fijas bien en la etiqueta, verás un circulito con esas letras en su interior.

A los bebés menores de 6 meses no se les debe poner ninguna crema solar, no están testadas en esas pieles tan inmaduras y cualquier producto que les echemos se puede absorber y pasar a la sangre. De hecho, se debe evitar la exposición solar de forma prolongada, es decir, no deberían ir a la playa. Su piel es extremadamente sensible. Recuerda: en menores de 6 meses, piel tapada, gorrito, sombra y paseítos.

Entre los 6 meses y los 3 años, especialmente en los menores de 1 año, opta por los filtros físicos o minerales. Estos reflejan la radiación solar, que rebota en la crema sin llegar a penetrar en la piel. Son activos desde el mismo momento en que los aplicas. Tienen el inconveniente de que, al ser una pantalla sin química alguna, la cosmética de los productos no es tan buena. Os daréis cuenta porque, a veces, son como una pasta espesa que resulta difícil de extender en la piel. Aunque es cierto que, en los últimos años, la cosmética ha mejorado mucho y los hay francamente cómodos. No son tan resistentes al agua y debes repetir la aplicación más frecuentemente que con los químicos. Aun así, son los adecuados si tu hijo tiene menos de 2-3 años, así como en las pieles sensibles y en los niños con dermatitis atópica.

En mayores de 3 años se pueden emplear filtros químicos u orgánicos, según recomienda la Academia Española de Dermatología. Deben tener un factor de protección igual o mayor de 30, preferiblemente 50, y ser infantiles. Actúan 20 minutos después de su aplicación, por lo que no esperes a llegar a la playa para ponérselo. Además, si se lo pones en la playa, entre el ímpetu que ponemos los padres en untarlos de crema y las ganas que tienen ellos de salir corriendo, el estado de «croqueta» está asegurado. ¡Un desastre! Procura elegir el protector «resistente al agua» (aun así, cada 2-3 horas conviene volver a echarles).

«¿Los niños tienen cáncer de piel o melanoma?». Es extremadamente raro, aunque no imposible. Sin embargo, la radiación solar se acumula. La piel tiene memoria, no olvida.

Se estima que el 80 % de los cánceres de piel se podrían evitar si existiese una adecuada protección solar desde la infancia.

El melanoma es un cáncer agresivo y sus cifras, desgraciadamente, van en aumento en los últimos años. A estas edades nuestros niños no son conscientes de las complicaciones que pueden sufrir en el futuro por no protegerse bien, pero nosotros, que somos sus padres, sí.

«¿Puedo utilizar las cremas del año pasado?». Si están abiertas, no. Una vez que se abren, duran 12 meses. Así que, sintiéndolo mucho, tendrás que renovarlas.

«¿Con la crema es suficiente?». Pues depende de la edad. En los niños siempre recomiendo cubrir su cabeza con un gorrito y, a ser posible, vestirlos con ropa fresca. Si toleran las gafas de sol, bienvenidas sean. Los rayos UV atraviesan la ropa, por lo que la crema protectora siempre es necesaria. Además, la Academia Española de Dermatología afirma:

> ***«Existe mayor protección con prendas de fibra sintética (poliéster, licra, nailon, acrílicos), colores oscuros o brillantes, alta densidad (mejor mezcla de algodón que seda) y elásticas (prendas ajustadas)».***

Una recomendación fundamental: **ofrécele agua con frecuencia,** aunque no te la pida. Mantener una buena hidratación es importante. Y si te llevas un buen recipiente con trocitos de sandía fresca, mejor que mejor. Matarás dos pájaros de un tiro: lo hidratarás y además se beneficiará de las vitaminas de la fruta fresca.

«¿Cuál es la mejor hora para ir a la playa?». Evita las horas de máximo calor, es decir, de 11:00 a 18:00 h. Los niños deben hacer como los jubilados: a primera hora ya están en la playa más contentos que unas castañuelas, y a las 12:00 h suben al apartamento para preparar la comida.

Mi hora preferida para ir a la playa es la tarde, después de comer y de la sobremesa (¡o de la siesta si ha habido suerte!). El sol está cayendo, no hace calor, los niños juegan y corren libremente y los mayores podemos vigilarlos tranquilamente sin morir achicharrados de calor. Y al llegar a casa..., ducha, cena y a dormir como angelitos. Ya os habréis dado cuenta de que no hay mejor sedante que ir a la playa. ¡Caen rendidos!

Así que disfruta del verano, ve a la playa, toma las medidas oportunas y juega con ellos, juega mucho. Disfruta, salta las olas con tus hijos, báñate con ellos... Pronto crecerán, tendrán sus amigos y preferirán hacer de todo menos bajar a la playa con mamá, papá y el táper de sandía.

Dermatitis del pañal

La dermatitis del pañal es **una de las patologías dermatológicas más frecuentes** durante los primeros dos años de vida. Aunque no es grave, sí genera muchas molestias en los niños y también en los padres, al encontrarse con ella una y otra vez y no siempre saber cuál es la mejor manera de proceder.

Lo cierto es que las dermatitis del pañal y los mocos son una constante en nuestro día a día. No hay mañana en la consulta de una pediatra en la que no veamos a unos cuantos niños con el culito muy irritado y con las molestias y el dolor que suele generarles.

¿Qué es la dermatitis del pañal? Es una inflamación de la zona genital y perianal (es decir, alrededor del ano). Se la llama «del pañal» no porque los pañales generen una reacción sobre la piel, sino porque esta irritación se produce exactamente en la piel que está cubierta por ellos.

¿Se podría prevenir con pañales de tela, como los de antes? No hay evidencia de que los pañales superabsorbentes que tenemos hoy en día produzcan más procesos inflamatorios que los antiguos pañales de tela. Por tanto, no os volváis locos cambiando de marcas de pañales ni comencéis a lavar pañales de tela, porque, en la mayoría de los casos, el problema no radica en el pañal en sí.

¿Por qué se produce? Son varios los motivos:

1. La oclusión permanente de esa zona de la piel, que, al estar cubierta, «no respira» y está húmeda la mayor parte del tiempo.
2. El efecto irritativo de las heces y de la orina sobre la piel de los bebés, que afecta la barrera lipídica (grasa) de la piel.
3. Las características propias de la piel de los lactantes, que es mucho más fina y delicada y responde peor a las agresiones externas.
4. Los bebés, especialmente los más pequeños, hacen pipí y caca muchas veces al día. De hecho, pueden hacer hasta 7-8 micciones diarias o más y otras tantas deposiciones, sobre todo los alimentados con lactancia materna. Que no os extrañe, si le estáis dando pecho, que tras cada toma haga una deposición; es completamente normal.

¿Cómo se trata? De varias maneras, porque existen distintos tipos de dermatitis del pañal:

1. Las **dermatitis irritativas clásicas,** que se producen por el contacto de la orina y de las heces sobre la piel del bebé, en las que el bebé tiene la piel muy enrojecida. Este tipo de dermatitis mejoran con «pasta al agua» y distintas cremas astringentes con óxido de zinc y otros compuestos que ayudan a regenerar la piel.
2. Las **dermatitis candidiásicas,** en las que estas inflamaciones se han sobreinfectado con hongos *Candida albicans.* Además de toda la piel enrojecida, veréis unos puntitos blancos como salpicados sobre la piel. En esta ocasión vuestro médico os pautará además una crema antibiótica específica para tratar los hongos (cremas antifúngicas).
3. Las **dermatitis sobreinfectadas con bacterias.** Puede haber simplemente una inflamación (piel roja), pero también erosiones o incluso verdaderas úlceras sangrantes. En este caso vuestro médico os recetará una crema antibiótica que cubra estreptococos y estafilococos, que suelen ser las bacterias más comunes en este tipo de infecciones.

Consulta con tu pediatra o tu dermatólogo para que te aconseje el tratamiento más adecuado para cada una de ellas, ya que sus diferencias marcarán cuál conviene. Como veis, cada una de ellas tiene un tratamiento diferente.

Para los pediatras, no es raro encontrarnos con una dermatitis candidiásica a la que se le ha aplicado una crema de corticoides, pensando que se trataba de una dermatitis irritativa sin más, y que ha empeorado bruscamente en pocos días debido a ese error. Ya sabéis: lo del «culito rojo» a veces no es tan fácil...

Ante cualquier dermatitis del pañal, sea del tipo que sea, el bebé se beneficiará de **tener la piel lo más seca posible.** Por esta razón, siempre os aconsejamos **cambio frecuente de pañal y aumentar la higiene con productos específicos para bebés.** Nada de lavar el culete de tu hijo con jabón Lagarto, como me explicó que hacía una familia. Con esos jabones tan agresivos limpiamos, sin duda, pero también nos llevamos por delante la barrera lipídica de la piel, empeorando el cuadro.

¿Se pueden prevenir? Desde mi experiencia os diré que hay niños con pieles todoterreno que no necesitan ni necesitarán cremas de pañal (las conocidas «pastas al agua»), porque ni haciendo 7 cacas al día se les irrita lo más mínimo. Si tu bebé es de estos, no hace falta que compres cremas barrera como medida preventiva.

Pero hay otros niños, sin embargo, en los que las dermatitis del pañal se convierten en una constante a lo largo de sus primeros meses. Con ellos habrá que utilizar una buena pasta al agua (sin antibióticos ni antifúngicos), administrando una capa sobre los genitales y la zona perianal en cada cambio de pañal. Es importante que evites poner crema en los pliegues, para que la piel no macere justamente en esa zona.

MIS CONSEJOS Y RECOMENDACIONES

El más importante es este: en todos los niños debemos mantener la zona del pañal lo más seca posible. Recuérdalo.

- Cambiad el pañal con frecuencia. Sí, lo sé, los primeros meses no se gana para pañales, pero lo cierto es que cuanto más sequito esté el culito, menos riesgo.
- Mantened una correcta higiene de la zona genital y perianal con jabones específicos para bebés.
- Evitad en la medida de lo posible lavar esa zona con toallitas húmedas, sobre todo si están perfumadas, porque, además de que le puede picar si ya tiene la dermatitis instaurada, harán que la piel se irrite aún más.
- Puedes utilizar esponjitas jabonosas desechables de un solo uso, aunque es cierto que no es la medida más ecológica. Limpian sin agredir la piel y, una vez usadas, puedes desecharlas cómodamente; así, al no reutilizarlas, evitas posibles contaminaciones.
- No apliques polvos de talco ni soluciones caseras como la maicena, ya que pueden empeorar las dermatitis y provocar lesiones más agresivas al incrustarse el polvo en la epidermis.

Costra láctea

Tu bebé nace precioso, con su cabeza redondita y su piel suave..., y de pronto, en torno a la segunda o tercera semana de vida, se le llena la cabeza de unas escamas amarillentas que cada vez parecen acentuarse más y más. Preocupados, consultáis con el pediatra, quien os sonríe y os dice:

—Tranquilos, esto es la costra láctea.

La costra láctea o **dermatitis seborreica del lactante** es una inflamación del cuero cabelludo muy habitual en los bebés, en la que nos encontramos unas escamas amarillentas, adheridas a la piel, con aspecto de grasa.

—¿Le pica, le molesta? —preguntáis muchos padres.

—Lo cierto es que molesta más a los padres que a los niños —suelo decir a las familias.

Y así es, al niño no le pica, ni le molesta, ni sabe que lo tiene.

¿A qué se debe? Su origen no está del todo claro, pero se sabe que, durante sus primeros meses de vida, el bebé produce más sebo de lo habitual; esto se debe al paso de determinadas hormonas de la madre al feto durante el embarazo. Con este exceso de sebo aparece el hongo *Malasezzia furfur,* que puede influir en la aparición de las costras. Con el paso de los meses, el nivel de hormonas maternas en el niño va desapareciendo y, gracias a ello, mejora la dermatitis. Así que, tranquilos, generalmente antes de los 12 meses estará resuelto.

¿Puede volver a salir con el tiempo? En ocasiones, sí. A veces vemos a niños con 2 o 3 años que tienen alguna placa de dermatitis seborreica en el cuero cabelludo. No hay motivo de alarma. Y lo que también vemos con mucha frecuencia son esas mismas placas de dermatitis seborreica en las cejas, detrás de las orejas o incluso en las mejillas.

¿Cuál es el tratamiento? Ya que es un cuadro benigno, autolimitado (se pasa solo) y asintomático (no produce síntomas en el niño), no es necesario tratarlo. De todos modos, hay casos en los que es muy llamativo o a los padres les agobia mucho. Si es así, tu pediatra te aconsejará cuál es el mejor tratamiento.

Los aceites hidratantes pueden ser suficientes para reblandecer las escamas e ir retirándolas lenta y cuidadosamente. Cuando la dermatitis es muy llamativa, os prescribirán cremas con antifúngicos (es decir, contra los hongos), como el ketoconazol, o incluso con corticoides para bajar la inflamación del cuero cabelludo. También existen champús y lociones específicos para la costra láctea que podéis encontrar en las farmacias.

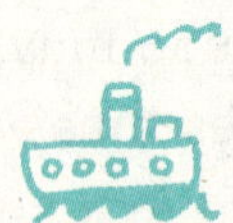

Molusco contagioso

Habitualmente acudís a la consulta preocupados porque creéis que a vuestro hijo le han salido verrugas. Pero lo cierto es que las lesiones características del molusco contagioso (o *Molluscum contagiosum*) no son verrugas, aunque lo parecen. Se trata de unas lesiones benignas localizadas con aspecto de grano redondeado, del mismo color que la piel, y que tienen un puntito central como si fuese un ombligo.

La infección está producida por un virus (en concreto, por un poxvirus) y es propia de la infancia, aunque de vez en cuando también se puede ver en adultos.

¿Cómo se transmite? Por contacto directo con las lesiones. En alguna ocasión también por compartir toallas, aunque el contagio entre distintos miembros de la familia no es habitual.

¿Es muy frecuente en niños con dermatitis atópica? Sí. La razón es que la barrera cutánea de los niños con dermatitis atópica está alterada, y eso hace que sean mucho más propensos a que distintos gérmenes (bacterias, virus) penetren por alguno de los eccemas o de las lesiones de rascado que tienen, se instalen allí y generen una lesión. Por ese mismo motivo, el impétigo y las lesiones por varicela pueden ser más agresivos en los niños y niñas con dermatitis atópica.

¿Se puede prevenir de alguna manera? En los niños con dermatitis atópica es vital una buena hidratación corporal al menos dos veces al día para conseguir restablecer la barrera cutánea y así impedir que el virus penetre. Por eso es tan frecuente encontrar el molusco contagioso sobre lesiones de eccema. Si la piel está dañada, fisurada y seca, seguirá apareciendo. Así que, antes de nada, recuerda: hidratar, hidratar, hidratar.

¿CUÁL ES SU TRATAMIENTO?

Estas lesiones son temporales. Tardan semanas, incluso años, en desaparecer, pero llegará el día en que lo hagan. A los niños no les suele molestar, por lo que, si están en una zona que no es problemática, que no le roza, o se trata de una o dos lesiones que no van a más, no haría falta tratarlas.

Por raro que os parezca, los moluscos se curan solos.

Si, por los motivos que sea, se decide recetar un tratamiento, contamos con distintas posibilidades que vuestro pediatra o dermatólogo os contará:

1. **Hidróxido de potasio.** Es un tratamiento tópico que se pone en casa (se comercializa bajo el nombre de Molutrex y Molusk). Te recomiendo poner un poco de vaselina alrededor de la lesión para evitar que el producto, si gotea, lesione la piel sana de alrededor. Después de esto, aplícalo con el pincel. Repite esta operación todos los días hasta que el molusco se ponga rojo. En ese momento, deja de aplicarlo. Se hará una costra en la lesión y se caerá.
2. **Curetaje o pinzas.** Los dermatólogos, bien con un utensilio parecido a una cucharita diminuta cortante, o bien con unas pinzas, retiran el molusco. Es una técnica dolorosa, por lo que recomiendo poner una crema anestésica 1-2 horas antes para aliviar el dolor. Al quitar el molusco, la lesión puede sangrar, lo que a veces impresiona a niños y padres.
3. **Crioterapia con nitrógeno líquido.** El dermatólogo aplicará nitrógeno líquido sobre la lesión, que se congelará y el virus morirá. Tras varios días, el molusco se desprenderá. Es una técnica dolorosa, por lo que también se recomienda la crema anestésica previa.

El problema fundamental de estas tres técnicas es que pueden quedar pequeñas cicatrices en la piel, que a veces desaparecen y otras no, y que, aun quitando los moluscos, no se puede garantizar al cien por cien que no vuelvan a salir.

En consecuencia, tanto si el profesional decide tratarlo como si decide no hacerlo, ambas opciones son correctas. Como siempre en medicina, hay que individualizar cada caso, valorar al niño, hablarlo con su familia, valorar las lesiones y su localización, y tomar una decisión.

Urticaria

Las lesiones típicas de una urticaria son los **habones** (popularmente conocidos como **ronchas**). Aparecen de repente en cualquier parte del cuerpo y pueden ser de distinto tamaño. Estas lesiones se palpan, se elevan un poquito por encima de la piel y, además, pican mucho. Pueden aparecer varias lesiones aisladas o aumentar e ir fusionándose unas con otras, afectando desde la cara hasta los pies.

La urticaria tiene una característica típica: los habones son «fugaces», es decir, aparecen y desaparecen a los pocos minutos u horas para volver a aparecer en otra parte del cuerpo. Cuando afecta a planos más profundos de la piel, como párpados, labios y genitales, se denomina **angioedema.** Es una patología muy frecuente.

Se estima que hasta el 25 % de las personas pueden haber presentado urticaria en algún momento de la vida.

¿Cuál es la causa? A diferencia de lo que mucha gente opina, relacionándolo con alergias, en la inmensa mayoría de los casos (hasta el 80 %) no llegamos a conocer su origen ni su causa. En el 20 % restante, la causa más frecuente son las infecciones, ya sean por bacterias, parásitos o virus. Estos últimos, como casi siempre, se llevan la palma.

Hay otro pequeño porcentaje que se produce por reacciones alérgicas o de sensibilidad a alimentos, plantas, insectos, fármacos, látex, pinturas, maquillaje... o incluso por cambios bruscos de temperatura.

¿Cómo diferenciar una causa de otra? Pues tenemos algunas pistas. Las lesiones son iguales sea cual sea el origen. Pero la historia clínica, lo que nos contáis, no.

Si se trata de un bebé o un niño pequeño que empieza a comer algo por primera vez e inmediatamente después de ingerirlo, casi tras el primer bocado, presenta los habones en la cara, alrededor de los labios y los párpados, es una alergia alimentaria hasta que se demuestre lo contrario. Si además presenta vómitos violentos, tos o dificultad respiratoria, acudid al servicio sanitario más cercano, ya que podría ser una anafilaxia, una reacción alérgica grave. Por suerte estas situaciones son muy raras, aunque conviene conocerlas.

Si es un niño algo más mayor y además de los habones presenta fiebre, se encuentra mal y parece que una infección está rondándole, probablemente se trate de una urticaria vírica. Tranquilos, aparte de que quizá se cure sola, el tratamiento suele ser sencillo.

A veces, la localización es lo que nos da la pista: urticaria en la zona del cinturón, siguiendo el recorrido de la cintura (probablemente por la goma de algún pantalón); solo en las manos, justo el día en que el niño estuvo en el campo jugando con las plantas y arbustos (urticaria por contacto); en la cara, tras limpiar el maquillaje de carnaval (urticaria por alergia o sensibilidad), etcétera.

¿Debo acudir al pediatra? Sí. Aunque suelen ser cuadros leves y banales, conviene que un pediatra lo valore.

¿Hay que hacer pruebas de alergia? La inmensa mayoría de las veces, no. Como ya he comentado, la causa más frecuente son los virus. Solo derivamos al niño al alergólogo cuando hay un desencadenante claro como un alimento, un fármaco, etcétera.

¿Cuál es el tratamiento? La mayoría de las urticarias se curan solas. Pero acostumbramos a prescribir antihistamínicos orales mientras dura el proceso. En algunos casos más llamativos, añadimos corticoides orales. Y solo si hay anafilaxia (una reacción alérgica grave que cursa con dificultad respiratoria, tos, «pitos», vómitos abundantes, palidez...) se administrará de forma urgente adrenalina intramuscular.

A mi hijo le ha salido una cana

Un día cualquiera estás peinando a tu hijo y de repente la ves: una cana. Blanca, brillante, solitaria. Al principio piensas que es un reflejo de la luz..., pero no. Es una cana, ahí, en plena infancia.

«¿Pero esto es normal?», te preguntarás de inmediato.

Sí, es más normal de lo que pensamos.

Aunque solemos asociar las canas con el paso de los años, con la madurez e incluso con el estrés, lo cierto es que también pueden aparecer en la infancia. No es frecuente, pero tampoco es motivo de alarma en la mayoría de los casos.

¿Por qué sucede? Para entenderlo, primero tenemos que saber qué es una cana.

¿QUÉ ES UNA CANA?

El color del cabello se debe a un pigmento llamado **melanina,** producido por unas células especializadas llamadas **melanocitos** que viven en el folículo piloso. Con el tiempo, o por alguna otra razón, estos melanocitos dejan de funcionar o desaparecen, y entonces el pelo que crece lo hace sin pigmento, es decir, blanco o gris. Este proceso es completamente natural con la edad, pero en algunos niños puede suceder de forma puntual o localizada. Veamos por qué.

¿POR QUÉ LE PUEDE SALIR UNA CANA A UN NIÑO?

1. Causas genéticas

Es la causa más frecuente. A veces, simplemente, está en sus genes. Hay niños y niñas que nacen con un mechón blanco o que desarrollan una o varias canas en la infancia, y en la familia ya hay antecedentes de canas precoces o incluso de poliosis. Así que lo primero que hacemos los pediatras es preguntar a los padres y las madres.

2. Poliosis

Es el término médico para referirse a una zona localizada del cabello, las cejas o las pestañas sin pigmento. Se presenta como una mecha o mechón blanco, bien definido, desde el nacimiento o en la infancia.

Puede ser:

- Aislada y benigna (sin ninguna repercusión médica).
- Asociada a síndromes genéticos poco frecuentes como el **síndrome de Waardenburg,** o enfermedades autoinmunes como el **vitíligo.**

Pero en la mayoría de los casos, **la poliosis aislada no requiere tratamiento ni indica una enfermedad.**

3. Estrés (muy infrecuente en la infancia)

En adultos, se ha relacionado el estrés oxidativo con la aparición de canas. En niños, sin embargo, esto no está claramente demostrado, aunque hay algunos casos anecdóticos donde tras un trauma emocional o físico intenso, como una hospitalización prolongada, han aparecido canas de forma puntual.

Pero tranquilidad: los niños, por suerte, tienen una capacidad inmensa de recuperación, y en estos casos, las canas no suelen progresar.

4 Déficits nutricionales (rarísimos, pero posibles)

Algunos déficits muy específicos podrían influir en la producción de melanina:

- **Vitamina B12**
- **Hierro**
- **Cobre**
- **Zinc**

Estos déficits pueden, en casos extremos y mantenidos, alterar la pigmentación del cabello. Pero suelen ir acompañados de otros síntomas: fatiga, palidez, problemas de piel, irritabilidad, caída de cabello...

Si tu hijo está sano, activo, come variado y solo tiene una cana, un déficit nutricional **es muy poco probable.**

5 Enfermedades autoinmunes

En algunos casos, enfermedades como el **vitíligo,** donde el sistema inmunitario ataca los melanocitos de la piel, o la **alopecia areata,** que también puede afectar el pigmento del cabello, pueden provocar la aparición de pelos blancos o grises en zonas afectadas.

Este tipo de causas suelen asociarse a otros signos: áreas despigmentadas en la piel, pérdida localizada del cabello, uñas frágiles...

Si ves más cambios en piel o cabello, consulta con tu pediatra o dermatólogo.

¿CUÁNDO DEBEMOS CONSULTAR?

Generalmente, una sola cana o una pequeña zona de poliosis aislada **no requiere estudio ni tratamiento.**

Pero sí conviene consultar en estos casos:

- Aparecen muchas canas en poco tiempo.
- Hay otros signos dermatológicos: manchas, despigmentación, pérdida de pelo.
- Antecedentes familiares de enfermedades autoinmunes o genéticas.
- Dudas persistentes o preocupación familiar.

¿Y QUÉ HACEMOS CON LA CANA?

Nada. No la arranques. No la tapes. No la disimules. Obsérvala y, si te apetece, celébrala. Es solo un mechón, un reflejo, una anécdota. No define a tu hijo ni dice nada sobre su salud si no va acompañada de otros síntomas.

La infancia está llena de sorpresas. Y una cana en la cabeza de tu hijo es solo eso: una de tantas curiosidades de su cuerpo en desarrollo. Un regalo que nos recuerda que cada niño es único, irrepetible... y también cambiante.

Así que la próxima vez que estés peinándole y veas esa canita solitaria, sonríe. Es parte de su historia. Y también de la tuya.

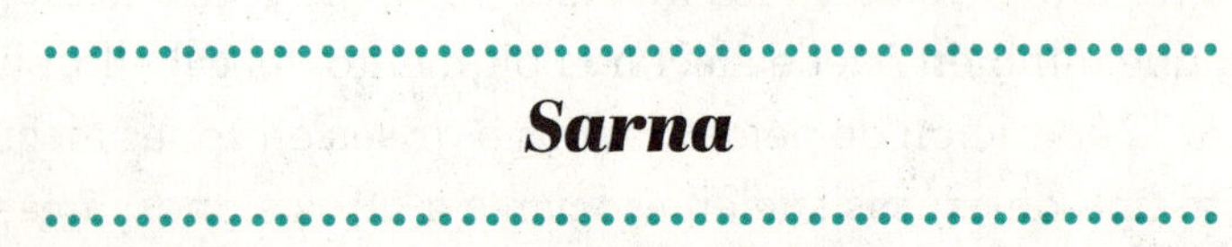

Sarna

Ya te aviso que, en cuanto lleves tres líneas leídas de este capítulo, te va a empezar a picar todo el cuerpo. Tranquilo. Eso sí, si varias horas después de leerlo, el picor persiste, es insoportable, no puedes dormir por la noche y además el resto de tu familia también tiene los mismos síntomas, piensa en sarna.

La sarna, también conocida como **escabiosis,** es una infección de la piel causada por un parásito: el ácaro *Sarcoptes scabiei,* que excava galerías en la piel para vivir y depositar sus huevos dentro. Este microorganismo no es visible a simple vista, pero provoca un intenso picor, especialmente por la noche, que puede alterar seriamente el descanso y la calidad de vida de quien la padece.

¿Y por qué suele afectar a toda la familia? Porque es una enfermedad altamente contagiosa. Aunque el nombre asusta, la sarna no suele ser peligrosa si se trata de forma adecuada.

¿Cómo se transmite? Se transmite por contacto directo y prolongado piel con piel, por ejemplo, entre hermanos, padres e hijos, en las escuelas infantiles o en los colegios. También a través de objetos como ropa o sábanas.

Pero ya te adelanto que no tiene nada que ver con una mala higiene personal o del hogar. La sarna está tremendamente estigmatizada, pero te aseguro que puede entrar en cualquier hogar, ya sea un piso, un apartamento o una mansión.

¿A QUIÉN AFECTA MÁS?

La sarna puede afectar a personas de cualquier edad, pero es especialmente frecuente en:

- Niños pequeños que asisten a escuelas infantiles o colegios.
- Familias numerosas que comparten espacios y ropa.
- Personas inmunodeprimidas o en situación de vulnerabilidad.

En los bebés menores de 2 años puede aparecer también en la cabeza, palmas de las manos y plantas de los pies, algo menos común en niños mayores y adultos.

¿QUÉ SÍNTOMAS TIENE?

Tras 1-3 semanas de periodo de incubación desde el contacto, los síntomas principales son:

- **Picor intenso,** intensísimo, sobre todo por la noche o con el calor.
- **Pequeñas lesiones rojizas** con apariencia de granitos (pápulas) y que a veces las vemos con vesículas o costras.
- **Líneas en la piel,** finas y serpenteantes, que indican las galerías que excava el ácaro, especialmente en:
    - Espacios entre los dedos.
    - Muñecas, axilas, codos.
    - Zona del ombligo, genitales, glúteos.

En los más pequeños puede confundirse con eccema, dermatitis atópica o una simple urticaria. Por eso, es fundamental acudir al pediatra o al dermatólogo ante la sospecha clínica.

¿CÓMO SE DIAGNOSTICA?

El diagnóstico suele ser clínico, es decir, por la exploración médica. En algunos casos, se puede usar un dermatoscopio o realizar un raspado de piel para observar el ácaro al microscopio, pero no siempre es necesario.

¿CUÁL ES EL TRATAMIENTO?

El tratamiento debe realizarse bajo supervisión médica, ya que no todos los productos son aptos para bebés o personas con piel sensible.

Antes de nada, hay que cortar bien las uñas para que no se alojen los ácaros bajo ellas debido al rascado.

La permetrina al 5 % es el tratamiento más utilizado. Se ha de aplicar una capa fina por toda la piel del cuerpo desde el cuello hasta las plantas de los pies, haciendo hincapié en los pliegues y bajo las uñas. En menores de 2 años también se debe aplicar en el cuero cabelludo. A las 24 horas de haber aplicado el tratamiento, el niño puede volver al colegio.

Otra opción de tratamiento para niños mayores es la ivermectina, que se administra por vía oral. También se pueden aplicar, en algunos contextos y edades, lociones o geles sulfurados. Para aliviar el picor se puede prescribir un tratamiento antipruriginoso o cremas con corticoides.

En cualquier caso, vuestro pediatra os recomendará el mejor tratamiento para vuestro caso.

Es muy importante tratar a todos los convivientes al mismo tiempo, aunque no presenten síntomas.

¿HAY QUE REPETIR EL TRATAMIENTO?

Sí. Se recomienda realizar una segunda aplicación igual que la primera a los 7 días. Es decir, 2 aplicaciones en total.

¿CUÁNDO ES EL MOMENTO IDEAL PARA HACERLO?

Justo antes de acostarse, para que actúe durante las 8-12 horas de sueño. Al día siguiente se recomienda una ducha para eliminar los restos.

¿EL PICOR DESAPARECERÁ DE FORMA INMEDIATA?

Me temo que no. Puede persistir algo de picor hasta 3 semanas después del tratamiento. Y las lesiones de la piel por rascado suelen desaparecer en las 4 semanas siguientes. ¿Y hay que desinfectar la casa?

- Se recomienda lavar la ropa, sábanas, toallas y pijamas de los últimos tres días a 60 °C.

- Lo que no se pueda lavar, puede guardarse en una bolsa cerrada durante tres días.
- Es conveniente aspirar colchones, sofás y alfombras.
- Y, eso sí, se recomienda evitar el contacto cercano con otras personas hasta pasadas al menos 24-48 horas desde el inicio del tratamiento.

¿Y SI NO SE TRATA?

Sin tratamiento, la sarna no desaparece sola. Puede complicarse con infecciones bacterianas secundarias (impétigo) o evolucionar a formas más graves, como la sarna noruega (muy poco común, pero grave en personas inmunodeprimidas).

Por último, recuerda que la sarna no es un signo de falta de higiene ni de descuido. Es una infección común y tratable. Lo más importante es consultar cuanto antes ante la sospecha, seguir el tratamiento al pie de la letra y tener paciencia, ya que el picor puede tardar hasta dos o tres semanas en desaparecer del todo, aunque ya no haya ácaros vivos.

Hemangiomas infantiles

Los hemangiomas son una de las consultas más frecuentes en la consulta de pediatría y dermatología infantil.

Los hemangiomas son tumoraciones vasculares benignas debido a un **crecimiento anómalo de los vasos sanguíneos.** Afectan al 5-10 % de los niños y aunque la mayor parte de las veces son cutáneos, en ocasiones pueden estar también a nivel visceral, es decir, en los órganos. Cuando aparecen 5 o más hemangiomas en piel es cuando habría que descartar hemangiomas en otros órganos, sobre todo en el hígado.

¿CÓMO SON?

En su forma más típica, el **hemangioma infantil superficial** es una mancha roja brillante que aparece a las dos o tres semanas de vida, que empieza a crecer adoptando un aspecto de fresa o frambuesa. De hecho, se le conoce popularmente como **«hemangioma en fresa».** Puede crecer rápidamente durante las primeras semanas o meses y luego estabilizarse.

También existen:

- **Hemangiomas profundos,** que forman una especie de tumoración azul violáceo bajo la piel.
- **Mixtos,** con componente superficial y profundo.

¿CUÁL ES LA EVOLUCIÓN NORMAL DE LOS HEMANGIOMAS SUPERFICIALES?

Los hemangiomas infantiles tienen un **curso natural autolimitado.** Esto significa que, por lo general, **desaparecen solos** con el tiempo, sin necesidad de tratamiento. Su crecimiento tiene tres fases:

1. **Fase proliferativa:** suele durar hasta los 6-9 meses de vida, a veces un poco más. Veremos un crecimiento rápido, así como el enrojecimiento de la mancha.
2. **Fase de estabilización:** el ritmo de crecimiento se reducirá y el hemangioma mantendrá su forma y su tamaño.
3. **Fase de involución:** en la que veremos como la lesión empieza a clarearse, primero por el centro y luego por los bordes, y después disminuirá poco a poco de tamaño. Esta fase de involución puede comenzar entre los 12-24 meses y puede durar varios años, a veces hasta los 7 años de edad. Aunque no es raro ver que desaparecen en torno a los 2-3 años de vida.

Al final del proceso, en los hemangiomas pequeños **la piel puede quedar completamente normal** o con una leve marca, dependiendo del tamaño, la profundidad y la localización.

En otros, puede quedar un poco de piel redundante, decolorada, telangiectasias (arañas vasculares) y tejido graso. El resultado final de la piel va a depender del tamaño del hemangioma, de lo profundo que fuera y de si se llegó o no a ulcerar (sangrar), algo que es muy poco habitual.

¿TIENE TRATAMIENTO?

Sí. En los hemangiomas pequeños en zonas no comprometidas (espalda, abdomen, piernas, etc.) no es necesario poner un tratamiento, ya que estas lesiones desaparecerán con el tiempo.

En el resto de hemangiomas, aquellos que sean más grandes, que crezcan muy rápidamente, que estén en zonas comprometidas (cara, pliegues, cabeza, etc.), el **propranolol** es el tratamiento de elección.

Se administra por vía oral durante 6 meses o hasta que se complete la fase proliferativa. Puede provocar hipoglucemia o hipotensión, normalmente leves. Como alternativa, está el tratamiento tópico con **maleato de timolol,** aunque es menos efectivo que el propanolol y solo está indicado en hemangiomas superficiales.

2

Problemas de traumatología

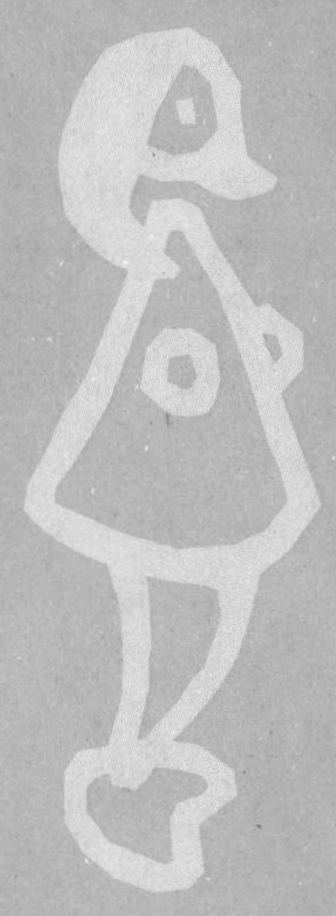

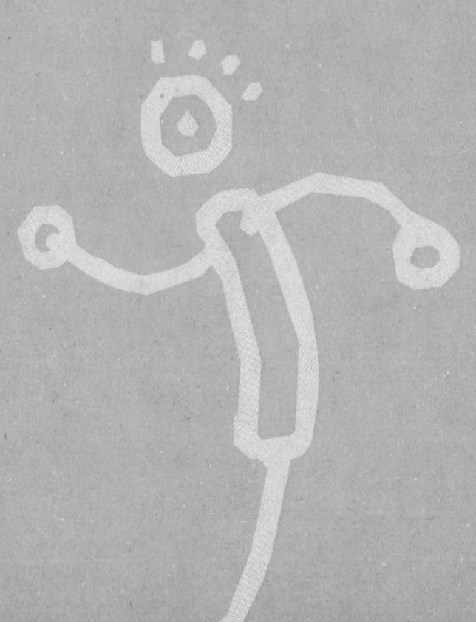

2 *Problemas de traumatología*

Mi hijo tuerce un pie al caminar

Probablemente este sea uno de los motivos traumatológicos más frecuentes en la consulta de un pediatra.

—Venimos porque estamos preocupados. Al caminar, nuestro hijo mete mucho un pie hacia dentro.

Pero el problema no está donde los padres creen, en el pie, sino que se sitúa en la cabeza del fémur, es decir, en la cadera.

¿Qué ocurre? Al tener la cabeza del fémur rotada hacia dentro, el niño «gira» toda la extremidad y, en consecuencia, nos parece que tuerce la punta del pie también hacia dentro.

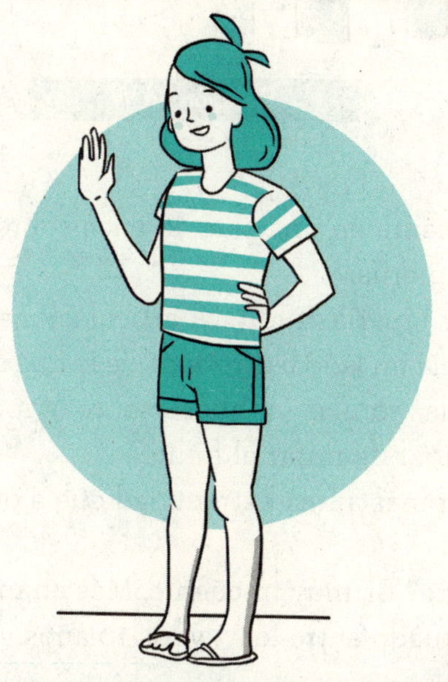

Cabeza de fémur rotada hacia dentro

Si observamos bien a ese niño, comprobaremos lo siguiente:

1. Suele sentarse en W en el suelo.

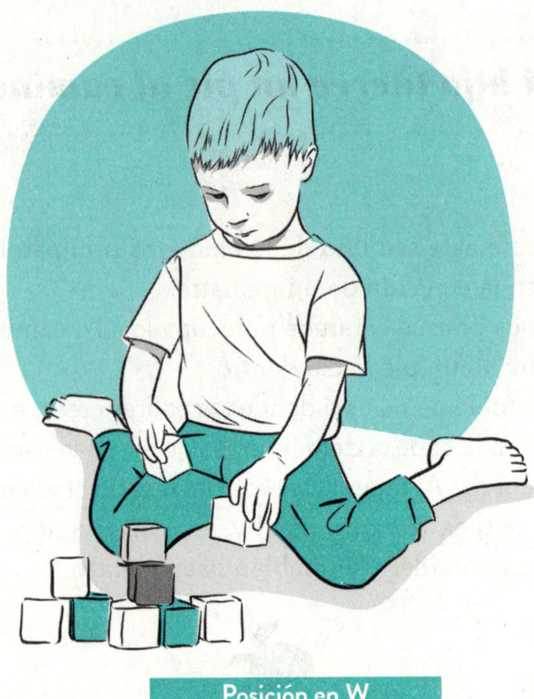

Posición en W

2. Cuando se sienta en una silla, lo hace sobre uno de sus pies, doblando la pierna.
3. Suelen tener hiperlaxitud (sus articulaciones son capaces de doblarse, hacia un lado u otro, más de lo que se podría esperar).
4. Al caminar, las rótulas (el hueso sobre la rodilla) miran hacia dentro, en lugar de mirar al frente.
5. Suele afectar más a una extremidad que a otra.

¿Es frecuente? Sí, muy frecuente. Más en niñas que en niños. Y está más acentuado entre los 3 y los 10 años.

¿TIENE TRATAMIENTO?

Os recomiendo que tengáis paciencia, porque es un proceso lento y evolutivo.

★ Paciencia: la mayoría de los niños mejorarán con el tiempo.

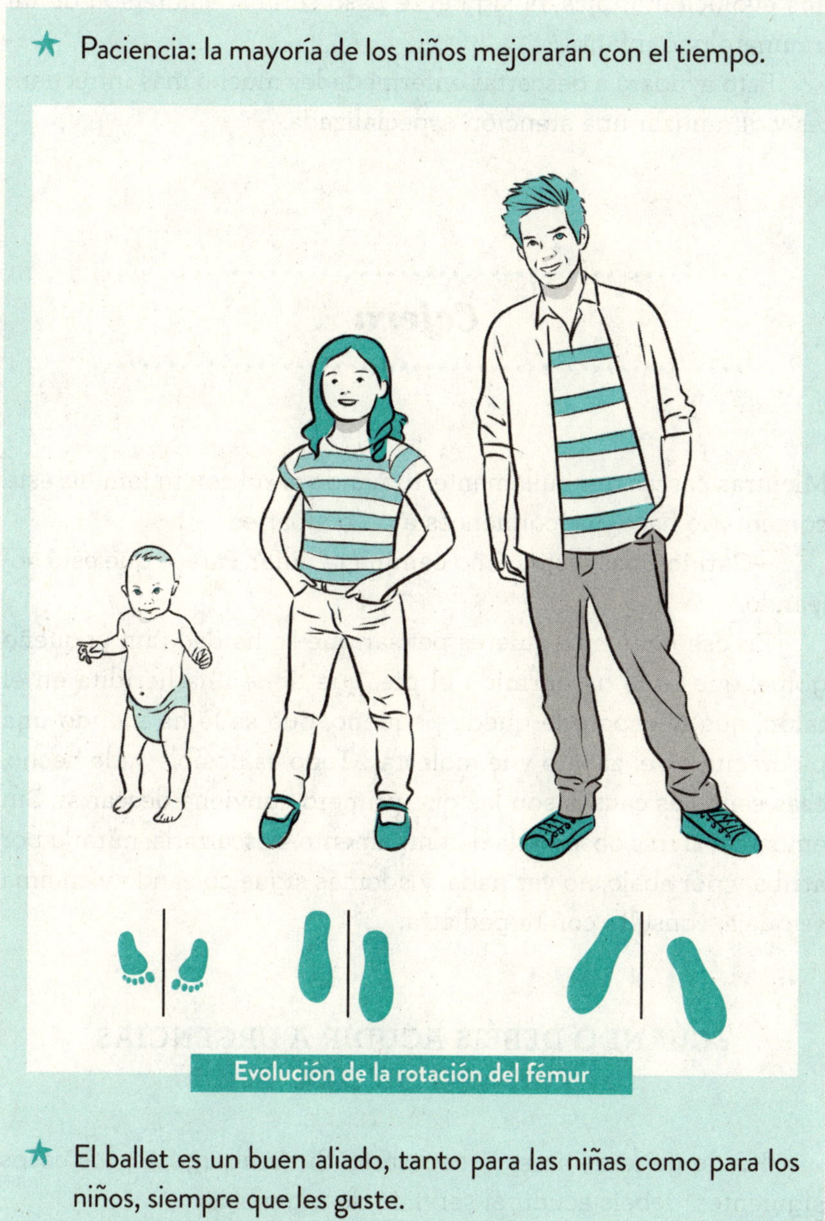

Evolución de la rotación del fémur

★ El ballet es un buen aliado, tanto para las niñas como para los niños, siempre que les guste.

La mayoría de los niños mejorarán con el tiempo. Aun con todo, si es muy llamativo; si, en lugar de mejorar con el paso de los meses, empeora; si tiene cojera; si observas una tibia arqueada; si se tropieza continuamente; si tiene dolor o si el pediatra observa una evolución atípica, el siguiente paso sería la valoración de un traumatólogo infantil.

Esto ayudará a descartar enfermedades mucho más infrecuentes y garantizar una atención especializada.

Cojera

Mientras paseas tranquilamente, tomando el sol con tu familia, este comentario hace que comiences a preocuparte:

—Cariño, ¿has visto cómo camina la niña? Parece que está cojeando.

En ese momento quieres pensar que se ha dado un pequeño golpe, que se le ha dormido el pie, que tiene una heridita en el talón, que el zapato le queda pequeño, que se le ha metido una piedrecita en el zapato y le molesta... Todo es posible y, de hecho, esas sencillas causas son las que primero conviene descartar. Sin embargo, si tras observarla detenidamente, descalzarla, mirarla por arriba y por abajo, no ves nada, y además sigue cojeando y encima se queja, consulta con tu pediatra.

¿CUÁNDO DEBÉIS ACUDIR A URGENCIAS SI VUESTRO HIJO COJEA?

Por lo general, no será necesario. Sin embargo, en los casos siguientes, debéis acudir al servicio de urgencias:

- **Traumatismo importante.** Una caída desde altura o un golpe fuerte pueden causar, por ejemplo, una fractura. El niño tendrá un llanto inconsolable, deformidad de la zona, inflamación, dolor intenso... Diagnosticar una fractura en un niño pequeño no siempre es sencillo, así que, ante la duda, consultad.
- **Cojera y fiebre.** Probablemente es el tándem que más preocupa a pediatras y traumatólogos, ante la posibilidad de que se trate de una artritis séptica.

ARTRITIS SÉPTICA

Esta infección, que suele ser bacteriana, afecta a una articulación, normalmente la cadera o la rodilla. En estos casos se genera en la cavidad articular una gran cantidad de contenido purulento (o sea, pus), que pone en riesgo el cartílago y puede destruir la articulación en unos pocos días, a veces horas. Por este motivo, la mayoría de las veces el tratamiento se basa en una intervención quirúrgica, para hacer una limpieza exhaustiva de la zona, y en administrar antibiótico intravenoso durante 10-21 días.

Si el niño tiene artritis séptica, además de la cojera presentará fiebre y, en ocasiones, afectación del estado general (en otras palabras, «estará hecho polvo»). El médico, ante la sospecha clínica, solicitará una analítica de sangre, donde se verían signos de infección, además de realizar estudios de imagen para confirmar o descartar la artritis séptica.

Cuando llegas al médico con tu hijo cojeando, las primeras preguntas que te hace son:

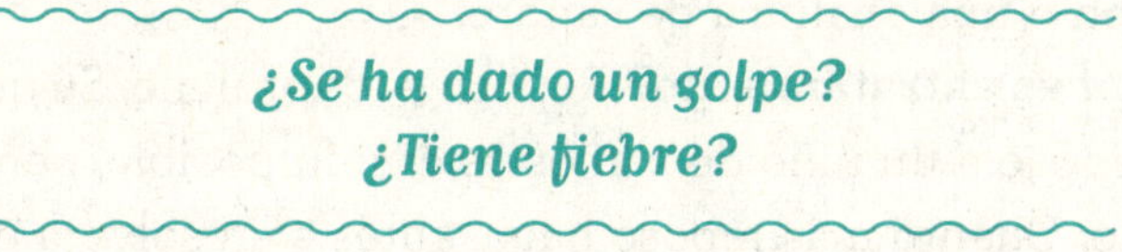

Ahora ya sabes por qué.

Ante la pregunta de si tiene fiebre, existe otro escenario mucho más frecuente:

—Ahora mismo no tiene fiebre, pero hace muy poco pilló una amigdalitis y sí tuvo unos días. Pero la verdad es que aquello se le pasó, y ahora resulta que se ha levantado cojeando y no quiere apoyar el pie.

En ese momento el pediatra o el traumatólogo, aliviado, pensará para sí: «Bueno, probablemente se trate de una sinovitis transitoria de cadera, pero voy a explorarlo para salir de dudas».

SINOVITIS TRANSITORIA DE CADERA

Se trata de una inflamación del tejido sinovial que recubre la articulación. Como consecuencia, se produce un derrame articular que hace que el niño cojee, porque le duele.

Es un cuadro benigno y autolimitado, es decir, que en un plazo de 2 semanas se habrá solucionado. **No va asociado a fiebre en el momento de la cojera; esto es muy importante.**

El problema es que su manifestación se puede confundir con una posible artritis séptica, que sí es grave, o con la enfermedad de Perthes, de la que hablaré a continuación.

La sinovitis transitoria de cadera es habitual en niños desde los 9 meses hasta la adolescencia, aunque las edades típicas suelen ser en torno a los 3-8 años. Las causas no se conocen completamente, aunque en dos tercios de los casos hay un antecedente de una infección catarral durante los días previos.

¿Cómo se diagnostica? La historia clínica es fundamental. Se confirma el líquido articular mediante ecografía. En ocasiones, si hay dudas, tu pediatra o traumatólogo puede solicitar otros estudios de imagen o una analítica de sangre.

¿Cuál es el tratamiento? Reposo e ibuprofeno. Sé que mantener en reposo a un niño de 2 años es casi imposible, pero hay que intentarlo. Cuanto más reposo haga, antes se resolverá el cuadro.

Así evitaremos hacer nuevos estudios pensando en cuadros más raros (enfermedades reumáticas, enfermedad de Perthes...).

¿Cuál es su evolución? Generalmente antes de las 2 semanas, todo habrá pasado. Si no es así, habrá que pensar en otras causas. En ocasiones hay niños en los que este proceso se repite pasados unos meses. Tranquilos. La actitud es la misma y debéis consultar siempre con el especialista, ya sea tu pediatra o tu traumatólogo.

LA ENFERMEDAD DE PERTHES

Es una enfermedad de la cadera donde se produce una destrucción ósea de la cabeza del fémur. Por causas que aún se desconocen, empieza a llegar poco riego sanguíneo a esa parte del hueso, por lo que este «se muere», es decir, se necrosa. Con el paso del tiempo, el cuerpo trata de regenerar el hueso en un proceso inflamatorio, que es lo que produce la cojera y, en ocasiones, el dolor. **El niño referirá ese dolor a última hora de la tarde y localizado en la ingle, el muslo o incluso la rodilla.**

¿Por qué se produce? No se sabe con certeza. Aunque es más frecuente en niños que en niñas, en edades comprendidas entre los 4 y los 10 años y, en el 90 % de los casos, suele afectar a una sola cadera.

¿Cómo se diagnostica? El traumatólogo te pedirá estudios de imagen: radiografía, resonancia magnética, gammagrafía ósea o incluso artrografía.

¿Cuál es el tratamiento? Depende de la fase en la que se diagnostique. El reposo absoluto está contraindicado. El objetivo del tratamiento es calmar el dolor si lo hay, para lo que se utiliza ibuprofeno, y favorecer que el hueso se vaya regenerando. En ese caso, hay que realizar una actividad normal, evitando deportes intensos y de impacto salvo que el traumatólogo decida lo contrario.

¿Tiene buen pronóstico? En la mayoría de los casos, sí, incluso llevando una vida completamente normal. La edad de presentación y la extensión de la lesión es determinante: a mayor extensión y edad (más de 6 años), el pronóstico es peor, precisando incluso cirugía.

Displasia de cadera

La displasia de cadera o la displasia evolutiva de cadera es el desarrollo anormal de la cabeza del fémur y de la cavidad ósea de la cadera donde esta se aloja (acetábulo).

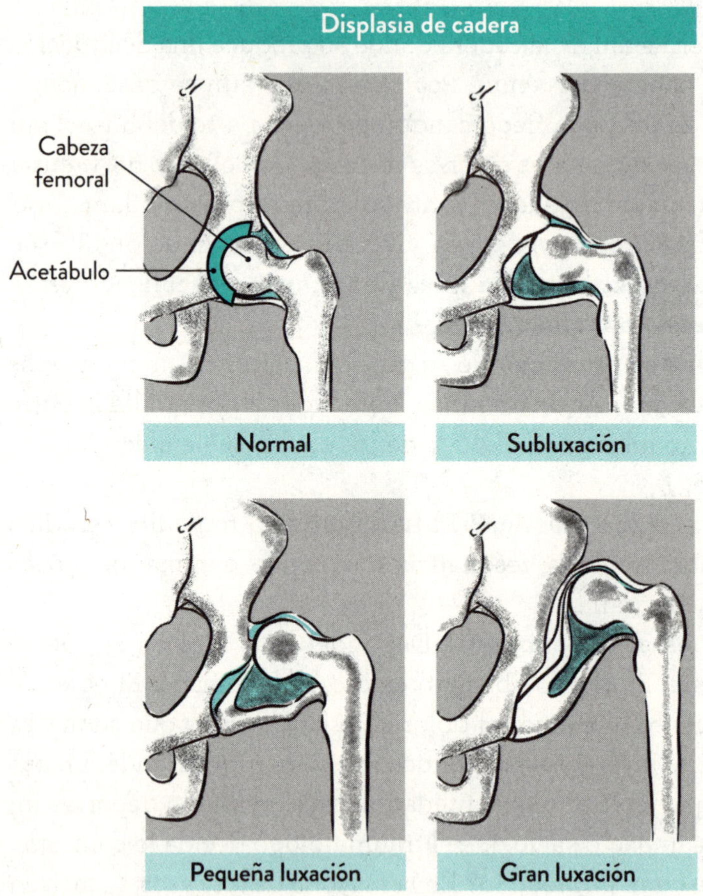

Cuando nace un bebé y exploramos sus caderas, nos podemos encontrar con varios escenarios:

1. **Cadera estable.** Es, con mucho, la probabilidad más frecuente. Al explorar las caderas, ambos muslos se separan igual sin ofrecer resistencia y no se aprecia nada patológico.
2. **Cadera que no se luxa.** pero, al explorarla y abrir los muslos, se aprecia una diferencia entre una pierna y otra, en la que un lado ofrece más resistencia que el otro. En este caso, probablemente vuestro pediatra, si alberga dudas, pedirá una ecografía para asegurarse.
3. **Cadera luxable, pero reductible.** Al explorar la cadera, la cabeza femoral sale del acetábulo, pero es posible devolverla a su sitio. Este caso es patológico y será derivado al traumatólogo infantil.
4. **Cadera luxable e irreductible.** Tras proceder como en el escenario anterior, difícilmente podemos devolver la cabeza del fémur a su sitio. Otro motivo para derivar al niño al traumatólogo infantil.
5. **Cadera luxada.** En la que somos incapaces de colocar en su lugar la cabeza del fémur. De nuevo, será derivado al traumatólogo infantil.

El diagnóstico no es fácil. Además, se suma la posibilidad de que se dé el caso de que un bebé nazca con una cadera normal y estable y, con el paso de los meses, esta vaya luxándose; o que, por el contrario, estando la cabeza del fémur en su sitio, el acetábulo no se forme adecuadamente. En ambos casos se trataría de una **displasia evolutiva de cadera,** de ahí la importancia de observar las caderas en cada revisión del niño sano hasta que empiece a caminar.

¿Es frecuente? Se dan 3-5 casos por cada 1.000 recién nacidos y estos afectan más a las niñas y a la cadera izquierda.

¿Por qué se produce? No se conoce exactamente la causa. Sin embargo, hay una serie de **factores de riesgo:**

1. Antecedentes familiares de displasia de caderas (padre, madre o hermanos). En estos casos pediremos siempre una ecografía a partir de las 2-3 semanas de vida.
2. Parto con presentación de nalgas. Como en el caso anterior, también sería motivo para solicitar una ecografía.

3 Sexo femenino.

Existen otros factores que predisponen a padecerla: primer hijo, cesárea, embarazos gemelares, sobrepeso al nacer, prematuridad, deformidades en los pies...

«Todos los controles con el pediatra fueron normales y ahora, al empezar a caminar, cojea. ¿Puede ser una displasia?». Sí, se trata de una displasia evolutiva de cadera. Esto es lo que de verdad nos preocupa a los pediatras. El hecho de que las exploraciones previas sean normales no descarta que, en algún momento, la cabeza del fémur empiece a desplazarse o el acetábulo no se forme adecuadamente.

«Me han dicho que portear es bueno para las caderas». Cierto. El porteo ergonómico con ambas caderas abiertas, con el bebé mirando hacia ti, favorece el correcto desarrollo del fémur dentro del acetábulo.

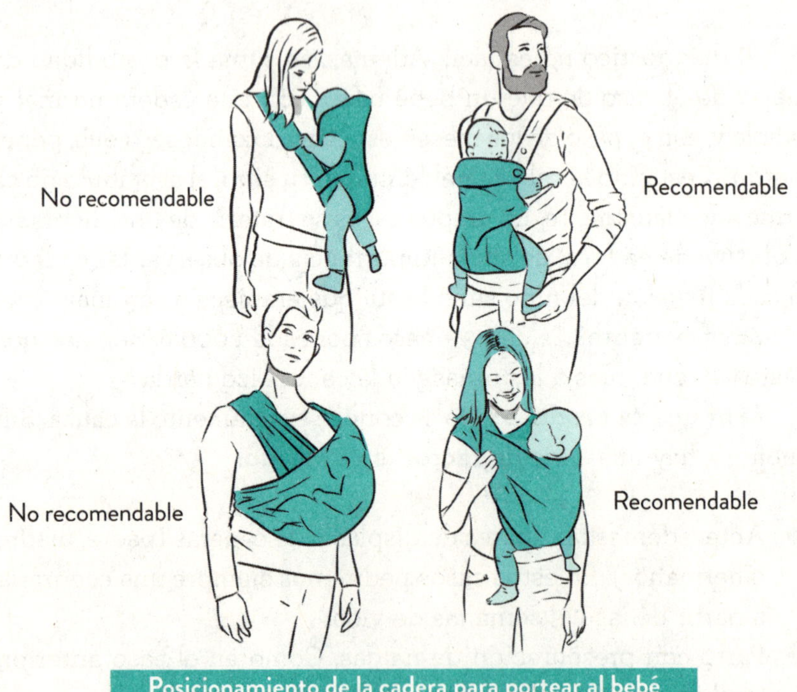

Posicionamiento de la cadera para portear al bebé

¿Cómo se diagnostica? Con las maniobras de Ortolani y Barlow, que tu pediatra pondrá en práctica cada vez que vayáis a revisión. Si en esa maniobra nota resistencia de una de las caderas o presenta una asimetría en la longitud de una de las piernas, será momento de pedir una ecografía si el bebé tiene menos de 4-6 meses y una radiografía si es mayor de 5-6 meses.

¿Cómo se trata? El tratamiento depende del momento en el que se diagnostica. En **menores de 6 meses,** el tratamiento es ortopédico y se realiza con un arnés conocido como «correas de Pavlik». Es fácil de poner y quitar, y los bebés lo toleran bien. Será el traumatólogo infantil quien paute las revisiones y los tiempos hasta retirarlo, habitualmente tras varios meses, con una curación completa cercana al 90 % de los casos. En **mayores de 6 meses,** el tratamiento es más complejo y debe ser individualizado: tracción, cirugía, escayolas... Tiene buen pronóstico, aunque puede quedar alguna secuela en el movimiento de la articulación.

Pies planos

Cualquiera que pase unos días en la consulta de un pediatra habrá escuchado, al menos media docena de veces, esta misma frase:

—Hemos pedido cita porque creemos que nuestro hijo tiene los pies planos. ¿Habrá que ponerle plantillas?

El pie plano flexible es normal hasta los 3-4 años de vida.

Precisamente por este motivo, hasta esa edad no hacemos demasiado caso a los pies, ni solemos subir a los niños al podoscopio (ese aparato que hay en la consulta con un cristal y un espejo que refleja la huella plantar).

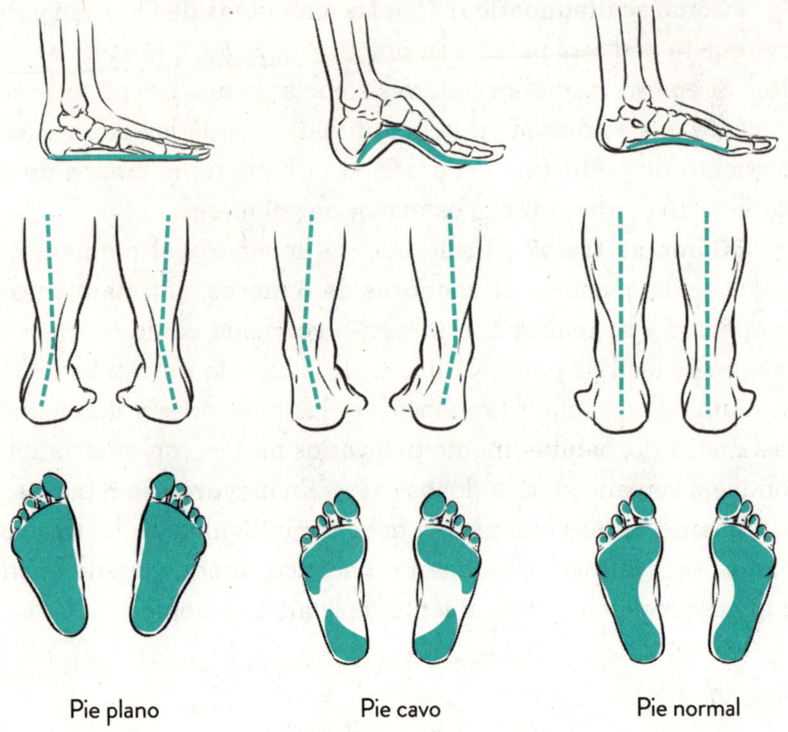

«¿Y por qué tienen el pie plano los niños pequeños?». Porque donde los adultos tenemos el arco plantar o puente, ellos tienen una buena concentración de grasa (almohadilla grasa) que les confiere ese pie de bebé redondito, plano y elástico.

«¿Qué es el pie plano flexible?». Es un trastorno de la alineación según el cual, al estar el niño de pie, el arco plantar apoya sobre el suelo. Esto provoca que el talón se desvíe hacia fuera (a lo que llamamos «talo valgo») y la parte interna del pie caiga hacia dentro. Y decimos que es **flexible** porque, al ponerse de puntillas, observaremos cómo, efectivamente, sale el arco y porque el niño no tiene ningún tipo de dolor ni rigidez. ¡Ojo! Si al pedirle al niño que se ponga de puntillas, observamos que no puede o presenta dolor, estaríamos hablando de **un pie plano rígido.** En este caso sí sería patológico y sí necesitaría tratamiento. He de confesaros que en los últimos años no recuerdo un solo caso de pie plano rígido. Son muy infrecuentes.

El bebé, como comentaba, nace con un pie plano, flexible y redondito. A medida que crece y, sobre todo, que empieza a caminar, la musculatura del pie comienza a desarrollarse. Lo hace hasta prácticamente los 5 años, cuando el arco o puente ya es evidente. Durante el resto de su infancia, el pie seguirá desarrollándose (como lo hace el resto de su cuerpo) hasta alcanzar la adolescencia.

«¿Si le pongo un zapato especial hará que se corrija antes el pie plano?». No. El calzado no favorece ni garantiza el correcto desarrollo del pie de los niños. De hecho, lo más saludable para el pie del niño es caminar descalzo.

«¿Qué hacemos si tiene el pie plano?». Primero, explorar al niño detenidamente y comprobar que efectivamente es flexible, que se puede poner de puntillas y que no tiene dolor. Tu pediatra le realizará distintas maniobras para comprobarlo y descartar un pie plano rígido, que sí necesitará valoración y tratamiento.

«¿Y si me receta unas plantillas?». Ante un pie plano flexible, que, por tanto, no tiene ningún síntoma, no está indicado poner plantillas. No está demostrado que modifique la musculatura del pie, así que las plantillas no curan el pie plano flexible.

«¿Cuándo están indicadas las plantillas?». Cuando hay algún tipo de dolor por el apoyo, ante determinados deportes o si se producen callosidades.

«¿Qué hay de las botitas ortopédicas?». ¡Qué trauma! Yo las llevé durante una buena temporada cuando era pequeña. Recuerdo cómo diferenciaba a mis compañeros de cole: yo no separaba a los niños de las niñas, ni a las rubias de las morenas..., yo les miraba los pies. En mi vida había dos tipos de personas: las niñas que, como yo, llevaban esas horribles botas que no pegaban con ningún vestido y las que cada día presumían de unas bailarinas o manoletinas diferentes... ¡Qué envidia!

En el pie plano flexible, las botas ortopédicas no están indicadas en ningún caso.

«Vale, tiene los pies planos, ¿y ahora qué?». Despreocúpate, acude a las revisiones rutinarias de tu pediatra, observa de una forma relajada (esto significa sin preguntarle al niño) si se queja de dolor al caminar en algún momento y déjale caminar descalzo libremente por casa.

Y ten presente que lo mejor para el desarrollo del pie del niño es que camine descalzo y que cuando compremos calzado, este sea respetuoso, es decir, horma ancha, punta redondeada, suela flexible y que en ningún caso los dedos estén apiñados.

Dolor en el talón: enfermedad de Sever

Tu hijo se adentra en la adolescencia, esa fase en la que ya casi no vas al pediatra, y de repente, sin ton ni son, empieza a quejarse de un talón o incluso de ambos. «¿Y esto a qué viene ahora?», piensas.

—¿Te has dado algún golpe? —le preguntas a tu hijo—. ¿Has estado haciendo el gamberro?

Pero tu hijo lo único que hace es encogerse de hombros.

—No sé, mamá, me duele. Me duele aquí, sobre todo después del entrenamiento —te explica.

Dejas pasar los días pensando que simplemente ha hecho demasiado esfuerzo, o le han dado alguna patada, y ya se le pasará. Sin embargo, unas semanas más tarde, tu hijo se sigue quejando.

—Es hora de ir al médico —concluyes.

¿QUÉ ES LA ENFERMEDAD DE SEVER?

Esta patología se caracteriza por dolor en uno o ambos talones. Se da en niños más que en niñas, entre los 10 y los 13 años, aunque puede ocurrir antes, y en más de la mitad de los casos es bilateral, es decir, afecta a ambos talones. El dolor se acentúa tras los impactos repetidos, es decir, correr, saltar... Si buscáis en internet, encontraréis que también la denominan **apofisitis del calcáneo.**

¿Y por qué se produce? La respuesta es sencilla:

Los huesos de los niños crecen. Los tendones, también. Pero, a veces, no lo hacen al mismo ritmo.

La zona del hueso que crece se llama «cartílago de crecimiento» y es bastante frágil. Por otro lado, el tendón de Aquiles se une al talón en la tuberosidad o apófisis del calcáneo, que está muy cerca del cartílago de crecimiento. Por lo que, ante traumatismos repetidos sobre el talón como puede ser correr, saltar mucho o hacer deporte intenso en esa fase de desarrollo, el tendón se puede inflamar, y con él todas las estructuras cercanas, por lo que surge el dolor.

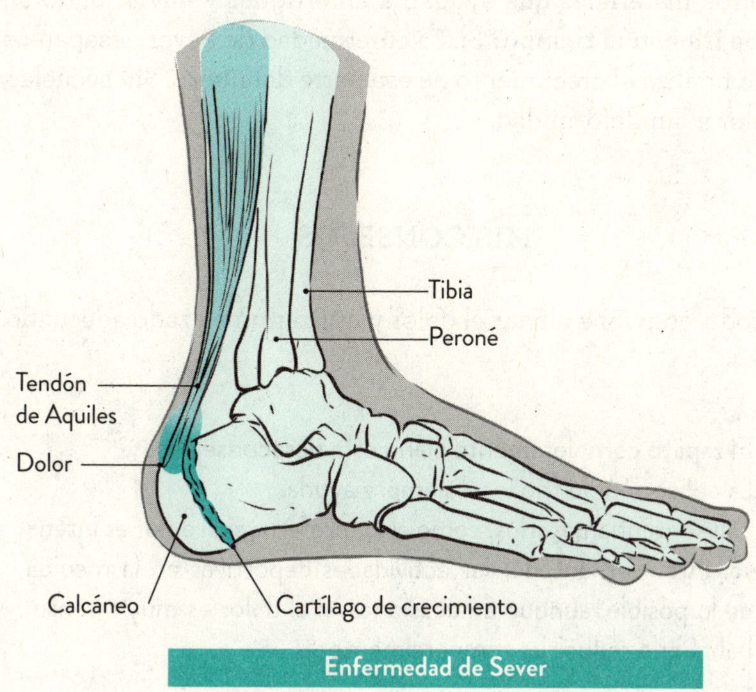

Enfermedad de Sever

¿Qué síntomas tiene? Como ya he adelantado, dolor tras el ejercicio, dolor de talones al caminar o al presionar sobre un punto exacto en el talón. Por el contrario, el dolor disminuye al caminar de puntillas, porque el tendón de Aquiles deja de traccionar sobre el hueso calcáneo.

En ocasiones tu pediatra pedirá una radiografía o te derivará al traumatólogo infantil si alberga dudas, ya que a veces nos encontramos con una patología más rara que cursa con un dolor similar.

Si es una fase del crecimiento, ¿puede tratarse? Antes de nada, los pediatras, traumatólogos infantiles o podólogos tenemos que explicarles a los padres y al adolescente lo que le ocurre, haciendo incluso un dibujo para que lo entiendan perfectamente. Debemos transmitirles tranquilidad, en el sentido de que es un proceso natural, frecuente y que se irá solo. El objetivo del tratamiento es disminuir el dolor hasta que el hueso deje de crecer. Para ello debemos aconsejar un calzado adecuado, mejor con el talón elevado. Si son niñas, les ofreceremos llevar zapatos con un poco de cuña y se pondrán muy contentas. También existen taloneras de silicona o de otros materiales que ayudan a amortiguar y aliviar el dolor.

¿Se irá con el tiempo? Sí. La enfermedad de Sever desaparece cuando finaliza el crecimiento de esa parte del hueso. Sin secuelas, sin dolor y sin deformidad.

MIS CONSEJOS

Ante todo, conviene aliviar el dolor y utilizar un calzado adecuado.

- ★ El zapato completamente plano está desaconsejado.
- ★ La aplicación de frío local siempre ayuda.
- ★ Dale antiinflamatorios, como el ibuprofeno, si el dolor es intenso. Intenta mantener las actividades deportivas en la medida de lo posible, aunque en ocasiones, si el dolor es muy intenso, habrá que reducirlas temporalmente.

- ★ En casos más complejos, el traumatólogo quizá aconseje sesiones de fisioterapia o ejercicios de estiramiento.
- ★ Si el dolor aumenta o, en lugar de mejorar, empeora, consulta de nuevo.

Dolor en la rodilla: enfermedad de Osgood-Schlatter

Si has llegado a esta parte sin leer el apartado anterior, dedicado a la enfermedad de Sever (dolor en el talón), te aconsejo que le eches un vistazo, porque esta es muy parecida, salvo que afecta a la rodilla.

La enfermedad de Osgood-Schlatter es una causa frecuente de dolor en la rodilla en adolescentes de 10-15 años, más en chicos que en chicas, que se acentúa con el ejercicio físico como correr, caminar, chutar el balón, saltar en el baloncesto... Además, al explorar la rodilla, es fácilmente identificable el punto exacto donde duele (marcado con una flecha en la imagen).

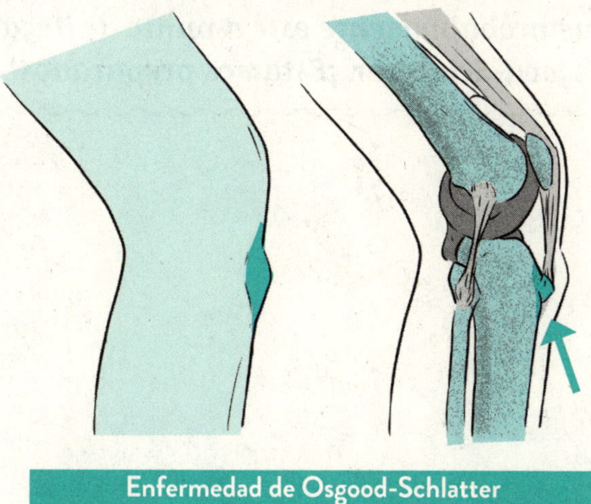

Enfermedad de Osgood-Schlatter

¿Por qué se produce? El hueso del niño está en crecimiento y, justo en la zona donde se inserta el tendón rotuliano a nivel de la tibia (tuberosidad tibial), se encuentra el cartílago de crecimiento. Al producir una tracción continuada del tendón sobre la tuberosidad de la tibia, se inflama toda la zona que rodea el cartílago de crecimiento y se produce dolor.

¿Tiene tratamiento? Como ocurría con la enfermedad de Sever, el objetivo es aliviar el dolor hasta que cese el crecimiento del hueso, en este caso de la tibia, y mantener en la medida de lo posible la actividad física que realiza el niño.

Para ello, en muchas ocasiones, merece la pena que sea valorado por un traumatólogo si la evolución no es buena, pues descartará otra patología de rodilla que pueda cursar con síntomas parecidos y aconsejará, si lo considera oportuno, estiramientos antes de hacer deporte, frío local e ibuprofeno para controlar el dolor.

En contadas ocasiones el dolor es tan intenso que se aconseja descansar de la actividad deportiva, pero no suele ser habitual.

¿Se irá con el tiempo? Sí. Como ocurría con la enfermedad de Sever, desaparece por sí misma tras 12-18 meses de idas y venidas a la consulta, sin secuelas y sin deformidades, recuperando completamente su actividad deportiva.

En mi casa ya hemos pasado por el Sever, así que probablemente esté a punto de llegar el Osgood-Schlatter. ¡Estamos preparados!

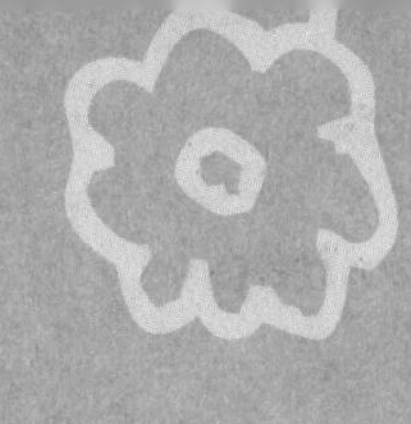

3

Genitales

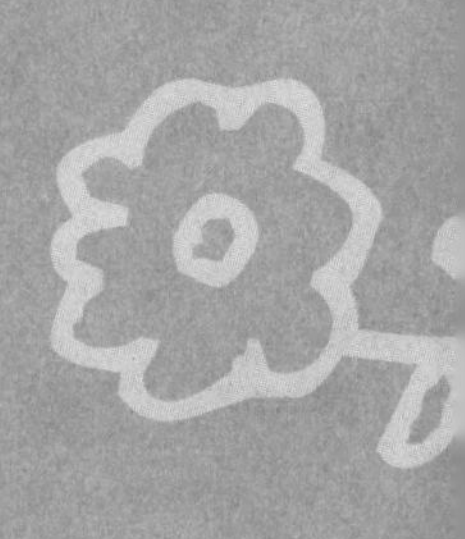

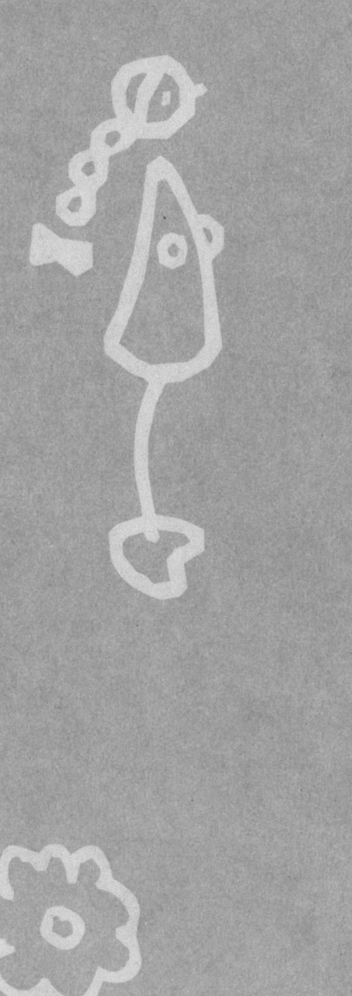

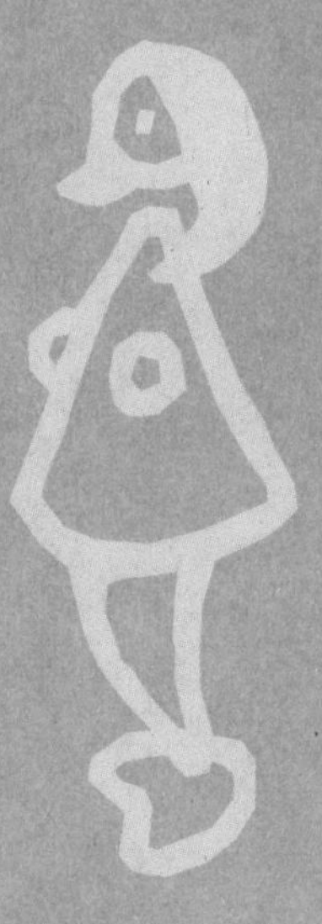

3 *Genitales*

Fimosis

La fimosis es una estrechez del orificio del **prepucio,** que es la piel que recubre el **glande o bálano** (la parte final y más abultada del pene). Si ese orificio es demasiado estrecho, el prepucio no desciende y resulta imposible ver el glande. Ya desde la primera consulta con un recién nacido, muchos padres me preguntan qué deben hacer al respecto:

—Parece que lo tiene muy cerrado, ¿no? —dicen unos.

—¿Tengo que echarle la piel hacia atrás? —dicen otros.

—Al hijo de unos amigos le dieron el famoso «tirón» y no veas qué mal lo pasó el niño... —dicen aquellos.

Sí, este tema genera muchas dudas.

Empecemos por el principio. La inmensa mayoría de los recién nacidos tienen fimosis, es decir, la puntita del pene está muy muy cerrada. Esto es una **situación normal.** ¿Y qué hacemos? Nada. Cuando le cambies el pañal y le limpies el pene, puedes retraer suavemente la piel hacia atrás para comprobar hasta dónde llega, nada más. Sin forzar y sin producir dolor.

Nunca se deben dar tirones.
¡Duele y puede producir un desgarro!

La práctica del «tirón» hacia atrás estaba muy extendida, pero actualmente no solo está en desuso, sino que también está **contraindicada.** Además de ser muy dolorosa para los niños, produce desgarros que pueden traer como consecuencia cicatrices que empeoren el pronóstico de la fimosis.

Con el paso de los meses, tu hijo empezará a tener erecciones, lo que provocará que, de forma natural, el orificio se ensanche poco a poco. Además, su cuerpo segrega una sustancia que lubrica la zona y ayuda a que la fimosis se vaya resolviendo.

De este modo, **a los 3 años la mayoría de los niños ya no tienen fimosis.** Hasta esa edad os recomiendo que le limpiéis el pene todos los días, descendiendo suavemente la piel hacia atrás sin forzar. En cuanto consideréis que vuestro hijo tiene la madurez suficiente, en torno a los 2-3 años, debéis enseñarle a que lo haga él solito. La hora del baño es un buen momento.

¿Y si a los 3-4 años sigue con fimosis? En ese caso los pediatras utilizamos una pomada de corticoides aplicada durante varias semanas que resuelve la fimosis en más del 75 % de las ocasiones. Es decir, en tres de cada cuatro niños nos habremos ahorrado el paso por el quirófano.

Instruyo a los padres cómo deben hacerlo, insisto en la constancia del tratamiento, en no abandonarlo y en aplicarle la pomada todos los días, por la mañana y por la noche, durante 4 semanas. Al mes, generalmente, me gusta reevaluarlo y comprobar el resultado. Si no ha funcionado, se podría repetir el ciclo sin efectos secundarios ni problema alguno.

Es importante recordar que, una vez solucionada la fimosis, **los niños han de echarse la piel hacia atrás todos los días,** no solo por higiene para evitar infecciones, sino también para que no se vuelva a cerrar (una situación muy frecuente cuando se abandona esta práctica).

—Tanto le hemos insistido... que ahora no para de tocarse, es desesperante —me dicen algunos padres.

Sea niño o niña, si empieza a tocarse los genitales de forma llamativa y te preocupa, busca el capítulo dedicado a la sexualidad (en la primera parte del libro) antes de pensar en cosas raras.

Si, a pesar de los ciclos con un corticoide tópico, la fimosis persiste, entonces no quedará más remedio que derivarlo al cirujano infantil para realizar una circuncisión. En esta intervención, extirparán la piel del prepucio, cortando como una «rodajita», y quedará el glande al descubierto.

En nuestro país la circuncisión es una solución a un problema (fimosis), pero en otros lugares se realiza a todos los niños al nacer por motivos culturales, religiosos o personales. A pesar de todo ello, en ocasiones, algunos niños menores de 3 años han de ser intervenidos antes de lo habitual.

¿Cuándo está indicada la cirugía? Según la *Guía clínica sobre urología pediátrica* de la Sociedad Europea de Urología Pediátrica, las indicaciones de intervención quirúrgica son:

1. Fracaso de las pomadas de corticoides tópicas.
2. Infecciones de orina de repetición.
3. Globo prepucial (es decir, el prepucio se hincha como un globo al llenarse de orina justo antes de salir), si resulta doloroso o ha habido infecciones previas.
4. Infecciones del glande-prepucio de repetición (balanitis).

En pediatría existen pocas cosas urgentes de verdad, pero, hablando de fimosis, hay una que todos los padres deben conocer. Se trata de la parafimosis.

La **parafimosis** es una complicación que consiste en el estrangulamiento o atrapamiento del glande al retraer el prepucio, no siendo posible volver a su situación original. En ese caso, los padres deberán acudir a **urgencias** lo antes posible, donde, en primer lugar, se intentará reducir de forma manual. En ocasiones es difícil (creedme, me ha tocado algún caso), pues a la complejidad de la maniobra se suma el llanto intenso del niño por el dolor que le produce. Si no se consigue, no quedará más remedio que operarlo para liberar el glande.

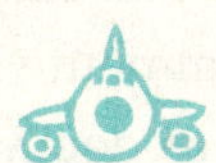

Recuerda: hasta los 3 años los pediatras no nos preocupamos demasiado por el pene de los más pequeños, pues la mayoría de las fimosis se resuelven por sí solas antes de esa edad. Las medidas de higiene son importantes y hay que intentar echar la piel hacia atrás suavemente y a diario. A partir de los 3-4 años (o antes si hay signos de alarma), de persistir la fimosis, tu pediatra se pondrá manos a la obra.

Sinequias vulvares

Sofía acude a su revisión de niño sano. Tiene 9 meses, es una bebé feliz que está creciendo sin problemas. A la consulta viene en brazos de sus padres y acompañada por sus dos hermanos mayores. Tras explorar detenidamente al bebé, quien no deja de sonreír ni un solo instante, les digo a los papás:

—Mirad —digo mientras separo suavemente las piernas del bebé para que observen sus genitales—, ¿veis que los labios menores están fusionados, que no se ve la entrada de la vagina?

—¡Ay, madre mía! —dice su madre asustada.

—Tranquila, tranquila. No os preocupéis, se llaman «sinequias vulvares». Vestidla y ahora os explico tranquilamente lo que podemos hacer.

—Con sus hermanos fue la dichosa fimosis y ahora, con ella, la «huchita» —comenta su madre.

—Nada, cariño, que lo de nuestros hijos son los «bajos». ¿Qué le vamos a hacer? —bromea el padre, bastante más relajado que su mujer.

—No es nada importante. Las sinequias vulvares son la fusión de los labios menores, generalmente en niñas menores de 2 años. No es un defecto congénito, es decir, no se debe a una malformación al nacer ni un defecto en su desarrollo embriológico, sino que en muchas ocasiones se cierran una vez que han nacido.

—¿Por qué se le ha cerrado? —pregunta la madre.

—La causa no está del todo clara, pero se ha relacionado con un bajo nivel de estrógenos a esas edades. También ocurre tras procesos inflamatorios locales como una dermatitis del pañal. La piel de los labios menores es tan frágil e inmadura que, tras una inflamación, estos pueden llegar a fusionarse.

—Pero... ¿y cómo hace pipí?

—Pipí hace sin problemas. La inmensa mayoría de las veces son sinequias vulvares parciales, es decir, aunque no lo veamos, hay un pequeño orificio por donde sale la orina desde la uretra al exterior.

—¿Se puede complicar? —pregunta esta vez el padre.

—La mayoría de las veces, las sinequias son asintomáticas, es decir, las niñas ni se enteran, porque no tienen síntoma alguno. En ocasiones puede haber irritaciones locales o, en el peor de los casos, infecciones de orina de repetición. Pero, tranquilos, todos estaremos atentos.

¿Hay algún tratamiento? Existen varios, pero, de entrada, adelanto este doble consejo:

Si no tiene síntomas, es preferible no tratar. Eso sí, es importante mantener una buena higiene genital diaria.

Hay que limpiar de la parte anterior de la vulva hacia atrás para no contaminar los genitales con restos de heces de la región anal. Se puede presionar levemente con la toallita o con vaselina cuando la limpiemos, poco a poco y muy suavemente. Muchas veces, las sinequias forman una membrana muy finita que, de un día para otro, observaréis que se ha abierto. En otras, estarán ahí durante años.

Mientras la niña no tenga síntomas, insisto, no es preciso actuar. Más adelante, cuando le quitemos el pañal, empiece a montar en triciclo o bicicleta y a «hacer la cabra» por ahí, esa membrana se abrirá sola, sin enterarnos.

Si se acerca la edad puberal y las sinequias siguen, una situación excepcional, entonces sí que deberéis volver a consultar con el médico.

Aunque no es lo habitual, en algún momento podría mostrar algunos síntomas: picor, irritaciones, infecciones de orina... Si es así, hay varios tratamientos, aunque algunos son controvertidos.

Las cremas de estrógenos son efectivas entre un 45-75 % de los casos si se aplican antes de los 3 años. Este tratamiento puede tener efectos secundarios, como crecimiento mamario o pigmentación y oscurecimiento de los genitales, aunque desaparecerán al retirarlo. Para evitarlos se ha ensayado, con resultados similares, el uso de **cremas de corticoides (betametasona al 0,05 %)** como en el caso de las fimosis. La tasa de recaída con ambos tratamientos (corticoides y estrógenos) oscila entre el 10-40 %. Cuando el tratamiento médico (cremas) no es efectivo o las sinequias se cierran sistemáticamente, entonces se procede a la **separación manual o quirúrgica.** Para evitar recaídas, en este caso se aconseja aplicar una crema de estrógenos durante 5 días tras la separación.

—Bueno, pues ya está —concluyó la madre aliviada una vez que tuvo toda la información—. Cuando ya lo teníamos todo claro con la fimosis, ahora las sinequias... ¡Vamos sumando cositas!

—Que todo sea esto, querida..., que todo sea esto —le dije con una sonrisa.

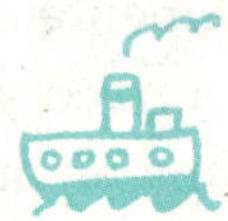

Criptorquidia

Hablamos de criptorquidia cuando **uno de los testículos (o rara vez los dos) no se encuentra en la bolsa escrotal,** es decir, cuando a lo largo del desarrollo embrionario el testículo no ha finalizado su descenso hasta el escroto.

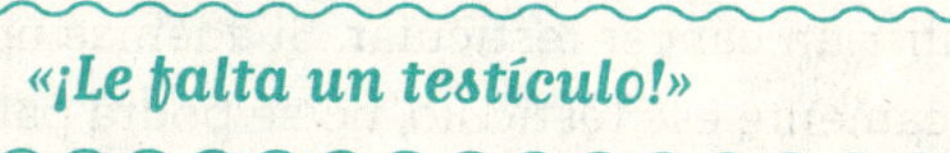

«¡Le falta un testículo!»

—¿Dónde está? —me preguntó alarmado en una ocasión un padre.

Puede estar en la misma cavidad abdominal, que es donde se forman inicialmente, o en algún punto del trayecto que une la cavidad abdominal y la bolsa escrotal. En ocasiones somos capaces de palpar el testículo en el canal inguinal y descenderlo manualmente hasta meterlo dentro de la bolsa escrotal, pero, al soltarlo, vuelve a ascender, quedando en esa mala posición de forma espontánea y permanente.

¿Es frecuente? Sí, es algo que vemos habitualmente en consulta. Entre un 1-4 % de los niños lo presentan al nacer. Es más habitual en niños prematuros, aunque en estos casos lo normal es que termine de descender en los siguientes 6 meses.

—Vale, no tiene el testículo en su sitio..., ¿y ahora qué? —preguntan muchos padres.

Si alberga dudas, tu pediatra solicitará una ecografía para intentar localizarlo si le cuesta palparlo. Posteriormente, si no hay ningún otro problema, habrá que esperar a ver si desciende solo. En la mayoría de los casos, el testículo desciende antes de los 9 meses. Si ha cumplido el primer año de vida y aún no ha bajado al escroto, rara vez lo hará ya por sí mismo. Toca actuar. En ese momento será derivado al urólogo o cirujano infantil para solucionar el problema mediante una intervención quirúrgica, que debe realizarse antes de los 18 meses de vida.

POR QUÉ NO ESPERAR A QUE SEA MÁS MAYOR PARA OPERARLO

La razón de no esperar para operar la criptorquidia es que cuanto más tiempo pase, más riesgos de complicaciones hay.

1. **La criptorquidia reduce la fertilidad.**
2. **Aumenta el riesgo de cáncer de testículo.** Los niños con criptorquidia tienen más riesgo que el resto de la población de sufrir un cáncer testicular. Si además no se desciende quirúrgicamente ese testículo, no se podrá palpar y, por tanto, no se podrá detectar precozmente. De ahí la importancia, y así se lo explico a todos los niños que pasan por mi consulta, de que se acostumbren a tocarse los testículos todos los días en la ducha. Entre risas, les digo a los niños y los adolescentes:

   —Cuando te enjabones, saluda a Pepe y Manolo. Pepe y Manolo son del mismo tamaño, ambos son blanditos y flotan ahí dentro. No duelen ni están rojos por fuera. Si alguna vez notas que Pepe o Manolo están más grandes, te duele, o notas como una piedrecita dentro o un garbancito, has de avisar a tus padres, ¿de acuerdo?

   Es curioso cómo pasan los años y los chavales me siguen recordando, revisión tras revisión, que Pepe y Manolo están estupendamente.
3. **Mayor riesgo de hernia inguinal.**
4. **Torsión testicular.** Con el tiempo, hay más riesgo de que ese testículo rote sobre sí mismo y se estrangule. De ocurrir, se interrumpiría el riego sanguíneo y, en unas horas, el niño podría perder el testículo. Se trata de una urgencia quirúrgica de la que hablaré más adelante para que la conozcáis, por si alguna vez se os presenta el caso.
5. **Efectos psicológicos del «escroto vacío».** Al niño pequeño le da igual tener la bolsita vacía, pero para el adolescente y para el adulto puede ser importante. De hecho, si no aparece el testículo o si se ha tenido que extirpar, se propone poner una prótesis por motivos estéticos.

Lo más importante de este tema es que la cirugía precoz (antes de los 18 meses de vida) ha demostrado favorecer un crecimiento testicular normal, una fertilidad conservada y un menor riesgo de cáncer de testículo. La operación es relativamente sencilla. Se hace vía inguinal. Se localiza el testículo, se desciende y se fija en el escroto para que no vuelva a subir (orquidopexia). En ocasiones no se encuentra el testículo y hay que hacer una exploración intrabdominal, o se encuentran restos atróficos pequeños, si el testículo no llegó a desarrollarse, que deben ser extirpados.

«Mi hijo tiene un testículo en ascensor, ¿es lo mismo?». No, no es lo mismo. ¿Qué hacen los ascensores? Suben y bajan, ¿verdad? Pues eso es un testículo retráctil o en ascensor. Los padres observarán momentos en los que la bolsa está vacía y momentos en los que el testículo desciende. El testículo criptorquídico no sube y baja. El testículo en ascensor es relativamente frecuente en preescolares y, casi siempre, llegará un momento en el que decida bajar al escroto y quedarse allí ya quietecito de por vida. Ojo, que en ocasiones me he encontrado con esto:

—En ninguna revisión parecía haber ningún problema y resulta que ahora, varios meses después, nos dice que falta un testículo en el escroto. ¿Es posible?

Sí, es posible. A veces nos encontramos con testículos que estaban en la bolsa escrotal y, semanas o meses después, uno de ellos asciende y no vuelve a descender. O con uno que estaba casi descendido y, con el tiempo, en lugar de descender del todo, ha ascendido. En ese caso habrá que intervenir para fijar el testículo.

Insisto: acostumbremos a nuestros hijos a «saludar a sus testículos» todos los días en la ducha. Es especialmente importante en niños que han tenido una criptorquidia, porque, aunque el riesgo de cáncer testicular disminuye si se opera precozmente, las guías recomiendan continuar el seguimiento más allá de la adolescencia.

Varicocele

Un adolescente, con cara de preocupado, acude a la consulta acompañado de sus padres:

—Hemos venido porque hoy nos ha dicho que lleva ni se sabe con una cosa en uno de los testículos que no sabemos lo que es.

Cuando escucho esto, reconozco que me saltan las alarmas. Las masas testiculares a esas edades siempre merecen toda nuestra atención, dada la posibilidad de que nos encontremos ante un cáncer. Sin embargo, antes de preguntarle nada, la madre pronuncia la palabra clave.

—Son como varices, ¿puede ser? —me explica alarmada. Respiro tranquila y pienso aliviada: «¡Bingo! Un varicocele».

El varicocele se debe a la dilatación de las venas del cordón espermático por una alteración del flujo venoso.

Es mucho más frecuente en el lado izquierdo, donde se presenta en el 80 % de los casos. Cuando el varicocele es derecho, los pediatras debemos ampliar el estudio y buscar otras causas en la cavidad abdominal.

Me levanto e intento que el chaval esté tranquilo. Estaréis de acuerdo conmigo en que esto no es plato de buen gusto para un adolescente, que además se siente un poco culpable porque quizá debería habérselo dicho antes a sus padres, un tanto enfadados por esa tardanza. Al explorar el testículo en cuestión, tanto con el chaval de pie como tumbado, no hay lugar a dudas: se aprecia una «bolsa de gusanos» (se denomina así porque es justamente lo que parece).

El adolescente puede no sentir nada o tener dolor, referir pesadez en el testículo o notarlo más pequeño. Y es que los pacientes con varicocele pueden presentar una disminución progresiva del tamaño del testículo y problemas de fertilidad.

EL VARICOCELE SE CLASIFICA EN TRES GRADOS

Esta clasificación se basa en la «visibilidad» del varicocele durante la exploración física.

- **Grado I.** Solo se palpa si se hace la maniobra de Valsalva, que es la presión que ejercemos cuando vamos al baño para hacer de vientre, por ejemplo. Como eso no se lo puedes decir a un adolescente para explorarlo, yo les digo que pongan la boca sobre su antebrazo y soplen, pero sin dejar escapar el aire. Es la misma presión que ejercen al intentar inflar un globo muy pequeño. Y cuando están haciendo eso, exploras el testículo y compruebas cómo sale el varicocele. ¡Lo sé! Para un adolescente es bastante embarazoso, pero es lo que hay...
- **Grado II.** Se palpa sin hacer la maniobra de Valsalva.
- **Grado III.** Se ve a simple vista.

En ese momento pediremos una ecografía para confirmarlo y, tras explorar la cavidad abdominal, será derivado al urólogo. **Será este quien decida si debe ser intervenido y cuándo,** según la edad del paciente, el grado del varicocele y el tamaño testicular.

Hidrocele

Consiste en la acumulación de líquido en la bolsa escrotal debido a un fallo en el cierre del pequeño conducto que comunica la cavidad abdominal con el escroto. Como consecuencia, veremos cómo uno o ambos testículos parecen haber aumentado de tamaño.

En realidad, el tamaño del testículo no se ve afectado, pero, al estar rodeado de líquido, la sensación es que esa bolsa escrotal está mucho más llena y es más grande. Puede afectar a uno o a ambos lados, y habitualmente lo encontramos en los bebés menores de 1 año. La mayor parte de los casos se resuelven de forma espontánea antes de cumplir el primer año de vida.

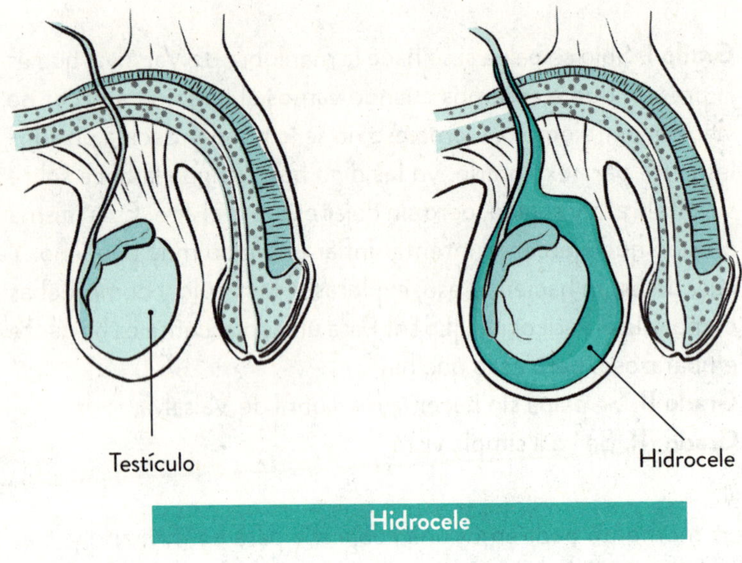

Hidrocele

TIPOS DE HIDROCELE

Según las causas que lo provocan, el hidrocele se divide en dos tipos:

1. **Hidrocele congénito.** El niño nace con él. Se debe a que el conducto que une ambas cavidades no se ha cerrado completamente y se filtra líquido. Podemos encontrar, a su vez, dos subtipos de hidrocele congénito:
   - **Comunicante.** Cuando el conducto sigue abierto y el líquido entra y sale. Los padres observan cómo la bolsa escrotal se va llenando a medida que va pasando el día y el bebé está más tiempo sentado. En este caso, además de filtrarse líquido, en ocasiones se puede introducir un asa intestinal por el conducto y provocar una hernia inguinal,

en cuyo caso habrá que intervenir para corregir esta quirúrgicamente, ante la posibilidad de que se estrangule.

- **No comunicante.** Hay líquido, pero este no varía a lo largo del día, siempre es el mismo.

2. **Hidrocele adquirido.** Se produce por un exceso en la producción de líquido de las estructuras que rodean al testículo. Suele ocurrir en la adolescencia o en la edad adulta, en cuyo caso es raro que se resuelva solo.

¿Duele? No, es asintomático. Los niños más mayores pueden notar cierta pesadez, pero nada más.

¿Cómo se diagnostica? Con una buena exploración física. Los hidroceles congénitos son muy frecuentes y la mayoría de las veces no hace falta hacer ninguna prueba. Comprobarás que tu pediatra pone una linterna sobre la piel del testículo para ver cómo se ilumina por dentro (transiluminación positiva). En algunos casos, si hay dudas, sobre todo si parece palparse además una hernia inguinal, se solicitará una ecografía.

¿Cómo se trata? Por lo general, la gran mayoría de los casos se resuelven solos antes de los 12 meses sin tratamiento alguno.

> No está indicado operar antes de los 2 años, así que tranquilidad. Lo más habitual es que se resuelva solo. Si no lo hace, tu pediatra te derivará al cirujano infantil, quien decidirá cuándo será el mejor momento para intervenir. Solo está indicada la intervención precoz si hay una hernia inguinal asociada.

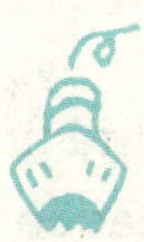

Dolor testicular

Para un pediatra, el dolor testicular puede suponer dos cosas y ambas muy distintas: correr y derivarlo urgente al hospital para ser intervenido (torsión testicular) o no correr, tranquilizar a los padres y explicarles que se trata de una inflamación/infección que ni es urgente ni le traerá mayores complicaciones (orquiepididimitis aguda).

Saber diferenciar una torsión testicular de una orquiepididimitis aguda es clave. La primera es una urgencia.

Porque, aunque la torsión testicular es mucho más infrecuente que la orquiepididimitis aguda, la torsión testicular concede menos de 24 horas para que, en caso de confirmarse, se opere al niño y que pueda salvar su testículo.

TORSIÓN TESTICULAR

Sus principales síntomas son los siguientes:

1. Inicio brusco del dolor. Muchas veces aparece tras un traumatismo (patada, balonazo, caída...), aunque no siempre. En ocasiones, de hecho, se produce mientras el niño duerme.
2. Dolor intenso, muy intenso. He visto a chicos con palidez, sudoración y vómitos por el dolor tan insoportable que presentaban.
3. Escroto hinchado, inflamado, enrojecido.
4. Testículo ascendido y, en ocasiones, horizontalizado.

Para el diagnóstico se pedirá una ecografía Doppler, en la que se verá cómo el cordón espermático se ha torsionado y el riego sanguíneo empieza a verse comprometido, llegando cada vez menos flujo al testículo.

El tratamiento es **quirúrgico** y su éxito depende de las horas de evolución. Más de 24 horas de evolución hará que se necrose el testículo, por lo que no se podrá salvar. Ante la duda, acude al servicio de urgencias. Nada debe demorar la cirugía porque, en entre el 30 y el 40 % de los casos de torsión testicular, llegamos tarde y el testículo se pierde.

ORQUIEPIDIDIMITIS AGUDA O EPIDIDIMITIS AGUDA

Se trata de una infección o inflamación del epidídimo (una estructura alargada sobre el testículo) que, si progresa, puede afectar también al testículo (orquiepididimitis). El origen suele ser infeccioso, por causa viral o bacteriana.

1. El dolor empieza poco a poco.
2. Puede haber síntomas miccionales: dolor al orinar, escozor, ganas continuas de orinar...
3. Puede haber antecedente de infección febril o tener febrícula en ese momento.
4. Al elevar el testículo con la mano, el dolor se alivia (signo de Prehn). En la torsión testicular, en cambio, el dolor es intensísimo.

Ante la duda, se debe realizar una ecografía para descartar una torsión, ya que en ese caso sería una urgencia quirúrgica.

El tratamiento de la orquiepididimitis aguda se basa en reposo y antiinflamatorios. Si se sospecha causa bacteriana por infección de orina, se pautarán antibióticos orales.

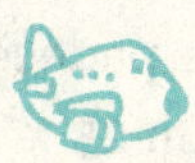

Hipospadias

Es una anomalía urológica congénita que ocurre durante el desarrollo embrionario. Está presente en 1 de cada 250-300 niños recién nacidos. Se caracteriza por la presencia del orificio de la uretra, por donde sale la orina, en un lugar anómalo. En vez de estar en la parte central del glande, se halla en la cara inferior del pene. El orificio se puede encontrar desde la parte más cercana al glande (el hipospadias más frecuente y leve) hasta la parte más próxima a la base del pene (la forma más infrecuente y compleja).

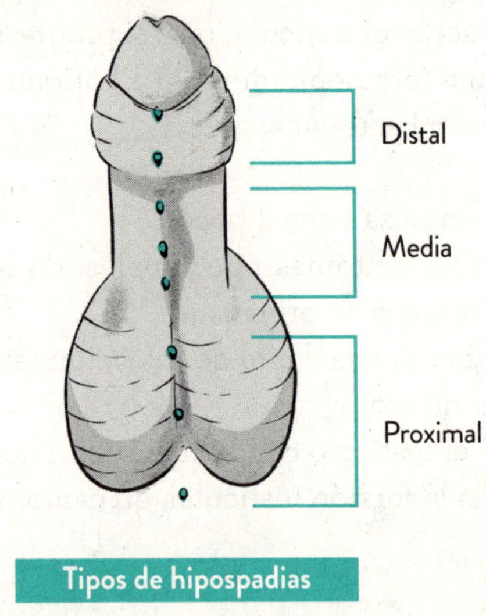

Tipos de hipospadias

¿Se asocia a otro tipo de enfermedades? Sí. En ocasiones además presentarán hidrocele (15 %), criptorquidia (10-15 %), hernia inguinal (8 %) o micropene.

¿Es hereditario? Podría serlo, pues hay un factor genético. De hecho, el futuro hermano de un niño con hipospadias tiene entre un 5-10 % de posibilidades de padecerlo; y si el padre también lo ha tenido, estas ascienden a un 25 %.

¿Cuál es el tratamiento? Siempre es quirúrgico. Si no se opera, no se corregirá y el paciente puede presentar dificultad para orinar de pie, una curvatura anómala del pene, problemas en la eyaculación y problemas de fertilidad.

Tras su diagnóstico en los primeros días de vida, el bebé será derivado al servicio de urología infantil o cirugía infantil, donde se decidirá el mejor momento para operar, que suele ser antes de los 18-24 meses.

Debemos advertir a las familias que en ocasiones hace falta más de una intervención para que el resultado sea óptimo.

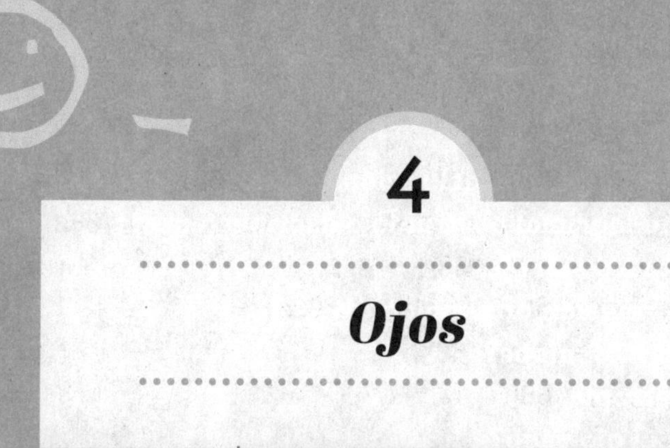

4

Ojos

4 *Ojos*

Cuidados de los ojos del recién nacido

Muchos padres acuden a la consulta preocupados por cómo deben limpiar los ojos de su recién nacido. Lo cierto es que estos no necesitan cuidados especiales si no presentan ningún problema. Sin embargo, es muy importante resaltar varias ideas clave antes de ponerte manos a la obra.

MIS CONSEJOS

Por lo general, las legañas no son un problema, pero presta atención a estas recomendaciones:

- ★ Lávate bien las manos antes de tocarle la cara, especialmente si vas a limpiarle los ojos. La forma más habitual de transmitir infecciones y enfermedades es a través de nuestras manos.
- ★ En el botiquín de casa no pueden faltar gasas estériles y suero fisiológico, muy prácticos para limpiar y mitigar algunas de las molestias más comunes en los ojos.
- ★ ¿Manzanilla y otros remedios caseros para la higiene ocular? Mejor no. Insisto: suero fisiológico.
- ★ Si tu bebé se despierta con una ligera legaña transparente sobre el párpado, mantén la calma. Suele ser habitual. Lávate las manos, no intentes despegarle los párpados con la legaña seca,

echa un chorrito de suero fisiológico sobre el ojo y desplaza la gasa desde la parte interna hacia la externa.

- Para limpiar el otro ojo, debes utilizar una gasa distinta y repetir la misma operación.
- Si observas el ojo rojo o la secreción es amarillenta o verdosa, quizá se trate de una conjuntivitis infecciosa, muy frecuente en niños pequeños. En ese caso, no utilices antibióticos indiscriminadamente y consulta con tu médico.
- Si al bebé le lagrimea mucho un ojo durante todo el día, quizá sea porque el conducto lagrimal está obstruido (dacrioestenosis). En ese caso, tendrás que hacerle masajes varias veces al día sobre el conducto lagrimal y presionando ligeramente hacia abajo hasta que se resuelva (puede tardar varias semanas). Si no se ha resuelto cuando cumpla 1 año o si tiene conjuntivitis agudas recidivantes, quizá sea necesario un sondaje para abrir el canal obstruido. No te preocupes, solo hay que hacerlo en muy contadas ocasiones y, además, es una intervención fácil, segura y rápida.

Conducto lagrimal obstruido o dacrioestenosis

Al nacer, muchos niños tienen obstruido el conducto lagrimal que comunica con la nariz. Esto hace que la lágrima que producen los ojos no vaya a través de la nariz a la garganta, sino que se acumula alrededor de los ojos, donde constituye un foco de infecciones, legañas y lagrimeo continuo.

¿A tu bebé le llora mucho un ojo? Durante los primeros 6 meses, este problema puede tratarse mediante lavados y masajes sobre el conducto lagrimal. Para ello tienes que lavarte bien las manos antes y, presionando con el dedo índice, debes descender desde la parte interna del ojo hasta la base de la nariz por el lateral, justo por donde discurre el canal. De esta forma, al hacerlo varias veces al día durante unos minutos, las paredes del conducto lagrimal se abrirán y, en la inmensa mayoría de las ocasiones, se solucionará la obstrucción.

En caso de que se produzca alguna infección, algo que es bastante habitual, acudid a vuestro pediatra, quien, tras hacer su valoración, probablemente le prescriba algún colirio antibiótico.

Si el problema persiste, el oftalmólogo puede solucionarlo a través del **sondaje,** una sencilla intervención quirúrgica que vuelve a permeabilizar el conducto. Así se evitan las infecciones recurrentes que se producen cuando este se encuentra obstruido. La intervención consiste en pasar una cánula desde el punto lagrimal hasta la nariz, para abrir la comunicación obstruida. Se realiza normalmente bajo sedación y con la supervisión de un anestesista. Es recomendable no demorar demasiado la intervención, ya que su efectividad es más alta cuanto antes se realiza (entre el sexto mes y el año de vida) y, además, posponerla aumenta el riesgo de que el niño sufra infecciones repetidas.

Mi hijo tuerce un ojo

Es muy habitual que nos dé la impresión de que los recién nacidos bizquean, y eso suele alarmar mucho a los padres. En los primeros 2-3 meses de vida el sistema visual de los bebés es muy inmaduro, así que les cuesta mucho centrar los ojos y, por ello, sus movimientos pueden no estar bien coordinados, haciendo que se desvíen o se crucen. Además, en ocasiones, el tener poca nariz hace que nos parezca observar un falso estrabismo por el aspecto de sus párpados, es el denominado **pseudoestrabismo.**

De todas formas, a partir de esos primeros 3 meses, cualquier sospecha de **desviación ocular** intermitente debe ser consultada, al igual que si la desviación es muy evidente desde el nacimiento o se convierte en fija a cualquier edad, es decir, si el ojo no se mueve. No obstante, los padres debéis estar pendientes y observar cómo evoluciona la forma de mirar de vuestro hijo para detectar una posible alteración.

Tenéis que tener en cuenta que el estrabismo es una patología importante que debe controlarse desde edades tempranas de la vida. Además de diferentes tipos de estrabismo, también hay diversas causas que lo provocan y es fundamental indagar sobre su origen para poder aplicar el tratamiento más adecuado.

Un estrabismo no tratado correctamente en la infancia puede ocasionar serios daños en la visión, no solamente implicaciones estéticas.

Así que ya sabéis, acudid al oftalmólogo si sospecháis cualquier tipo de desviación. Hacedlo también si observáis que el niño, cuando haya crecido, tuerce los ojos al leer, bizquea al final del día cuando está cansado o tuerce mucho la cabeza.

Primera revisión oftalmológica

Muchos de vosotros me preguntáis si hay una edad mínima a la que llevar al niño al oftalmólogo. Lo cierto es que no. **Ningún niño es demasiado pequeño para ir al oftalmólogo.** Pensad que, en las unidades de neonatos, donde hay prematuros y grandes prematuros, los oftalmólogos revisan y exploran la visión y la retina de estos niños, muchos de los cuales no han llegado a los 2 kilos de peso.

Es especialmente importante consultar pronto al oftalmólogo si se ha detectado algún tipo de alteración o si existe un antecedente familiar relevante.

En niños sanos sin patología de base y sin antecedentes familiares, se puede hacer en cualquier momento **entre el primer y el tercer año de vida, y nunca más tarde de los 5-6 años.**

¿Por qué es tan importante esa primera revisión? Si no hacemos un correcto seguimiento de la vista de los niños, puede ocurrir que no detectemos alguna patología en la que sea imprescindible comenzar a tratar en los primeros meses o años de vida, cuando hay una mayor plasticidad cerebral. Este es el caso, por ejemplo, de la **ambliopía** u **ojo vago;** si no se trata antes de los 6-8 años, puede provocar una pérdida de visión irreparable en el ojo afectado.

Además, no os preocupéis por si vuestro hijo todavía es demasiado pequeño. Actualmente existen **métodos de diagnóstico adaptados a la edad del bebé** para poder conocer cómo es el estado de su visión en las distintas etapas del desarrollo, sin necesidad de que el niño hable o colabore.

¿Será mi hijo miope?

—¿Crees que el niño ve mal?

—No sé, nunca ha dicho nada. Yo creo que ve perfectamente.

Lo cierto es que ningún niño sabe que ve mal hasta que, cuando ya es lo suficientemente mayor, entra un día en casa diciéndote:

—Mamá, no leo la pizarra.

Pero hasta ese momento pueden pasar seis o siete años. Demasiado tiempo para un ojo que está en continuo desarrollo y crecimiento.

El Colegio Nacional de Ópticos-Optometristas de España lleva años advirtiendo sobre la «poca atención» que el Sistema Nacional de Salud presta a la salud visual de los ciudadanos. En el caso de la población infantil, los datos, dicen, son «alarmantes».

La miopía se ha convertido en un problema de salud pública debido al aumento de sus cifras en las últimas décadas y a las patologías asociadas a ella, como son el desprendimiento de retina, la maculopatía miópica o el glaucoma.

De hecho, el Consejo General de Colegios de Ópticos-Optometristas estima que, actualmente, la miopía afecta ya a entre **el 30 % y el 40 % de la población infantil** española.

La miopía es un problema cada vez más frecuente.

La literatura científica internacional respalda estas observaciones. Una revisión global publicada en 2024 mostró que **la prevalencia mundial de miopía en niños y adolescentes se ha más que triplicado desde 1990,** pasando de aproximadamente el 24 % de entonces al **36 % entre 2020 y 2023.** En particular, la incidencia de miopía en adolescentes es mayor que en niños más pequeños, alcanzando, a nivel global, un 54 % en los últimos años.

¿Tendrá algo que ver el hecho de que cada vez utilicemos con mayor frecuencia la visión cercana (cuando leemos un libro o usamos cualquier dispositivo electrónico, como un teléfono móvil o una tableta) que la lejana? Es más que probable.

¿QUÉ ES LA MIOPÍA?

Consiste en un frecuente **defecto de refracción** en el que los objetos cercanos se ven con claridad, pero los objetos lejanos se ven borrosos. En las personas miopes, la imagen se enfoca delante de la retina, en lugar de en la misma retina, y esto trae como resultado una visión borrosa.

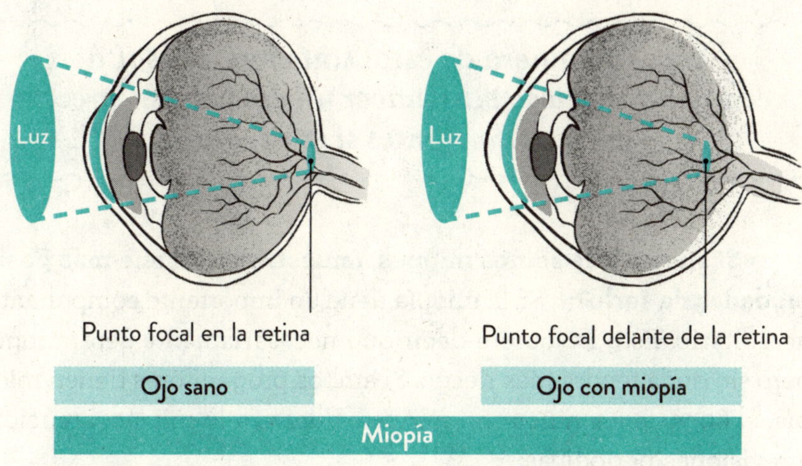

¿CÓMO PUEDO SABER SI MI HIJO ES MIOPE?

Antes de nada, recuerda visitar al oftalmólogo infantil regularmente. Ante la menor duda o si hay antecedentes familiares o personales de importancia, nunca es pronto para realizar una primera revisión oftalmológica (aunque el niño no sepa hablar todavía).

Tanto profesores como padres debemos estar atentos a las **señales de alerta** que nos pueden indicar que hay algún defecto de visión, ya sea miopía o cualquier otro:

1. Dolores de cabeza frecuentes.
2. Se acerca mucho al televisor, a las pantallas, a la hoja mientras pinta, a los cuentos o a los objetos pequeños que hay encima de la mesa.

3. Guiña los ojos con frecuencia.
4. Fracaso escolar o bajada repentina de su rendimiento.
5. No reconoce a personas conocidas que están lejos (a los papás a la salida del cole, al hermano mayor en el parque...) ni ve objetos lejanos (los aviones en el cielo, las hormigas en el suelo...).
6. Mueve la cabeza o gira el cuello para poder enfocar.

Ante cualquiera de estos síntomas, consulta con tu oftalmólogo para hacer un diagnóstico precoz y corregir con lentes si es necesario.

«Si sus padres somos miopes, ¿nuestro hijo tiene más posibilidades de serlo?». Sí, la miopía tiene un importante componente hereditario. Esto no quiere decir que necesariamente será miope, pero sin duda tendrá más riesgo. Si ambos progenitores tienen miopía, el 60 % de los niños son miopes. Vuelvo a lo mismo: atención y revisiones periódicas.

A MI HIJO LE HAN DIAGNOSTICADO MIOPÍA, ¿PUEDO HACER ALGO PARA FRENARLA?

Aparte de llevar a vuestro hijo a revisiones periódicas, podéis poner en práctica los siguientes consejos para prevenir la miopía o bien para una correcta higiene visual:

- ★ Si a tu hijo le han recomendado gafas para la miopía, debe utilizarlas. Aunque no van a evitar su progresión, son esenciales para un correcto desarrollo visual.
- ★ Acude a las revisiones rutinarias con tu oftalmólogo infantil. La miopía suele ir en aumento hasta los 18-20 años, edad en la que se suele estabilizar.

- ★ Haz que realice actividades al aire libre el máximo tiempo posible. Todos los expertos coinciden en los beneficios de las actividades al aire libre porque estas permiten una mayor exposición a la luz natural y más oportunidades para que los niños desarrollen la vista a larga distancia.
- ★ Edúcalo en el uso responsable de los dispositivos con pantalla. Existe relación entre pasar muchas horas con la vista fija en puntos cercanos y el desarrollo de la miopía. Ya lo decían nuestras abuelas: «Los que estudiáis carrera, todos con gafas». Pues posiblemente no les faltaba razón.

MIS RECOMENDACIONES EN EL USO DE PANTALLAS

- ★ No expongas a tu hijo pequeño a pantallas. Cuanto más tarde, mejor.
- ★ Utiliza un tamaño de letra lo más grande posible.
- ★ Aleja la pantalla lo máximo posible, al menos 30 cm.
- ★ Utilízala bajo luz natural. Evita que los dispositivos electrónicos sean la única fuente de luz.
- ★ Aumenta el contraste de la pantalla.
- ★ Juega al aire libre, sal al jardín, al parque, a la playa, a la montaña. ¡Disfruta y cuida tu vista!

Hipermetropía

En la hipermetropía ocurre justamente lo contrario que en la miopía: el ojo es demasiado «corto» y la imagen se enfoca detrás de la retina, por lo que **el niño no ve bien de cerca.**

¿QUÉ ES LA HIPERMETROPÍA?

La hipermetropía es un **defecto de refracción** que obliga al niño a hacer un esfuerzo, especialmente, para ver los objetos cercanos.

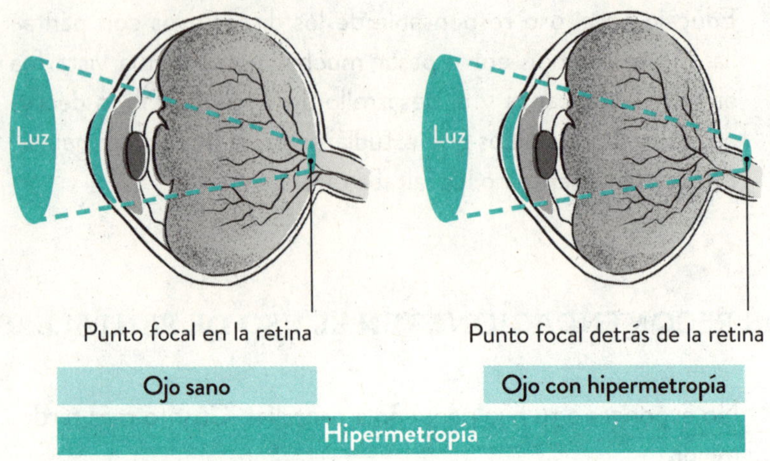

—Llevé a mi hijo pequeño al oftalmólogo y me dijo que tenía hipermetropía, pero que no me preocupara, porque era normal —me decía una madre.

Efectivamente, todos los niños nacen hipermétropes, con unas 4 dioptrías. Es lo que se llama **hipermetropía fisiológica.** A medida que crecen y su ojo se va haciendo más grande, esa graduación debe desaparecer y quedarse a cero.

¿CÓMO PUEDO SABER SI MI HIJO ES HIPERMÉTROPE?

1. Al niño **no le gustará hacer ninguna actividad que le requiera enfocar de cerca,** como leer cuentos o pintar, porque no es capaz. Tampoco prestará ningún interés a las filas de hormigas con las que nos encontremos en el parque. Los niños pequeños, al llevar toda su vida viendo así, no saben que en realidad podrían ver mejor; por tanto, no esperes nunca que

un niño pequeño te diga «veo mal», porque ignora lo que es ver bien.

2. Los niños más mayores, al no poder enfocar correctamente, **leerán más despacio.** Podría ser la causa incluso de un fracaso escolar, sin darnos cuenta de que el problema se encuentra en la visión.
3. También es habitual que presenten un **estrabismo convergente,** es decir, meten el ojo hacia dentro, sobre todo cuando tienen que enfocar algo de cerca.
4. Algunos niños se quejan de **picor de ojos** o de **dolor de cabeza** por forzar la vista durante demasiado tiempo.

¿Se cura? La hipermetropía fisiológica, la que tienen todos los bebés al nacer, desaparece con el tiempo sin necesidad de hacer nada. Si no lo hace, comenzaréis a detectar los posibles problemas.

Con un diagnóstico a tiempo y un correcto tratamiento, basado generalmente en el uso de gafas, se puede conseguir que el niño tenga una buena visión, evitando el ojo vago.

El problema surge cuando la hipermetropía no se diagnostica a tiempo y, con grandes graduaciones en uno de los dos ojos, las imágenes que vienen de este llegan a anularse y se acaba teniendo un ojo vago.

¿Cómo se diagnostica la hipermetropía? Pide cita con el oftalmólogo infantil, quien le hará una exploración completa dilatándole la pupila para hacer una correcta graduación. No temas porque sea aún muy pequeño, hoy en día tienen los medios suficientes para hacer un correcto diagnóstico.

En la consulta suelo preguntar a los padres:

—¿Le gusta al nene jugar con las miguitas de pan de la mesa?

—Uy, le vuelve loco. Ahí va con su dedito a por ellas. Es que ve lo que yo no veo... —me suelen contestar.

—¡Hasta los pelos del suelo recoge! —me dijo en una ocasión una madre.

¿Qué es el ojo vago?

El **ojo vago o ambliopía** es el motivo de pérdida de visión más frecuente en la infancia y afecta a un 3-4 % de los niños y jóvenes. Consiste en la disminución de la agudeza visual de un ojo sin que exista alteración estructural en él.

¿Por qué el niño pierde visión de ese ojo? Al cerebro le llegan las imágenes de cada uno de los ojos. Si el cerebro detecta imágenes mucho más nítidas del ojo izquierdo que del derecho, por ejemplo, anulará la señal que recibe de este último. Así, el derecho se convertirá, en este caso, en el ojo vago, por lo que irá perdiendo visión progresivamente al no ser utilizado. Si no se trata a tiempo, el niño permanecerá con un déficit de visión importante en ese ojo durante el resto de su vida.

¿QUÉ CAUSAS PROVOCAN OJO VAGO?

Existen distintas causas que hacen que el niño utilice más un ojo que otro:

1. **Estrabismo.** Si el niño «tuerce» un ojo, el cerebro anulará la señal que recibe de este y, con el paso del tiempo, se convertirá en un ojo vago.
2. **Miopía, hipermetropía o astigmatismo.** Es decir, defectos refractivos. Cuando hay una diferencia muy grande de dioptrías entre un ojo y otro, el cerebro anula la imagen borrosa que le llega del ojo afectado y se queda solamente con la del ojo sano.

3. **Enfermedades que interfieren en la llegada de la imagen al cerebro.** Pueden ser cataratas congénitas, tumores, ptosis palpebral (caída del párpado superior), etcétera. Todas estas causas son muy raras en la infancia.

¿TIENE TRATAMIENTO?

Sí, y si el diagnóstico es precoz, antes de los 6-7 años, la recuperación de la visión puede ser completa. Cuando el diagnóstico se retrasa y se realiza cuando la visión ya está desarrollada, más allá de los 10-12 años, las posibilidades de éxito se reducen de forma importante.

Cuanto antes se diagnostique el ojo vago, mejor.

Por un lado, debemos **tratar la causa** (estrabismo, miopía, astigmatismo, hipermetropía, caída del párpado...) y, por otro, **hacer trabajar al ojo vago.** ¿Y qué mejor manera de conseguirlo que tapando el sano? A todos os suenan los parches, ¿verdad? Pues ese es su objetivo: tapar el sano para que el vago trabaje y el cerebro reciba las imágenes de este ojo. De este modo se desarrollará la visión en el ojo que nos interesa. Este método se llama **tratamiento oclusivo.**

Los oftalmólogos infantiles utilizan además otros métodos como los colirios de atropina, que dilatan la pupila del ojo sano, por lo que la visión será borrosa y el cerebro priorizará el otro ojo, el vago. O en ocasiones se prescriben gafas con graduaciones que no tiene ese ojo o bien con filtros penalizadores. El fin en todos estos casos es el mismo: conseguir que la imagen del ojo sano sea borrosa para que, de este modo, trabaje el vago.

«¿Cómo puedo saber si mi hijo tiene ojo vago?». Es importante que sepáis que no es fácil identificarlo en casa, porque, al ir compensando con el otro ojo, en muchas ocasiones los padres no observamos nada anómalo. Por ello es importante acudir a las revisiones rutinarias de vuestro pediatra, realizar una primera revisión con el oftalmólogo infantil antes de los 3 años y observar a vuestro hijo desde bebé. **Ningún niño es demasiado pequeño para hacer una revisión con el oftalmólogo infantil,** derribemos ese mito.

Algunos signos de alarma:

1. Desvía un ojo más allá de los 3 meses de vida.
2. Se acerca mucho a la libreta, a los objetos, al televisor o a la pizarra.
3. Desvía la cabeza para mirar fijamente.
4. Parpadea constantemente.
5. Tiene visión borrosa, visión doble y ojos rojos.

Dato curioso: los niños con ojo vago no ven las imágenes o películas en 3D.

¡Atención! En ocasiones se encuentran artículos en internet o incluso en determinados medios de comunicación con tratamientos «milagrosos» para esta y otras muchas patologías infantiles. Comprendo la ansiedad y la preocupación que se generan cuando a uno de nuestros hijos le diagnostican una enfermedad y, en un intento desesperado de buscar otras soluciones, caemos en prácticas no avaladas por la comunidad científica que lo único que hacen es perjudicar al niño.

Para finalizar este capítulo sobre el ojo vago, os dejo un contundente aviso de la Sociedad Española de Estrabología y Oftalmología Pediátrica:

> El tratamiento de esta patología es obligación de todos y cada uno de los responsables de la salud y cualquier idea en beneficio de ello es bien recibida, pero desde luego no deben crearse falsas expectativas sobre algunos tratamientos que aún no tienen la adecuada evidencia científica, están contraindicados por sociedades de prestigio a nivel mundial (Sociedad Americana de Oftalmología, Asociación Americana de Oftalmología Pediátrica y Estrabismo y Sociedad Americana de

Optometría) y desde luego no se deben desacreditar sin fundamento aquellos tratamientos que están perfectamente avalados por los estudios científicos y por la práctica del día a día de los especialistas en oftalmología pediátrica y estrabismo de todo el mundo.

Le ha entrado algo en el ojo, ¿qué hago?

De pronto, y sin previo aviso, tu hijo empieza a gritar:

—¡Se me ha metido algo en el ojo, ahhhhh!

Se lleva la mano a la cara, se empieza a frotar, corre y no hay manera de tranquilizarlo. A quién no le ha pasado esto alguna vez, ¿verdad? Pues bien, conviene saber qué debemos hacer y, aún más, qué no debemos hacer en estas situaciones.

Un **cuerpo extraño** es un objeto que no pertenece al ojo, pero que por accidente ha terminado dentro de él: una pestaña, arena, polvo, tierra, un trocito de plástico, comida, fibras, una astilla de madera o incluso minúsculos trozos de metal. Hace poco, vi a un niño en mi consulta que, al caerse un vaso de cristal al suelo, un pequeño trocito de cristal salió despedido y quedó incrustado en su córnea. ¡Un buen susto!

SÍNTOMAS ANTE UN CUERPO EXTRAÑO

Cuando un cuerpo extraño se aloja en el ojo, los síntomas son muy evidentes.

1. Dolor. Los niños no suelen mentir en esto, es más que evidente que les duele.
2. Sensación molesta, «tengo algo en el ojo».

3. Ojo rojo.
4. Lagrimeo continuo.
5. Imposibilidad de abrir el ojo o parpadeo constante.

MIS CONSEJOS

En la inmensa mayoría de las ocasiones, la presencia de un cuerpo extraño no tiene complicaciones si hacemos las cosas adecuadamente y el cuerpo extraño se retira con rapidez.

- ★ Antes de nada, papás, mamás, tranquilizaos para que el niño se tranquilice. Si nosotros perdemos el control, ellos también lo pierden. Así que... *keep calm*.
- ★ Pedidle que se siente en un lugar donde tengamos buena luz.
- ★ Lavaos las manos con agua y jabón antes de examinar el ojo.
- ★ Intentad abrirle el ojo con dos dedos, suave y cuidadosamente, para observarlo.
- ★ Pedidle que eche la cabeza hacia atrás y que mire hacia arriba. Fijaos en la parte más baja del ojo, bajando suavemente con vuestro dedo su párpado inferior para poder ver lo máximo posible.
- ★ Decidle que mire hacia abajo y subid, suavemente, su párpado superior con vuestros dedos suavemente para poder observar mejor.
- ★ Si veis el cuerpo extraño «flotando» en el ojo, coged una jeringuilla, ¡sin aguja! (lo sé, parece obvio, pero ya he visto de todo), y cargadla con suero fisiológico o agua en su defecto. Inclinando su cabeza hacia su hombro, echad suavemente el suero a chorro intentando arrastrar el cuerpo extraño. Si lo veis muy accesible, podéis intentar retirarlo suavemente con la puntita de una gasa.
- ★ Si el objeto está incrustado (cristal, astilla, pieza de metal...), acudid a un servicio de urgencias para que el caso sea valorado por un oftalmólogo.

- ★ Si una vez extraído el objeto «flotante» el niño sigue con molestias, dolor, ojo muy rojo y llanto, acudid al oftalmólogo. No es raro que en ocasiones nos encontremos con lesiones corneales que deben ser tratadas.

¿QUÉ NO SE DEBE HACER?

Es importante que recordéis lo que no se debe hacer si vuestro hijo tiene un cuerpo extraño en el ojo:

- ★ No dejéis que se frote el ojo, aunque insista. Puede erosionar y dañar gravemente su córnea.
- ★ No intentéis extraer nada presionando o haciendo fuerza.
- ★ Si veis el cuerpo extraño incrustado, no lo toquéis. En este caso se precisa atención oftalmológica urgente.
- ★ No apliquéis colirios ni pomadas sin antes haber recibido la supervisión médica correspondiente. Mientras tanto, utilizad únicamente suero fisiológico o, en su defecto, agua.

Una manipulación o una acción incorrecta puede agravar la situación.

Orzuelos

El ojo debe estar permanentemente lubricado y humedecido. Para ello contamos con las glándulas lagrimales, que segregan lágrimas, y con glándulas sebáceas, situadas en los bordes de los párpados y que producen una sustancia que lubrica el ojo.

Uno de los problemas más habituales en los ojos de los niños es la infección de **las glándulas sebáceas,** conocida como orzuelo. La causa más habitual del orzuelo es una vieja conocida, la bacteria *Staphylococcus aureus*. Observaremos cómo, casi de la noche a la mañana, le aparece un bulto sobre el párpado, enrojecido y doloroso. Puede localizarse en el borde interno del párpado, con la punta hacia dentro (orzuelo interno), o bien en el borde externo y con la cabeza hacia fuera (orzuelo externo).

El diagnóstico es clínico, es decir, no hace falta hacer ninguna prueba más que una buena exploración. Recuerda: antes de manipular los ojos de los niños, debemos lavarnos siempre las manos.

¿Cuál es su tratamiento? La mayoría de los orzuelos se curan espontáneamente en unas semanas sin necesidad de tratamiento. Si aplicáis calor local, ayudaréis a su curación, ya que favorece que se desobstruya la glándula. Por ejemplo, podéis poner un paño mojado en agua caliente (vigilad que no esté muy caliente y siempre bien escurrido) o un pañuelo recién planchado (cuidado con la temperatura) sobre el párpado.

Si no mejora en varios días, quizá haya que recurrir a pomadas antibióticas y, en alguna ocasión, incluso al drenaje quirúrgico haciendo una pequeña incisión sobre el orzuelo para que drene todo el contenido.

MIS CONSEJOS CLAVE

Lo normal es que tengan uno y no vuelvan a repetir, pero hay niños que tienen tendencia a padecer orzuelos. Si es el caso de tu hijo, explícale estas sencillas medidas que podrían evitar su reaparición:

- ★ Hay que lavarse las manos con frecuencia.
- ★ Limpiar los párpados todos los días con toallitas limpiadoras de ojos o con suero fisiológico.

★ Evitar tocarse los ojos con las manos sucias

Mi hijo tiene el ojo rojo, ¿y ahora qué?

De pronto, una mañana cualquiera, tu hijo amanece con uno o ambos ojos rojos. ¿Y ahora qué? El ojo rojo es un motivo de consulta habitual en el pediatra. Los padres, preocupados, piden cita pensando que puede ser una conjuntivitis y que precisa tratamiento porque saben lo contagiosas que son. Sin embargo, quizá se trate de algo muy diferente.

No todo ojo rojo es una conjuntivitis.

CAUSAS DE OJO ROJO

En la mayoría de las ocasiones, el ojo rojo no se deberá a problemas graves ni urgentes. Sin embargo, conviene conocer sus diez principales causas y saber identificar cuáles nos deben hacer acudir al médico:

1. **Conjuntivitis víricas.** Sin duda, son una de las causas más frecuentes. Además del ojo rojo, observarás legaña clarita y transparente, lagrimeo, mucosidad nasal y, en ocasiones, fiebre.
2. **Conjuntivitis bacterianas.** Presentan, aparte del ojo rojo, legaña amarillenta o verdosa y párpado pegado.
3. **Conjuntivitis alérgica.** Además del ojo rojo, aparecerán la-

grimeo y picor (probablemente en ambos ojos). En ocasiones, estará asociado a estornudos y moqueo continuo. Recuerda: en el capítulo 8 de la sección «Enfermedades frecuentes», dedicado a las conjuntivitis, expliqué las diferencias entre ellas y su tratamiento.

4 **Exposición solar.** Sí, el exceso de sol, ya sea en la playa, en la montaña o en la nieve, puede producir ojo rojo y molestias oculares. De ahí la importancia de proteger la vista con gafas de sol (en niños también) cuando van a estar expuestos largas horas a los rayos solares (paseo por la montaña, esquí...).

5 **Abuso de pantallas.** Cada vez más adolescentes acuden a la consulta por ojo rojo y molestias oculares. Detrás de todo ello están las largas horas que pasan «empantallados» sin descanso. Recuerda: no hay que pasar más de 2 horas conectados y se debe descansar cada 20-30 minutos. Debemos hacer que nuestros hijos paren, apaguen el dispositivo, salgan al exterior y fijen la mirada a lo lejos.

6 **Cuerpo extraño.** Además de ojo rojo, tendrá lagrimeo continuo, imposibilidad de abrir el ojo y, sobre todo, dolor. En este caso se debe acudir al médico ante la posibilidad de una lesión corneal.

7 **Humo del tabaco.** Cuidado con el humo y los niños. Además de irritación ocular, puede tener consecuencias más importantes en la infancia, desde aumentar el riesgo de muerte súbita del lactante, en niños que están en ambientes con humo durante sus primeros meses de vida, hasta incrementar el riesgo de broncoespasmo y asma.

8 **Ojo seco.** Es raro que ocurra en los niños. Lo vemos en verano, cuando pasamos mucho tiempo en sitios cerrados con el aire acondicionado, y en invierno, ya que la calefacción reseca el ambiente y, al bajar la humedad, nuestros ojos se resienten.

9 **Hemorragia subconjuntival.** En la parte blanca del ojo aparece una mancha roja, perfectamente delimitada, como si estuviese pintada con un rotulador. Puede ocurrir tras hacer un gran esfuerzo, tras unos días de tos intensa (que provoca que se rompa algún vaso superficial del ojo) o incluso en los recién nacidos

tras el parto. Aunque es muy llamativa, no suele haber dolor ni molestias, y la mancha desaparecerá en unos días sin hacer nada.

10 **Uveítis.** Es muy poco frecuente en los niños. Se trata de una inflamación de la capa intermedia del globo ocular que, dependiendo de la localización, puede provocar además dolor ocular, aparición de «moscas volantes» o visión borrosa. Las uveítis pueden provocar lesiones permanentes y pérdida de visión. En pediatría, cuando las vemos, suelen estar asociadas a otras enfermedades como la artritis idiopática juvenil o la toxoplasmosis.

Así que, como veis, no todo ojo rojo «es del catarro», como habitualmente os comentamos. Cada niño ha de ser valorado de forma individual, evaluando el resto de los síntomas que presenta: dolor, lagrimeo, fiebre, legañas, enfermedades asociadas... Y en función de ello, se plantea un diagnóstico o derivación al oftalmólogo infantil ante la duda.

Cuando os encontréis con esta situación, lavaos bien las manos (antes y después), limpiadle el ojo (preferiblemente con suero fisiológico y gasas estériles, huid de remedios caseros como la manzanilla) y observadlo. Si el ojo rojo no desaparece y además surgen síntomas nuevos, acudid a vuestro médico para que lo valore y os indique un tratamiento adecuado, si es que el niño lo necesita. No administréis antibióticos de ningún tipo sin una valoración previa, pues lo único que se consigue, en muchas ocasiones, es crear resistencias que, en el futuro, podrían crearle problemas al niño.

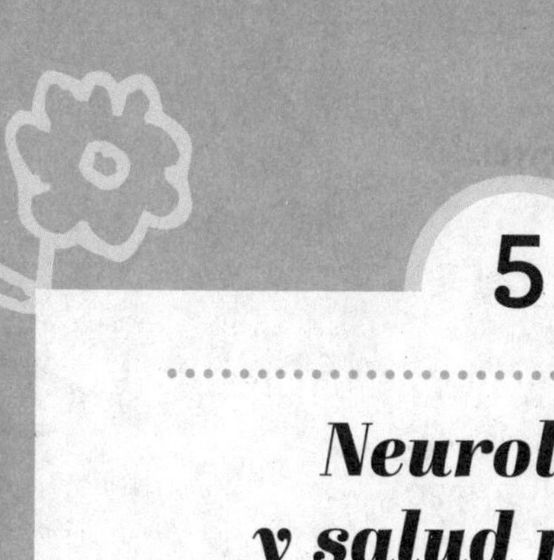

5

Neurología y salud mental

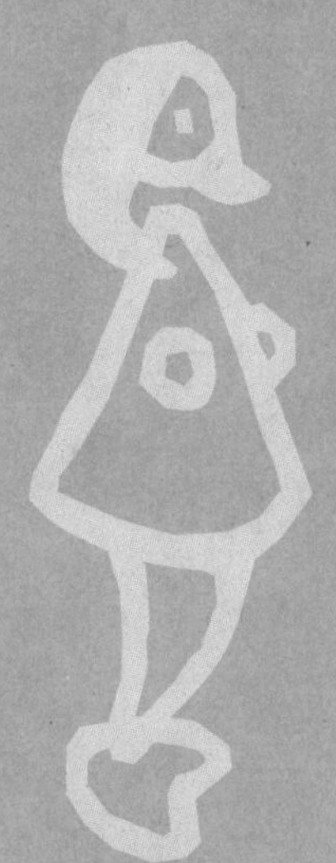

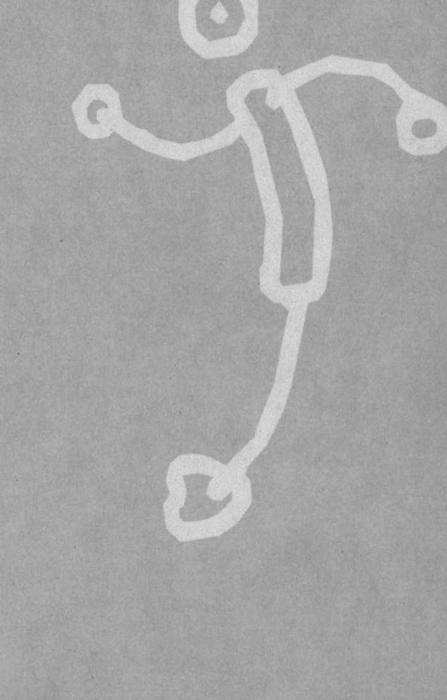

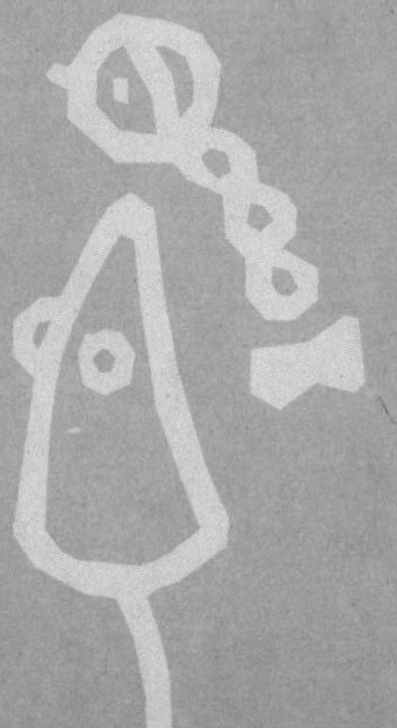

5 *Neurología y salud mental*

Meningitis

La meningitis es una inflamación de la capa que recubre el cerebro y la médula espinal (meninges). Existen dos tipos que nada tienen que ver el uno con el otro en cuanto a origen, tratamiento, evolución y pronóstico:

1. **Meningitis bacterianas.** Son las malas de la película. Están producidas por unas bacterias —las más frecuentes son el meningococo y el neumococo— que se pueden encontrar en la garganta de muchos niños, pero que, en un momento determinado, salen de su «hábitat natural» y producen la infección.
2. **Meningitis víricas.** Decimos que son «buenas» porque sus síntomas son más leves. Las producen virus y, por lo general, no tienen complicaciones ni secuelas (salvo las meningitis por el virus del herpes simple, que pueden ser muy graves). Al ser víricas, no se tratan con antibióticos.

La palabra «meningitis» asusta al más valiente; a los pediatras, también.

¿Qué síntomas tienen? En los más pequeños y lactantes, pueden manifestarse con fiebre (recuerda: toda fiebre en un lactante menor de 3 meses es motivo de consulta en el mismo día), decaimiento, llanto irritable o quejumbroso, vómitos y rechazo de las tomas. Como veis, síntomas bastante inespecíficos.

Los niños más mayores presentan dolor de cabeza (generalmente intenso), vómitos, fiebre, dolor abdominal y rigidez de nuca. Su estado impresiona, porque están muy decaídos, inactivos, sin querer jugar...

«¿Cómo sé si tiene rigidez de nuca?». Si le pides al niño con meningitis que se mire el ombligo, será incapaz de flexionar el cuello. Esto ocurre porque las meninges que recubren la médula espinal están tan inflamadas que la flexión hacia delante le resulta imposible. Si está tumbado en la cama, al poner la mano debajo de su cabeza e intentar doblarla, no podrás, ofrecerá resistencia.

Cuando tienen fiebre, los niños pueden mostrar una «falsa» rigidez de nuca. Lo ideal es hacer esta maniobra cuando el niño está **sin fiebre y relajado.** Si está tenso, también hará una rigidez voluntaria.

La primera vez que exploré los signos meníngeos siendo estudiante, hace ya bastantes años, estaba tan concentrada en comprobar si el paciente flexionaba o no el cuello, que me olvidé del niño asustado y aterrorizado que tenía delante. Claro que el niño ofrecía resistencia: tenía miedo. Puro instinto de supervivencia.

«Tranquiliza al niño, háblale con dulzura y, mientras lo haces, explóralo», aprendí rápidamente.

Cuando la bacteria, además de inflamar las meninges, invade la sangre, puede producir una **sepsis,** un **cuadro grave y potencialmente mortal.** En estos casos, dependiendo del germen, pueden presentar unas manchas de color rojo vino en la piel **(petequias)** que inicialmente son pequeñitas, pero que, con el paso de las horas, van aumentando en número y tamaño.

A tener en cuenta

Si a vuestro hijo le sale cualquier manchita roja en estas circunstancias, presionad sobre ella y estirad la piel que la rodea. Si desaparece y clarea, no es preocupante, aunque conviene consultar. Si a pesar de estirar la piel la mancha sigue ahí, con el mismo color rojo vino, acudid a un servicio de urgencias. Pocas situaciones urgentes de verdad hay en pediatría, esta es una de ellas. No esperes.

«¿Cómo se diagnostica una meningitis?». Con los síntomas clínicos y con una punción lumbar. Con una aguja gruesa, se pincha la espalda, sobre la columna vertebral, y se extrae líquido cefalorraquídeo. Es una técnica que puede asustar, pero no debemos tener miedo a la prueba en sí. No suele traer mayores complicaciones, más que las molestias del pinchazo. Esta prueba nos dará bastantes datos para saber si el culpable es una bacteria (meningitis «mala») o un virus (meningitis «buena»).

«¿Qué tratamiento tienen?». Las víricas no necesitan antibiótico. De hecho, la inmensa mayoría de ellas se van solas en unos días sin complicaciones, a excepción de las meningitis por el virus del herpes simple, que pueden ser graves.

En las bacterianas hay que iniciar precozmente el tratamiento con antibióticos intravenosos. La mayoría de ellas se curan sin secuelas. Sin embargo, en ocasiones, los niños pueden sufrir complicaciones como sordera, amputaciones de grandes miembros, daño neurológico o, en el peor de los casos, fallecimiento. Un 10 % de los niños que sufren una meningitis bacteriana fallecerá y hasta un 30 % tendrá secuelas graves. Por tanto, aunque es una enfermedad poco frecuente, el impacto en las familias es muy alto.

«¿Son contagiosas?». Sí, todas lo son. Se transmiten a través del contacto y de las gotitas de saliva que desprendemos al hablar. Cuando se detecta un caso de **meningitis bacteriana,** los contactos estrechos del enfermo (padres, hermanos, cuidadores...) deben acudir a su pediatra para que les recete una pauta específica de antibióticos con el fin de evitar el contagio. En España, cuando se produce un caso en una escuela, Salud Pública se encarga de informar del protocolo que debe seguirse.

Podemos prevenir las meningitis vacunando a nuestros hijos.

La única forma de evitar, en la medida de lo posible, una meningitis y disminuir el número de casos en nuestra comunidad es mediante la vacunación. No se previenen al 100 %, claro está, porque en medicina el 100 % no existe. Actualmente, disponemos de varias vacunas eficaces y seguras contra sus principales causantes:

1. **Haemophilus.** Desde 1998 está incluida en el calendario de vacunación español y financiada por la seguridad social. Se administran en el primer y segundo año de vida. Gracias a la vacuna, las complicaciones graves por esta bacteria han disminuido en más de un 95 % de los casos respecto al pasado.
2. **Neumococo.** Existen varios tipos de neumococos que producen meningitis, así como otitis, neumonías y enfermedad neumocócica invasiva (esta última especialmente agresiva e incluso mortal, en algunos casos). La vacuna, Prevenar, cubre los serotipos más frecuentes de neumococos que producen esta enfermedad. Desde enero de 2015, está financiada en España.

«¿Y qué ocurre con los distintos tipos de meningococo?». El meningococo presenta 12 serogrupos, siendo el B, el W, el Y y el C los más frecuentes en los países occidentales.

La vacuna contra el meningococo C está incluida en el calendario oficial financiado por la seguridad social desde el año 2000. Desde su inclusión, los casos en España han disminuido de forma importante.

«¿Y para los meningococos B, W e Y?». Este es un tema muy complejo y en continua revisión por parte de los profesionales, debido a los cambios que surgen año tras año no solo en los calendarios, sino también en la epidemiología, es decir, en la frecuencia de presentación de esta enfermedad. Voy a intentar resumir los puntos más importantes que considero que todos los padres deben conocer. Si queréis ampliar la información, os recomiendo visitar la página del Comité Asesor de Vacunas de la AEP y la del Ministerio de Sanidad del Gobierno español (encontraréis los enlaces en «Para saber más», al final del libro).

OBSERVACIONES CLAVE

- **Serogrupo B.** Ha sido consistentemente el más prevalente, representando el 60 % de los casos con serogrupo conocido en 2023.
- **Serogrupo C.** Muestra una disminución significativa, con solo 4 casos reportados en 2023, lo que refleja el impacto positivo de las campañas de vacunación.
- **Serogrupos W e Y.** Aunque menos frecuentes, han mostrado un aumento en los últimos años, con 33 y 24 casos respectivamente en 2023.

INCIDENCIA POR GRUPO DE EDAD

En 2023, la mayor tasa de incidencia se observó en menores de 1 año, con 8,43 casos por 100.000 habitantes, seguidos por el grupo de 1 a 4 años, con 1,20 casos por 100.000 habitantes. Estos datos resaltan la vulnerabilidad de los niños pequeños a la enfermedad meningocócica, de ahí la importancia de iniciar la vacunación a los 2 meses de vida, edad recomendada para administrar la primera dosis.

Cuanto antes estén vacunados, antes estarán protegidos.

La enfermedad meningocócica invasiva (sepsis, meningitis) es una afección grave, aunque poco frecuente.

Si os gustan los números y queréis profundizar en este tema, os animo a que visitéis la página oficial de la Red Nacional de Vigilancia Epidemiológica (Renave), integrada en el Instituto de Salud Carlos III; en ella se guardan todos los datos y estadísticas actualizados semana a semana (encontraréis el enlace al final del libro, en «Para saber más»). Como ya he adelantado, la mayoría de los casos de meningococo B se producen en niños. Tienen una mortalidad del 10 % aproximadamente y un riesgo de secuelas permanentes del 20-30 % entre los supervivientes (sordera, amputaciones, hidrocefalia, insuficiencia renal).

Los casos del serogrupo B en España descienden año tras año, afortunadamente. Sin embargo, llevamos observando un aumento progresivo de los **serogrupos W e Y,** tanto en España y el resto de Europa como en Estados Unidos y Canadá, fundamentalmente entre los adolescentes (aunque comienzan a aparecer casos en niños más pequeños), con una mortalidad ligeramente superior respecto a las producidas por el meningococo B.

Por lo tanto, el meningococo B presenta mayor incidencia y letalidad en niños sanos menores de 5 años, seguidos de los adolescentes, aunque puede ocurrir a cualquier edad. Los meningococos W e Y están aumentando a nivel global, de momento con más incidencia en adolescentes y ancianos. La introducción en España de la vacuna conjugada tetravalente (MenACWY) para adolescentes desde 2019 ha contribuido a disminuir la incidencia de los serogrupos W e Y.

«¿Hay vacuna frente al meningococo B?». Sí, tenemos dos vacunas:

1. **Bexsero.** Se puede administrar a partir de los 2 meses de vida. Está financiada en algunas comunidades autónomas.
2. **Trumenba.** Aceptada en ficha técnica a partir de los 10 años.

Es decir, si tu hijo tiene 10 años o más y no ha sido vacunado contra el meningococo B, dispones de dos vacunas para elegir: Trumenba y Bexsero. Ambas cuestan lo mismo.

«¿Y para los serogrupos W e Y, hay vacuna?». También. Disponemos de una vacuna tetravalente frente a los meningococos A, C, W e Y. Es decir, en un solo pinchazo se han reunido los serogrupos A, C, W e Y (en España no sufrimos el serogrupo A, pero es imprescindible vacunarse contra él si se viaja a África, pues allí es el más abundante y extendido). Para esta vacuna tetravalente disponemos de dos opciones:

1. **Nimenrix.** Se puede administrar a partir de las 6 semanas de vida.
2. **Menveo.** Se puede administrar a partir de los 2 años de vida.

Recientemente, dado el rápido aumento de los serogrupos W e Y en España y en el resto de Europa, se ha incluido la vacuna tetravalente ACWY dentro de las recomendaciones vacunales ya desde los 4 meses de vida.

Mensajes importantes

- La meningitis es una enfermedad muy poco frecuente, aunque muy grave.
- Las tasas de mortalidad han disminuido de manera importante gracias a la vacunación.
- Actualmente disponemos de vacunas frente a los tipos más frecuentes: neumococo **(Prevenar),** meningococo C, meningococo B **(Bexsero, Trumenba),** meningococo tetravalente ACWY **(Nimenrix, Menveo)**

Epilepsia

Se trata de una enfermedad neurológica en la que, por un fallo en la actividad eléctrica de las neuronas, estas hacen una descarga excesiva y desorganizada, que llamamos crisis epiléptica.

La epilepsia es la repetición de las crisis epilépticas en el tiempo.

La epilepsia es un trastorno neurológico crónico que afecta al cerebro y se caracteriza por la aparición **recurrente** de crisis epilépticas. Estas crisis consisten en episodios breves, de segundos o minutos de duración, de alteraciones en el comportamiento, la conciencia, las sensaciones o los movimientos del cuerpo, causadas por descargas eléctricas anormales, incontrolables, involuntarias y excesivas en las neuronas.

Una persona es diagnosticada con epilepsia cuando ha tenido al menos 2 crisis que no estén relacionadas ni con la fiebre ni con un traumatismo. En algunos casos, el diagnóstico puede confirmarse tras una sola crisis si existe un riesgo elevado de que se repita.

Es importante que las familias comprendan que la epilepsia no es una enfermedad única, sino un conjunto de síndromes muy diversos. Puede comenzar a cualquier edad y sus causas son múltiples: algunas veces es consecuencia de una lesión cerebral (por ejemplo, un traumatismo, un accidente cerebrovascular o una infección como la meningitis), de alteraciones genéticas o de cambios en el desarrollo cerebral durante el embarazo. En muchos casos, la causa exacta no se puede identificar.

Aunque la epilepsia puede durar toda la vida, hay un porcentaje elevado de pacientes que logran controlar sus crisis con la medicación adecuada. Incluso en la infancia, hay niños que no vuelven a repetir los episodios en toda su vida.

Es importante saber que la epilepsia, como cualquier otra enfermedad o trastorno, no define a quien la padece. Con tratamiento y apoyo adecuados, la mayoría de las personas con epilepsia pueden llevar una vida plena, estudiar, trabajar, practicar deporte y formar una familia.

¿Cómo se manifiesta? Antes de nada, quiero insistir en que las convulsiones febriles y la epilepsia (como ya comenté en el capítulo 7 de la tercera parte) son entidades diferentes que no se deben confundir.

Cuando hablamos de epilepsia, todos los padres se imaginan a sus hijos perdiendo el conocimiento, cayendo al suelo y presentando unas llamativas y aterradoras sacudidas de brazos y piernas que paralizan a todo aquel que las presencia. Y no les falta razón. Se denominan **convulsiones tónico-clónicas** y se caracterizan por una pérdida brusca del conocimiento, la mirada fija hacia arriba o hacia un lado, emisión de espuma por la boca, mordedura de la lengua (en ocasiones) y movimientos bruscos de brazos y piernas. Y todo ello sin fiebre. Aunque duran unos minutos, se hacen tan eternas que parecen horas.

Sin embargo, dependiendo del lugar del cerebro donde se produce la descarga eléctrica, los síntomas pueden ser diferentes:

- Crisis generalizadas. Ocurren cuando todas las neuronas de la corteza cerebral pierden sus funciones temporalmente al mismo tiempo, provocando así una pérdida de consciencia. Estas crisis pueden presentarse como una convulsión tónico-clónica o bien como una crisis de ausencia en la que, por ejemplo, el paciente queda como paralizado durante unos segundos (no escucha, ni habla, ni se mueve...).
- Crisis focales. Ocurren cuando solo un grupo de neuronas, localizadas en una parte concreta del cerebro, sufre la desestructuración. En este caso las manifestaciones pueden ser muy diversas dependiendo de la zona afectada: movimientos convulsivos (de la boca, de un brazo, de una pierna...), alteraciones (visuales, sensitivas, auditivas...), etcétera.
- Estatus epiléptico. Se da cuando la crisis dura más de 30 minutos. Es una urgencia médica que requiere atención urgente hospitalaria.

¿Por qué se produce? Las causas son muy diversas. Según cuáles sean, las epilepsias se diferencian en dos tipos:

1. **Epilepsia primaria.** Se debe a un componente genético. Si tu madre o tu padre han tenido epilepsia, tú tienes más posibilidades de padecerla, así como tus hijos.

2. **Epilepsia secundaria.** Es una consecuencia de enfermedades neurológicas en las que se lesiona una parte del cerebro y, por ello, el paciente sufre estas crisis.

La primera pregunta que nos hacen los padres cuando les cae este diagnóstico es:

«¿Es grave? ¿Se va a curar?».

Por eso suelo empezar por aquí:

Cuatro de cada cinco niños diagnosticados de epilepsia tendrán una resolución completa de la enfermedad al terminar la adolescencia.

En general, la mayoría de las epilepsias son benignas y tienen buena evolución, especialmente si no afectan al primer año de la vida y no hay una lesión neurológica previa.

¿Cómo se confirma el diagnóstico? Lo más importante para el pediatra es la historia clínica: qué estaba haciendo cuando ocurrió, cuánto ha durado, qué movimientos hacía, si perdió o no el conocimiento, qué ocurrió después, le entró sueño o no, tuvo o no relajación de esfínteres, etcétera.

La confirmación nos la dará el **electroencefalograma,** una prueba indolora y muy fiable que recoge el registro eléctrico del cerebro. Todo niño con sospecha de epilepsia debe ser derivado al **neuropediatra,** quien en muchas ocasiones solicitará además pruebas de imagen, como una **resonancia magnética cerebral,** para valorar todas las estructuras cerebrales y, en algunos casos, una analítica de sangre completa o un estudio genético.

¿Tiene tratamiento? Sí, varios y muy diversos, dependiendo de la edad del niño y del tipo de epilepsia. Tu neuropediatra elegirá el mejor tratamiento para las características de tu hijo. Ten en cuenta que el tratamiento durará años. En ocasiones hay que subir o bajar las dosis, reajustando o incluso asociando otros fármacos. Pero la inmensa mayoría de los niños lo toleran sin problemas, llevan una vida normal y esto no interfiere ni en su escolarización ni en su rendimiento. Es fundamental que mantengas una buena comunicación tanto con tu pediatra como con tu neuropediatra, transmitiéndoles todas tus dudas, ya que es algo con lo que tendréis que aprender a convivir durante unos años. En la mayoría de los casos, llegada la adolescencia o antes, si lleva años sin crisis, se le retirará la medicación, a ver cómo responde.

Insisto a toda la familia sobre la importancia de mantener unas adecuadas rutinas de sueño, evitando así los cambios bruscos de horarios y la falta de sueño, y desaconsejo categóricamente a todos los adolescentes, especialmente si siguen un tratamiento contra la epilepsia, el consumo de alcohol y de drogas.

Trastorno por déficit de atención e hiperactividad (TDAH)

Tenemos la mala costumbre de etiquetar de «hiperactivo» a todo niño que se mueve un poco más de la cuenta, e incluso a los bebés que duermen poco y mueven sus piernas incesantemente.

—Ay, Lucía, este bebé no será hiperactivo, ¿verdad? ¡Es que no para quieto! —oigo casi a diario en la consulta.

De entrada y como norma general, aunque ya sabéis que siempre hay excepciones y que la medicina no es una ciencia exacta, no hablaremos de un trastorno por déficit de atención e hiperactividad (TDAH) hasta que el niño cumpla los 5-6 años. Es muy habitual encontrarnos con niños pequeños que son auténticos rabos de lagartija y viven con el motor encendido las 24 horas del día; sin embargo, al llegar a los 5-6 años de edad, algo de pronto empieza a cambiar y su movimiento deja de ser un problema.

Evitemos las etiquetas y los diagnósticos infundados.

¿QUÉ ES EL TDAH?

El trastorno por déficit de atención e hiperactividad (TDAH) es un trastorno neurobiológico que afecta a un 4-6 % de la población escolar. Como consecuencia, la capacidad de atención del niño está disminuida, lo que, en ocasiones, se asocia a impulsividad e hiperactividad (exceso de movimiento), afectando de forma importante la calidad de vida de este y del resto de la familia.

Además, no es infrecuente encontrar a niños y niñas que, además del TDAH, padecen trastornos de conducta, ansiedad, depresión, trastornos de lectoescritura, etcétera, que deberemos diagnosticar y tratar.

«¿Y esto qué quiere decir?». Que podemos tener niños y niñas con verdaderos problemas para concentrarse y para mantener la atención, pero que, al mismo tiempo, no se mueven a todas horas ni son impulsivos. Por lo que, como veis, no es tan sencillo.

TIPOS DE TDAH

Dentro de este trastorno se diferencian tres tipos, de acuerdo con los síntomas predominantes en cada caso:

1. **TDAH con predominio del déficit de atención.** En estos niños el síntoma principal es la incapacidad para mantener la atención y la concentración. Se distraen fácilmente, no terminan

las tareas cuando estas les suponen un esfuerzo. Les cuesta seguir instrucciones, parece como si no escucharan lo que se les dice; se despistan, pierden objetos, se olvidan de la mochila, de los libros, de las prendas de ropa... Y estas dificultades las presentan tanto en casa como en la escuela. Estos casos pasan desapercibidos porque son niños que «no molestan», no hacen ruido, no se mueven, por lo que en ocasiones las alarmas saltan cuando ya han pasado varios años, el rendimiento académico es más exigente y sus resultados no son buenos. Este tipo de trastorno es más frecuente en niñas, en las que el diagnóstico suele retrasarse porque no llaman la atención en clase, no tienen un comportamiento disruptivo y, lamentablemente, sus dificultades pasan desapercibidas.

2. **TDAH con predominio hiperactivo-impulsivo.** En estos niños lo que predomina es la hiperactividad y la impulsividad.
   - **Hiperactividad.** Son niños que funcionan como si llevaran un motor dentro. No paran de moverse, son incapaces de mantenerse quietos cuando las circunstancias lo requieren (por ejemplo, mantener la cola a la entrada del colegio o estar sentados en clase sin levantarse continuamente). Mueven las piernas, aunque estén sentados, lo tocan todo estén donde estén, aunque se les diga que no deben hacerlo. En ocasiones, además, hablan mucho y hacen múltiples ruidos en actividades que se suponen tranquilas tanto en casa como en la escuela.
   - **Impulsividad.** Es la incapacidad para controlar sus impulsos. Les cuesta esperar su turno, se adelantan, interrumpen. Frecuentemente contestan antes de que se haya terminado de formular la pregunta. Parece que hacen las cosas sin pensarlas bien y sin pensar tampoco en las consecuencias. Son niños a los que les cuesta asumir normas, por lo que generan numerosos conflictos tanto en el colegio y el instituto como en el domicilio.
3. **TDAH combinado.** En este tipo se observan los tres síntomas principales: inatención, hiperactividad e impulsividad.

«¿Por qué se produce?». Las causas no se conocen con exactitud, aunque se sabe que tiene un importante componente genético, además de factores ambientales que podrían influir. Sí se conoce que hay un problema en los niveles de dopamina y noradrenalina, que influyen en el procesamiento de la información, la ejecución de las tareas, la inhibición de determinados comportamientos y la atención mantenida.

«¿Cómo se diagnostica?». El diagnóstico no es sencillo. Es clínico, es decir, no hay prueba de imagen o analítica sanguínea que confirme o descarte un posible TDAH. Su diagnóstico se hará de acuerdo con la exploración del niño y los criterios del DSM-V. El DSM es el *Manual diagnóstico y estadístico de trastornos mentales (Diagnostic and Statistical Manual of Mental Disorders)*, una publicación realizada por la Asociación Americana de Psiquiatría que sirve de referencia para gran parte de los profesionales sanitarios en el diagnóstico de trastornos mentales. Personal experto y entrenado será el encargado de evaluar al niño y su entorno, así como de realizar los distintos cuestionarios que deberán contestar padres y educadores. Esta labor de sospecha diagnóstica y estudio posterior se realiza entre pediatras, neuropediatras, psiquiatras infantiles, psicólogos y neuropsicólogos con amplia experiencia en el manejo y tratamiento de este trastorno.

«¿En qué consiste el tratamiento del TDAH?». Esta es una de las preguntas que más agobian a padres y madres, pues, de entrada, muchos de ellos tienen prejuicios respecto a la medicación oral y son reacios a iniciar un tratamiento farmacológico.

Si es vuestro caso, quiero deciros que estamos en la línea de salida de una carrera de fondo, en la que indudablemente habrá altibajos y en la que la confianza en los profesionales es fundamental para el éxito del tratamiento. Así, de entrada, os aconsejaría que os pongáis en manos expertas, de profesionales con una avalada experiencia en el manejo y tratamiento del TDAH y que sigan el método científico. Por favor, **alejaos de las numerosas pseudociencias** que giran en torno a este tipo de trastornos prometiendo curas milagrosas que no existen.

El tratamiento es individualizado e interdisciplinar. Esto quiere decir que probablemente intervengan neuropediatras, psicólogos, pediatras, etcétera. Todos los profesionales necesarios colaborarán para obtener el mayor rendimiento posible y ayudar tanto a vuestro hijo como a toda la familia.

En cuanto al tratamiento en sí, dependerá de la edad del niño, de su entorno, del tipo de TDAH que tenga y del grado. No es lo mismo un caso leve, en los que muchas veces con psicoterapia y un buen abordaje pedagógico en el colegio será suficiente, que otro grave, en el que la medicación oral contribuye en buena parte al éxito del tratamiento, ya que actuará directamente sobre el foco neurobiológico de su trastorno: la dopamina y la noradrenalina.

En muchos casos la combinación de un tratamiento psicológico y psicopedagógico, en el que se desarrollen estrategias y habilidades cognitivas, de comportamiento y de aprendizaje que ayudarán a largo plazo, y el tratamiento farmacológico, que tiene un impacto rápido en su comportamiento, es la clave para ayudar a estos niños.

Recordemos que, sin ningún tipo de tratamiento, las distintas dificultades que presentan los niños con TDAH perdurarán a lo largo de toda su vida con mayor o menor intensidad.

Y, por último, si vuestro hijo está diagnosticado de un TDAH, no os culpéis, por favor. No hay nada que hayáis podido hacer para haberlo evitado. No culpéis a vuestro hijo tampoco, no puede evitar comportarse así. Mirad al futuro con esperanza, porque, con el adecuado tratamiento y asesoramiento, vuestro hijo llevará una vida plena y feliz.

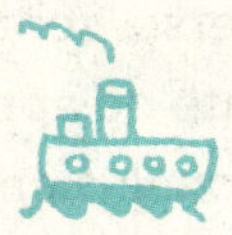

Altas capacidades (AA. CC.)

Cuando hablamos de altas capacidades intelectuales, muchas personas todavía visualizan a niños y niñas que sacan sobresalientes, matrículas de honor, que resuelven problemas de matemáticas como auténticos genios o que leen libros de metafísica con 6 años. Pero la realidad es mucho más rica, diversa y, a veces, compleja.

Las altas capacidades hacen referencia a un conjunto de condiciones intelectuales, creativas o socioemocionales que sitúan a un niño o niña muy por encima de la media de su grupo de edad en muchos aspectos. No se trata solo de un cociente intelectual alto (que en ocasiones se establece en 130 o más), sino de un perfil global que puede incluir talento académico, creatividad excepcional, liderazgo o habilidades artísticas extraordinarias.

Cada niño o niña con altas capacidades es único, y no todos presentan las mismas características ni necesidades.

¿QUÉ SEÑALES NOS PUEDEN HACER SOSPECHAR?

Los primeros años de vida pueden dar algunas pistas, aunque ya os digo que el que tu hijo tenga algunas de estas características o que siendo ya mayor no las presente no quiere decir ni que lo sea categóricamente ni que no lo sea. La evaluación es compleja. Aquí tenemos algunas señales frecuentes, aunque no universales:

1. Desarrollo temprano: caminan, hablan o leen antes que la media.
2. Gran curiosidad: hacen preguntas profundas sobre la vida y la muerte, sobre el universo, sobre la naturaleza o el cosmos; tienen un deseo constante de aprender.
3. Alta sensibilidad emocional: sienten intensamente la alegría, la frustración, el miedo o la tristeza. Pueden llegar a ser niños y niñas realmente intensos.

4. Pensamiento divergente: dan respuestas creativas o soluciones inesperadas a problemas.
5. Perfeccionismo: quieren que las cosas salgan «perfectas», lo que a veces les causa ansiedad.
6. Gran sentido de la justicia: lo que, con frecuencia, les puede llevar a elevados niveles de frustración con su entorno.
7. Empatía profunda: preocupación por el sufrimiento de los demás desde edades muy tempranas.

Pero insisto: muchas de estas características también pueden aparecer en niños sin altas capacidades intelectuales. No es el número de señales lo que lo define, sino cómo se combinan, el grado de intensidad y su capacidad intelectual.

«¿Entonces cómo se diagnostica?». Se diagnostica a través de una evaluación psicopedagógica, realizada por profesionales especializados, como los neuropsicólogos. Este proceso suele incluir:

- Pruebas de inteligencia (cociente intelectual).
- Evaluaciones del pensamiento creativo.
- Valoración de habilidades socioemocionales.
- Observaciones en el entorno escolar y familiar.

Aquí es fundamental recordar que **el diagnóstico no es una etiqueta, sino una brújula.** Nos ayuda a comprender mejor a nuestros hijos y a ofrecerles las herramientas tanto intelectuales como sobre todo emocionales que necesitan para crecer sanos, equilibrados y felices.

«¿Qué necesitan los niños y niñas con altas capacidades?». No necesitan más deberes, ni más presión para ser los mejores. Necesitan:

- Estimulación adecuada: proyectos, retos, aprendizaje, basados en el descubrimiento.
- Respeto a su ritmo: tanto si aprenden más rápido como si profundizan de forma diferente.

- Acompañamiento emocional: para gestionar la frustración, el miedo al error y su intensa vida interior.
- Entornos educativos flexibles: en los que se valore la diversidad de talentos y no se penalice el ser diferente.

La falta de comprensión de sus necesidades puede llevar, en muchos casos, a desmotivación, bajo rendimiento o problemas emocionales. La evidencia científica lo deja claro: **un entorno escolar que no atiende adecuadamente a las altas capacidades puede ser una fuente de sufrimiento, de fracaso escolar, de *bullying* y de depresión en estos niños.**

Como pediatra y madre, te diré...

Tener un hijo o una hija con altas capacidades no significa criar a un genio, sino acompañar a una persona con un cerebro y un corazón inmensos, aunque a veces resulte desbordante.

Nuestro papel como madres, padres, docentes y profesionales es ofrecer un refugio donde puedan ser ellos mismos, florecer a su manera y construir una autoestima sana, fuerte, luminosa. Porque, como tantas veces he dicho, nuestros hijos e hijas no necesitan ser perfectos, solo necesitan ser queridos, escuchados y respetados.

Depresión

Sí, los niños y los adolescentes también sufren depresión, me temo que sí. De hecho, la Organización Mundial de la Salud (OMS) nos recuerda que la depresión es una de las principales causas de enfermedad y discapacidad entre adolescentes de todo el mundo. Reconocerla y diagnosticarla a tiempo puede cambiarlo todo.

¿Cómo podemos reconocer la depresión en niños y adolescentes? Los signos no siempre son iguales que en los adultos. Según la Asociación Española de Pediatría (AEP) y la Academia Americana de Psiquiatría Infantil y Adolescente (AACAP), algunas señales de alerta son:

1. Irritabilidad constante, más que tristeza en sí.
2. Pérdida de interés en actividades que antes disfrutaban.
3. Cambios en el apetito: comer mucho o dejar de comer.
4. Alteraciones del sueño: insomnio o hipersomnia (exceso de sueño).
5. Cansancio o pérdida de energía, incluso tras descansar.
6. Dificultad para concentrarse.
7. Sentimientos de inutilidad o culpa excesiva.
8. Pensamientos de muerte o suicidio. «No sirvo para nada», «Estaríais todos mejor sin mí». Recuerda que ante la sospecha de ideación suicida debéis acudir a un profesional sanitario o a un servicio de urgencias. También recordad que tenéis el teléfono gratuito de asistencia a la conducta suicida (024), donde os proporcionarán ayuda tanto a vosotros como al menor.
9. En niños más pequeños, también pueden aparecer:
   - Quejas físicas persistentes, como dolores de cabeza o de estómago, sin causa médica orgánica clara.
   - Aislamiento social.
   - Bajo rendimiento escolar repentino.

Y, por supuesto, lo que siempre comentamos: un síntoma aislado no implica depresión. Es el conjunto, su intensidad y su duración (más de 2 semanas) lo que debe ponernos en alerta.

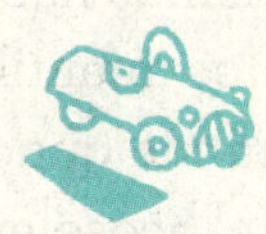

¿QUÉ HACEMOS SI SOSPECHAMOS QUE UN NIÑO O UN ADOLESCENTE TIENE DEPRESIÓN?

1. **Buscar ayuda profesional cuanto antes.** El diagnóstico debe ser realizado por profesionales de la salud mental, psiquiatras infanto-juveniles o psicólogos.
2. **Escucha activa sin juicio.** Necesitan saber que no están solos y que lo que sienten importa. Nos importa. No es culpa suya sentirse así. «Cariño, estoy aquí para ayudarte. Vamos a salir de esto».
3. **Seguir un tratamiento adecuado.** Según las guías, el abordaje puede incluir:
   - **Psicoterapia.**
   - **Intervención familiar** para mejorar la comunicación y el apoyo.
   - **Tratamiento farmacológico** en casos moderados o graves, siempre bajo estricta supervisión médica.
4. **Mantener un entorno seguro y estable** en casa y en la escuela.
5. **Favorecer rutinas saludables.** Una alimentación equilibrada, ejercicio físico, sueño adecuado y actividades placenteras son esenciales.

¿CÓMO PODEMOS PROTEGER LA SALUD MENTAL DE NUESTROS HIJOS?

Tanto la Organización Mundial de la Salud como la Asociación Española de Pediatría coinciden en señalar varios factores protectores. Es muy importante fomentar una comunicación abierta y respetuosa, enseñar estrategias de manejo emocional desde que son pequeñitos (ay, cuánto hemos hablado de esto en mi *Trilogía*, ¿verdad? Y en todos los cuentos infantiles con los que disfruto tanto al conocer el impacto tan grande que tienen en vuestros peques), saber detectar y actuar ante el acoso escolar, potenciar sus fortalezas personales y su autoestima y, fundamental, dar ejemplo como adultos en el manejo de nuestras propias emociones.

Acompañar a un hijo o hija que atraviesa una depresión es doloroso, confuso, abrumador y tremendamente desconcertante. «¿Cómo iba a imaginar que mi hijo tuviese una depresión?». Pero, sin duda, también puede ser una oportunidad para construir una relación aún más profunda basada en la compasión, la escucha y la resiliencia.

Recuerda siempre: **la depresión no define a tu hijo ni a tu hija.** Es una parte del camino, no su destino. Y con el tratamiento y el amor adecuados, se sale. Sí; de la depresión también se sale. Y, por supuesto, recuerda también que no es tu culpa. Quítate esa losa en cuanto puedas y si tú también necesitas ayuda profesional, no dudes en pedirla. Mucho ánimo a todos.

Ansiedad

Al igual que los niños pueden tener depresión, también pueden tener ansiedad. Y aquí tenemos que distinguir varios conceptos. Sentir ansiedad es algo humano y natural. Todos, tanto niños como adolescentes y adultos, sentimos ansiedad ante situaciones nuevas, cambios importantes o retos vitales.

Pero cuando esa ansiedad es intensa, persistente, afecta a nuestra calidad de vida y repercute en nuestro bienestar diario, estamos ante un **trastorno de ansiedad** que merece ser atendido con sensibilidad, profesionalidad y rigor.

Según la Organización Mundial de la Salud (OMS), los trastornos de ansiedad son los problemas de salud mental más frecuentes entre los menores de 19 años en todo el mundo.

La buena noticia es que, con el acompañamiento adecuado, la mayoría de los niños y adolescentes logran superar la ansiedad y desarrollar herramientas que les servirán para el resto de su vida.

¿CÓMO RECONOCER LA ANSIEDAD EN NIÑOS Y ADOLESCENTES?

La Asociación Española de Pediatría (AEP) y la Academia Americana de Psiquiatría Infantil y Adolescente (AACAP) destacan algunos signos de alerta:

1. Preocupación excesiva ante cosas cotidianas.
2. Miedo intenso a separarse de sus padres: ansiedad por separación.
3. Evitación de situaciones sociales o escolares: fobia social.
4. Problemas de sueño: dificultad para dormirse o pesadillas frecuentes.
5. Quejas físicas: dolor de cabeza o dolor sin causa médica aparente.
6. Irritabilidad o llanto fácil.
7. Dificultad para concentrarse.
8. Ataques de pánico: episodios breves de miedo muy intenso, acompañados de síntomas físicos como palpitaciones, dificultad para respirar, mareo o sensación de pérdida de control.

La ansiedad puede manifestarse de forma diferente según la edad. En los más pequeños suele aparecer como miedos excesivos (a la oscuridad, a la separación, a los monstruos, etc.). En adolescentes, puede presentarse como evitación social, perfeccionismo extremo o ataques de pánico.

¿QUÉ HACER SI SOSPECHAMOS QUE UN NIÑO O UN ADOLESCENTE TIENE ANSIEDAD?

1. **Lo primero de todo: validar sus emociones.** No minimizar ni ridiculizar sus miedos. «Veo que esto te preocupa mucho. Estoy aquí para ayudarte. Saldremos juntos de esto».
2. **A continuación, consultar con un profesional sanitario.** Pediatras, psicólogos o psiquiatras infantiles están preparados para evaluar y acompañar. Sin miedos y sin prejuicios.

3. **La terapia psicológica** adaptada a su edad será uno de los pilares.
4. Ten en cuenta que, en algunos casos, y siempre bajo valoración médica, pueden ser necesarios medicamentos **ansiolíticos** específicos y seguros para su edad.
5. Y, por último, promover **hábitos de vida saludables:**
   - Rutinas estables.
   - Tiempo suficiente de juego y descanso.
   - Actividad física regular.
   - Técnicas de relajación y *mindfulness*.
   - Tomar conciencia del impacto que puede tener el abuso de los móviles y las tecnologías en su salud mental.

¿CÓMO PODEMOS AYUDAR A PREVENIR LA ANSIEDAD?

Las investigaciones oficiales nos dan algunas claves protectoras:

1. Crear un ambiente seguro donde los niños y adolescentes se sientan escuchados y apoyados.
2. Fomentar habilidades de afrontamiento positivas: enseñarles que equivocarse es parte del aprendizaje. Nadie es perfecto, nosotros tampoco.
3. Reducir la presión excesiva en lo académico o en otras áreas de su vida.
4. Dar ejemplo: mostrarles cómo gestionamos nuestros propios miedos y preocupaciones de forma saludable. Y cómo nos equivocamos, incluso pidiendo perdón a continuación.
5. Favorecer relaciones sociales saludables.

Ver a un hijo atrapado en la ansiedad puede rompernos el corazón. Su mente se acelera, su cuerpo se agota, su alegría parece diluirse en el miedo. Pero nunca olvidemos: nuestros hijos no son su ansiedad. Son mucho más grandes, más fuertes, más valientes que sus miedos. Y nosotros debemos estar ahí para recordárselo cada día y a cada paso que den. ¡No están solos!

Con apoyo profesional, paciencia y amor, aprenderán a domar sus pensamientos acelerados, a confiar en sí mismos, a respirar profundo y a seguir adelante.

Y cada paso que dan hacia su bienestar es una conquista inmensa para su futura vida adulta. Recordad uno de mis lemas: **cada crisis es una oportunidad de aprendizaje.**

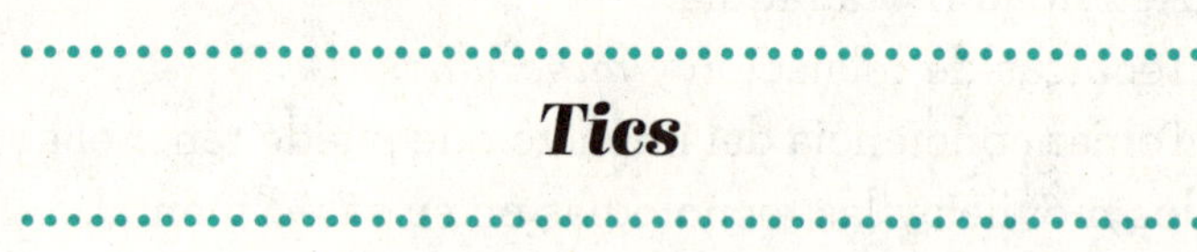

Tics

Un día cualquiera, comienzas a observar que tu hijo empieza a parpadear rápidamente sin parar. Como padres, y sin poder evitarlo, nos empezamos a poner nerviosos. Se trata de los tics, unos movimientos repentinos, rápidos e involuntarios propios de la infancia y la adolescencia. Estos tics pueden ser:

- **Motores.** Se expresan mediante movimientos como parpadeos, encogimiento de hombros, giro de cuello, etcétera.
- **Fonatorios.** Incluyen carraspeo, ruidos repetitivos, repetición de palabras (propias o ajenas), etcétera.

Los tics empeoran en situaciones de estrés, de máxima concentración o ante la exposición a pantallas (televisión, videojuegos, móvil...) y suelen desaparecer durante el sueño.

Se estima que hasta un 20 % de los niños los tendrán, siendo mucho más habituales en los varones, con una proporción de 4 casos en niños por cada niña. Normalmente suelen comenzar hacia los 5-7 años, a veces antes, y se pueden acentuar entre los 8-12 años. Por lo general, en torno a los 15-16 años tienden a desaparecer.

—¿Quieres parar ya de guiñar los ojos? Me estás poniendo de los nervios...

¿Os suena? Pues esto es lo peor que les podemos decir. Añadiremos presión al niño y la situación empeorará. **Los tics son involuntarios** y, aunque se pueden trabajar, añadir más carga a la situación no ayuda nada; al contrario, frustra al niño y le hace sentir peor.

¿Cómo se diagnostican? Con una buena historia clínica. Observar y escuchar al niño y a sus padres suele ser suficiente. Los niños suelen sentir un deseo irrefrenable de hacer el tic y refieren una sensación de alivio tras llevarlo a cabo; si no lo hacen, se sienten mal.

¿Por qué se producen? Hay múltiples causas, con un componente genético además del ambiental o psicológico.

¿Cuánto duran? La inmensa mayoría de las veces, los tics tienen un curso benigno y autolimitado, es decir, se van solos en **menos de 1 año.** Por tanto, tranquilos. Sin embargo, en el caso del guiño constante, conviene hacer una revisión oftalmológica para descartar una patología ocular. No sería el primer niño diagnosticado de tics que, en realidad, tiene un problema ocular que lo obliga a parpadear incesantemente (defectos de visión, cuerpo extraño, conjuntivitis alérgica...).

Los tics crónicos duran más de un año y merecen ser estudiados con detenimiento, ya que pueden ir asociados, por ejemplo, a un trastorno obsesivo compulsivo (TOC, que explico en el apartado siguiente), un TDAH o un trastorno de Tourette. Es por ello, una vez más, que el manejo de estos niños es, en muchos casos, multidisciplinar: pediatra, neuropediatra, psicólogo, psiquiatra...

El trastorno de Tourette, hasta hace unos años conocido como **síndrome de Gilles de la Tourette,** presenta tics crónicos (tanto motores como fónicos) y complejos que implican a varios grupos de músculos. Todo ello ocasiona movimientos de cabeza, cuello, párpados y brazos mientras, por ejemplo, se repiten palabras. Además, van variando a lo largo del tiempo. Este trastorno se inicia antes de los 18 años y llega a interferir de forma importante en la calidad de vida de los niños, tanto en casa como en el colegio. Suele ir asociado a pensamientos obsesivos y fobias, que obligan al paciente a realizar comportamientos compulsivos (lavarse las manos a menudo, contar, ordenar objetos...). Además, puede acompañarse de ansiedad, depresión o trastornos del comportamiento y del aprendizaje. Este tipo de trastornos debe ser valorado y estudiado por el especialista. Muchos de los pacientes precisarán medicación para controlarlos, aunque mejorarán de forma importante con los años.

«MI HIJO TIENE TICS, ¿QUÉ DEBO HACER?»

Antes de nada, tranquilizarte. Los tics son muy frecuentes y la mayoría de ellos tienen una evolución benigna y limitada. Aquí os doy unas sencillas recomendaciones para mejorar la calidad de vida del niño y la de toda la familia:

- ★ Acudid al oftalmólogo infantil para descartar que tenga un problema de visión.
- ★ Eliminad la sobreexposición a las pantallas y los videojuegos, el estrés...
- ★ Enseñadle técnicas de relajación, a controlar la respiración.
- ★ Identificad qué le produce los tics para intentar hacer maniobras de distracción.
- ★ No lo recriminéis, ni lo castiguéis, ni le riñáis. ¡Él no tiene la culpa!
- ★ Dadle mucho refuerzo positivo cuando consiga controlar los tics o sustituirlos por otras actividades. A vuestro hijo, ese pequeño avance le ha supuesto un gran esfuerzo, que debe ser reconocido.

Consultad con el especialista, para valorar su estudio y tratamiento, si el niño presenta alguna de estas características:

1. El tic dura más de 1 año.
2. El tic interfiere con su vida normal, en el colegio, con sus amigos, en casa.
3. El niño tiene excesivas manías o es muy rígido.

4. Presenta otros síntomas: fracaso escolar, cefaleas frecuentes, trastornos del sueño, problemas de visión, cambios en su comportamiento...

Recuerda: la terapia psicológica no solo ayuda a los niños cuya calidad de vida se ve afectada por los tics, sino también a sus familiares más cercanos.

¿Os cuento una anécdota? Mi hijo tuvo tics fonatorios cuando era más pequeño, en concreto, el carraspeo. Era bastante pequeño, creo que tenía 3 o 4 años. Yo tenía claro que ese carraspeo incesante en momentos puntuales era un tic simple al que en principio no había que darle mayor importancia, porque ni siquiera él era consciente. Consideraba que aparecía cuando se ponía nervioso por algo. Un día, su profesora me escribió una notita en su libreta: «El niño lleva todo el invierno con una tosecita, creo que sería conveniente que lo llevarais al pediatra». Cuando la leí, sonreí. Fui a hablar con ella, le expliqué que yo pensaba que eran tics, que en principio no le diera más importancia ni le dijera nada, que lo iría vigilando. Fue muy amable conmigo. Al despedirnos, me dijo: «Sí, puede ser, tienes razón, pero, aun así, llévalo al pediatra». «Eso haré», le dije con una amplia sonrisa. Años después, aún me lo recuerda: «Ay, Lucía, entonces no sabía que eras pediatra...».

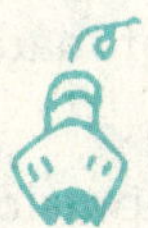

Manías y trastorno obsesivo compulsivo (TOC)

El trastorno obsesivo compulsivo (TOC) es una de las cinco enfermedades psiquiátricas más frecuentes y, según la OMS, una de las veinte más discapacitantes. Se caracteriza por:

1. **Presencia de obsesiones.** Son ideas obsesivas que rondan una y otra vez la cabeza del paciente.
2. **Presencia de compulsiones.** Conductas repetitivas que el paciente no puede evitar.

En el TOC, las obsesiones y compulsiones son duraderas en el tiempo e interfieren con la vida normal del paciente.

¿Es un trastorno frecuente en la infancia? Se estima que tiene una incidencia del 1 %, pero la realidad es que a nuestras consultas llegan muchos menos niños. Quizá se deba a que muchos padres, probablemente, asumen ese comportamiento como «manías que tiene el niño» y no le dan la importancia que merece.

¿Cómo se diagnostica? Para su diagnóstico se utiliza de nuevo el DSM-V, el manual del que hablábamos en el diagnóstico del trastorno por déficit de atención e hiperactividad (TDAH), con el que el profesional sanitario hará una detallada historia clínica con los padres y el niño y se comprobará que:

1. Las obsesiones o las compulsiones están presentes la mayor parte de los días.
2. Las obsesiones o las compulsiones producen malestar importante en el niño que las padece, o bien interfieren significativamente en sus actividades diarias debido al tiempo que consumen.

3. Las obsesiones o las compulsiones no responden a la presencia de otros trastornos como la esquizofrenia.

¿QUÉ ENTENDEMOS POR OBSESIONES?

Son pensamientos, ideas o imágenes que invaden una y otra vez la mente del niño de forma repetida y continuada en el tiempo. Veamos algunos ejemplos:

- **Suciedad.** No toleran, por ejemplo, mancharse las manos, tocar el suelo ni la comida, o estar en contacto con superficies que puedan estar sucias y a través de las cuales se puedan infectar.
- **Simetría.** Piensan en colocar de forma simétrica y perfectamente ordenada los juguetes, lapiceros, libros... Esta ha sido la punta del iceberg de más de media docena de pacientes con TOC que he diagnosticado en consulta, tanto en padres como en niños. La obsesión por la simetría y el orden hacen que les llegue a incomodar tanto el desorden de mi mesa que se ponen a recoger las cosas, a apilar las hojas o a ordenar los lápices por colores ante mi atónita pero discreta mirada.

Cuando les pregunto si eso lo hacen a menudo, con relativa frecuencia la madre suele responder:

—Uy, son tal para cual. Igual de maniáticos los dos, el padre y el hijo. Es insufrible.

El TOC tiene un importante componente hereditario. De hecho, he diagnosticado varios casos en padres tras haberlo hecho previamente en sus hijos.

Esto ocurre porque el adulto no diagnosticado asume como normales esos comportamientos y los tiene integrados en su día a día, ocultos y disfrazados para que nadie le pregunte. Estos pensamientos incomodan mucho a los pacientes y frecuentemente les generan ansiedad, porque intentan resistirse a ellos sin llegar a lograrlo.

¿QUÉ ENTENDEMOS POR COMPULSIONES?

Son comportamientos repetitivos o rituales que los pacientes realizan una y otra vez sin poder evitarlo. De hecho, si intentan contenerse, les genera una ansiedad tremenda. La compulsión viene justo después de la obsesión: le obsesionan la simetría y el orden y, acto seguido, no pueden evitar ponerse a ordenar los lápices de manera minuciosa, por ejemplo.

Las compulsiones más frecuentes en la infancia son:

- **Higiene.** Primero viene la obsesión de la suciedad y, a continuación, la compulsión de la limpieza. Necesita lavarse las manos o el cuerpo entero. En una ocasión, mi luz de alarma se encendió porque un niño tenía un eccema en las manos que no mejoraba con ningún tratamiento... hasta que los padres me dijeron que se lavaba continuamente las manos. «Manías que tiene», sentenció el padre.
- **Repetición y comprobación.** Por ejemplo, verifica que la puerta está cerrada una y otra vez y se levantan en varias ocasiones para comprobarlo.

«Mi hijo juega a pisar las baldosas rosas en lugar de las amarillas. ¿Esto podría ser el inicio de un TOC?». No. En la infancia hay infinidad de juegos que podrían recordar a un TOC, pero no lo son. La diferencia es que, si cambias la dinámica o las reglas del juego, o dejas de jugar para hacer otra cosa, el niño con TOC se frustra muchísimo, se enfada y no lo tolera. Para él es una necesidad pisar las baldosas rosas, no un juego.

¿En qué consiste el tratamiento? Será individualizado para cada paciente según el tipo de TOC, la gravedad, la edad del niño y la interferencia en su vida cotidiana.

Estos niños son tratados en unidades multidisciplinares con psiquiatras y psicólogos que utilizan las herramientas necesarias para que el niño lleve una vida normal, por lo que recibirán psicoterapia de forma mantenida en el tiempo, siendo necesario en ocasiones recurrir a tratamiento farmacológico.

Es muy importante en estas familias recalcar que los padres no tienen la culpa, en ningún caso, de que su hijo piense o actúe de esa forma. En nuestra mano está ofrecerles todos los recursos, tratamientos y estrategias para que el niño controle sus síntomas y lleve una vida y una infancia feliz junto a los suyos.

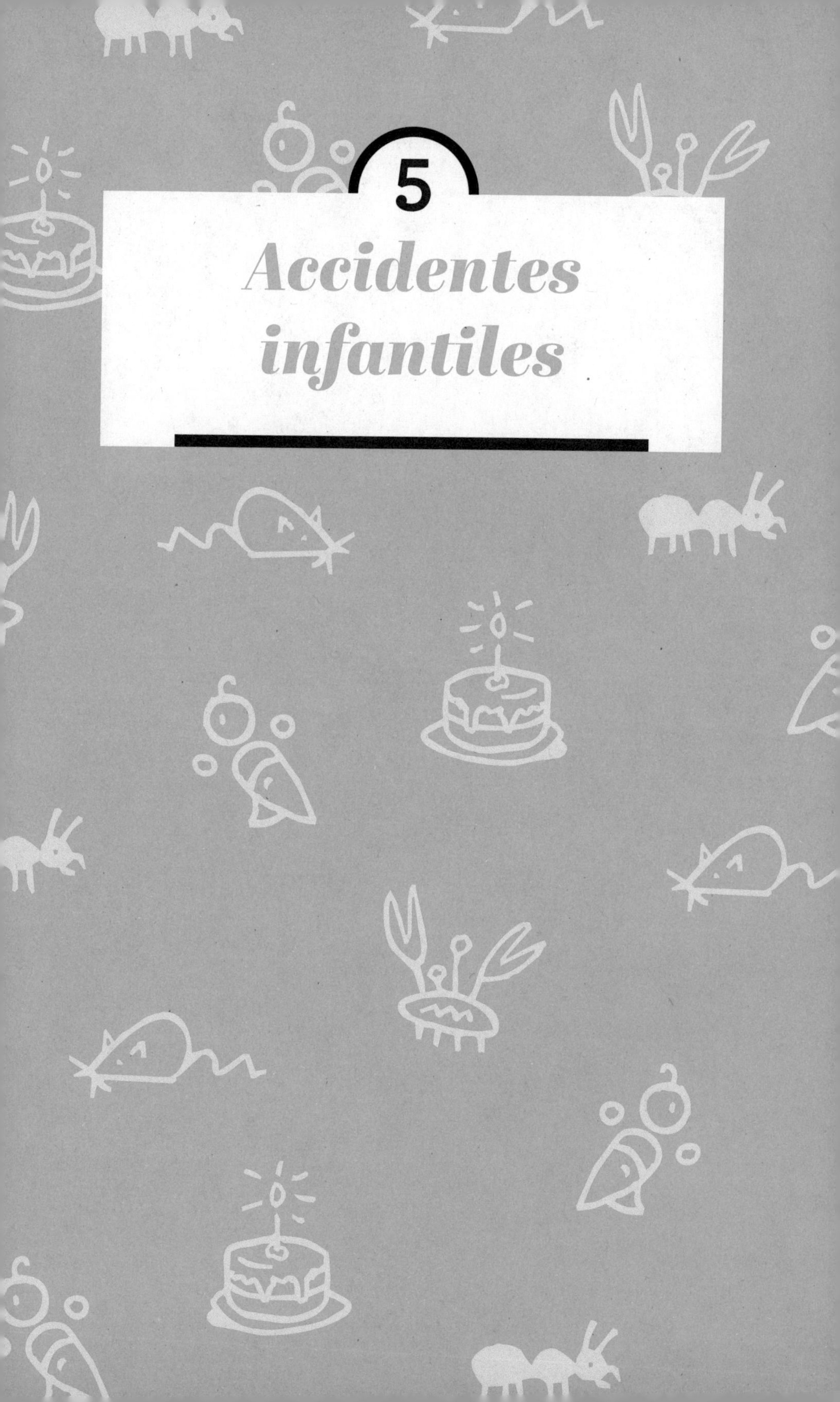

5 Accidentes infantiles

La prevención salva vidas

Las lesiones no intencionadas o accidentes constituyen la primera causa de muerte entre los 5 y los 18 años en la Unión Europea.

En España, las causas más frecuentes de lesión traumática son las caídas y precipitaciones (principalmente desde altura, como, por ejemplo, desde un edificio), seguidas de los accidentes de tráfico, ya sean por atropello en los niños de 4 a 8 años o, en el caso de los adolescentes, como ocupantes de coches o motos.

Los niños en edad preescolar son víctimas frecuentes de accidentes domésticos, es decir, ocurridos en el hogar familiar (caídas, precipitaciones, ahogamientos, quemaduras e intoxicaciones).

Además, las lesiones no intencionadas son la principal causa de dolor, sufrimiento y discapacidad que, a lo largo de la vida, pueden tener consecuencias graves sobre el desarrollo físico, emocional y social del niño lesionado.

La gran mayoría de las lesiones se pueden prevenir, ya que los factores de riesgo están claramente identificados y son conocidos desde hace décadas. En esta última parte repasaremos los accidentes infantiles más frecuentes, su tratamiento y, lo que es más importante, su prevención.

1

Atragantamiento y RCP: puedes salvarle la vida

1 *Atragantamiento y RCP: puedes salvarle la vida*

¿Qué puedo hacer?

El atragantamiento es una de las situaciones que más angustia generan a los padres. Suele ocurrir de forma rápida e inesperada, por eso es tan importante saber qué debemos hacer.

En primer lugar: **mantén la calma.** Ya sé que es difícil, pero es importante para pensar y actuar con claridad.

Si el niño tose adecuadamente y con fuerza (es lo que llamamos una tos efectiva), se le debe animar a hacerlo, **sin intentar ninguna otra maniobra.** No se le debe golpear en la espalda. No se debe intentar sacar el cuerpo extraño de la boca a ciegas. Simplemente diremos: «Tose, tose, tose».

Si el niño está consciente, pero tiene una tos inefectiva (es decir, débil), es incapaz de hablar y tiene dificultad para respirar, se debe llamar al número de teléfono 112 (Emergencias) y empezar a actuar.

SI EL NIÑO ES MENOR DE 1 AÑO

Presta atención a este procedimiento, ya que puede salvarle la vida al niño. En los niños menores de 12 meses, no se deben practicar compresiones abdominales, es decir, la famosa maniobra de Heimlich.

★ Observa la boca y, si el objeto está visible, extráelo, con cuidado de no empujarlo hacia dentro, con el dedo en forma de gancho y haciendo un barrido.

- ★ Si no se ve nada en la boca o no se puede extraer el objeto, coloca a tu bebé sobre tu brazo, boca abajo, con la cabeza inclinada hacia abajo, y con el talón de la mano da 5 golpes en la parte alta de la espalda, entre los omóplatos, sin miedo.
- ★ Si aun así no se ha expulsado nada y el niño sigue con problemas, dale la vuelta y realiza 5 compresiones torácicas en el centro del pecho, justo debajo de la línea que une ambos pezones.

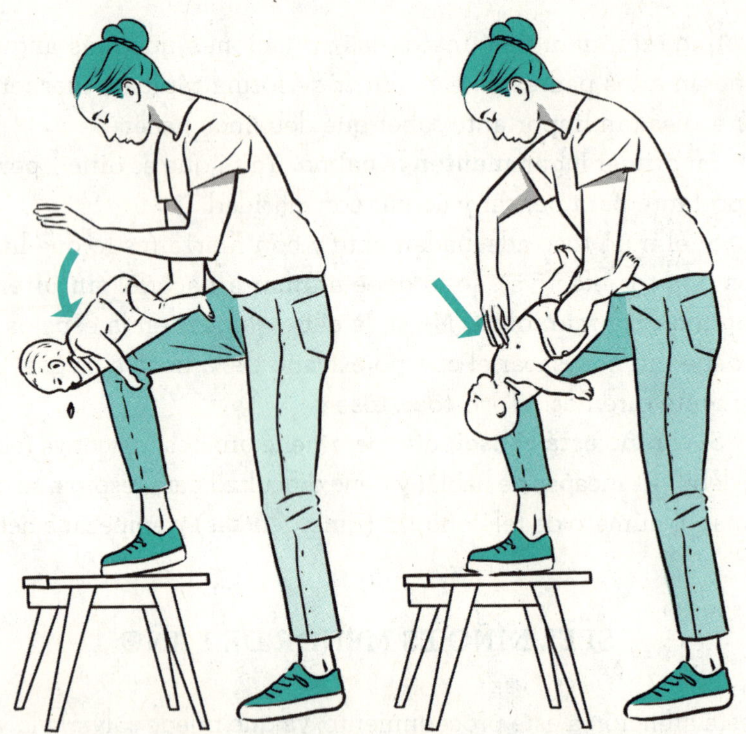

Compresiones torácicas en niños menores de un año

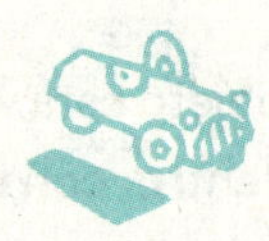

SI EL NIÑO ES MAYOR DE 1 AÑO

En lugar de ponerlo boca arriba para comprimir el tórax, haz la maniobra de Heimlich:

- ★ Para ajustarte a la estatura del niño es importante que te sientes o te pongas a su altura mientras el niño permanece de pie.
- ★ Rodea al niño con los brazos y localiza la boca del estómago.
- ★ Con una mano cerrada en puño y con la otra envolviendo la primera, eleva los brazos y ejecuta un movimiento brusco hacia arriba en forma de J, que deberás hacer 5 veces seguidas.
- ★ Este ciclo (observar la boca, 5 golpes en la espalda y compresiones torácicas o abdominales) debe repetirse tantas veces como sea necesario.

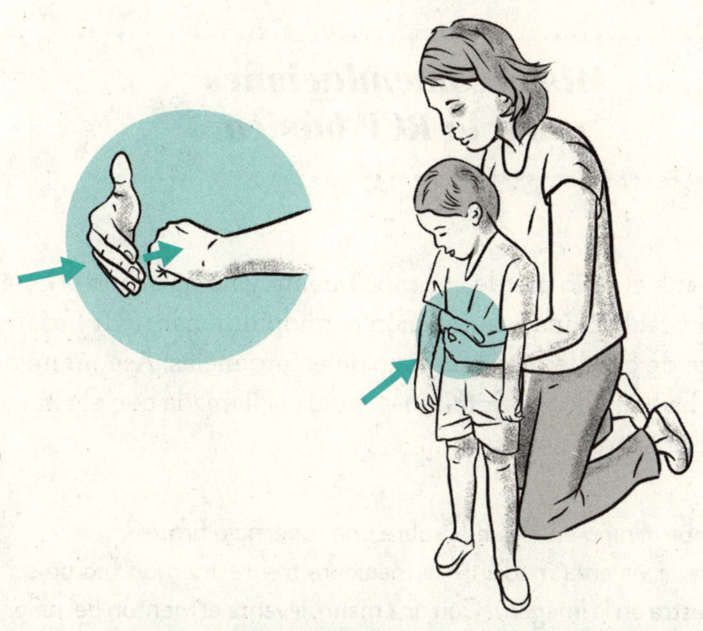

Maniobra de Heimlich en niños mayores de un año

Lo que nunca se debe hacer

Tan importante e imprescindible como saber qué hacer es conocer lo que jamás se debe hacer, pues podría empeorar la situación:

- Intentar sacar el objeto sin verlo, a ciegas.
- Provocar el vómito en un niño inconsciente (podría aspirarlo).
- Intentar cualquier tipo de maniobra en un niño que está consciente y tosiendo. Anímale a toser.
- Hacer compresiones abdominales (maniobra de Heimlich) en bebés menores de 12 meses; en estos casos, siempre compresiones torácicas.

Mis recomendaciones para la RCP básica

Si finalmente el niño pierde el conocimiento y no ha salido el cuerpo extraño, realiza una reanimación cardiopulmonar (RCP) básica a la espera de que llegue el servicio de emergencias. Asegúrate de que ya se ha llamado al **teléfono 112** y deja la llamada con el altavoz para recibir instrucciones.

- Tumba al niño en el suelo, sobre una superficie firme.
- Abre la vía área mediante la maniobra frente-mentón (como se muestra en la imagen). Con una mano, levanta el mentón del niño y, con la otra, empújale la frente ligeramente hacia atrás. En bebés menores de 1 año, la extensión del cuello debe ser más ligera.

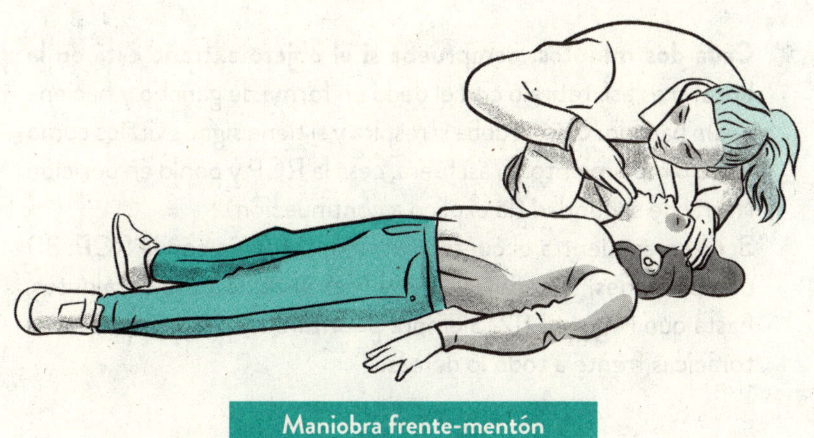

Maniobra frente-mentón

Esta maniobra NUNCA se hará si se sospecha una lesión craneal o de la columna vertebral, como ocurre en los accidentes de tráfico, por ejemplo.

- ★ Comprueba la respiración acercando tu oído a su boca y su nariz, mirando al mismo tiempo su tórax y su abdomen para ver si se elevan.
- ★ Si no respira, haz 5 insuflaciones boca a boca tapando la nariz con tus dedos índice y pulgar, mientras compruebas que el tórax se eleva. Si el niño es menor de 1 año, con tu boca debes abarcar su boca y su nariz.
- ★ Si no eleva el tórax y no presenta pulso ni signos vitales, inicia el masaje cardíaco: 30 compresiones torácicas y 2 ventilaciones boca a boca.
- ★ Las compresiones se realizan con el talón de la mano o, en el caso de los bebés, con las dos manos sobre el tercio inferior del esternón. Ejerce una fuerza que deprima aproximadamente un tercio de la profundidad del tórax y hazlo con una frecuencia de 100 compresiones por minuto. Si cuentas en voz alta «mil uno, mil dos, mil tres, mil cuatro»... tendrás la cadencia de las 100 compresiones por minuto.
- ★ **Tras 30 compresiones, haz 2 ventilaciones.**

★ **Cada dos minutos, comprueba si el objeto extraño está en la boca;** si es así, retíralo con el dedo en forma de gancho y haciendo un barrido. Comprueba si respira y si tiene signos vitales como pulso o movimiento. Si así fuera, cesa la RCP y ponlo en posición lateral de seguridad (la explico a continuación).

★ Si no se encuentra el cuerpo extraño, continúa con la RCP: 30 compresiones, 2 ventilaciones y reevaluación cada 2 minutos, hasta que llegue el 112. Siempre priorizaremos las compresiones torácicas frente a todo lo demás.

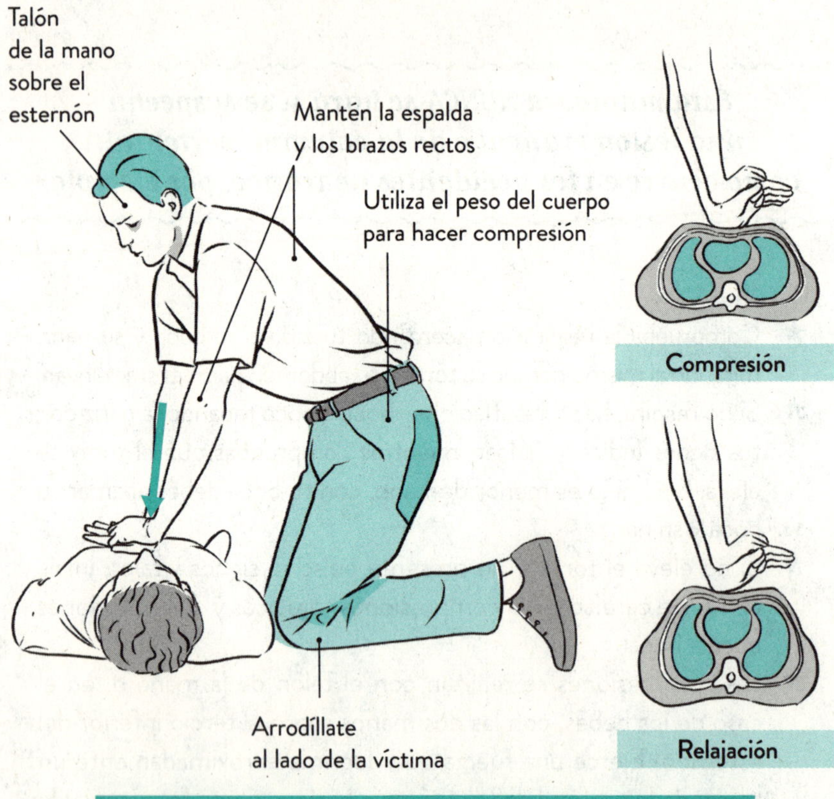

Reanimación cardiopulmonar en adultos y niños mayores

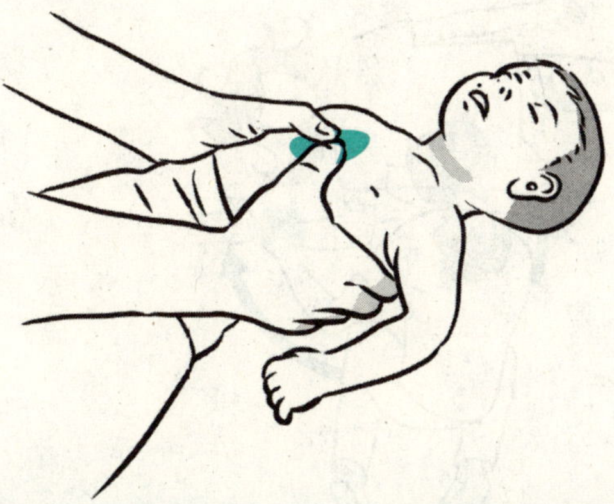

Reanimación cardiopulmonar en bebés

POSICIÓN LATERAL DE SEGURIDAD

Se realiza cuando una persona está inconsciente, pero respira. Lo más importante es que la boca esté mirando hacia abajo para evitar que el vómito, la saliva o la propia lengua obstruyan la vía aérea. La barbilla debe estar ligeramente hacia arriba.

Para poner al niño en la posición lateral de seguridad (PLS), debes seguir los siguientes pasos (se muestran en la imagen de la página siguiente):

1. Arrodíllate al lado del niño y extiende tanto sus brazos como sus piernas. Si los hay, retira objetos como gafas o collares. Afloja la ropa alrededor del cuello.
2. Extiende el brazo del niño que esté más cerca de ti sobre el suelo, perpendicularmente al cuerpo del niño.
3. Cruza el otro brazo por encima de su cuerpo hacia ti y mantenlo bajo la mejilla opuesta al brazo, de manera que su cara descanse sobre su mano.
4. Levanta la pierna del niño que se encuentra del mismo lado que su mano bajo la mejilla y flexiona su rodilla.
5. Traccionando de la pierna flexionada, gira con suavidad al niño hacia ti poniéndolo completamente de lado.

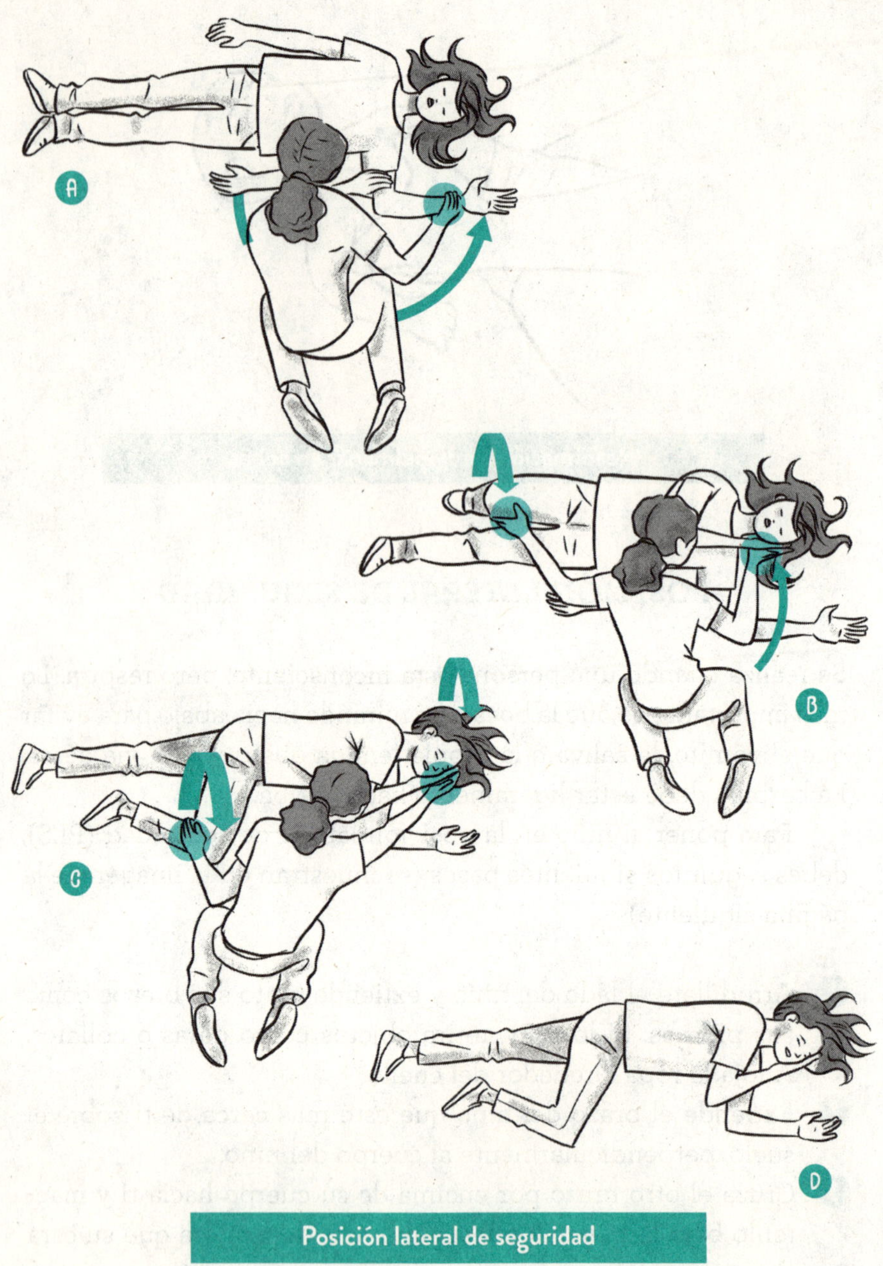

Posición lateral de seguridad

Hasta la llegada de la ambulancia, comprueba periódicamente que el niño respira.

Recuerda: en el caso de mujeres **embarazadas** siempre se apoyará el cuerpo sobre el **lado izquierdo** para evitar que, con el peso, se comprima la vena cava inferior y se corte la circulación sanguínea del futuro bebé.

Collares de ámbar, cadenitas, pulseras y anillos

Los collares de ámbar son mundialmente conocidos y utilizados para aliviar las molestias dentales de los bebés.

No hay evidencia científica de que el ámbar tenga propiedades analgésicas o de que influya en la dentición de los niños, ni en nada.

MIS RECOMENDACIONES

Por mucho que las bolitas estén anudadas y parezcan seguras, esos collares son peligrosos. Se han descrito casos de asfixia, atragantamientos y estrangulamientos por culpa de ellos. Así que, por supuesto, están totalmente contraindicados en la infancia.

- Las cadenitas de primera comunión o de bautizo, pulseras y anillos son causa de desgarros, cortes, asfixia y enganchones, con la consiguiente lesión.
- Nunca permitas que tu hijo lleve cadenas al colegio. Un tirón en el recreo podría causarle una lesión grave en el cuello.

★ Los anillos y las pulseras metálicos, si se enganchan, pueden provocar desgarros graves en el dedo o la muñeca.

Os propongo meter todo este tipo de joyería en una cajita con la fecha y la foto del día especial y guardarla como recuerdo.

2

Intoxicaciones en la infancia

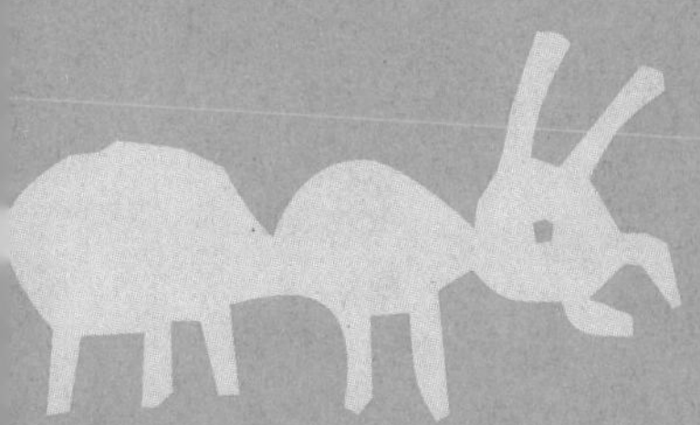

2 *Intoxicaciones en la infancia*

¿Cómo se producen?

Las intoxicaciones infantiles suponen uno de los motivos que más angustia generan en padres y cuidadores. Es muy importante tener muy claro qué debemos hacer, qué no debemos hacer y, sobre todo, cómo prevenirlas, ya que la inmensa mayoría de estos accidentes infantiles se pueden evitar conociendo estos consejos básicos.

El 70-80 % de las intoxicaciones infantiles son debidas a ingestas accidentales, un 10 % por error de dosis y algo más de un 9 % son voluntarias en un intento de suicidio en mayores de 12 años, especialmente en chicas.

La mayoría de las veces, estas intoxicaciones son asintomáticas, es decir, el niño no presentará ningún síntoma. Habitualmente tienen un final feliz y no requieren una intervención terapéutica.

En general, los niños suelen ingerir sustancias no peligrosas que no necesitarán tratamiento.

¿Qué debo hacer?

Si el tóxico ha entrado en contacto con la piel o con los ojos, **lávalo con abundante agua** y retira el producto. Si ha inhalado el tóxico, saca al niño inmediatamente a un **lugar ventilado.** Llama al **112** o al **Servicio de Información Toxicológica** (teléfono 915620420). Ante la duda, acude al servicio de urgencias más cercano con el envase original de lo que ha tomado y avisa de cuánto tiempo ha transcurrido.

¿CUÁNDO ACUDIR AL SERVICIO DE URGENCIAS?

Debéis trasladar al niño a urgencias especialmente en estas circunstancias:

- ★ Si no sois capaces de contactar con el **112** o con el **Servicio de Información Toxicológica** (teléfono 915620420).
- ★ Si ha ingerido medicamentos, drogas, productos de limpieza (domésticos o industriales), productos del automóvil o pinturas.
- ★ Aunque no tengas la certeza, si sospechas que ha ingerido alguna sustancia tóxica y detectas cualquier síntoma sospechoso.

¿Qué no debo hacer?

Lo repito una vez más: es muy importante saber lo que jamás se debe hacer ante una intoxicación, pues un error podría empeorar la situación.

1. Nunca se debe provocar el vómito.
2. No se debe administrar ningún alimento, ni bebida, ni leche, ni siquiera agua.
3. No subestimes el caso. Contacta con el 112 o con el Servicio de Información Toxicológica (teléfono 915620420).

¿Cómo puedo prevenir una intoxicación?

La inmensa mayoría de las intoxicaciones se pueden prevenir siguiendo las siguientes recomendaciones:

- ★ Cuando compres productos de limpieza y jarabes infantiles, asegúrate de que tienen tapón de seguridad.
- ★ Los productos de limpieza deben estar siempre en su envase original. Jamás los traspases a una botella de agua mineral o de refresco; esta es una de las causas más frecuentes de intoxicación accidental en niños y adultos.
- ★ Guarda todos estos productos fuera del alcance de los niños.
- ★ Parece una obviedad, pero el lugar más habitual para guardar productos de limpieza sigue siendo debajo del fregadero, y donde encontramos medicamentos con más frecuencia es en las mesitas de noche, especialmente atractivas y accesibles para los niños pequeños. Todos estos productos deben estar en altura y fuera de la vista para que no llamen la atención.
- ★ Los jarabes anticatarrales y el paracetamol son la primera causa de intoxicación por medicamentos en los niños y una de las principales causas de ingreso en UCI. Aunque tú los veas inofensivos, son causa de daños graves si se ingieren en grandes cantidades.
- ★ Los errores mantenidos y repetidos en el tiempo en la dosis de determinados fármacos, por ejemplo, del paracetamol, tienen más riesgo de hepatotoxicidad que una dosis única alta, así que ten mucho cuidado a la hora de preparar las dosis de fármacos.
- ★ Asegúrate de darle los fármacos orales con jeringuilla y no con cucharilla, que tiene un mayor margen de error.
- ★ Asegúrate de que la dosis se ha calculado en función de su peso y no de su edad, sobre todo en los niños más pequeños.
- ★ Cuando le des una medicina, no lo disfraces diciéndole que es un caramelo o una golosina, ya que el niño lo interpretará como un

«premio». Muchos fármacos tienen colores y formas llamativos, y los niños pueden confundirlos con chuches.

★ ¡Ojo con los pastilleros! Para un niño pequeño, una cajita siempre resulta atractiva. Abrirla es un reto y encontrar varias pastillas de distintos colores, un tesoro. En su pequeño cerebro, son caramelos hasta que no se demuestre lo contrario.

Aseguraos de compartir esta información con los abuelos y los cuidadores de vuestros hijos.

3

Golpes en la cabeza o traumatismo craneoencefálico (TCE)

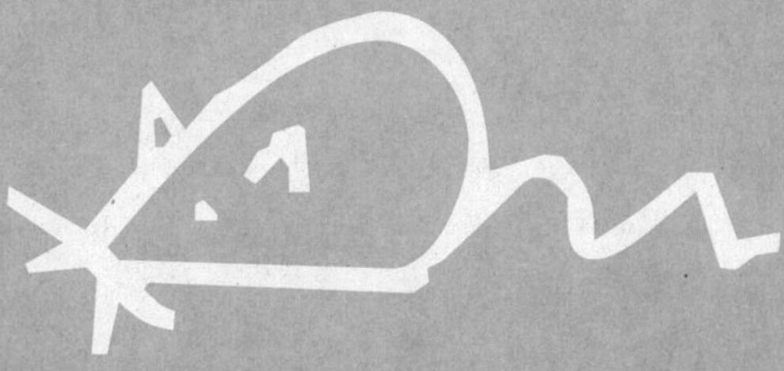

3 *Golpes en la cabeza o traumatismo craneoencefálico (TCE)*

¿Tan frecuentes son?

El TCE representa la primera causa de mortalidad y discapacidad en niños mayores de un año en los países desarrollados, siendo el riesgo de mortalidad en los menores de un año el doble que en el resto de las edades pediátricas.

Sí, son muy frecuentes. No hay guardia donde no aparezca uno, pero lo cierto es que la inmensa mayoría de ellos son leves y no producen lesiones ni a corto ni a largo plazo.

Las edades más frecuentes las encontramos en menores de 2 años y en adolescentes, relacionados estos últimos con prácticas de riesgo.

¿Cuándo he de ir a urgencias?

Ten presente que lo habitual tras un traumatismo, aunque sea leve, es que el niño llore, esté asustado, le duela la cabeza e incluso presente algún vómito.

★ **Si es menor de 1 año** se recomienda valoración médica debido a que estos niños son los que tienen mayor probabilidad de lesiones.

- ★ **Si hay algún síntoma importante.** Por ejemplo, una herida abierta, sangra, tiene un hematoma muy llamativo, ha perdido el conocimiento o presenta vómitos, somnolencia, mareo, convulsiones, irritabilidad, visión borrosa o dolor intenso.
- ★ **Si la caída está asociada a la velocidad** (bicicleta, patines, triciclo, moto...). Recuerda: debe usar siempre el casco, le puede ir la vida en ello.
- ★ **Siempre que sea una caída de altura.** Por ejemplo, desde una trona, una silla, del sofá al suelo, desde un muro, tobogán o columpio, desde un cambiador... Las lesiones más graves que he visto se debían a caídas desde cambiadores.
- ★ **Siempre que consideres que el impacto ha sido muy fuerte.**

«He ido a urgencias y no le han hecho ni una radiografía, ¿es normal?». La mayoría de las veces, todo quedará en un susto y no será necesario hacer una radiografía ni otras pruebas. Con una exploración rigurosa en el servicio de urgencias, podréis volver a casa tranquilos.

Aunque te parezca que el pediatra no ha hecho gran cosa, la escala de Glasgow (que el médico realiza mientras está con tu hijo y habla contigo) evalúa la respuesta motora, la respuesta ocular y la respuesta verbal, estimando así la posibilidad de daño cerebral y la necesidad o no de realizar pruebas de imagen o de dejarlo ingresado para observación.

Aunque las posibilidades de que presente alguna lesión en las horas siguientes a un traumatismo son mínimas, vigila a tu hijo durante 24-48 horas.

«Me han mandado a casa, ¿y ahora qué?». Si tiene hematoma, aplica frío local. ¿Quién no tiene una bolsa de guisantes o una pechuga de pollo en el congelador? Pues esto es lo más rápido si no tenemos hielo. Protégele la piel con un paño antes de aplicar el hielo. Si tiene dolor, le puedes dar paracetamol o ibuprofeno.

No es momento de parques de bolas ni de ir a correr y saltar al parque. **Mantén a tu hijo en un ambiente tranquilo y sereno.** Si tiene sueño, déjalo dormir, pero despiértalo cada tres horas para ver que todo sigue bien. Levanta un poco la cabecera de la cama con un cojín.

Habla con el niño de vez en cuando para comprobar que todo sigue bien. Si el golpe ha sido muy fuerte, durante la noche despiértalo cada 2-3 horas, ofrécele un poco de agua, pregúntale cómo está o llévalo a hacer pipí. Así podrás comprobar que todo está en orden.

¿Cuándo debo volver a urgencias?

Nosotros, los padres y las madres, somos los que mejor conocemos a nuestros hijos, así que presta especial atención a estos síntomas:

- Si vuelve a vomitar en casa.
- Si se sigue quejando de dolor de cabeza o este aumenta con el paso de las horas.
- Si está mareado, somnoliento, confuso, muy irritable, si cuesta despertarlo, si camina de forma inestable.
- Si tiene las pupilas de diferente tamaño.
- Si realiza movimientos anormales, si tiene debilidad o te dice que siente hormigueo en extremidades.
- Si habla mal (lento, pronuncia mal, le cuesta).
- Si ve mal, borroso, gris...
- Si observas salida de líquido claro o sangre por la nariz o los oídos.

En general, vuelve a urgencias si tu hijo presenta cualquier síntoma que no sea habitual en él.

Seguridad en el dormitorio infantil: la cuna

Ya sabéis que los niños deben dormir boca arriba hasta que sean capaces de darse la vuelta hacia un lado y hacia otro por sí mismos (consulta el primer capítulo del libro, donde se explicó el síndrome de muerte súbita del lactante). Dormir boca arriba durante los primeros 6 meses de vida es lo más seguro. La postura de lado a estas edades es inestable: pueden darse la vuelta y no ser capaces de apartar la cara y la nariz del colchón.

Además, pon en práctica estas sencillas recomendaciones para convertir la cuna en un lugar seguro para tu hijo:

- ★ **No pongas en la cuna cojines, peluches grandes, protectores, edredones gruesos…**
- ★ **Evita las chichoneras,** aparte de ser objetos blandos pueden servirle al niño para trepar.
- ★ Asegúrate de que no hay cintas ni correas en la ropa de cama, aumentan el riesgo de asfixia.
- ★ No pongas la cuna junto a cintas de persiana o a una cortina con cordones como tiradores.
- ★ Las cunas deben seguir la normativa europea. **El espacio entre los listones será inferior a 6 cm. No debe haber hueco entre el colchón y las barras;** si este espacio es de más de dos dedos, podría atraparle la cabeza.
- ★ Cuando el bebé sea capaz de sentarse por sí mismo, **ajusta el colchón** a una posición inferior.
- ★ Cuando pueda permanecer de pie, **baja el colchón** a su nivel más bajo.
- ★ Cuando el niño mida 90 cm de altura o el raíl le llegue a la altura del pecho, **cambia la cuna por una cama.**

Cambiadores

La caída desde el cambiador es una causa frecuente de accidentes y lesiones graves en lactantes. Este era el motivo de urgencia que más me asustaba cuando empecé a hacer mis primeras guardias. No olvidaré a los padres aterrados que entraban corriendo en el servicio de urgencias, muchas veces llorando, con un bebé en brazos que se acababa de caer del cambiador.

MIS RECOMENDACIONES

Para evitar caídas peligrosas desde el cambiador, recuerda estos sencillos consejos:

- ★ No apartes las manos del bebé en ningún momento. **Pon tu mano siempre sobre su abdomen,** aunque creas que no se da la vuelta; el día menos pensado la dará y, si lo tienes sujeto, te evitarás un gran susto.
- ★ Prepara todo lo que necesites antes de poner al niño en el cambiador. Pañales, cremitas, ropa..., todo a mano.
- ★ Si tienes que ir a buscar algo que no está a tu alcance, **lleva a tu bebé contigo.**
- ★ Ante una caída desde el cambiador al suelo, **acude siempre al pediatra.**
- ★ **Si lo cambias en la cama, no lo dejes nunca solo,** aunque pongas cojines. Muchas veces «hacen la croqueta» y se desplazan hasta caerse al suelo.

«Pero si solo fue un segundo», dicen los padres y las madres devorados por la culpa ante la posibilidad de lesiones graves. Lo sé, en un segundo el niño se da la vuelta y se cae. Y ese segundo que inviertes mirando el móvil, contestando a una llamada, dándote la vuelta para coger las toallitas, agachándote para coger una toalla..., puede tener consecuencias importantes.

Recuerda:
SIEMPRE que tengas al bebé sobre el cambiador, tu mano ha de estar sobre su barriguita y utilizarás la otra para coger lo que necesites.

Y si en ese momento no tienes lo que necesitas en el cambiador, toma al bebé en brazos y ve con él a buscarlo.

4

Uso de tacatá y andadores

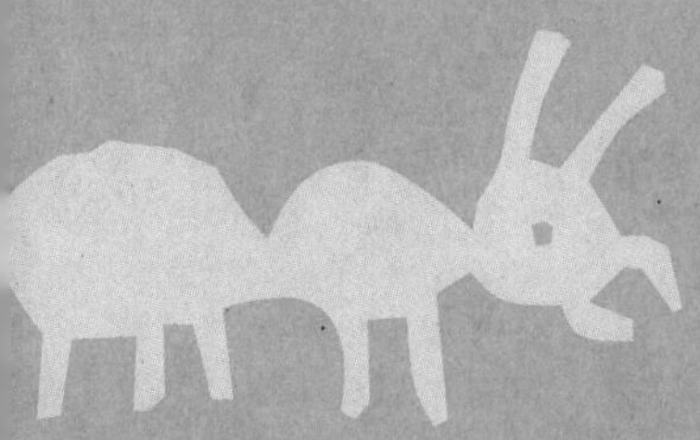

4 *Uso de tacatá y andadores*

¿Qué tacatá es el más conveniente?

El andador o tacatá se inventó para enseñar a los niños a andar, pero hoy sabemos que, además de innecesarios, son incluso peligrosos. Veamos algunos datos:

1. Las estimaciones, a partir de la información recogida en la European Injury Database, indican que, en los Estados de la Unión Europea, **cada año 580 niños de entre 0 y 4 años de edad sufren lesiones graves relacionadas con andadores** por las que necesitan asistencia sanitaria.
2. Entre un 12 y un 33 % de los niños que utilizan un andador sufrirán un **accidente.**
3. El **riesgo** de caerse por unas escaleras se multiplica por cuatro respecto a los niños que no lo utilizan.
4. Tienen el doble de riesgo de sufrir un **traumatismo craneoencefálico** o bien **fracturas de brazos y piernas.**
5. Hay un mayor riesgo de **quemaduras e intoxicaciones.**
6. Los niños que utilizan andadores **tardan más en andar.**

El mejor tacatá para los niños, según la Asociación Española de Pediatría, es el que no se usa.

Por todos estos motivos, **en Canadá está prohibida su publicidad y su venta.** Es como darle un Ferrari a un niño de 14 años. Pensad que los andadores los utilizan los niños cuando aún no saben andar, entre los 7 y los 12 meses. A los padres de mis pacientes les explico que en esa fase **nuestros hijos han de estar en el suelo:** gateando (los que gateen), reptando, sentándose, levantándose, midiendo sus movimientos, mirándose los pies cuando dan sus primeros pasitos, ejercitando sus músculos, estableciendo sus puntos de referencia y desarrollando su equilibrio. Si a esa edad no saben andar es precisamente porque antes han de experimentar todo esto.

Si lo ponemos en un tacatá, nos saltamos una fase vital en su desarrollo motor.

Además, el niño, al estar apoyado con sus manos para caminar, establecerá unos puntos de equilibrio erróneos, que no son los que luego necesitará para iniciar la marcha por sí mismo.

Los andadores aumentan el riesgo de accidentes

Con los andadores y los tacatás los niños sufren más accidentes porque el niño avanza a una velocidad mucho más rápida de lo habitual, tiene acceso a cosas y objetos con más facilidad y, aunque pretendamos estar pendientes de él sin apartar la vista ni un instante, es inevitable despistarse dos segundos para coger el teléfono, apagar el horno o cerrar una puerta... Esos dos segundos son el tiempo necesario para que tu hijo se caiga por unas escaleras o se golpee contra una estantería y le caiga un objeto pesado encima.

La Academia Americana de Pediatría es aún más contundente y propone:

1. Prohibir la fabricación y venta de andadores para niños.
2. Educar a los padres sobre la ausencia de beneficios y los riesgos demostrados, sobre todo en relación con las escaleras.
3. Programas comunitarios de recogida de andadores y reciclaje de sus materiales.
4. No permitir el uso de andadores en los centros autorizados para el cuidado de niños.

La próxima vez que algún amigo o familiar os pregunte:

—¿Queréis que le regalemos un tacatá?

Bastará con que le respondáis:

—¡Invítanos a comer y lo discutimos!

No aceptaréis el tacatá, por supuesto, pero habréis disfrutado de una estupenda comida con la mejor compañía. ¡Yo no lo dudaría!

«Yo he usado tacatá con mis hijos y nunca les ha pasado nada». Cuando hablamos de evidencia científica no nos referimos a experiencias personales. Yo os puedo contar mi experiencia personal con mi hijo cuando tiene mocos y lo que me funciona y lo que no, pero esa es mi experiencia. La evidencia científica son palabras mayores: se forma con conclusiones de grupos de expertos y de asociaciones científicas tras años de estudio y seguimiento. No se basa en los datos de tu hijo o del mío, ni siquiera en los hijos de mi barrio o de mi ciudad. Se han estudiado los datos de miles y miles de niños, analizando todas las variables disponibles y que puedan afectar a los resultados.

Nosotros, los padres, disponemos de la información y somos quienes tomamos las decisiones por nuestros hijos... hasta que ellos sean capaces de tomarlas por sí mismos. En nuestra mano está asumir o no los riesgos. Y hacerlo según la evidencia científica sí es nuestra responsabilidad.

5

Ahogamientos

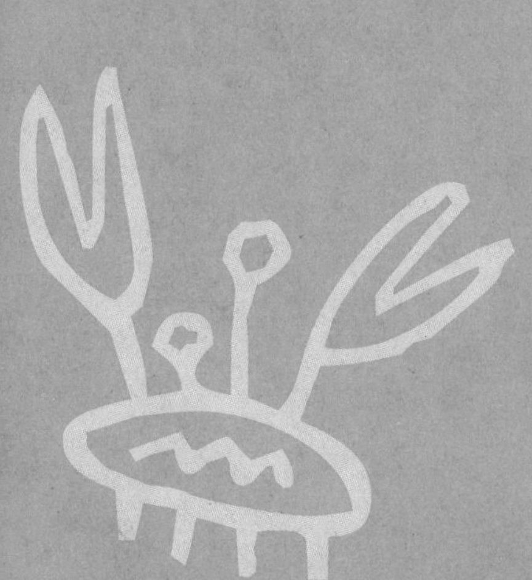

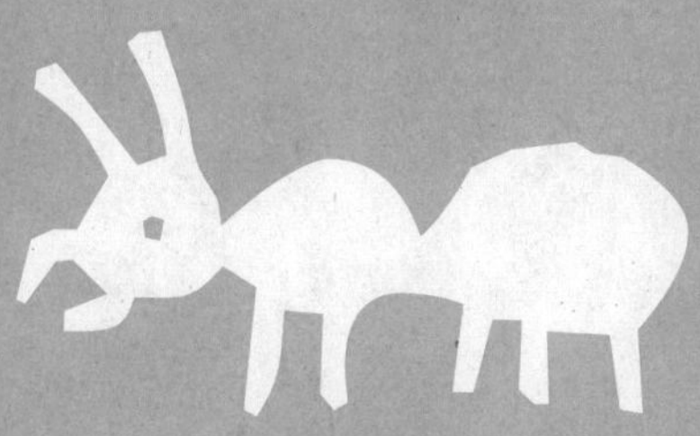

5 *Ahogamientos*

En el agua, precaución

Según la OMS, cada año fallecen 372.000 personas por ahogamiento en todo el mundo. Más de la mitad de ellas son menores de 25 años.

El ahogamiento es la principal causa de muerte accidental en niños de entre 5 y 14 años en todo el mundo.

En España cada año sufrimos la pérdida de **450 personas** de todas las edades; entre ellas hay **20-35 niños.** Os animo a visitar la página ahogamiento.com, donde encontraréis los últimos datos actualizados.

1. Se estima que el **80 %** de los ahogamientos infantiles son prevenibles.
2. **El sistema de flotación más seguro para los niños son los chalecos,** ni los manguitos, ni los flotadores, ni las burbujas.
3. Se estima que el **vallado de las piscinas domésticas** reduce el riesgo de ahogamiento en un 85 %.
4. La **vigilancia y supervisión** paterna y materna eliminan prácticamente el riesgo de que el niño sufra un incidente con amenaza vital.
5. **Recuerda:** 20 cm de agua bastan para que un niño menor de 2 años se ahogue en menos de dos minutos; esto es un palmo de agua, ya sea en la playa, en la piscina o en la bañera.

Perder a un hijo es devastador.
Perderlo en estas circunstancias, más aún.

Medidas de prevención en la bañera

Siempre pensamos en el riesgo de ahogamiento, pero también conviene recordar que no se deben dejar objetos como colonias, maquinillas, champús, etcétera, al alcance del bebé. Además, evita los aparatos eléctricos y los cables cerca del agua. En la bañera, la seguridad es siempre lo primero:

- ★ Jamás dejes a tu hijo solo, ni con un palmo de agua.
- ★ Antes de sacarlo de la bañera, quita el tapón, siempre.
- ★ No te alejes, ni para contestar una llamada, ni para ir a la habitación a por ropa, ni para coger pañales...
- ★ Nunca dejes los juguetes flotando dentro de la bañera. El niño de 2 años que ya está fuera de la bañera puede intentar cogerlos y caerse dentro. Recuerda: fuera juguetes y quita el tapón antes de sacarlo.

6

Quemaduras

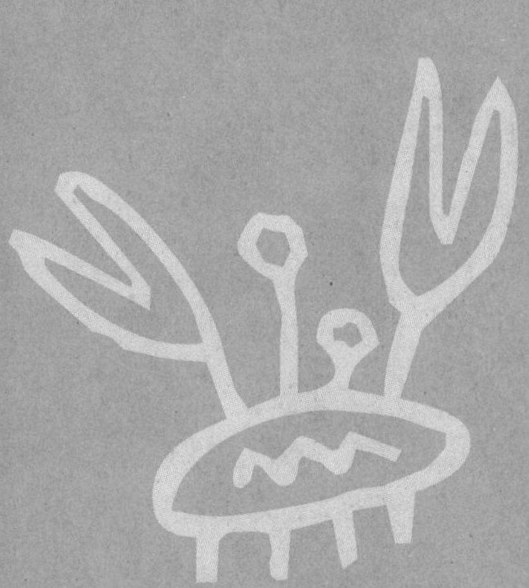

6 *Quemaduras*

¿Qué hacer?

El 90 % de los accidentes por quemaduras ocurren en el hogar, especialmente en la cocina cuando se está preparando la comida. También son muy habituales las que se producen durante el aseo en la bañera, cuando se utilizan calefactores portátiles o difusores de aire caliente para caldear el baño.

Lo más importante es que las quemaduras son algo que siempre se puede prevenir.

1. Aparta las fuentes de calor. Cuando se trate de una quemadura eléctrica, asegúrate, antes de tocarlo, de que el niño no está en contacto con la fuente eléctrica.
2. Retira inmediatamente la ropa caliente (excepto la que esté pegada a la piel), anillos, collares...
3. **Lo más importante:** enfría la zona quemada con agua corriente fría durante 15-20 minutos.
4. Cubre la zona quemada con un paño limpio o una gasa estéril.
5. Administra un analgésico (paracetamol o ibuprofeno) para aliviar el dolor.
6. Acude al médico si la quemadura afecta a la cara, las manos, los pies o los genitales, o si es profunda.

En España y en los demás países desarrollados, la tasa de muertes por quemaduras ha ido disminuyendo, pero sigue siendo muy elevada (hasta siete veces más) en países de ingresos bajos.

¿Qué no hacer?

Como ya he repetido antes, saber lo que no se debe hacer también es importante:

1. No utilices hielo para enfriar la quemadura.
2. No apliques pomada, ni pasta de dientes, ni remedios caseros.
3. No rompas ni pinches las ampollas, si existieran.
4. No frotes la quemadura.

Y ahora no te obsesiones, filtra toda esta información... y disfruta de tu hijo.

7

Picaduras

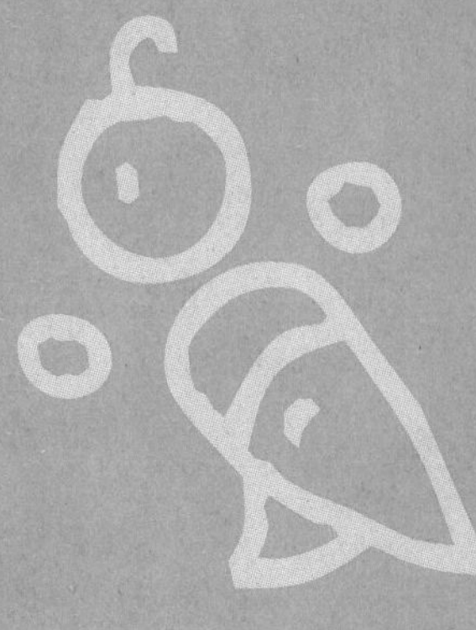

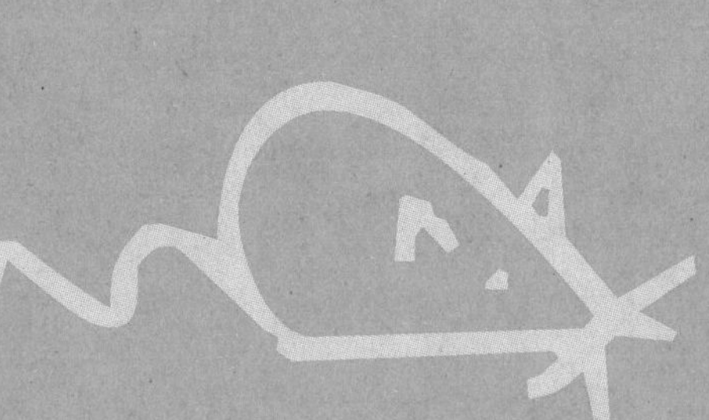

7 *Picaduras*

Picaduras de medusa

Este verano bajé a la playa con mis hijos. Mientras ellos jugaban felizmente en la orilla ante mi atenta mirada, a mi lado un niño de unos 5 años lloraba a lágrima viva.

Por mi profesión me he vuelto relativamente «insensible» a los llantos y gritos de los niños; no es que no me afecten, es que forman parte de mis sonidos habituales diarios y no me molestan en absoluto.

En este caso, mi hija trataba de decirme algo desde la orilla y los lloros del niño en cuestión no me dejaban escucharla con claridad. Fue entonces cuando me percaté de que el pobrecito lloraba con razón: **le había picado una medusa.**

De inmediato me levanté y fui a echar un vistazo, al mismo tiempo que les pedía a mis hijos que salieran del agua.

Pues sí, no había duda: latigazos enrojecidos sobre su espalda, sobreelevados, con un intenso picor y dolor, castigaban al pobre niño. Enseguida uno de sus familiares cogió una botella de agua mineral y se dispuso a echársela por encima.

—¡No, no lo hagas! —le advertí prudentemente mientras me acercaba al corrillo que se había formado.

Pero llegué tarde. Los gritos del niño se escucharon en media costa mediterránea.

Primera enseñanza: nunca eches agua dulce sobre una picadura de medusa, favorecerás que los restos del animal que queden en la piel liberen más líquido urticante.

El niño, al sentir esa quemazón y dolor de nuevo, empezó a frotarse desesperadamente con la toalla, incluso hubo una mujer que le echó un poco de arena sobre la lesión.

—No, no. Arena, no. No, no te frotes —intenté explicarle.

Segunda enseñanza: nunca frotes o rasques una herida de medusa, ni con tus manos ni con toallas. Empeorará.

Cuando «pica» una medusa, en ocasiones quedan restos de sus tentáculos en la piel. **Lava la zona con agua marina, nunca dulce.** Observa la picadura detenidamente y, si ves algún tentáculo, intenta quitarlo para evitar que siga «lanzando dardos». Lo ideal es hacerlo con **unas pinzas.** Si no tienes a mano, puedes utilizar un plástico, por ejemplo, una tarjeta de crédito. Hazlo con mucho cuidado, sin tocar el tentáculo.

Volvamos a la playa. Dado que la situación no hacía más que empeorar, me presenté y ofrecí mi ayuda. Mejor dicho, mi hija, que es la «portavoz» de la familia, me presentó:

—Es que mi madre es pediatra —dijo con una sonrisa de oreja a oreja.

Me subieron los colores, pero, al llevar una horita larga al sol, sospecho que nadie se dio cuenta.

Las medusas contienen unas células en sus tentáculos que, ante el contacto con una superficie a distinta temperatura que la suya (como puede ser el cuerpo humano) o con agua dulce, disparan una especie de dardos que atraviesan la epidermis y producen una importante reacción cutánea: picor, dolor, edema, enrojecimiento, vesículas y, en raras ocasiones, náuseas, vómitos o mareos.

Al ratito de estar con el niño, apareció su hermano llorando a moco tendido. Tenía las mismas lesiones en la mano tras haber intentado coger unos tentáculos que había encontrado en la orilla.

Tercera enseñanza: las medusas, aunque estén muertas o en trocitos en la orilla, liberarán de igual forma el líquido urticante provocando las mismas lesiones. No toques los restos de medusas que estén en la arena.

Finalmente, ante tal panorama, tras haberles lavado las lesiones con agua de mar y haber retirado algún tentáculo que aún quedaba por allí, les sugerí que se acercaran al puesto de socorro de la playa para hacer una desinfección en condiciones.

MIS RECOMENDACIONES

Si te pica una medusa, recuerda estas sencillas recomendaciones. No solo te aliviarán, sino que también evitarán posibles complicaciones.

- ★ Nunca te rasques o te frotes, ni con tu mano ni con toallas o arena, harás que empeore.
- ★ Nunca le eches agua dulce, se liberará más sustancia urticante; mejor agua salada.
- ★ No le eches amoniaco.
- ★ Lava la zona con agua marina.
- ★ Intenta retirar los restos con pinzas o con un plástico (una tarjeta de crédito, por ejemplo).
- ★ Los niños pequeños tienen reacciones más importantes, así que consulta con tu pediatra si la lesión es amplia.
- ★ Cuidado con los niños alérgicos a otras sustancias, animales o alimentos, podrían reaccionar de una forma más intensa.
- ★ Desinfecta las lesiones con un antiséptico: clorhexidina, Betadine o agua y jabón en su defecto.
- ★ Si le duele o le pica, los antihistamínicos orales y el paracetamol/ibuprofeno lo aliviarán.

- La aplicación de hielo (siempre dentro de una bolsa de plástico) durante 15 minutos alivia considerablemente.
- Si tiene mareos, náuseas, vómitos, dolor de cabeza o calambres, acude al centro sanitario más cercano.
- Si se lo has aplicado previamente, el protector solar, además de evitar los rayos UV, reduce en cierta medida la reacción cutánea en caso de entrar en contacto con una medusa.

Y finalmente, si ves a un corrillo de niños con palos en la mano, rascando la arena y dando saltitos alrededor, «mosquéate». Seguro que habrán encontrado una medusa en la orilla y estarán jugando con ella. Adviérteles de que, aunque esté en la arena, inmóvil, también pica.

—Así que... ¡a recoger las cosas, que nos vamos a la heladería!

No habrá un solo niño que prefiera la medusa a un fresquito y delicioso helado.

Avispas y abejas

Las picaduras de avispas y abejas son más frecuentes en primavera y verano. Para evitarlas, conviene no acercarse a los lugares donde se concentran, como nidos o panales, no correr si el insecto está cerca o se posa en el cuerpo y no ir descalzos en zonas con hierba o flores.

MIS RECOMENDACIONES

En general, una sola picadura no resulta peligrosa, pero presta atención a cualquier síntoma que te parezca extraño.

- Mantén la calma. Tu hijo estará muy nervioso y asustado. Si mamá y papá están tranquilos, eso ayudará a que él se calme.
- Quítale las pulseras, anillos u objetos que puedan apretar la zona afectada si esta se hincha.
- Las abejas suelen dejar el aguijón, que en su interior contiene veneno. No utilices pinzas para extraerlo, ya que podrías exprimirlo y vaciar aún más veneno dentro de la piel. Lo ideal es que utilices una tarjeta, como en el caso de las medusas.
- Limpia la zona con agua y jabón, sin miedo.
- Intenta que no se rasque.
- No apliques remedios caseros, ni tierra húmeda o saliva.
- Aplica frío local con un poco de hielo envuelto en un pañuelo o paño.
- Puedes utilizar una crema de corticoides si la tienes a mano.
- Acude al servicio de urgencias más cercano si la lesión es muy llamativa; afecta a párpados, labios o lengua; si además de la hinchazón observas tos, dificultad respiratoria, vómitos o cualquier reacción que te parezca grave. Si en 2 o 3 días la lesión empeora, haciéndose más grande, con costra o dolorosa, o el niño comienza a tener fiebre, consulta. Una complicación frecuente son las sobreinfecciones.

Las garrapatas

Estos parásitos se alimentan de sangre. Cuando localizan un lugar adecuado para darse un banquete, estos «draculines» perforan la piel y segregan una especie de cemento que les permite adherirse bien. Pasados unos días, cuando ya tienen la tripa bien llena, se sueltan y pueden cambiar de lugar, o bien viajar hasta otra persona o animal.

Lo más habitual es observar a la garrapata adherida a la piel o al cuero cabelludo. *Keep calm*. Que no cunda el pánico. Sigue los siguientes **pasos para desprenderla:**

1. No utilices vaselina para matar o «asfixiar» a la garrapata.
2. Coge unas pinzas pequeñas y agarra la garrapata por su cabeza, por la zona más próxima a la piel.

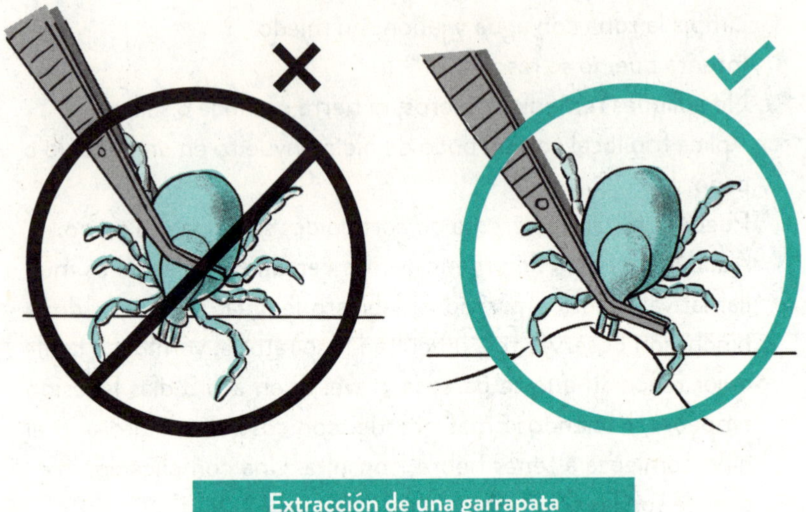

Extracción de una garrapata

3. Tira firmemente de la garrapata, con decisión, sin girar ni rotar las pinzas.
4. Lava la lesión con agua y jabón, sin miedo.

MIS RECOMENDACIONES

Las garrapatas transmiten numerosas enfermedades infecciosas, por lo que deberás estar alerta ante posibles complicaciones.

- Consulta con el médico si la piel está muy enrojecida o irritada o si, pasados unos días, tu hijo presenta fiebre o síntomas parecidos a una gripe.

- Si pasadas las semanas o los meses tu hijo empieza con fiebre o dolores articulares, acuérdate de recordarle al pediatra que tiempo atrás le picó una garrapata. Aunque lo más frecuente es que no tenga nada que ver, no estará de más avisarlo.

8

Mi hijo se ha tragado...

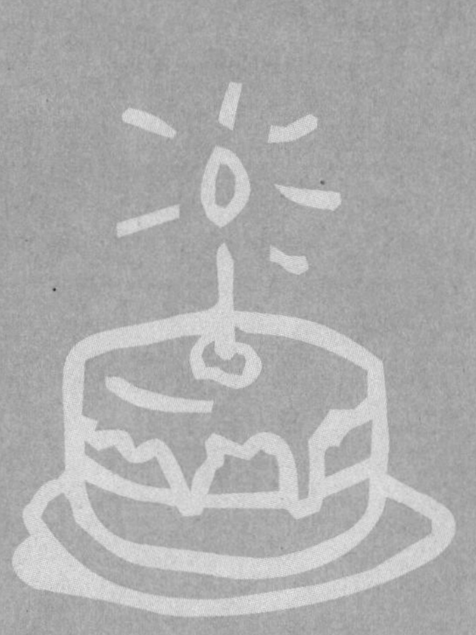

8 *Mi hijo se ha tragado...*

Ingestión de cuerpos extraños

Los niños pequeños, especialmente los menores de 5 años, tienden a meterse en la boca todo aquello que encuentran, sea comestible o no. Aunque este tipo de accidentes los vemos a lo largo de todo el año, lo cierto es que los niños tienen mucho más tiempo libre en época de vacaciones, así que los servicios de urgencias de los hospitales se llenan entonces de golpes, caídas, pequeños accidentes y, por supuesto, también de casos de **ingestión de cuerpo extraño** (es decir, que se han tragado un objeto y este ha seguido la vía digestiva).

La ingestión de cuerpo extraño es, nada más y nada menos, la segunda causa de indicación de endoscopia urgente en pediatría.

¿Cambia nuestra actitud si el niño se ha tragado una moneda, una pila, un alfiler o un imán? Definitivamente, sí. Enseguida lo veremos. De entrada, os diré que, por suerte, en el 80 % de las ocasiones el objeto se elimina en las heces, aunque en algo más de la mitad de las ocasiones los padres no llegan a visualizarlo nunca.

Lo primero que preguntamos es **el tipo de objeto y su tamaño** y, posteriormente, tratamos de averiguar **su localización,** para lo que realizaremos una radiografía.

¿Cuál es el objeto más frecuente?

Las monedas, sin lugar a duda. ¡Los niños tienen complejo de hucha! La mayoría de esas monedas, debido a sus dimensiones, pasan el esófago y son expulsadas en las heces sin mayor dificultad.

1. **Objetos redondeados, ovales o con forma de dado o ladrillo sin bordes.** No es necesaria la hospitalización. Os recomiendo que le deis al niño una dieta rica en fibra (verduras, frutas) y que observéis las heces. Si en un plazo de 5-7 días no se ha expulsado el objeto, acudid de nuevo a urgencias.

Si el niño presenta en algún momento vómitos, dolor abdominal o sangre en las deposiciones, debéis acudir a un servicio de urgencias.

2. **Objetos afilados (alfileres, agujas, cristales, imperdibles abiertos).** Se aconseja ingresar a los niños y hacer una radiografía diaria. Precisarán intervención si comienzan con los síntomas anteriormente descritos.
3. **Objetos alargados (huesos, plumas, lápices).** Se complican con relativa frecuencia, ya que les cuesta mucho atravesar los pasos más estrechos del aparato digestivo. En estos casos se ingresa al niño para someterlo a una vigilancia estrecha y se realiza una intervención si tiene síntomas.
4. **Pilas de botón.** ¡Ay, las pilas! Son especialmente atractivas para los niños. Las pilas tienen mercurio, cinc, óxido de plata, litio y, a veces, hidróxido sódico o potásico. Son altamente corrosivas y peligrosas, por lo que la Sociedad Española de Pediatría recomienda su extracción siempre, esté donde esté localizada la pila.
5. **¿Y si se traga un imán?** Si solamente es uno, se puede tratar como un objeto redondeado y esperar a que lo expulse. Atención: si se traga varios o un imán con otras piezas metálicas,

el riesgo de complicaciones y perforación intestinal es alto, por lo que se deben extraer. Las piezas se podrían ir uniendo en distintos niveles del intestino, quedando atrapadas las asas intestinales, con el alto nivel de riesgo que esto conlleva.

Así que si has visto cómo tu hijo se ha tragado lo que no debía o tienes una alta sospecha de que lo haya hecho, acude al servicio de urgencias más cercano. Un diagnóstico precoz y una actitud terapéutica oportuna son vitales para evitar complicaciones que, como habéis visto, pueden ser importantes.

¿Cuál es la localización más frecuente?

Las localizaciones más frecuentes del cuerpo extraño una vez ingerido...

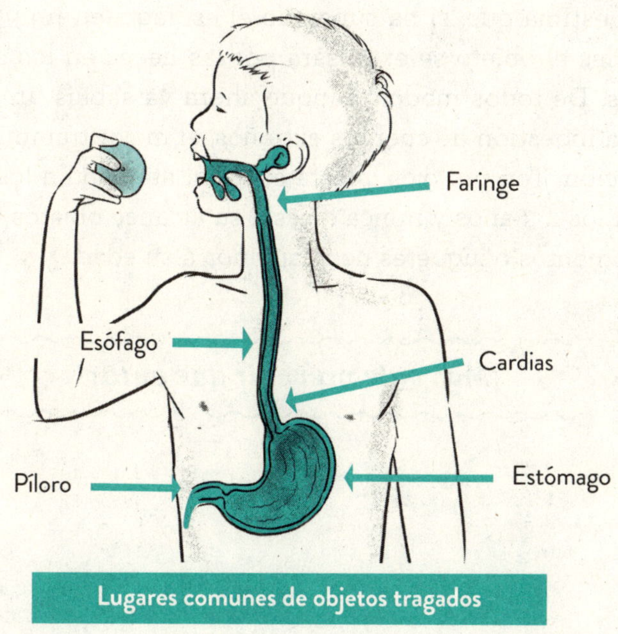

Lugares comunes de objetos tragados

- En un **20 %** de las ocasiones, el objeto se encuentra en el **esófago,** es decir, no ha llegado aún al estómago. En este caso debe hacerse una **extracción urgente (endoscopia)** en las siguientes 24 horas, debido al riesgo de perforación o de aspiración y asfixia al pasar el objeto al árbol respiratorio.
- En el **60 %** de los casos, el objeto está ya en el **estómago.** ¿Qué hacer entonces?
  - Si el niño es mayor y el objeto es superior a 5 cm de longitud, habrá que extraerlo, porque no podrá pasar a través del píloro (el esfínter que separa el estómago del intestino).
  - Si el niño es pequeño o lactante y el objeto supera los 3 cm, habrá que extraerlo por la misma razón.
  - Los objetos cortantes o punzantes hay que extraerlos siempre.
- En el resto de los casos, el objeto ya estará en el **intestino delgado** y el riesgo de complicaciones es bajísimo, por lo que esperaremos.

Se estima que, si ha superado el esófago, en un 95 % de las ocasiones el objeto se expulsará por las heces en los siguientes 5-7 días. De todos modos, aunque ahora ya sabéis un poco más sobre la ingestión de cuerpos extraños, el mejor tratamiento es la prevención. Ten mil ojos, presta especial atención a los niños en torno a los 2-3 años y nunca dejes a su alcance objetos pequeños, medicamentos o juguetes no adaptados a su edad.

¡Más vale prevenir que curar!

9

Seguridad en el coche

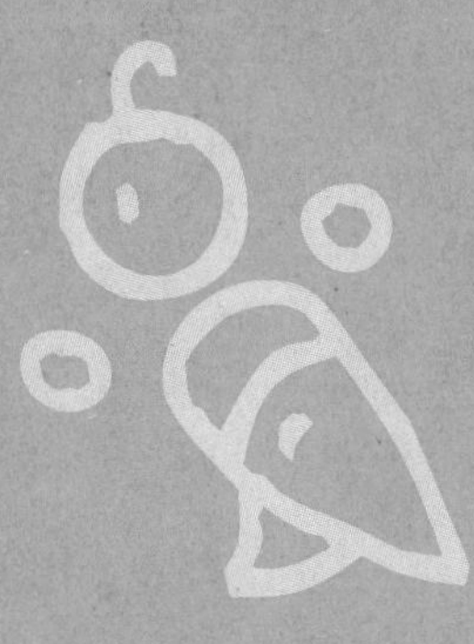

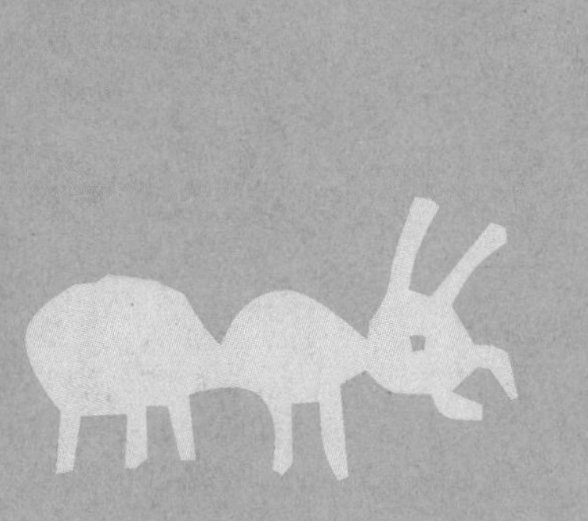

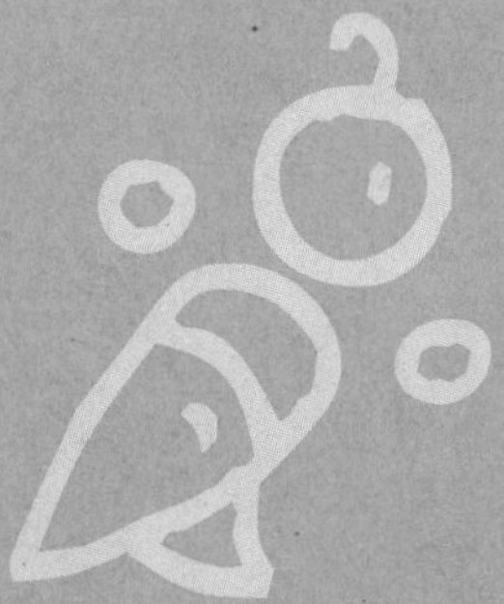

9 *Seguridad en el coche*

Información importante

La evidencia científica en cuanto a seguridad es clara, contundente y viaja de espaldas: a contramarcha.

Utiliza siempre sistemas de retención homologados que se adapten a tus circunstancias, en el mismo embarazo, en el primer viaje en coche con tu bebé recién nacido y durante toda su infancia hasta que mida 135 cm de estatura, aunque lo recomendado es utilizar los sistemas de retención infantil (SRI) hasta que mida 150 cm. Si la silla está homologada con la nueva normativa R129 i-Size, lo ideal es que viaje en ella mientras no supere esa estatura.

Revisa siempre el estado de la silla y de sus anclajes.

La nueva normativa R129 i-Size, que se está implantando por fases en España, amplía la obligatoriedad de llevar a los niños a contramarcha (ACM) hasta los 15 meses, independientemente de su peso, y no hasta los 9 kilos, como se exigía hasta hace muy poco. Sin embargo, aunque esto es solo obligatorio para las sillas nuevas, tanto la AEP como la Dirección General de Tráfico (DGT) recomiendan llevar al niño a contramarcha hasta los 4 años o más, siguiendo la trayectoria de países como Suecia, donde, tras más de treinta años viajando ACM, se registran las tasas de mortalidad y lesiones graves infantiles más bajas de Europa.

¡Muy importante! Los niños deben viajar a contramarcha hasta los 4 años o más.

Viajar ACM evita el 80 % de las lesiones graves que podrían producirse de hacerlo a favor de la marcha.

En caso de impacto, si el niño va de espaldas a la marcha, la fuerza del choque será absorbida por el respaldo y los laterales, por lo que, en lugar de salir despedido hacia delante, se verá empujado contra la silla. De esta manera, se evita una de las lesiones más graves que existen, denominada «decapitación cervical», que lleva a la muerte instantánea o a situaciones de extrema gravedad, como una tetraplejia por sección medular. Ten en cuenta que hasta los 2 años la cabeza de un niño representa el 25 % de su cuerpo, mientras que, en el adulto, solo representa el 6 %. Esto hace que la típica lesión producida por un «latigazo cervical» en el adulto pueda costarle la vida a un niño, ya que la fuerza de tracción, en caso de impacto, es infinitamente mayor.

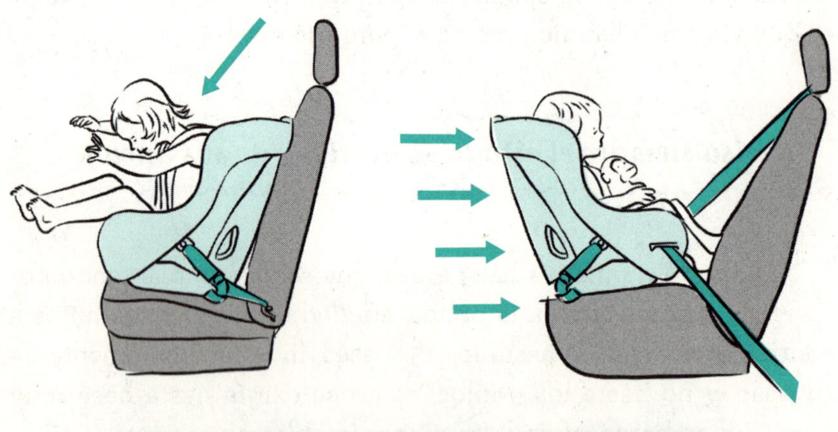

Posición correcta del niño en la silla del coche

Posición del niño

La vida de tu hijo puede estar en juego, así que recuerda estas recomendaciones cuando viajes en coche con él:

- Asegúrate de que la silla esté bien anclada y sujeta, y las cintas estén firmes, sin holguras.
- La cabeza del niño nunca debe sobresalir por el respaldo de la silla; si esto ocurriera, es momento de cambiar de silla.
- Los niños deben ocupar los asientos traseros hasta que alcancen los 150 cm de estatura.
- Cuando los niños van sentados en sillas con elevador, la banda diagonal del cinturón siempre debe pasar por encima de la clavícula y del hombro sin tocar el cuello. A su vez, la banda horizontal estará lo más baja posible, cerca de los muslos, nunca sobre el estómago.
- Si la banda diagonal toca el cuello o el mentón, el niño seguirá precisando un asiento elevador.

Da ejemplo. Que tus hijos vean siempre, siempre, siempre cómo te pones el cinturón de seguridad y, antes de arrancar el motor, cómo preguntas a todos los ocupantes si lo llevan puesto.

Ten en cuenta que **6 de cada 10 accidentes de tráfico se producen en trayectos cortos,** es decir, de camino al trabajo, al cole... Son trayectos en los que estamos más relajados, más distraídos, más confiados y, por tanto, somos más vulnerables a sufrir un accidente.

Acude a tiendas especializadas que te puedan asesorar sobre cómo elegir la mejor opción y montar tu silla en el coche.

EXCEPCIONES PARA LLEVAR NIÑOS EN EL ASIENTO DELANTERO

Solamente en estos casos, los niños podrán ocupar el asiento delantero. Eso sí, siempre utilizarán un sistema de retención homologado a su talla y peso:

- Si el coche no dispone de asientos traseros.
- Si las plazas traseras ya están ocupadas por otros niños con sus correspondientes sistemas de retención.
- Si no es posible la instalación en los asientos traseros de todos los sistemas de retención infantil necesarios.

Una vez que tengas claras todas las medidas de seguridad en el coche, disfruta de los viajes en familia. Si hay algo que recuerdo con especial ternura, son los viajes desde Asturias hasta Benidorm con el coche lleno de maletas, de bolsas de bocatas que mi madre había preparado amorosamente aquella madrugada, y de toneladas y toneladas de ilusión en aquel Renault 21. Cada dos horas y media parábamos, estirábamos las piernas, hacíamos un pipí y calculábamos el tiempo que nos faltaba hasta llegar por fin a nuestro destino final de vacaciones.

—El primero que vea el mar tiene premio —nos decía mi padre a mi hermano y a mí cuando atravesábamos León.

Y nosotros, con esa maravillosa inocencia infantil, nos pasábamos las diez horas que quedaban mirando por la ventanilla en busca de ese inconfundible azul del Mediterráneo.

Querido lector, querida lectora:

Si has llegado hasta aquí, solo puedo decirte una cosa: gracias.

Gracias por confiar en mí, por abrir este libro con el deseo de entender mejor a tus hijos, de acompañarlos desde el conocimiento, el respeto y el amor. Gracias por dedicar tiempo, energía y corazón a formarte, a cuestionarte y a seguir aprendiendo.

Este libro ha sido revisado, actualizado y ampliado con mucho cariño y mucho rigor. He añadido temas nuevos que sentía que necesitaban estar, y he profundizado en otros porque la ciencia avanza, y porque la infancia y la crianza merecen que sigamos avanzando también con ellas. Todo lo que encontrarás aquí está escrito desde la experiencia de más de veinte años como pediatra, pero también —y sobre todo— desde mi mirada de madre. Con mis aciertos, mis dudas, mis luces y mis sombras.

Creo firmemente que cuando madres y padres se informan, cuando se sienten acompañados, seguros y empoderados, crían niños más tranquilos, más seguros, más libres de ser quienes son. Porque un adulto que se cuida, que se informa y que se pone al servicio de sus hijos sin dejarse de lado está sembrando en ellos una base sólida, desde la cual poder crecer felices.

Gracias por elegir un libro así, que va más allá de las respuestas rápidas o los titulares llamativos. Gracias por apostar por una crianza y una educación basadas en la evidencia científica, pero también en la ternura, en la comprensión y en el sentido común.

Nos seguiremos encontrando en las páginas de mis libros, en las redes, en mis cursos, en alguna de mis firmas de libros o, quizás, en la consulta...

Pero, sobre todo, seguiremos caminando juntos en este viaje apasionante de acompañar a nuestros hijos en su camino.

Con todo mi cariño.

Hasta muy pronto,

Dra. Lucía Galán Bertrand

Lucía, mi pediatra

Para saber más

1. *Desde el nacimiento hasta la adolescencia*

12. **Vacunas**

<sanidad.gob.es/areas/promocionPrevencion/vacunaciones/home.htm>
<vacunasaep.org>
<vacunas.org>
<vacunasaep.org/familias/pregunta-al-cav>

13. **Mi hijo tiene un soplo en el corazón**

<secardioped.org/guias/>

17. **Pantallas, nuevas tecnologías y redes sociales**

<gasolfoundation.org/es/estudio-pasos>

2. *Motivos de consulta más frecuentes*

8. **Bronquiolitis**

<respirar.org/index.php/protocolos>

3. *Enfermedades frecuentes*

12. **Enfermedad celíaca**

<celiacos.org>
<seghnp.org>
<celiacos.org/que-hacemos/app-facemovil>

4. *Vayamos por partes*

2. **Problemas de traumatología**

<cochrane.org/CD006311/MUSKEL_non-surgical-interventions-forflat-feet-in-children>

4. **Ojos**

<cnoo.es/>
<infosalus.com/actualidad/noticia-ano-2020-33-jovenes-seran-miopesconsecuencia-uso-tecnologia-experta-20130210124532.html>
<estrabologia.org>

5. **Neurología y salud mental**

<isciii.es/servicios/vigilancia-salud-publica-renave>

ÍNDICE TEMÁTICO

Agradecimientos

Gracias a mis pequeños y grandes pacientes que han llenado mi camino de aprendizaje y sabiduría. Gracias a vosotros, papás y mamás, ¡lo que hemos aprendido en estos años!, ¿verdad? Gracias por la confianza ciega que depositáis en mí. Gracias por vuestras historias, vuestros secretos, vuestras lágrimas, vuestros miedos... Gracias por respetar nuestros pactos sagrados de miradas y silencios. Gracias por hacer de mi trabajo la profesión más bonita del mundo.

Gracias a ti, lector, gracias por haber llegado hasta aquí. Gracias por asumir esta responsabilidad como la más grande, difícil y maravillosa que tendremos nunca: cuidar de nuestros hijos, lo mejor de nuestras vidas.

Gracias a la Editorial Planeta por haber confiado en mí una vez más y ya van muchas. Gracias a todos los editores con los que he tenido el privilegio de trabajar y aprender en un tiempo récord. Gracias a David Figueras, mi mentor, mi «descubridor». Gracias por aquel primer *email*: «Lucía, he visto tu blog. Ven a Barcelona, quiero conocerte». Ese fue el inicio, querido, y ya nos acercamos a la mágica y soñada cifra, los 100.000 ejemplares. ¿Te acuerdas cuando no me conocía nadie y ya lo soñábamos? Gracias a Javi Moreno, espero que te vaya bonito de verdad, querido, como tú eres. Gracias a Lucía Álvarez Rovira, aún guardo tu dulzura y tu sensibilidad aquí conmigo, dentro y para siempre. Gracias a Laura Morán, no pierdas nunca la fuerza y la pasión con la que te conocí, te hará grande. Y, por supuesto, gracias a mi querida y admirada Ángeles Aguilera, mi «jefa», mi confidente, mi amiga, mi maestra, mi compañera de viaje desde el primero hasta hoy, el sexto... Gracias por tus palabras siempre alentadoras, tus «tranquila, Lucía, cariño, todo va a ir bien». Gracias, siempre.

Gracias a mis personas refugio, aquellas que te dan cobijo en la tempestad, aquellos que te abrigan, te cuidan y te quieren incondicionalmente. Aquellos que celebran cada éxito como propio y recogen uno a uno tus trocitos cuando te rompes. Gracias, Roci, Lourdes, Raquel, María Jesús, Ruth, Carolina, Ana y Juanjo. Os quiero en mi vida.

Gracias a mi familia, papá, mamá, José, mi columna vertebral, mi cable a tierra, mis pies en el suelo y mis alas para volar. Nunca tendré vidas suficientes para agradeceros lo que habéis hecho por mí, lo que aún hacéis. Todo esto que hay aquí os pertenece, todo, podéis sentiros orgullosos de lo que habéis logrado. Siempre presentes, siempre dispuestos, siempre entregados y generosos. Gracias por el maravilloso legado que me habéis dado.

Gracias a Fran, la pieza del puzle que faltaba. Gracias por quererme así con todo, con lo que tengo, con lo que me falta y lo que jamás tendré. Gracias por quererme entera y no a trocitos. Gracias por estar, mi contrapunto, mi silencio, mi calma, mi voz más crítica y realista, mi abrigo en las noches más frías, mi sonrisa en mis días tristes y mi fuerza, mi fuerza infinita. Te quiero tanto.

Y, por supuesto, gracias a Carlos y Covi, mis hijos, lo más bonito que he hecho en mi vida. Ahora sí, chicos, gracias por la infancia que me habéis regalado. ¡Ha sido maravillosa! Gracias por haberle dado sentido a tanto esfuerzo, sacrificio y lucha. Mamá se siente enormemente orgullosa de vosotros, quiero que lo sepáis. Juntos invencibles, ¿os acordáis? Hoy y siempre. Os quiero hasta doler. Carlos, Covi, gracias por llenar mi vida de vida.

Lucía, mi pediatra

Desde la experiencia de su profesión
y la sensibilidad de la maternidad

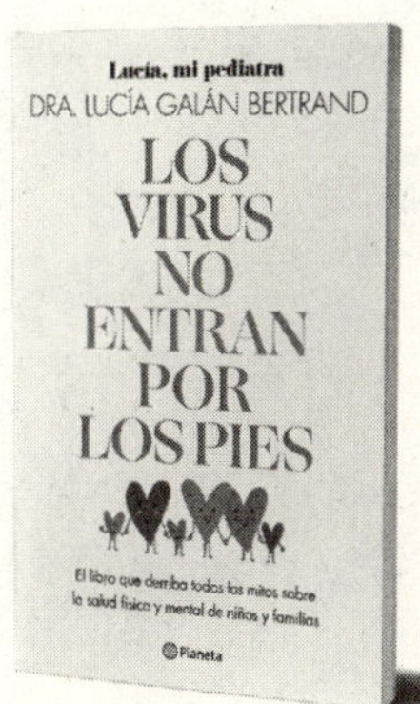

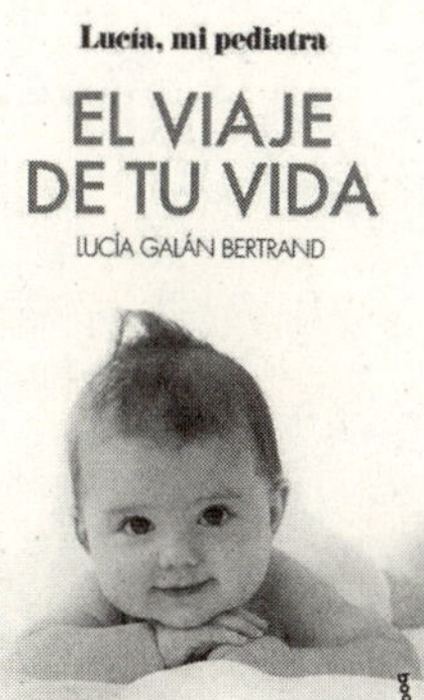

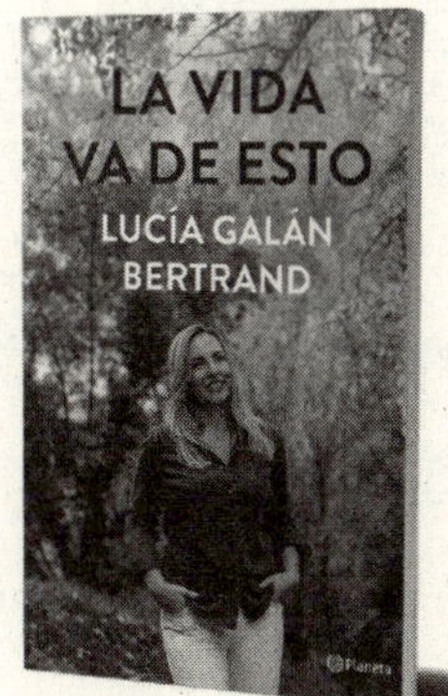